Harald Walach

Brücken zwischen Psychotherapie und Spiritualität

Harald Walach

Brücken zwischen Psychotherapie und Spiritualität

Schattauer

Prof. Dr. Dr. phil. Harald Walach
Schönwalder Str. 17
13347 Berlin
Harald.Walach@uni-wh.de

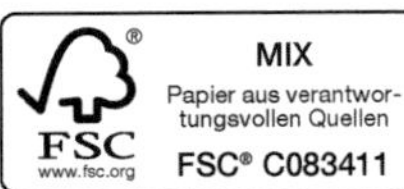

Bibliografische Information der Deutschen Nationalbibliothek
Die Deutsche Nationalbibliothek verzeichnet diese Publikation in der Deutschen Nationalbibliografie; detaillierte bibliografische Daten sind im Internet über http://dnb.d-nb.de abrufbar.

Besonderer Hinweis
Die Medizin unterliegt einem fortwährenden Entwicklungsprozess, sodass alle Angaben, insbesondere zu diagnostischen und therapeutischen Verfahren, immer nur dem Wissensstand zum Zeitpunkt der Drucklegung des Buches entsprechen können. Hinsichtlich der angegebenen Empfehlungen zur Therapie und der Auswahl sowie Dosierung von Medikamenten wurde die größtmögliche Sorgfalt beachtet. Gleichwohl werden die Benutzer aufgefordert, die Beipackzettel und Fachinformationen der Hersteller zur Kontrolle heranzuziehen und im Zweifelsfall einen Spezialisten zu konsultieren. Fragliche Unstimmigkeiten sollten bitte im allgemeinen Interesse dem Verlag mitgeteilt werden. Der Benutzer selbst bleibt verantwortlich für jede diagnostische oder therapeutische Applikation, Medikation und Dosierung.
In diesem Buch sind eingetragene Warenzeichen (geschützte Warennamen) nicht besonders kenntlich gemacht. Es kann also aus dem Fehlen eines entsprechenden Hinweises nicht geschlossen werden, dass es sich um einen freien Warennamen handelt.

Schattauer
www.schattauer.de

Printed in Germany
Cover: Jutta Herden, Stuttgart
unter Verwendung einer Abbildung von © adobe stock/styf
Gesetzt von Eberl & Kœsel Studio GmbH, Krugzell
Gedruckt und gebunden von CPI – Clausen & Bosse, Leck
Lektorat: Marion Drachsel
Projektmanagement: Dr. Nadja Urbani
ISBN 978-3-608-40056-4
E-Book: ISBN 978-3-608-11694-6
PDF-E-Book: ISBN 978-3-608-20533-6

MeMoriae Xenium Xystico Instar
de profundis temporum
magistris, in via vel in patria,
dedico
Ullulo in sella imperatoris
Splendori helvetico in prato superiore
Viatori in montibus
Nicolao de valle cornuto
Hugoni de palma
fratrique Thomae conversione perfecta

Einleitung

»Spiritualität« ist ein schwammiger Begriff; jeder verwendet ihn anders. Ursprünglich stammt der Begriff aus der mystisch-aszetischen Mönchstradition und meint ein Leben, das durch den »Geist« – »*spiritus*« – geprägt ist. Damit ist ein Leben gemeint, das von innen her – durch das Wirken des Heiligen Geistes oder in anderen religiösen Traditionen durch vergleichbare Kräfte – gestaltet wird. Genauer gesagt sind wir dann spirituelle Menschen, wenn wir unser Leben durch solche Kräfte gestalten lassen. Das setzt natürlich voraus, dass es solche Kräfte überhaupt gibt. Während es zu Zeiten, als der Begriff »Spiritualität« geprägt wurde, völlig selbstverständlich war, ja selbstverständlicher als das Vorhandensein der materiellen Welt, dass es göttliche Kräfte gibt, ist es in unserer Zeit genau andersherum (Taylor 2007). Niemand zweifelt am Vorhandensein der äußeren, materiellen Realität und wenn dies jemand tut, kommt er oder sie rasch in die Psychiatrie. Aber viele zweifeln am Vorhandensein einer Wirklichkeit, die über das Sicht-, Fühl- und Messbare hinausgeht. Daher wird es ein Teil dieser Arbeit sein, gewissermaßen Begriffs- und Seelenarchäologie zu betreiben. Freud hat ja bekanntlich die psychotherapeutische Arbeit mit Archäologie verglichen: Man muss graben, stützen und sichern, vorsichtig, um die verborgenen Schichten des Unbewussten ans Tageslicht zu holen. Ich erweitere dieses Bild auf die Realität der Transzendenz, also einer Wirklichkeit im Inneren oder Jenseits des Sichtbaren, Greifbaren und Messbaren. Witte (2010) verwendet hierfür den schönen Begriff der »*Ciszendenz*«, weil diese Wirklichkeit »immer schon« von sich aus in unser Leben und unsere Wirklichkeit hineinreicht. Wir müssen graben, um diese verdeckten Schichten freizulegen: unser Innen, das Innen der Welt, die Realität, die mit dem Begriff »Spiritualität« gemeint ist.

Es wird also im Folgenden darum gehen, diese Frage je neu aufzuwerfen: Gibt es jenseits, »hinter«, »innerhalb« oder in der Tiefe der uns erscheinenden materiellen Wirklichkeit noch eine andere, »transzendente«, »cis-zendente«, die uns das Recht gibt, von Spiritualität in dem Sinne zu sprechen, dass damit das Wirken dieser Wirklichkeit gemeint ist? Ich bin selbstverständlich der Ansicht, dass diese Frage zu bejahen ist, sonst würde ich mir kaum die Mühe machen, dieses Buch überhaupt zu schreiben. Aber lässt sich diese Ansicht in unserer Zeit begründen? Muss man, wenn man sie teilt, einen Teil der wissenschaftlichen Ausbildung verraten? Ich glaube: Nein, muss man nicht und werde dafür auch Argumente und Belege liefern. Warum sind dann die akademische Psychologie im Besonderen und die Naturwissenschaft im Allgemeinen diesem Themenbereich abhold? Warum liegt gleichsam ein Tabu auf ihm? Auch dazu werde ich Klärungshilfen anbieten. Die kurze Antwort auf diese Frage, die ich schon einmal vorwegnehmen kann, lautet: Es gibt kein einziges gedankliches System in der Welt und kann es aus prinzipiellen Gründen nicht geben, das die Begründung für seine Fundamente und Voraussetzungen aus sich selbst hat. Immer muss es auf

Annahmen oder Voraussetzungen zurückgreifen, die außerhalb seiner selbst liegen und nicht mehr mit den Mitteln des Systems belegt oder bewiesen werden können.

Das bedeutet: Die Naturwissenschaft muss unterschieden werden in das Projekt der Erforschung der Natur mit Methoden, die über die Jahrhunderte gewachsen sind, und in eine Weltanschauung, die viele daraus ableiten. Die Erkenntnisse der Wissenschaft sind, im Rahmen der menschlichen Begrenztheit, meistens zuverlässig – lose Dachziegel fallen eben vom Dach nach unten und nicht in den Himmel, Züge fahren auf ihren Schienen und nicht daneben und mit einem Anästhetikum kann man relativ zuverlässig das Bewusstsein ausschalten, wenn man weiß, wie. Aus dieser Tatsache leiten viele Zeitgenossen ab, dass das, was die Naturwissenschaft untersucht und herausgefunden hat, das Einzige ist, was für uns und unser Leben Belang hat. Diese Haltung hat mit Wissenschaft selbst nichts mehr zu tun, sondern ist eine Weltanschauung, die unterschiedlich benannt wird. Manche sagen dazu *»naturwissenschaftliche Weltanschauung«*, korrekterweise ist dies eher als *»Szientismus«* zu bezeichnen, also als die Anschauung, dass die Wissenschaft, die Naturwissenschaft zumal, ausreichend ist, um alle Probleme der Welt und von uns Menschen zu lösen. Häufig nennen sich die Vertreter solcher Haltungen auch *»Naturalisten«*. Dahinter steckt die Idee, dass die materielle Natur in ihrer derzeit verstandenen Form und Entwicklung, also inklusive der Evolution, die sie hervorgebracht hat, und der Naturwissenschaft, die sie beforscht, ausreichend ist, um die Welt zu erklären und unser Leben zu informieren. Der Philosoph Bas van Fraassen nennt Menschen, die so innerhalb des Horizonts der gegenwärtigen Naturwissenschaft verwurzelt sind, dass sie sich gar nichts anderes mehr vorstellen können, *»naturalistic natives«* (van Fraassen 2016). Indigene Völker, beispielsweise im Amazonasgebiet, haben ihre Weltanschauung, in der Götter und Dämonen vorkommen und die Seelen in einen jenseitigen Bereich wandern und von dort wiederkommen (s. z. B. Garve 2012). Dies lehrt ihr Schöpfungsmythos und anders kann es in ihren Augen gar nicht sein. So ähnlich sind die meisten Menschen, vor allem in der jüngeren Generation, im Rahmen unseres naturwissenschaftlichen Weltbildes aufgewachsen, dass sie selten darüber reflektieren, welche Begrenzungen eine solche Sicht hat. Daher könnte man *»naturalistic natives« als »Eingeborene der naturalistischen Weltanschauung«* übersetzen. Oft nennen sich solche Menschen auch *»new atheists – neue Atheisten«* und meinen damit, dass sie anders als die alten Atheisten bessere Argumente haben, warum ihre Haltung nicht nur möglich, sondern richtig sei. Fast immer ist diese Haltung auch gekoppelt mit dem Glauben, dass die äußere materielle Wirklichkeit die Einzige sei, die es gibt und die relevant ist.

Um den Begriff der *»Spiritualität«* zu erklären und um zu verstehen, warum er heute erklärungsbedürftig ist, müssen wir auch die Voraussetzungen dieser naturwissenschaftlichen Weltanschauung etwas analysieren. Dazu jedoch später. Fürs Erste so viel: Wissenschaft als Methode (in meiner Terminologie »Wissenschaft 1«) ist von naturwissenschaftlicher Weltanschauung (»Wissenschaft 2«) zu unterscheiden. Diese naturwissenschaftliche Weltanschauung ist selbst keine Wissenschaft, sondern eine moderne Religion. Auch das werde ich noch etwas begründen. Diese meine Meinung hängt eben damit zusammen, dass sich selbst Naturwissenschaft auf Voraussetzungen verlassen und sie »gläubig« annehmen muss, wenn sie funktionieren will. Und dieses gläubige Akzeptieren der Voraussetzungen ist der Struktur nach nicht sehr verschieden vom Glauben eines religiösen Menschen. Genauer und argumentativ stringent habe ich das in meinem Galileo-Report ausgeführt (Walach 2019a) und werde hier auf diese Gedanken zurückgreifen.

Mein Kollege Steve Taylor hat diesen Sachverhalt in einem unschlagbar guten Bonmot in einem Gespräch mir gegenüber einmal zusammengefasst: »A Catholic knows he is a Catholic. A Muslim knows he is a Muslim. A Jew knows he is a Jew, and a Hindu knows he is a Hindu. Only a materialist doesn't know he is a materialist. He thinks he is a scientist.«

Wir werden also in den ersten theoretischen Kapiteln diese Fragen klären müssen, um intellektuell aufrichtig und der menschlichen Erfahrung gemäß über Spiritualität im Allgemeinen und dann vor allem im Kontext der Psychotherapie sprechen zu können. Meine Haltung hierzu ist, dass es keinen systematischen, sondern nur einen historisch-kontingenten Grund dafür gibt, warum dieser Themenbereich aus dem Wissenschaftskontext bis heute ausgegliedert blieb. Ich glaube, es wäre gut, wenn sich das ändern würde, und zwar deswegen, weil dann das menschliche Erfahrungsspektrum breiter abgebildet wird und wir damit möglicherweise auch eine Ressource neu entdecken, die uns helfen kann, etwa bei der Lösung psychischer Probleme, aber auch im gesellschaftlichen Bereich.

Denn die Basis für Spiritualität und für Wissenschaft ist dieselbe: menschliche Erfahrung. Während sich die Erfahrung, die das Rohmaterial für naturwissenschaftliche Erkenntnisse darstellt, vor allem auf die äußere, materielle Wirklichkeit bezieht, ist die Basis für spirituelle Erfahrung eine Erfahrung des *»Innen«*, des Bewusstseins, oder, anders ausgedrückt, eine Erfahrung der Welt von innen her. Solche *»spirituellen Erfahrungen«* machen das Rohmaterial aus, aus dem über die Zeiten hinweg Religionen und geistige Strömungen entstanden sind. Sie könnten im Prinzip wissenschaftsfähig werden und sind es in manchen Kulturen auch; wenn wir nämlich im Bereich der Wissenschaft, der Psychologie zumal, eine Methode entwickeln würden, die solche inneren Erfahrungen methodisch-kritisch aufbereitet. Das steht allerdings auf meinem Wunschzettel für die Zukunft der Psychologie. Immerhin hat die Psychologie einmal so begonnen – als Versuch der methodisch kontrollierten Introspektion – und ist damit zunächst kläglich gescheitert (Boring 1953; Lyons 1986). Ist es also nicht etwas uninformiert von mir, wenn ich mit dieser scheinbar abgehakten Thematik neu daherkomme? Ich glaube nicht, ich werde auch versuchen, dies plausibel zu machen. Akzeptieren wir fürs Erste, dass innere Erfahrung, die Welt oder das *»Innere«* der Welt, durch das Bewusstsein erfahren, einen möglichen Zugang zur Wirklichkeit darstellt, dann ist Spiritualität nicht nur Privatvergnügen, sondern dann kann sie auch potenziell wichtige Impulse für Wissenschaft und Gesellschaft liefern. Das habe ich in verschiedenen Texten dargestellt, die ich in diesem Buch kurz streifen werde (Walach 2015, 2017c).

Eigentlich treffen sich Wissenschaft und Spiritualität an diesem Punkt. Denn jede wirklich innovative Wissenschaft stellt nicht nur Daten zusammen wie in einem Briefmarkenalbum der Faktizität, sondern ordnet sie, gewichtet sie und stellt sie in Zusammenhang. Dies geschieht auf der Basis einer Theorie, die wir zunächst einmal als wahrscheinlich oder denkbar annehmen. Woher aber kommt die Theorie? Woher haben Einstein, Heisenberg, Freud oder Skinner ihre Ideen genommen? Ich schlage vor, den kreativen Einsichtsprozess, der zu einer wissenschaftlichen Theorie führt, einer spirituellen Erfahrung als strukturell ähnlich zu verstehen. »Ideen kommen von Gott«, pflegte Einstein zu sagen (Brian 1996, S. 61). Damit meinte er wohl, sie kommen aus einem Bereich, über den wir keine Verfügung haben, denn Einstein war ja Agnostiker und glaubte nicht an einen persönlichen Gott. Man könnte auch sagen: Die Ideen oder Einsichten, die einer guten wissenschaftlichen Theorie zugrunde liegen, sind, so ähnlich wie spirituelle Erfahrungen, »Ein-fälle«; phänomenologisch handelt es sich dabei um eine innere Erfahrung.

Ich bin also der Meinung, dass eigentlich mehr Gemeinsamkeiten zwischen Wissenschaft und Spiritualität bestehen, als wir denken. Der Konflikt oder die scheinbare Unvereinbarkeit liegt, wie Alvin Plantinga richtig und unschlagbar gut analysiert hat, nicht zwischen Spiritualität oder Religion und Wissenschaft, sondern zwischen Wissenschaft und der Religion des Szientismus (Plantinga 2011). Der Konflikt liegt zwischen einer Religion des Naturalismus oder Materialismus und anderen Religionen oder zwischen Wissenschaft als Weltanschauung und Spiritualität, nicht aber zwischen Spiritualität und Wissenschaft. Das ist begründungsbedürftig und ich werde dazu einige Daten und Argumente anführen. Ich betrete also hier einen Pfad der *»Naturalisierung der Religion«*, der gleichzeitig einer der *»Spiritualisierung der Wissenschaft«* ist. Ich habe das andernorts ausführlicher dargestellt (Walach 2020b). Hier nur so viel: Religion im eigentlichen Sinne war und ist immer für die Wissenschaft und ihre Befunde offen. Sie kann gar nicht anders. Denn für jede Religion, die ich kenne, sind göttliches Wirken und menschliches Wirken nicht getrennt. In der christlichen Religion ging und geht es immer darum, dem Wirken des Heiligen Geistes in der Welt nachzuspüren und ihm Raum zu geben, und dazu gehört auch die Wissenschaft. Deshalb ist es auch Unfug und schlecht informierter Theologie geschuldet, wenn manche religiös-fundamentalistischen Kreise einen Konflikt zwischen Wissenschaft und Religion aufbauen wollen. Sie spielen damit dem szientistischen Narrativ in die Hände, das seinen Gründungsmythos aus diesem angeblichen Konflikt schöpft.

Daher muss sich jede Religion den Befunden der Wissenschaft öffnen. Und wenn die Wissenschaft entdeckt hat, dass die Evolution eine wichtige Kraft der Entwicklung darstellt, dann gilt es, diesen Befund in bestehende Denkweisen zu integrieren. Auf einem anderen Blatt steht, dass auch das Narrativ von der sich selbst organisierenden Evolution seine Lücken hat, dass unklar ist, was genau die treibenden und organisierenden Kräfte sind und wie man sich Ausgang und Anfang des Prozesses vorzustellen hat (Hands 2015). Sind wirklich Kampf und Wettbewerb die treibenden Kräfte (Pinker 2018)? Oder sind nicht am Ende mindestens so viel Kooperation und Liebe im Spiel, wie das schon Pierre Teilhard de Chardin beobachtet hat (Dobzhansky 1968; Teilhard de Chardin 1964)? Es gibt, scheint mir, noch jede Menge Platz in der Interpretation der Befunde der Wissenschaft, die Raum und Aufgabe für jede Religion bereitstellen. Spiritualität, Religion und Wissenschaft sind also keine Gegensätze. Spiritualität hat es mit der inneren Erfahrung von Menschen zu tun, aus der letztlich die Religion entsteht. Wissenschaft hat es mit den raum-zeitlichen Erfahrungen der Menschheit zu tun, aus denen unser durchaus immer wieder revidierbares und historisch auch immer wieder revidiertes Wissen von der Welt entsteht. Die drei Begriffe bauen sozusagen aufeinander auf oder sind dialektisch aufeinander bezogen. Die Basis sowohl von Wissenschaft als auch von Religion sind Erfahrungen: Innere Erfahrung, die menschliche Spiritualität, nährt die Religion, Erfahrung der äußeren Welt nährt die Wissenschaft. Insofern wäre es klug, keine Spaltung zwischen diese Begriffe und Bereiche zu treiben, sondern sie als sich gegenseitig bereichernde Domänen aufzufassen. Jede Domäne hat ihren eigenen Bereich und daher sind sie auch nicht einfach als Begriffe und Praktiken auszutauschen. Sie folgen ihren je eigenen methodischen Prinzipien und haben ihre je eigene innere Logik. Es ist nützlich, sie zu kennen und zu verstehen. Es ist ein bisschen so, wie wenn man drei Sprachen spricht. Wer Latein, Englisch und Deutsch kann, der weiß, dass jede dieser drei Sprachen andere Qualitäten und andere grammatikalische Strukturen hat. Jede Sprache kann auch in anderen Bereichen jeweils unterschiedlich gut Sachverhalte darstellen und manches bleibt unübersetzbar. Ein Rilke-Gedicht in Latein ist ziemlich schwer vorstellbar und bereits auf Englisch macht es Probleme. Heidegger in Deutsch zu lesen ist schon nicht leicht, aber eine englische Heidegger-Übersetzung ist eigentlich ein Unding. Die Klarheit des Denkens von Thomas von Aquin oder William Ockham lässt sich faktisch nur im originalen Latein deutlich sehen. So ähnlich ist es hier auch: Wissenschaft, Spiritualität und Religion sind auf unterschiedliche Domänen der Wirklichkeit bezogen. Man kann zwar sagen, diese Domäne interessiert mich nicht, genauso wie man sagen kann: Deutsch brauche ich nicht. Diese Haltung nahm bekanntlich der Soziologe Max Weber gegenüber der Religion ein, als er sagte, er sei *»religiös unmusikalisch«* (Will 2009). Aber zu sagen, diese Domäne sei irrelevant (weil ich kein Deutsch kann), das ist je nach Standpunkt wissenschaftliche oder religiöse oder spirituelle Überheblichkeit. Insofern geht es mir hier um den Nachweis, dass jedes dieser Gebiete unterschiedliche Geltungsbereiche hat und in sich sinnvoll und wichtig ist.

Für den Zweck dieses Buches ist auch *Religion* am Rande wichtig. Denn in ihr drückt sich organisierte Spiritualität aus. Religion macht aber nicht den Schwerpunkt meines Interesses aus. Sie ist insofern wichtig, als dass sie im Guten wie im Schlechten ins Leben der Menschen eingreift. Manche sind von einer lebensfeindlichen Interpretation der Religion für ihr Leben gezeichnet (Ringel & Kirchmayr 1986). Manche erleben in der Religion ihren Halt. Das sollte für Therapeuten nicht irrelevant sein, denn, wie Kenneth Pargament beobachtet hat, Menschen geben ihre Religion nicht an der Garderobe ab, wenn sie das Therapiezimmer betreten (Pargament 2007). Vielmehr prägt Religion oftmals ihr Leben, in den

USA vermutlich mehr als bei uns in Mitteleuropa; aber auch hier kann es durchaus bedeutsam sein, zu wissen, wie stark jemand religiös gebunden ist und welche Rolle Religion in seinem Leben spielt oder gespielt hat.

Aber für die Grundposition meines Ansatzes ist die begriffliche Trennung zwischen Religion und Spiritualität wichtig. Denn Religion ist eine Struktur, die stark kognitiv, manchmal auch erfahrungsmäßig verankert ist. Treffen sich spirituelle Erfahrung und Religion in einer gelebten und erfüllten Religiosität, dann ist das vermutlich optimal. Aber das ist häufig nicht der Fall. Oft sind Menschen eben religiös, weil es bei ihnen zu Hause so Sitte war oder weil dies zum Vollzug des Lebens gehört wie die Mitgliedschaft bei der freiwilligen Feuerwehr. Ich will solche Lebensvollzüge nicht als minderwertig dargestellt sehen, sondern lediglich darauf hinweisen, dass dies nicht der Hauptfokus meines Anliegens ist. Denn, ich wiederhole, das Zentrale an einer gelebten Spiritualität ist die Erfahrung.

Und eines der zentralen Veränderungsmomente in der Psychotherapie sind ebenfalls Erfahrungen, neue korrigierende Erfahrungen beispielsweise oder die Wiederbelegung und Integration einer schmerzhaften Erfahrung. Genau auf diesem Terrain treffen sich Spiritualität und Psychotherapie; denn spirituelle Erfahrungen können häufig bei der konstruktiven Korrektur eines Lebensentwurfs helfen, manchmal sind sie sogar die Basis, wie das etwa für das Zwölf-Schritte-Programm der Anonymen Alkoholiker begründend war (Cook 2009). Bisweilen erlauben Erfahrungen im Bereich der Psychotherapie erst wieder eine volle Zuwendung zum Leben und damit auch zu dessen spirituellen Quellen. Psychotherapie und Spiritualität ergänzen einander, wäre meine Behauptung. Denn jede tief sitzende Wunde im seelischen Gerüst eines Menschen verunsichert auch den Zugang zum spirituellen Lebensgrund. Und der verschüttete Zugang zu unseren spirituellen Quellen stellt nicht selten den Grund für psychisches Leiden dar, das als existenzielle Angst, tiefe Depression oder Verlust des Sinnes aufscheint. Daher, so eine meiner Leitideen, sind vermutlich psychotherapeutisches Bemühen und spirituelle Arbeit wie die Holme einer Leiter. Beides ist vonnöten, damit Menschen wachsen und gedeihlich leben können. Psychotherapie beschränkt sich typischerweise darauf, einen Holm zu reparieren, und sehr häufig ergibt sich daraus auch das organische Verlängern des anderen Holms. Manche Menschen schaffen es, durch spirituelle Eigenarbeit – etwa indem sie eine Meditationspraxis oder eine andere spirituelle Praxis beginnen –, auch ihre psychischen Probleme in den Griff zu bekommen. Dann zieht die spirituelle Arbeit die innere therapeutische gleichsam hinterher.

Aber häufig benötigen Menschen eben beides. Viel ist darüber diskutiert worden, ob es zulässig sei, Spiritualität und Psychotherapie zu vermischen (Utsch 1998, 2005, 2014; Utsch et al. 2017). Ich rede hier nicht der Vermischung das Wort, sondern der Einsicht, dass beide Domänen für menschliches Gedeihen hilfreich sind, jede auf ihre Weise. Der Psychotherapie kann es manchmal hilfreich sein, wenn Menschen gleichzeitig innere spirituelle Arbeit verrichten. Und für spirituelles Weiterkommen ist oftmals eine solide psychotherapeutische Arbeit nützlich. In der transpersonalen Psychotherapieszene und in Kreisen des spirituellen Suchens wird oft vom *»spiritual bypassing«* gesprochen. Damit ist gemeint, dass Menschen versuchen, nötige psychotherapeutische Veränderungen, etwa die Auseinandersetzung mit einer traumatischen Erfahrung, zu vermeiden, indem sie sich vertieft in eine spirituelle Praxis begeben und lange Meditationsretreats einer soliden psychologischen Arbeit vorziehen. Ein Meditationslehrer meinte dazu neulich lakonisch: *»Wer nach dem dritten 30-Tage-Retreat immer noch Schweißausbrüche bekommt, wenn seine Mutter am Telefon ist, der sollte vielleicht lieber eine Psychotherapie machen.«* Wer aber nach der dritten Psychotherapie immer noch am Sinn des Lebens verzweifelt, der sollte vielleicht mal ein Meditationswochenende ausprobieren. Meine Haltung ist hier pragmatisch und mein Plädoyer ist für gegenseitige Offenheit. Nur in seltenen Fällen wird eine Psychotherapeutin beides ermöglichen können, solide psychologisch-therapeutische Arbeit und Hilfe bei der Integration von Spiritualität, wiewohl dies aus meiner Sicht das Ideal wäre. Aber es genügt schon, wenn der Therapeut offen und hellhörig ist für die existenziell-spirituelle Not seiner Klientin oder wenn die Meditationslehrerin versteht, dass bei einer spirituellen Aspirantin nicht die nächste Stufe des Kundalini-Yogas angezeigt ist, sondern vielleicht eine Psychotherapie. In diese Richtung will ich aufklären und informieren.

Vielleicht ist das Wichtigste für Psychotherapeutinnen, dass sie Zugang zu ihren eigenen spirituellen Quellen bekommen und wissen, wie sie diese finden können, etwa um sich gegen Ausbrennen und Leere zu schützen. Aber auch, um selbst in ihrer Arbeit erfüllter und effizienter zu werden. Wegweisend ist für mich dabei eine Studie aus der Therapieklinik in Simbach am Inn (Grepmair et al. 2007). In dieser Studie wurden verhaltenstherapeutische Psychotherapie-Ausbildungskandidaten, die in der Klinik tätig waren, auf zwei Gruppen zufällig verteilt. Die eine Gruppe meditierte am Morgen eine Stunde, die andere tat das nicht. Die Patienten der Therapeuten, die morgens meditiert hatten, waren mehr als dreimal so erfolgreich, obwohl die Patienten nichts von dieser morgendlichen Übung ihrer Therapeutinnen wussten. Woran das wohl lag? Jedenfalls gibt es einige Hinweise darauf, dass Spiritualität für Therapeuten selbst eine Quelle darstellt. Dabei müssen sie weder ihren normalen therapeutischen Stil ändern noch spirituelle Themen in ihre Therapien aufnehmen oder esoterische Rituale anwenden. Um all das geht es nicht. Aber der Zugang zu den eigenen spirituellen Quellen kann nicht nur Menschen, die auf der Suche nach einem Sinn sind, helfen, sondern auch Therapeuten auf der Suche nach Rückhalt und Inspiration. Auch das soll zur Sprache kommen.

Ich will gleichfalls praktische Beispiele und Übungen einstreuen, die zeigen sollen, wie man mit spirituellen Themen, Übungen und Bildern arbeiten kann. Ich denke, dass bei manchen Patienten und für manche Therapeutinnen eine solche Arbeit durchaus sinnvoll ist. Wann, wie, für wen und unter welchen Umständen werde ich diskutieren.

Die Darstellung werde ich mit einigen Fallbeispielen illustrieren. Manche Beispiele stammen von mir, andere von Kollegen, die sie mir freundlicherweise zur Verfügung gestellt haben. Diese sind auch mit deren Namen gekennzeichnet. Am Ende des Buches sind die Autorinnen und Autoren der Fälle nochmals ausführlich aufgeführt. Auf diese Art wird auch die Vielfalt von Möglichkeiten und Ansätzen sichtbar. Denn mehr Therapeutinnen und Therapeuten, als wir denken, haben entweder durch ihre persönliche Praxis oder durch ihre Weiterbildung Zugang zur Spiritualität und machen damit Erfahrungen. Allen Kolleginnen und Kollegen, die mir durch die Zusendung ihrer Fälle geholfen haben, danke ich sehr herzlich.

Zum Schluss noch ein paar Worte zu meinen eigenen Quellen und damit zu meiner Kompetenz, die gleichzeitig Worte des Dankes sind.

Ich habe gegen Ende meines Studiums der Psychologie in Freiburg, das ich 1984/85 mit dem Diplom abschloss, Bekanntschaft mit der Psychosynthese Roberto Assagiolis gemacht und beschlossen, darin eine Ausbildung zu machen, obwohl sie damals wie heute noch in keiner Weise als psychotherapeutische Ausbildung anerkannt war. In dieser Ausbildung habe ich viel über Licht- und Schattenseiten der spirituell-therapeutischen Arbeit gelernt. Besonders hilfreich waren für mich die Elemente der Gestalttherapie unter Judith Brown, die sozusagen noch einen Originalgeschmack von Fritz Perls transportierten, dessen Schülerin Judith war. Aber auch die Arbeit mit Piero Ferrucci und Diana Whitmore, die selbst noch Schüler Assagiolis waren, hat mich sehr geprägt. Ich habe am Ende meiner dreijährigen Ausbildung festgestellt, dass bei aller kreativen Arbeit und bei allen Einsichten die klinisch-diagnostische Fundierung in der Psychosynthese zu kurz kam, und mich daher in eine siebenjährige Supervisionsanalyse bei Dr. Theo Glantz begeben, einem Analytiker klassischer und Jung'scher Prägung. Mit ihm habe ich die Fälle, die ich damals begleitete, in enger Supervision besprochen. Dort lernte ich sehr viel über das therapeutische Handwerk, vor allem Übertragungsprozesse zu verstehen und zu analysieren. Vermutlich hat mich diese Arbeit am tiefsten geprägt.

Meinen eigenen spirituellen Standpunkt hatte ich schon Jahre zuvor erworben, durch meine Erfahrungen, die ich vor allem im Kontext von systematischen Meditations- und Kontemplationsgruppen und -kursen gemacht habe. Da waren zunächst die Meditationsgruppen am Maria-Ward-Haus in Augsburg, wo ich als streunender Jugendlicher mit 16 Jahren eine geistige Heimat und bald auch erste Erfahrungen fand. Dafür danke ich Ilsetraud Köninger. Dies legte die Basis für eine Meditationspraxis in der Tradition der Exerzitien des Ignatius von Loyola, die mich von 1976, als ich Abitur machte, bis 1983 inspirierten. In diesem Kontext sind meine damaligen Begleiter Rüdiger Funiok SJ und Wolfgang Müller SJ dankend zu nennen. Die dreißigtägigen Exerzitien, die ich 1981 machte, waren für mich eine zentrale Erfahrung, die mich immer noch prägt. Allerdings wurde mir durch meine damaligen Erfahrungen auch die Tür zu einer anderen Form der Spiritualität, einer eher ungegenständlich-schweigenden Form der Meditation, aufgestoßen, was mich schließlich zum Zen führte, wo ich seit dieser Zeit und seit 1985 auch formell als Schüler beheimatet bin, wofür ich Niklaus Brantschen SJ danke. Er hat seine Ausbildung im Rahmen der Sanbo-Kyodan-Linie von Yamada Roshi gemacht und von Tetsugen Glassman Roshi die volle Inka, also die Ermächtigung, eine eigene Linie zu gründen, erhalten. In dieser Tradition habe ich gelernt, dass die Methodik des schweigenden Sitzens und der

Sammlung ideell mit allen möglichen Formen der Religiosität kompatibel ist. All diese Erfahrungen haben mich gelehrt, dass man Erfahrungen und ihre Interpretation begrifflich trennen muss. Wahrscheinlich die allermeisten Erfahrungen lassen sich, mit ausreichender Kenntnis von Texten und Tradition, sowohl christlich, buddhistisch als auch entlang einer Vedanta-Tradition interpretieren. Vermutlich ist es nötig, dass sich jedermann irgendwann auf eine bestimmte Tradition einlässt. Nur so kann man auch die zu einem spirituellen Leben gehörenden Rituale, Feiern und praktischen Aspekte ausreichend erleben und schätzen. Aber wer dies aus einem Erfahrungshintergrund heraus tut, weiß, dass solche Dinge kontingent sind, d. h. sie sind zufälligerweise so und könnten auch anders sein. Es ist zufälligerweise so, dass ich im katholischen Augsburg aufgewachsen und bei Benediktinern in die Schule gegangen bin und daher eine relativ solide katholische Sozialisation hinter mir habe – die ich übrigens durchaus einmal für ein paar rebellische Jahre an den Nagel gehängt habe, bis mich meine eigenen Erfahrungen eines Besseren belehrten. Spirituelle Erfahrungen hingegen sind menschliche Grundkonstanten, bei denen nur die Umstände, nicht die Erfahrung selbst kontingent sind. Ob ich sie heute mache oder mit 23 oder mit sechs Jahren oder gar nicht, das ist kontingent. Aber das, was ich erfahre, nennen wir es einmal den Seinsgrund, um mit Albert zu sprechen, der das letztlich von Meister Eckhart übernommen hat (Albert 1974), das ist nicht mehr kontingent. Kontingent ist, wie ich darüber spreche und denke. Denn das werde ich irgendwann einmal tun (müssen). Und dann fällt die multiplexe und vielschichtige Erfahrung ins Zweierlei der ausschließenden Sprache, die mit »entweder – oder«, mit logischen Konstruktionen arbeiten muss, um etwas sagen zu können. Das geht bei solchen Erfahrungen nur sehr begrenzt.

Das ist auch der Grund, weswegen religiöse Texte, die von solchen Erfahrungen handeln, oder Schriftsteller, die solche Erfahrungen transportieren wollen, mit Paradoxien operieren oder mit kühnen Bildern. Denken wir an die Paradoxa der Bergpredigt oder die Koan-haften Jesusworte wie etwa »Noch ehe Abraham wurde, bin ich« (Joh 8,58)[1] oder »Ich bin das All. Aus mir ist das All hervorgegangen, und zu mir ist das All gelangt. Spaltet ein Holz, ich bin dort, hebt einen Stein hoch und ihr werdet mich dort finden« (Thomas-Evangelium, Spruch 77[2]; Ceming & Werlitz 2004, S. 144) oder an die Bilder aus Rainer Maria Rilkes »Duineser Elegien«, wo er Engel »Gelenke des Lichts« nennt (Rilke 1974 [1923], 2. Elegie, S. 15). All dies sind Versuche, die Multiplexität spiritueller Erfahrung sprachlich anzudeuten. Denn erfassen kann man sie mit Sprache eben genau nicht. Das ist auch der Grund, weswegen eigentlich auf der Ebene der Erfahrung kein Streit herrscht. Der Streit beginnt nur auf der Ebene der Auslegung dieser Erfahrung,

1 Alle Bibelstellen nach der Einheitsübersetzung (Bischöfe Deutschlands & Evangelisches Bibelwerk 1979). Zu den Abkürzungen siehe auch Anhang.

2 Viele der Apokryphen, also »nicht-kanonische« oder »nicht-akzeptierte« Schriften, stammen aus einem sehr späten Kontext, so auch das koptische Thomas-Evangelium, das wohl erst im 2. oder 3. Jahrhundert n. Chr. verfasst wurde. Das Thomas-Evangelium enthält aber vermutlich dennoch eine authentische Spruchsammlung des historischen Jesus.

der Versprachlichung. Man könnte auch sagen: Erst auf der Ebene der Ideenformulierung, der Ideologisierung der spirituellen Erfahrung, tauchen Konflikte auf. Ich vergleiche das gerne mit dem Inhalt menschlicher Erfahrung und ihrem unterschiedlichen kulturellen Ausdruck: Trauer beispielsweise dürfte eine universelle menschliche Erfahrung sein. Aber der Ausdruck ist je verschieden. Wir in Deutschland kleiden uns Schwarz bei einem Trauerfall. In Japan trägt man weiß. In manchen Kulturen gehört lautes Weinen zum guten Ton im Fall der Trauer, anderswo hält man sich mit emotionalen Äußerungen zurück. Die Erfahrung von Liebe ist höchstwahrscheinlich überall sehr ähnlich, aber ihr kultureller Ausdruck sehr verschieden.

In diesem Sinne habe ich im Laufe meiner eigenen spirituellen Sozialisation gelernt, zwischen der Erfahrung und ihrer Interpretation und Konnotation zu unterscheiden. Ich weiß, dass dies überhaupt nicht allgemein akzeptierte religionswissenschaftliche Lehrmeinung ist. Steven T. Katz z. B. vertritt wohl den Mainstream, wenn er darauf hinweist, dass man Erfahrung und Sprache nicht trennen kann (Katz 1992). Dem hielt Robert K. C. Forman aufgrund seiner empirischen Forschung entgegen, dass es so etwas wie ursprüngliche, vorsprachliche Erfahrungsmomente gibt: *pure conscious events* (Forman 1998, 1999). Wir werden darauf zurückkommen. Hier nur so viel: Möglicherweise hängen die unterschiedlichen Denk- und Theoriestrukturen damit zusammen, dass manche Autoren – z. B. Bob Forman und ich – von der Erfahrung ausgehen, andere stärker von der Tradition, der jüdischen zumal, die sehr stark text- und sprachgebunden ist, wie Katz etwa.

Ich bin also von meiner Herkunft in drei Welten zu Hause: Ich kenne aus eigener Erfahrung die psychotherapeutische Zunft, denn einige Jahre habe ich nach meiner Ausbildung auch so gearbeitet. Ich kenne die christliche Tradition aus eigenem Erleben und ich habe über meine Zen-Ausbildung viel von der buddhistischen Lehre aufgesogen. Mit der christlichen Mystik habe ich mich außerdem akademisch ausführlich beschäftigt, als ich für meine zweite Promotion in Wissenschaftstheorie und Wissenschaftsforschung einen unbekannten mittelalterlichen Kartäusermystiker, Hugo de Balma, übersetzt und historisch eingeordnet habe (de Balma 2017; Walach 1994, 2009c, 2009d, 2010, 2012b). Dabei habe ich so manches über Theologie gelernt.

Wissenschaftlich habe ich mich vor allem mit der Evaluation von Komplementärmedizin beschäftigt, aber auch mit Phänomenen der Parapsychologie und mit dem Themenbereich Spiritualität und Gesundheit. Meine Arbeitsgruppe gehörte zu den Ersten in Deutschland, die sich mit Achtsamkeit und Gesundheit befasste. Als ich zwischen 2005 und 2010 einen Master-Studiengang »Transpersonal Psychology and Consciousness Studies« an der University of Northampton in England aufbaute und leitete, flossen viele dieser Themen zusammen. In dieser Zeit habe ich mit Niko Kohls, Thilo Hinterberger und Siobhan Lynch etliche interessante Studien durchgeführt. Wir haben u. a. den Zusammenhang zwischen spirituellen Erfahrungen und Gesundheit untersucht, ein Achtsamkeitsprogramm für Studierende entwickelt und evaluiert und im Auftrag des dortigen *Primary Mental Health Care Trusts* Achtsamkeitsgruppen für Angst- und Depressionspatienten entwickelt und angeboten. Wir haben langjährige Meditierende unterschiedlicher Herkunft mithilfe von hochauflösendem EEG in verschiedenen Zuständen untersucht und einige innovative Lehrkonzepte ausprobiert.

Das alles hat mich und meine Herangehensweise an das Thema deutlich geprägt. Das ist Chance und Begrenzung gleichermaßen. Letztere werde ich nicht überwinden, aber vielleicht durch Transparenz entschärfen können.

Abschließend noch ein paar klärende Worte: Häufig wird in unserer Kultur der raschen Klarstellungen und des ubiquitären Faktenchecks wegen, wo jeder meint, im Besitz des Wissens zu sein, rasch kategorisiert. Hier die – böse, antiquierte, verschrobene – Religion, da die – neue, hippe, nötige – Spiritualität. Da die – solide, klarerweise wahrheitsbasierte – Wissenschaft. Dort die – unreflektierte, gefährliche – Esoterik. Hier die – wissenschaftlich bewiesene, weil evidenzbasierte – Medizin, dort die – unwissenschaftliche, schlecht beforschte – Alternativmedizin mit ihren spirituellen Auslegern. Hier die akademische, empirisch bestätigte Psychologie. Dort die Popformationen der Geistheiler und Parapsychologen.

Ich will vor solchen Kategorisierungen warnen. Zum einen habe ich in meiner Laufbahn schon so viel Unsinn und falsche Behauptungen unter dem honorigen Siegel der Wissenschaft gesehen und gelesen, bin so viel mit Interessenskonflikten, gerade der Angesehenen und Mächtigen in der Wissenschaft, konfrontiert worden, dass ich wissenschaftlichen Daten nur dann traue, wenn ich sie selbst erzeugt habe oder wenn ich sehr genaue Hinweise auf ihre Gültigkeit habe. Wissenschaft ist ein hervorragendes Instrument. Sie wird aber in unserer wissenschaftsgläubigen Zeit oft überschätzt und von wissenschaftsreligiösen Journalisten sehr einseitig transportiert. Die Bruchlinien verlaufen meistens eben genau nicht entlang der erwarteten Kanten: Manche alternativmedizinische Methode ist besser beforscht als das, was die Universitätsklinik als wissenschaftlichen Standard anpreist. Mancher Heiler und Esoteriker hat einen besseren Einblick in die Wirklichkeit als der Lehrstuhlinhaber von nebenan. Wichtig sind, wie so oft, die »Unwägbarkeiten«: Ob einer ehrlich ist und aufrichtig an Erkenntnis und Wahrheit interessiert oder als Karrierist vor allem sein Fortkommen im Blick hat, ob jemand menschlich zuverlässig und treu ist oder beim leisesten Gegenwind den Kurs wechselt, ob jemand Überzeugungen hat, für die er einsteht oder mit der Meute heult: Das sind alles *weiche* Kriterien. Sie sind schwer zu ermitteln und nicht immer klar. Daher benötigt man eine gute Portion Unterscheidungsfähigkeit, um sich in diesem Feld zu orientieren.

Die christliche Tradition kennt die *»Unterscheidung der Geister«*, ein Begriff, der von Ignatius von Loyola geprägt wurde, aber aus der Tradition der Wüstenväter kommt. Damit ist gemeint, dass nichts aufgrund des Inhalts oder formaler Kriterien allein zu bewerten ist. Es kommt auf den Effekt an, auf die Praxis. Eine Seelenregung, sagen wir ein Schuldgefühl, kann falsch sein, weil sie aus neurotischer Schulderfahrung kommt. Sie kann aber auch echt sein und hilfreich, weil jemand eben wirklich einen Fehler begangen hat und das Schuldgefühl auf diese moralische Verwerfung hinweist. Was richtig ist, ist nicht am Gefühl selbst festzumachen, sondern muss genauer untersucht werden. So plädiere ich auch hier dafür, dass wir vorschnelle Urteile suspendieren. Was aus konventionell wissenschaftlicher Sicht als Humbug gilt – Telepathie beispielsweise –, könnte sich aus dem Blickpunkt einer spirituellen Entwicklung als ein ganz natürliches und organisches Geschehen erweisen und im praktischen Falle – etwa als Intuition in der Psychotherapie – extrem hilfreich sein. Wir werden darauf zurückkommen.

Ich stelle hier meine Erfahrungen, meine Kenntnisse und meine Perspektiven zur Disposition. Sie sind nicht unerheblich, aber begrenzt. Daher wäre es mir am liebsten, wenn sie als Anstoß zum Dialog dienen würden, wenn Leserinnen und Leser sie an ihrer eigenen Erfahrung und ihren Gedanken messen. Nur dann sind sie hilfreich.

Ich werde übrigens anarchisch schreiben, manchmal weiblich, manchmal männlich und meistens in der ersten Person Plural. Was mich gerade in den letzten Jahren am meisten stört, ist *»political correctness«*. Ich sehe durchaus, dass Sprache auch Wirklichkeit prägt. Aber mit Gendersternchen und 3. Personentoiletten wird keine gerechtere Welt geschaffen, das geht nur mit einer Änderung der Haltung. Diese drückt sich zwar meistens sprachlich aus. Aber sie kann nicht durch sprachliche Vorschriften erzwungen werden. Genauso wenig, wie man durch gesetzliche Vorgaben Anstand erzwingen kann. Man kann konformes Verhalten erzwingen, aber keinen Anstand und Moralität sowieso nicht.

Wir leben in einer Zeit, in der man versucht, alles durch Regulierungen, Qualitätssicherung oder Vorschriften zu perfektionieren. Wir haben schon wieder eine neue Religion geschaffen, Qualitätssicherung (Walach 2009a). Das beeinflusst auch die Psychotherapie. *Political correctness* ist der Ausdruck der gleichen Mentalität: Man meint, durch externe Regelwerke interne Standards erzeugen zu können, weil man denkt, der Mensch sei – nichts als – ein komplexer Computer. Dort begegnen wir unserem Thema wieder, denn die zugrunde liegende Haltung ist die einer naturalistisch-materialistischen Weltanschauung, in welcher der Mensch auch nur ein etwas komplexerer Biocomputer ist. Der muss eben nur richtig programmiert werden, heißt: erzogen, therapiert, durch Vorschriften und Qualitätssicherung reguliert werden. Insofern ist meine Arbeit hier auch Fundamentalkritik an diesem Menschen- und Weltbild. Denn ich bin leidenschaftlich der Auffassung, dass uns genau dieses Welt- und Menschenbild am Ende die Welt und die Menschlichkeit kosten wird. Yuval Noah Harari hat das mit gekonnter Präzision analysiert: Wir müssen uns entscheiden, ob wir uns nur als komplexe Biocomputer sehen wollen oder ob unser Bewusstsein und unser Innenleben eine eigene Seinsqualität haben (Harari 2017). Ich bin der Meinung: Ja, haben sie. Und daher ist Spiritualität ein absolut unabdingbares Themenfeld für die Psychologie. Wenden wir uns ihr nun zu.

Inhalt

I Theoretische und konzeptuelle Grundlagen

1 Spiritualität als Begriff und Lebenshaltung

Ich definiere Spiritualität als *Lebenshaltung, die auf Ziele und Motive ausgerichtet ist, die über die unmittelbaren Belange des eigenen Ich hinausgeht, die implizit oder explizit von der Erfahrung einer transzendenten Wirklichkeit gespeist wird sowie Anlass zu Handlungen und Motiven gibt.*

Was das bedeutet und wie sich das äußert, soll hier kurz skizziert werden; spirituelle Erfahrung als Grundlage wird definiert und anhand von Beispielen beschrieben. Ich gehe davon aus, dass solche Erfahrungen die Basis von Religion sind. Und weil die Grundlage von Spiritualität menschliche Erfahrung ist, ist Spiritualität eine Gegebenheit, so ähnlich wie Sexualität.

Dies ist also meine Arbeitsdefinition. Aristoteles hat bekanntlich festgestellt: *Definitionen kommen am Ende eines Erkenntnisprozesses zustande, wenn wir eine Sache vollständig verstanden haben.* Das ist bei Spiritualität nicht der Fall. Daher ist jede Definition im Moment vorläufig und willkürlich. Meine Definitionselemente sind die Folgenden:

Spiritualität ist eine *Haltung.* Damit meine ich einen Stil, ein gewohnheitsmäßiges Herangehen an die Welt. Der beste Begriff für Freunde der Theologie ist der scholastische Ausdruck *»habitus«*, der das Gleiche auf Latein sagt. Eine Haltung ist etwas, das man sich angeeignet hat, z. B. durch Wiederholung und Erziehung oder durch willentlich-absichtliches Üben. Der Habitus eines Boxers etwa ist ein leicht geduckt-federndes Stehen. Der Habitus eines Sängers ist aufrechtes Stehen mit offener Brust und resonanter Stimme. Manchmal muss man auch Anstrengung aufbringen, um eine Haltung zu realisieren. Die Haltung der Freundlichkeit anderen Menschen gegenüber z. B. ist nicht so schwierig zu realisieren, wenn man ein freundlicher Mensch ist. Aber selbst dann wird man vielleicht auf Zeitgenossen treffen, bei denen man sich bewusst am Riemen reißen muss, um seine Freundlichkeit zu behalten. So auch hier: Manchmal wird es Zeiten und Tage geben, da muss man sich bewusst erinnern und die Haltung der Orientierung auf Ziele und Motive jenseits seiner selbst aufrechterhalten. Das ist etwa dann der Fall, wenn mich jemand vor die Alternative stellt, für wirtschaftliche oder monetäre Vorteile meine Ideale oder meine wirkliche Meinung zu verraten. *»Haltung«* heißt aber auch, es ist eine gewisse gewohnheitsmäßige Reaktionsbereitschaft vorhanden, die aufgrund einer bewussten Lebensausrichtung passiert. Damit unterscheidet sich das, was ich hier unter Spiritualität verstehe, von einem durch Suche nach Abwechslung gesteuerten Hüpfen von Blume zu Blume, hier mal ein Wochenendkürschen, da mal ein Selbsthilfebüchelchen und zum Drüberstreuen das spirituelle Monatsmagazin, weil es eben zum Lebensstil der Community passt, der man sich zugehörig fühlt. Das soll nicht heißen, dass das nicht alles hilfreich sein kann und unter Umständen sogar der Anfang einer ernsthaften

Suche ist. Aber letztlich geht es bei Spiritualität um eine ernste, das ganze Wesen und Leben durchdringende Haltung.

Diese Haltung, so sage ich, ist über die *»unmittelbaren Belange und Motive des Ich«* hinausgehend. Damit ist gemeint: Spiritualität hat nicht nur mit mir zu tun. Sie hat klarerweise *auch* mit mir zu tun, denn ich bin ja das Subjekt, die Person, der ich Spiritualität zuschreibe oder die sie entwickeln will. Aber je mehr ich mich um Spiritualität bemühe, umso weniger kreise ich um mich selbst. Das ist das Paradox. Eine Mutter z. B. ist von Natur aus, wenn sie nicht ihre innersten Gefühle und Instinkte blockiert, auf ihr Neugeborenes ausgerichtet. Sie stillt es, auch nachts, auch wenn sie müde ist. Das ist ein natürlicher spiritueller Akt. Denn das Ziel ist nicht das Wohlbefinden der Mutter, sondern das des Kindes. Daraus ergibt sich dann aber auch das Wohlbefinden der Mutter, als Konsequenz sozusagen. Gerade in neuerer Zeit hören wir immer öfter, dass dies alles andere als selbstverständlich ist: Mütter, die ihre Kinder verwahrlosen lassen und schlechter ernähren, sind zwar sicher nicht der Normalfall, kommen aber vor, wie Michael Tsokos in einem erschütternden Bericht darlegt (Tsokos & Guddat 2014). Das zeigt, diese Orientierung ist zwar natürlich, aber nicht selbstverständlich.

Um ein anderes Beispiel zu bemühen: In Basel in der Schweiz gibt es schon eine ganze Weile sog. Quartierskompostanlagen. In kleinen, überschaubaren Quartieren kompostieren Bürger ihre Bioabfälle auf öffentlichen Plätzen, welche die Stadt zur Verfügung stellt. Das Material – Werkzeuge, Körbe, Kompostiertrommeln – kommt von der Stadtgärtnerei. Freiwillige arbeiten an den vorgesehenen Kompostiertagen, um den angelieferten Bioabfall zu kompostieren, und wer ihn bringt, spart Müllgebühren. Denn die öffentliche Müllbeseitigung ist gebührenpflichtig, strikt abhängig vom Volumen. Dort gibt es Menschen, die kompostieren, weil sie damit vielleicht 20 oder 30 Franken im Monat sparen. Es gibt aber auch solche, die das aus Überzeugung tun, weil sie nämlich aus ihrer inneren Erfahrung der Verbundenheit mit der Welt spüren, dass die Schließung von Abfallkreisläufen wichtig ist. Der erste Fall hätte mit Spiritualität wenig zu tun, weil er, außer in Fällen echter finanzieller Knappheit, rein egoistisch motiviert ist, auch wenn der Effekt am Ende derselbe ist.

Es ist also meines Erachtens ein wichtiges Definitionsmerkmal von Spiritualität, dass Handlungen und Motive über die unmittelbaren Belange des Ich hinausgehen.

Woher kommt diese Haltung? Ich würde vermuten, sie entstammt, implizit oder explizit, einer Erfahrung von Transzendenz. *»Transzendenz«* ist, neben *»Gott«*, vielleicht einer der missverständlichsten Begriffe, die man verwenden kann. Gemeint ist in meinem Kontext: Die Wirklichkeit, die ich erfahre, zeigt sich mir als eine, die über mich selbst hinausreicht. Möglicherweise erfahre ich sie sogar als mit mir in gewisser Weise eins, die Welt beispielsweise. Aber sie ist gleichzeitig auch mehr als ich selbst. Meine Alltagserfahrung von Welt ist die von Objekten, die in meine phänomenale Umwelt gestellt sind: Schränke, Häuser, Autos, Bücher, andere Menschen. Damit sind sie auch von mir getrennt und es würde mir wenig ausmachen, wenn sie nicht da wären. Wenn z. B. jenes blaue

Auto vor meinem Fenster morgen nicht mehr dasteht, stört es mich nicht, oder wenn der Nachbar vier Häuser weiter, mit dem ich nie ein Wort gewechselt habe und den ich nicht kenne, plötzlich stirbt und nicht mehr da ist, weiß ich es vielleicht nicht einmal.

Mit einer transzendenten Wirklichkeit in dem hier besprochenen Sinne ist es anders. Auch diese erlebe ich vielleicht als über mich hinaussteigend und andersartig. Aber gleichzeitig hat sie einen direkten und unmittelbaren Bezug zu mir: Sie ist gleichsam die Wirklichkeit, mit der ich eins bin. Ich werde im Kapitel 3.2 ein paar phänomenologische Beispiele dafür anführen, wie sich dies konkret äußern kann. Die Wirklichkeit, die ich als transzendente beschreibe, erlebe ich auf jeden Fall als »meine«, direkt mit mir verbundene Wirklichkeit.

Wir können uns das am Beispiel des o.g. Todesfalls vergegenwärtigen: Stirbt dieser Nachbar vier Häuser weiter von mir und ich erfahre das aus der Zeitung, so werde ich vielleicht ein Gefühl des Bedauerns verspüren. Stirbt meine Mutter, so ist ihr Tod wesentlich tiefer mit meiner Existenz verbunden und ich werde deutlich andere Gefühle erleben.

Die erste und unmittelbarste Transzendenzerfahrung haben wir alle mit unsere Eltern: Sie sind ganz anders und doch irgendwie sehr tief mit uns verbunden. Sterben sie, so erleben wir meistens sehr tiefe Gefühle, auch wenn wir vielleicht so manchen emotionalen Groll gegen sie gehegt haben. Im Laufe des Lebens nabeln wir uns immer mehr ab und werden zu selbstständigen Personen. Aber wir hören niemals auf, Söhne und Töchter zu sein. Und so, wie das Kind aus der Matrix, der Mutter, allmählich herauswächst und zu einem selbstständigen Wesen wird, so sind wir in die Matrix des Seins eingeschrieben, ob wir es merken oder nicht, ob wir es realisieren oder nicht. Und so wie die Matrix der Mutter für das Kind transzendent ist, anders und doch ganz inwendig nahe, so ist auch die Matrix des Seins für uns *»immer schon«* nahe, ganz inwendig und gegenwärtig und doch anders, jedoch in diesem Anderssein nicht getrennt.

Diese Erfahrung kann man mehr oder weniger direkt, mehr oder weniger tief greifend machen. Die meisten Menschen haben einen erfahrungsmäßigen Zugang zu diesem Grund der Welt; wer seine Handlungen aus diesem Erfahrungsgrund heraus befruchten lässt, dem würde ich das Prädikat »spirituell« zuschreiben. Vielleicht ist dieser Erfahrungszugang sehr kreatürlich-unbewusst, ohne tiefere Reflexion; etwa wenn sich ein Gartenbesitzer dagegen wehrt, dass sein Garten mit den alten Kirschbäumen aufgekauft und einem Bauprojekt geopfert werden soll, obwohl das Geschäft vielleicht sogar sehr lukrativ wäre.

Wenn eine Haltung aus dieser Erfahrung gespeist wird, so nenne ich sie *»spirituell«*.

Zum Schluss ist es noch wichtig, darauf hinzuweisen, dass aus meiner Sicht zu einer echten Spiritualität auch ein Motivations- oder Handlungsaspekt gehört. Spiritualität motiviert und führt zu anderen Formen der Handlung und äußert sich in ihnen. Wenn jemand etwa einmal die Erfahrung gemacht hat, beim Überfahren einer gelben Ampel beinahe mit einem relativ früh startenden Motorradfahrer auf der angrenzenden Kreuzung zusammengestoßen zu sein, dann wird er die Motivation haben, in Zukunft zu bremsen, wenn er *»gelb«* sieht, und nicht noch aufs Gas zu drücken. Die Erfahrung motiviert und führt zu einer anderen Handlungsbereitschaft. So ist es auch mit spiritueller Erfahrung und Spiritualität als Haltung. Wie das aussieht und wohin es führt, ist schwer zu sagen. Bei den einen wird dabei religiöses Engagement in einer Gemeinde herauskommen, bei anderen politischer oder sozialer Einsatz in einer Partei oder Gruppierung und wieder ein anderer entscheidet sich vielleicht für das Anlegen eines Guerilla-Gartens in der Baumscheibe vor dem Haus oder für eine regelmäßige spirituelle Praxis. Und manchmal ist es vielleicht auch mehreres davon. Zum Begriff der Spiritualität gehört also in meinen Augen auch Handlung.

2 Andere Begriffe von Spiritualität

Es gibt natürlich eine Reihe anderer Definitionen der Spiritualität, von denen ich nun einige streifen will. Man kann Definitionen in Bezug auf die folgenden Pole ordnen:

- Immanenz – Transzendenz
- theistische Konzepte – nicht-theistische Begrifflichkeit
- kognitive Konzepte – erfahrungsbezogene Konzepte
- rein introvertiert – handlungs- und aktionsbezogen

Meine eigene Definition läge dabei klar auf der transzendenten, nicht-theistischen und erfahrungsbezogenen Seite des Definitionsspektrums mit einem Handlungsaspekt. Es gibt auch relativ weite Definitionen, die alles, was menschliche Sinnerfahrung betrifft, in den Bereich der Spiritualität einordnen.

Christina Puchalski, die an der George Washington University in Washington, D. C., das Institut »Spirituality and Health« leitet und einen Studiengang aufgebaut hat, verwendet eine sehr einfache Definition:

> *»I see spirituality as that which allows a person to experience transcendent meaning in life. This is often expressed as a relationship with God, but it can also be about nature, art, music, family, or community – whatever beliefs and values give a person a sense of meaning and purpose in life.« (Puchalski & Romer 2000, S. 129)*

> *»Für mich ist Spiritualität das, was einer Person ermöglicht, transzendenten Sinn im Leben zu erfahren. Das drückt sich oft aus als eine Beziehung mit Gott, aber es kann auch mit der Natur, Kunst, Musik, Familie oder Gemeinschaft sein – alle Glaubensinhalte und Werte, die jemandem ein Gefühl von Sinn im Leben geben.«*[3]

Eine einflussreiche Definition stamm von Chris C. Cook, einem der Mitbegründer der »*Spirituality Special Interest Group*« des englischen *Royal College of Psychiatrists*, das mittlerweile mehr als 1400 Mitglieder umfasst. Chris Cook leitet die Suchtberatung an der *Durham University* in England und ist sowohl Psychiater als auch anglikanischer Priester:

> *»Spirituality is a distinctive, potentially creative and universal dimension of human experience arising both within the inner subjective awareness of indivi-*

3 Ich gebe alle fremdsprachigen Zitate zuerst im Original und anschließend in einer eigenen übersetzten Fassung wieder.

duals and within communities, social groups and traditions. It may be experienced as relationship with that which is intimately ›inner‹, immanent and personal, within the self and others, and/or as relationship with that which is wholly ›other‹, transcendent and beyond the self. It is experienced as being of fundamental or ultimate importance and is thus concerned with matters of meaning and purpose in life, truth and values.« (Sims & Cook 2009, S. 4)

»Spiritualität ist eine eigenständige, potenziell kreative und universelle Dimension menschlicher Erfahrung. Sie kann sich im Einzelnen, aber auch in Gruppen, Gemeinschaften und Traditionen zeigen. Sie kann erfahren werden als eine Beziehung zu dem, was ganz ›innen‹, immanent und persönlich ist, also innerhalb von uns selbst und den anderen, aber auch als Beziehung mit dem, was ganz ›anders‹ ist, transzendent und jenseits des Selbst. Es wird erfahren als von entscheidender, letztgültiger Wichtigkeit und betrifft daher die Fragen von Sinn und Bedeutung im Leben, von Wahrheit und Werten.«

Wir sehen, die Elemente, die ich anfangs genannt habe, sind hier auch enthalten: Es ist eine Definition, die stark erfahrungsbezogen ist, die den transzendenten Pol betont, aber auch den immanenten, und keine theistischen Definitionselemente enthält.

Eine andere nützliche Definition, die stärker auf dem immanenten Pol verankert ist, ist jene von John Swinton:

»Spirituality is the quest for meaning, value and relationship with Self, other and, for some, with God. This quest provides an underlying dynamic for all human experience, but comes to the forefront in focused ways under particular circumstances. This quest for meaning, value and relationship may be located in God or religion, but in a secularised context such as the United Kingdom it may reveal itself in varied forms.« (Swinton et al. 2011, S. 644)

»Spiritualität ist die Suche nach Sinn, Werten und einer Beziehung mit sich selbst, mit anderen und für manche mit Gott. Diese Suche erzeugt eine innere Dynamik für jegliche menschliche Erfahrung, kommt aber vor allem unter bestimmten Umständen zum Vorschein. Diese Suche nach Sinn, Werten und Beziehung kann sich in Gott oder in der Religion zeigen, aber in einem säkularisierten Kontext wie dem Vereinigten Königreich kann sie sich in verschiedenen Formen offenbaren.«

Ein klassisches Beispiel für eine stärker theistisch orientierte Definition stammt von Linda K. George aus den USA, die damit auch die dort stärker auf christliche oder jüdische Konzepte fokussierte Religiosität im Blick hat:

»The search for the sacred is central to definitions of religion and spirituality. This focus on the sacred helps to distinguish both spirituality and religion from other social and personal phenomena […] As used here, ›sacred‹ refers to a

divine being, higher power, or ultimate reality, as perceived by the individual.« *(George et al. 2000, S. 104)*

»Die Suche nach dem Heiligen ist zentral für alle Definitionen von Spiritualität und Religion und ihrer Abgrenzung von anderen sozialen und persönlichen Phänomenen [...] In der hier verwendeten Bedeutung bezieht sich ›das Heilige‹ auf ein göttliches Wesen, eine höhere Macht oder eine endgültige Realität, je nachdem, wie jemand dies wahrnimmt.«

King & Koenig (2009) haben schließlich eine Art *Konsensdefinition* erstellt. Sie schlagen vier Definitionselemente vor:

1. *Glauben* – ein Element des Glaubens an eine Wirklichkeit, die über die materielle Wirklichkeit hinausreicht
2. *spirituelle Praxis* – ein Praxiselement, das ohne bewusste Entscheidung oder Anstrengung geschieht
3. *Bewusstheit* (awareness), dass uns diese Wirklichkeit in unserer Tiefe berührt und angeht
4. *Erfahrung*

Diese Elemente werden von verschiedenen Definitionen in unterschiedlicher Gewichtung verwendet. Vor allem diejenigen, die aus dem amerikanischen und speziell aus dem jüdischen Kontext stammen, betonen die Bedeutung des *»Heiligen – the sacred«* als notwendiges Definitionselement oder verwenden den Begriff *»Gott«*. Die meisten Definitionen versuchen, diese Festlegung zu vermeiden, so wie ich auch, da sich vor allem in unserer säkularen Kultur immer mehr Menschen explizit als nicht-religiös, aber spirituell bezeichnen. Es ist nämlich durchaus eine Spannung, wenn nicht gar ein Antagonismus zwischen Religion und Spiritualität zu erkennen. Ich kann und will diese Spannung nicht auflösen, aber vielleicht sind an dieser Stelle zwei vorgreifende Gedanken sinnvoll.

In meiner Konzeption ist Religion die formale Struktur oder das Gefäß spiritueller Erfahrung, so ähnlich wie Reime, Sprachbilder und Rhythmus Formen eines Gedichtes darstellen und damit den Inhalt fassen. Religion ist also die historisch gewachsene Form, die spirituelle Erfahrung annimmt, wenn sie sich institutionalisiert und kulturell wirksam wird. Ihre Funktion ist es, der Spiritualität Ausdruck und Gefäß zur Verfügung zu stellen, die vielschichtigen Facetten der Erfahrung zu bewahren, zu garantieren und in Riten auszudrücken. Gleichzeitig haben diese rituellen Formen die Aufgabe, die Spiritualität und damit die ursprüngliche Erfahrung zu transportieren und zu erneuern.

Nehmen wir als Beispiel das *jüdische Pessachfest*. Bei diesem Ritual fordert der Vater ein Kind auf, die Geschichte vom Auszug aus Ägypten zu erzählen, danach isst die Familie gemeinsam das Mahl. Die Basis für dieses Ritual ist die historische Befreiung des Volkes Israel aus ägyptischer Knechtschaft, wie sie uns das Buch Exodus im Alten Testament beschreibt. Dahinter steht als spirituelle Erfahrung, welche die historische sozusagen füllt, dass die Beziehung zum Heiligen menschlich und psychologisch befreiend ist. Das Fest und das Ritual sind Ausdruck und Erinnerung zugleich und können damit auch die Erfahrung befördern. So ist es letztlich mit allen religiösen Festen und Ritualen: Sie sind das Kondensat einer spirituellen Erfahrung, die sich in einem Narrativ, in einer Geschichte oder einer sprachlich verfassten Erkenntnis ausdrückt und die in ihrem aktiven, bewussten Nachvollzug wieder diese Erfahrung erzeugen kann.

Ein anderes Beispiel: Im Rohatsu-Sesshin im Zen, einer Meditationsperiode in der ersten Dezemberwoche, wird der Erleuchtung des historischen Gautama Buddha gedacht. Im Gedenken an dessen tagelanges Ausharren im Versenkungszustand wird an diesem historisch überlieferten Gedenktag, dem 8.12., nicht nur die üblichen acht Stunden meditiert, sondern die ganze Nacht hindurch mit vielleicht zwei Stunden Schlafenszeit von vier bis sechs Uhr morgens. Die historischen Erzählungen oder Sutren, die diese Erfahrung zum Gegenstand haben, werden zwischen den Meditationssitzungen kurz vorgelesen. Das Ritual ist aus der Erfahrung entstanden, dient der Erinnerung an sie, hat aber gleichzeitig auch das Potenzial, sie wieder zu vergegenwärtigen, und zwar in jedem, der sich darauf einlässt.

Nun ist es aber mittlerweile so, vor allem in unserem christlichen Kulturkreis, dass Religion, die von ihren spirituellen Wurzeln nicht mehr gut genug genährt wird, von manchen Menschen als hohl und leer empfunden wird. Ihre Vertreter wirken für junge Leute oft nicht mehr sonderlich überzeugend. Ihre Narrative und Geschichten werden nicht mehr ausreichend gut übersetzt und ausgelegt. Was ursprünglich als Resultat der Erfahrung, als »*Glaubensinhalt*«, fast selbstverständlich war, wird plötzlich unverständlich.

Dazu ein kleines Beispiel. Der Berliner Bischof Heiner Koch berichtete in seiner Weihnachtspredigt 2019 von seiner Weihnachts-Aktion: Er packte öffentlich Weihnachtsgeschenke für Berliner Kinder ein und verteilte sie, erzählte er. Dabei habe ihn ein Kind gefragt: »*Feiern Christen auch Weihnachten?*« Das ist vielleicht ein gutes Beispiel dafür, wie weit in unserer Kultur mancherorts die christliche Religion aus dem Erfahrungshorizont der Menschen verschwunden ist. Und weil eine solchermaßen entleerte Religion nicht mehr das Mysterium des Lebens feiert, sondern allenfalls sich selbst und seine Protagonisten, empfinden viele Menschen eine solche Religion als hohl und entfernen sich von ihr. Das heißt nun nicht, dass diese Menschen kein spirituelles Interesse geschweige denn keine spirituelle Erfahrung haben. Es bedeutet einfach, dass sie ihre Erfahrung nicht mehr mit der gängigen Religion in Verbindung bringen können und sie nicht mehr in ihr ausgedrückt empfinden.

Daher scheint mir eine möglichst säkulare Definition und Interpretation von Spiritualität mindestens für unseren Kontext und speziell im Rahmen der Psychologie und Psychotherapie sinnvoll. Damit soll nicht einer wie auch immer gearteten Trennung zwischen Spiritualität und Religion Vorschub geleistet werden, sondern einfach die empirische Tatsache anerkannt werden, dass viele Menschen diese Trennung empfinden und in ihrem Leben realisieren.

3 Spiritualität ohne Gott?

Wollen wir an dieser Stelle einen Moment pausieren und darüber nachdenken, was dieser Sachverhalt und was der missverständliche Begriff »*Gott*« bedeuten. Der transzendente Grund, Gegenstand einer spirituellen Erfahrung, ist als Erfahrungsgegenstand universell, meine ich. Allerdings sind die Beschreibung und Fassung dieser Erfahrung historisch extrem vielfältig, weil die Erfahrung so vielschichtig und multiplex ist, also äußerst viele Facetten hat. Kulturelle, politische, historische, linguistische, ökonomische Bedingungen und vermutlich viele andere mehr gehen in die Fassung der Erfahrung ein. Beispielsweise wird ein jüdischer Rabbiner um die Zeitenwende, wie der historische Jesus, eine solche Erfahrung völlig anders ausdeuten als ein griechischer Philosoph des 3. Jahrhunderts n. Chr., der Neuplatoniker Plotin (204/5–270 n. Chr.). Gehen wir einmal davon aus, dass beide, Jesus und Plotin, eine tiefe Wesenserfahrung des Seinsgrundes gemacht haben. Dass Jesus eine solche Erfahrung machte, können wir anhand der Texte des Neuen Testamentes sehr leicht sehen. In den Beschreibungen der Taufe Jesu im Jordan lesen wir in der frühen Fassung des Markus (Mk 1,9–11), dass er, Jesus, den Himmel offen sah und eine Stimme hörte, die ihn seinen Sohn nannte (wodurch wer auch immer da sprach für Jesus zum Vater wurde). Dass Plotin eine solche Seinserfahrung hatte, ja sogar mehrere, das wissen wir aus der Lebensbeschreibung Plotins, die sein Schüler Porphyrius hinterlassen hat. Dieser sagt, er habe selbst erlebt, wie Plotin viermal in Wirklichkeit, nicht nur in der Möglichkeit, mit der jenseitigen Gottheit vereinigt wurde (Porphyrius 1989, S. 71). Nun war Plotin ein Philosoph, der das Christentum verabscheute und aktiv dagegen predigte. Vermutlich war er der einflussreichste Denker der Spätantike. Sind die Seinserfahrungen des Rabbi Jeshua und die des Philosophen Plotins 200 Jahre später äquivalent? Richten sie sich auf dieselbe Wirklichkeit? Intuitiv würden wir vermutlich sagen: Ja, worauf sonst? (Wenn wir einmal die Möglichkeit außer Acht lassen, dass sie beide Verrückte waren und sich einfach etwas eingebildet haben, das gar nicht real ist. Die Möglichkeit gibt es natürlich immer, ist aber aus verschiedenen Gründen eher unwahrscheinlich; ich komme im Kapitel 11.3.1 darauf zurück.)

Beide haben ihre Erfahrung in völlig unterschiedlichen historisch-kulturell linguistischen Kontexten ausgelegt. Jesus verwendete dafür sein Schriftwissen und die jüdische Religion, in die er hineingeboren und -erzogen worden war. Plotin verwendete dafür unterschiedliche Interpretationsfolien: zum einen die der platonischen Philosophie, die er natürlich kannte, und sicherlich auch die der Stoa. Beide gehen von einem einheitlichen, jenseitigen Urgrund aus. Vielleicht kannte Plotin auch das indische Vedanta. Immerhin war er in Alexandria groß geworden, einer internationalen Hafenmetropole mit Kontakt auch zu Indien (es gab damals schon einen Kanal, der einen der vielen Nilarme mit dem Roten Meer verband und damit eine Schifffahrtslinie vom Mittelmeer zum Roten Meer und weiter in den Indischen Ozean eröffnete; das erklärt den regen Handel der Römer mit Indien und Asien; Harper 2017). Manche Forscher meinen, in der neuplatonischen Philosophie Plotins solche Spuren entdeckt zu haben (Harris 1982). Jedenfalls standen Plotin andere Denk- und Interpretationsstrukturen zur Verfügung als dem historischen Jesus. Und 1100 Jahre nach Plotin verwendete der deutsche Dominikaner Meister Eckhart die Folie der neuplatonischen Philosophie, vermittelt durch den Plotin-Schüler Proklos, der damals wieder in seinen Originaltexten bzw. Übersetzungen zugänglich wurde, um seine Erfahrung zu beschreiben (Beierwaltes 1965; Sturlese 1984). Die Erfahrung, so vermute ich, ist der Sache nach dieselbe und bezieht sich auf den gleichen Inhalt: den Seinsgrund der Welt. Der Ausdruck und die Fassung sind vielfältig und durch kulturelle, historische und politische Umstände überformt.

Vielleicht gibt es auch verschiedene Tiefen- oder Höhenstrukturen dieser Erfahrung, unterschiedliche qualitative Aspekte. All dies hat dazu geführt, dass wir eine enorme Vielfalt des Ausdrucks solcher Erfahrungen durch die Zeiten und Kulturen antreffen.

Sehr speziell für den jüdisch-christlichen Kulturkreis ist die Einsicht und Formulierung, dass sich diese Erfahrung als Zugewandtheit des Seins zum einzelnen Erfahrenden äußert. In der Erfahrung des historischen Jesus scheint dies durch die Benennung dieses Grundes als *»abba – Vater«* auf. In der christlichen Theologie wurde dies gefasst durch die Definition, die sich aus dem Johannesbrief ergibt: *»Gott ist Liebe.«* Die Scholastiker Thomas von Aquin und in seiner Nachfolge Meister Eckhart von Hohenheim, der besser bekannt ist als Mystiker, aber in der direkten Nachfolge von Thomas auch ein hochdekorierter Theologieprofessor war, haben dies beschrieben mit dem Satz *»Deus est esse – Gott ist das Sein«* (schlechthin, könnten wir hinzufügen). Der Satz stammt aus der Einleitung zu Meister Eckharts großem Opus *Tripartitum* (Eckhart 1964, S. 38). Aber im Grunde finden wir ihn schon bei Thomas von Aquin in seiner Schrift *»De ente et essentia – Über Sein und Wesen«* (Aquin 1988); letztlich ist er einfach eine christianisierte Fassung des aristotelischen Gottesbegriffes.

3.1 Gibt es »Gott«?

Ich leiste mir hier einmal die politische Unkorrektheit und gehe auf die *»Gretchenfrage«* ein: Ist denn das Reden von Gott überhaupt noch denkbar, möglich, zeitgemäß und, wenn ja, was heißt das denn? Was meint dieser Begriff? Gott ist ja bekanntlich tot, hat Nietzsche festgestellt. Gott sei Dank, könnte man sagen. Was aber genau ist da tot? Ich würde sagen: ein völlig unzureichender, theologisch unreflektierter und sachlich unbrauchbarer Begriff von Gott und das, was viele meinten, das dieser Begriff bezeichnet, einen strafsüchtigen, alles überwachenden, im Detail die Welt sortierenden und von außen eingreifenden Übervater, männlich, unbestimmten Alters, aber sicherlich sehr alt. Die Barockmaler meiner bayerischen Heimat haben relativ viele solcher Bilder gemalt. Michelangelo Buonarroti hat in der Sixtinischen Kapelle damit begonnen, diese Ikonografie zu prägen. In der jüdischen Tradition gab es derlei Auswüchse nicht. Denn dort herrscht striktes Bilderverbot. Daher gibt es nur viele Umschreibungen, aber nicht *den* Gottesnamen selbst. Die asiatischen Traditionen, die buddhistische zumal, gehen überhaupt nicht von einer Entität aus. Also, was soll dieser Begriff? Bezieht er sich auf eine Wirklichkeit?

Versuchen wir es einmal mit einer Entfremdungsübung: Stellen Sie sich vor, Sie wären eine Biologielehrerin, die im fernsten Amazonas einem neu entdeckten Eingeborenenstamm erklären will, was Sauerstoff ist, oder einfacher: Luft. Sie werden versuchen, den Leuten Folgendes klarzumachen: »Ohne Luft könnt ihr nicht leben; haltet mal den Atem an und ihr werdet sehen, ihr kriegt Atemnot, schnappt nach Luft und seid froh, wenn sie in eure Lungen strömt.« Ich schätze mal, an dem Punkt werden Sie schon Probleme bekommen. Denn ein siebenmalschlauer Schamane wird daherkommen und Ihnen sagen: »Das ist aber keine Luft. Das ist die Mutter Atemhauch.« Oder wie immer sie auch heißen mag. Jetzt müssen Sie präziser werden: »Also«, werden Sie sagen, »was wir eigentlich brauchen, ist Sauerstoff, das chemische Element, abgekürzt O für Oxygenium. Denn das verwenden unsere Zellen für den Stoffwechsel, vor allem für die Verbrennungsvorgänge, die in uns die Energie generieren.« Sie können da durchaus auf die Alltagserfahrung der Amazonasbewohner hinweisen. Denn die wissen auch, dass man Feuer durch Blasen wieder entfachen kann. Nur werden die vielleicht sagen: »Ja, Mutter Atem begattet Vater Feuer und er brennt …« Nun ja, nicht gerade die Einsicht, die Sie wollten. Dann werden Sie es vielleicht mit Wissenschaft probieren: »Also unsere Chemiker, die, die sich mit der Frage beschäftigen, woraus die einzelnen Bauteile der Welt gemacht sind, die können Sauerstoff erzeugen und auch nachweisen. Die wissen, wie das geht. Und die haben auch kluge Theorien, wo man Sauerstoff findet, z. B. auch im Wasser, und wofür man ihn braucht.« Vielleicht fordert Sie der Schamane an dieser Stelle auf, ihm das mit dem Wasser zu zeigen. Denn er kennt eigentlich aus seiner Erfahrung nur, dass er im Wasser *nicht* atmen kann. Da müssen Sie passen, denn Sie können ja aus H_2O keinen Sauerstoff auf die Schnelle erzeugen. Sie wissen einfach: So ist es. Das gilt aber für den Schamanen nicht. Also nochmals: »Die Fische, die müssen doch auch atmen, oder? Sonst würden sie ja sterben«, bringen Sie vor. Das leuchtet unserem Schamanen nicht ein. Denn es weiß doch jeder (und sieht auch jeder): Fische leben im und vom Wasser. Das reicht Ihnen. Tja, schlecht gelaufen. Sie können jetzt nur noch an die Macht und an die Kraft der Wissenschaft appellieren und an die Kompetenz derer, die dort arbeiten. Schließlich sind Sie ja mit einem Flugzeug von Deutschland nach Brasilien, mit einem Wasserflieger bis zum letzten großen Amazonasarm und mit dem motorisierten Kanu hierhergekommen, alles deutliche Zeichen von Wissen, Macht und tiefer Einsicht in die natürlichen Zusammenhänge. Aber letztlich, das müssen Sie zugeben, müssen Sie sich bei Ihrem Biologiekurs zur Rolle und zum Wesen des Sauerstoffs auf Ihr Wissen und vor allem das der Experten verlassen.

Nun drehen wir den Spieß um: Sie sind ein agnostischer Biologielehrer und fragen irgendeinen Mönch oder eine Nonne nach Gott oder den absoluten Seinsgrund – ich verwende diese Begriffe jetzt austauschbar, um fixe Sprachgewohnheiten etwas zu brechen. Der Dominikaner-Mönch oder die Vedanta-Nonne sagen Ihnen ungefähr Folgendes: »Mit Gott ist es wie mit der Luft. Ohne Luft können wir nicht leben. Sehen wir die Luft? Nein, wir sehen sie nicht.« »Aber woher wissen wir dann, dass sie da ist?«, werden Sie fragen. »Nun«, sagen die beiden, vermutlich einstimmig, »man kann es erfahren, so wie man beim Tauchen die Erfahrung macht, dass man, wenn man eine Weile keine Luft atmen kann, fast die Lungen bersten spürt und man froh ist, wenn man wieder auftaucht und atmet. Dann weiß man, was Luft holen bedeutet. So ähnlich ist es mit Gott auch: er ist der Grund unseres Seins, immer schon und so selbstverständlich wie die Luft und genauso gegenwärtig, allgegenwärtig, ohne dass wir uns dieser Tatsache dauernd bewusst sind.« *»In ihm leben wir, bewegen wir uns und sind wir«*, hat bekanntlich Paulus auf dem Areopag gesagt (Apg 17,29). Weil die griechischen Philosophen das wussten, für die es nämlich kalter Kaffee war, haben sie sich einfach abgewandt und sind gegangen.

Aber was ist die Natur, das Wesen dieses Seinsgrundes, der ist wie die Luft? Oder ist es am Ende eine »Sie«? Oder ist das Geschlecht irrelevant? Da werden unsere Kollegen von der monastischen Profession verschiedene Antworten haben. Der Dominikaner wird sich auf seine reiche Tradition beziehen und Ihnen versuchen klarzumachen, dass und warum man das Göttliche nur in drei Facetten und doch als eines sehen und denken kann. Die Vedanta-Nonne wird davon sprechen, dass alles in Gott ist und dass dieses Göttliche auch in Ihnen ist, nämlich als Wesenskern Ihres Selbst. Ja, stimmt, wird der Dominikaner sagen (denn das hat er bei Thomas von Aquin gelesen, der bekanntlich der Hauslehrer der Dominikaner ist, weil er selbst einer war): In jedem gibt es ein Allerzutiefstinneres in der Seele, den Seelenfunken (denn so hat Meister Eckhart das genannt, auch ein Dominikaner), den göttlichen Funken. Was er vielleicht nicht mehr weiß, aber was ich Ihnen an dieser Stelle verrate: Dieser Gedanke vom Seelenfunken ist ein alter, neuplatonischer, in den die Idee der Stoa vom Weltfeuer, das sich auf die einzelnen Seelen der Menschen aufteilt, eingewandert ist (de Blic 1949; Ivanka 1964). Der Seelenfunken ist also seit der Antike die Spur des Göttlichen in der menschlichen Seele und die christliche Mystik hat diesen Gedanken wieder ausgepackt und dafür einen verballhornten griechischen Begriff verwendet: *»synderesis«*. »Moment mal«, wird da unsere Vedanta-Nonne dazwischengehen, »das ist eindeutig aus dem Vedanta geklaut. Denn dort gibt es diese Idee schon viel länger, vermutlich Hunderte, wenn nicht Tausend Jahre vor unserer Zeitrechnung: Der Atman, das persönliche Selbst, ist mit dem Brahman, dem großen Weltenselbst, das die Christen, Mohammedaner und Juden gerne Gott nennen, eigentlich identisch. Und der Sinn unseres Lebens ist es, diese Identität zu erfahren und immer mehr zum Ausdruck zu bringen.« Die Streitereien, die dann zwischen Dominikaner-Mönch und Vedanta-Nonne wahrscheinlich sind, die überspringen wir jetzt mal.

Denn irgendwann werden Sie, etwas zögerlich, dazwischengehen und die einfache, aber einleuchtende Frage stellen: »Ja, aber wenn das so ist, warum sehen wir dann diesen Seelenfunken, dieses Göttliche im Menschen so selten? Hat Hitler auch so einen Funken gehabt? Wenn ja, dann muss er unter ziemlich viel

Asche versteckt gewesen sein, oder? Und überhaupt, warum wissen wir, dass es so ist? Wo sind denn Eure Beweise?« Sie werden vielleicht noch eine vage Erinnerung an ihr Biologielehrbuch, 1. Semester, haben, da stand vermutlich in etwa drin: Die Wissenschaft hat bewiesen, dass die Schöpfungsgeschichte ein Märchen ist und die Welt nicht von Gott geschaffen ist, sondern in einem Evolutionsprozess entstand. Überhaupt hat die Wissenschaft die Religion in unserer modernen Zeit der Aufklärung abgelöst.

Tja, gutes Argument, was werden die beiden wohl darauf zu sagen haben? Und Sie werden merken, die machen dasselbe wie Sie bei den Amazonas-Indianern. Sie werden sagen: »Da müssen wir jetzt schon auf unsere Experten verweisen, Jesus, Ramakrishna und Vivekananda, und die Theologen, ja, klar, auch auf die Mystiker. Die können diese Wirklichkeit sogar erfahren, manchmal jedenfalls, manche sagen sogar: dauernd.« Auf diese Erfahrung angesprochen, werden unser Mönch und unsere Nonne vielleicht etwas verschämt zugeben: »Ja, solche Erfahrungen hatten wir auch; drum sind wir Mönch oder Nonne geworden, und ja, hin und wieder haben wir sie auch immer wieder. Ja, und übrigens, auch Hitler hatte einen solchen Seelenfunken. Den haben nämlich alle, und selbst beim größten Übeltäter bleibt er intakt und unberührt« (das weiß der Dominikaner nämlich aus den mittelalterlichen Moraltheologielehrbüchern, wo das so drinsteht; Lottin 1942, 1948). »Nur: Hitler hat sich nicht davon leiten lassen, während andere das sehr wohl tun. Das ist eben der Unterschied: Alle haben diesen göttlichen Funken, aber nicht bei allen ist er gleich wirksam. Vielleicht weil sich die Menschen nicht davon leiten lassen; denn das ist ihre freie Entscheidung.« (Oh nein, denken Sie als Biologielehrerin, wo soll denn diese Freiheit herkommen, wo wir doch biologische Maschinen sind? Aber schauen wir mal …) Der Dominikaner zitiert hier vermutlich einen Psalm: *»Wie schwierig sind für mich, o Gott, Deine Gedanken, …«* (Ps 139,17) und verweist wieder auf die Experten.

Wir beenden unser kleines Verfremdungsexperiment hier fürs Erste. Wir sehen: Wenn wir uns von eingefleischten und durchaus sachlich und theologisch falschen Bildern dessen, was mit »Gott« gemeint ist, freimachen, dann stoßen wir, egal aus welcher Ecke, auf eine Struktur, die wir auch in der Wissenschaft äquivalent wiederfinden:

1. Es gibt einen Grund, den wir gleichsam »immer schon« voraussetzen. Im Normalfall reflektieren wir ihn nicht. Er ist wie die Luft, die wir atmen, wie das Wasser für die Fische. Ich nenne ihn jetzt einmal »Seinsgrund« und die Erfahrung dieses Grundes mit dem Philosophen Albert »Seinserfahrung« (Albert 1974, 1976).
2. Die begriffliche Fassung dieses Grundes ist höchst abstrakt und bildliche Fassungen, die im Laufe der Zeit verwendet wurden, um die Abstraktheit zu überwinden, haben meistens Nachteile: Sie verleiten zu Verdinglichungen und Einschränkungen. Auch der Grundbegriff der Naturwissenschaft, die Materie, hat die gleichen Eigenschaften: Er ist höchst abstrakt und auch wenn wir allgegenwärtig mit »Materie« und materieller Wirklichkeit konfrontiert sind, so müssen wir feststellen, dass sie sich bei genauerer Analyse auflöst.

Der Physiker Anton Zeilinger kommt mit vielen anderen zu dem Schluss: Materie ist letztlich ein Grenzbegriff, der sich in »Information« verliert (Zeilinger 1999).

3. Man kann sich dieser Wirklichkeit erfahrungsmäßig nähern. Spirituelle Traditionen tun dies seit alters her über verschiedene Praktiken der Verinnerlichung, der Sammlung des Bewusstseins, der inneren Erfahrung. Dann kann man diesen Seinsgrund erfahren. Die Naturwissenschaft nähert sich ihrem Gegenstand, der materiellen Verfasstheit der Welt, über die Sinneserfahrung. Die spirituellen Traditionen tun dies über die Innenerfahrung des Bewusstseins, welches auf bestimmte Weise geschult wird.
4. Darin unterscheiden sich spirituelle Traditionen und Wissenschaften gar nicht allzu sehr: Auch wenn das Wissen z. B. über den Aufbau eines Quantenkorrelationsexperimentes, öffentlich und im Prinzip gut verstanden ist, gibt es auf der Welt nur eine Handvoll Arbeitsgruppen, die diese Experimente wirklich praktisch durchführen können und sinnvolle Ergebnisse erhalten. Alle anderen müssen sich auf »Experten« verlassen: die Editoren wissenschaftlicher Journale, die nach ausführlicher Prüfung durch andere Experten glauben, dass die ursprünglichen Experten sauber gearbeitet haben, und dann die weiteren Experten, welche die Meinung wiederum dieser Experten in Zeitungen und Lehrbüchern der Allgemeinheit als Wissen anbieten. In den spirituellen Traditionen gibt es auch nicht übermäßig viele Experten, die zuverlässig solche Innenzustände erzeugen und die ursprünglichen Erfahrungen für sich selbst verifizieren können. Diese schreiben dann manchmal, aber oft auch nicht, Bücher über ihre Erfahrung oder ihre Interpretation (jene, die Bücher schreiben, sind oft nicht die wirklichen Experten). Selten werden sie zu offiziellen Sachwaltern ihrer Religion; hier nimmt man meistens Leute mit anderen Qualitäten. So ähnlich, wie richtig gute Experimentatoren ungern in Talkshows den Sinn ihrer Experimente erklären, das machen dann eher die Abteilungsleiter oder Wissenschaftsjournalisten. Auf jeden Fall sind wir in beiden Fällen auf Experten angewiesen, denen wir Vertrauen und Glauben schenken.
5. Womit wir beim Glauben wären: Gibt es jetzt »Gott«? Dumme Frage. Gibt es jetzt »Luft«? Entweder müssen Sie, wenn Sie es wirklich wissen wollen, den Erfahrungsweg beschreiten und selbst meditieren bzw. selbst experimentieren und analysieren. Oder Sie müssen Experten glauben. Glauben muss jeder, könnte man sagen: der Religiöse und der Wissenschaftler.
6. Allerdings ist hier die Strukturähnlichkeit beendet oder auch gebrochen. Ken Wilber wies auf diese Ähnlichkeiten hin, hat aber übersehen, dass es eben auch Strukturbrüche gibt (Wilber 1985, 2000a). Ein wichtiger Strukturunterschied ist z. B.: An materieller Wirklichkeit kommt keiner vorbei, an spiritueller – anscheinend – schon. Ohne Geld können wir nicht gut leben, ohne Haus und Schutz wird es unangenehm, ohne den physisch-handfesten Beistand unserer Eltern hätte wohl keiner von uns so alt werden können, dass er oder sie sich den Luxus leisten kann, sich über Gott und die Welt Gedanken zu machen. Materie, und damit auch Naturwissenschaft, scheint so etwas wie

ein *sine qua non* zu sein, etwas, ohne das es nicht geht, während Religion und Spiritualität für manche eher so etwas wie Dolce-und-Gabbana-Utensilien sind: nett, aber entbehrlich. Jedenfalls scheint es so.

7. Worin also besteht der Unterschied zwischen Naturwissenschaft und Religion? Ich versuche es mit dieser Formulierung: Naturwissenschaft hat es mit einer handfesten Wirklichkeit, nämlich der Materie, zu tun, die sich allerdings bei genauerer Analyse und tieferem Hinblicken in etwas höchst Abstraktes und Ideelles auflöst, nämlich in den hyperkomplexen Formalismus der Quantenmechanik, die ihrerseits, wenn man sie nicht nur als Rechenvorschrift, sondern als grundlegende Beschreibung der Wirklichkeit ansieht, jegliche Anschaulichkeit verliert. Die Religion oder Spiritualität hat es mit einer anscheinend höchst ungreifbaren und unanschaulichen Hintergrundwirklichkeit zu tun, der wir uns durchaus auch entziehen können, die aber, wenn wir das nicht tun, zu höchst greifbaren, handfesten Wirklichkeitsgestaltungen führt. Dies ist eine ausgesprochen spannende Dialektik, finde ich: Das materiell Handgreiflichste, die Materie, verschwindet bei tiefer Analyse in reiner Idealität, reiner Information, reiner Weiss-nicht-wie-ich-sagen-soll-Begrifflichkeit. Das an sich am wenigsten Greifbare, der Seinsgrund, Gott, das Jenseitige und Transzendente schlechthin, wird bei näherer Betrachtung absolut konkret und wirklich.
   Die christliche Tradition hat dafür einen Begriff: Mensch- oder Fleischwerdung. Der Prolog des Johannesevangeliums drückt dies mit einer fast brutalen Sprachlichkeit aus: »*kai ho logos sarx egeneto – und das Wort ist Fleisch geworden*« (Joh 1,14). Dabei muss man beim Griechischen »*sarx*« nicht etwa eine abstrakte Verkörperlichung hören, sondern ein blutiges Stück Fleisch, wie man es beim Mezger sieht. Konkreter und handfester geht es nicht, will der Text vielleicht sagen. Am Ende sind also Materie und Göttlichkeit, Äußerlichkeit und Innerlichkeit, das Sein und sein Grund irgendwie Ausdrucksformen einer tiefer liegenden Wirklichkeit? Ich verwende dafür gerne den Begriff der »Komplementarität« und komme im Kapitel 5.2.2 noch genauer darauf zu sprechen.
8. Noch ein weiterer Unterschied ist wichtig: Materie gibt es (vermutlich). Denn wir nutzen und sehen sie dauernd in irgendeiner Manifestation. Geist, Seinsgrund, Gott, das Heilige gibt es (vermutlich) auch. Denn ohne das könnten wir nicht sein (sagen die Experten) und wenn wir wollen, können wir das auch erfahren. Nur können wir uns diese Erfahrung und dieses Wissen auch gut und gerne ersparen, scheint es. Es hat offenbar keine nachteiligen Konsequenzen. Wenn wir beim Autofahren die Materialität eines Baums missachten, auch wenn wir wissen, eigentlich ist das alles nur ein komplexes nichtlineares Gleichungssystem, das sich am Schluss in Information auflöst, dann hat das sehr schmerzliche Konsequenzen. Wenn wir die Geistigkeit des letzten Grundes missachten und uns mit Max Weber entscheiden, religiös unmusikalisch zu sein (Will 2009), dann hat das offenbar wenige Konsequenzen, scheint es, auch wenn wir theoretisch wissen, dass sich diese Geistigkeit materiell sichtbar macht. Möglicherweise hat die Missachtung dieser Wirk-

lichkeit allerdings durchaus Konsequenzen, nur anderer Art. Wir haben dann kein zerbeultes Auto und keine gebrochene Schädelbasis, aber vielleicht eine zerfledderte Seele. Und möglicherweise zeigt sich dies dann indirekt: persönlich in Gefühlen der Sinnentleerung und gesellschaftlich in Zerrformen materialistischer Ersatzbefriedigung. Dann wird eben die echte Dolce & Gabbana-Tasche zum Aushängeschild eines Ichs und aus dem Accessoire wird ein Hilfeschrei.

3.2 Spielformen der Seinserfahrung

An dieser Stelle ist es, meine ich, sinnvoll, einige phänomenologische Erfahrungen zu schildern, um ein Gefühl dafür zu geben, was bei solchen Erfahrungen wohl so alles passiert. William James hat in seinen berühmten *Gifford Lectures* 1902 das meisterhafte Vorbild gelegt, indem er eine phänomenologische Analyse des Themenspektrums durchführte (James 1979, 1985).

Ich will hier einige Originaltöne aus verschiedenen Traditionen mit unterschiedlichem religiösem Hintergrund zu Wort kommen lassen. Wir beginnen mit der Erfahrung eines dezidiert agnostischen Autors. Der berühmte amerikanische Astrophysiker Alan Lightman beschreibt in seiner unlängst publizierten Autobiografie *Searching for Stars on an Island in Maine* (Lightman 2018) seine eigene Erfahrung, die ihm spontan zuteilwurde. Der Kontext ist eine nächtliche Bootsfahrt vom Festland zu einer Insel vor der Küste von Maine, wo er ein Haus hat und oft hinzufahren pflegt, durchaus auch nachts. Aus einem Impuls heraus schaltete er eines nachts den Motor aus und legte sich einfach auf den Grund des Bootes, schaute an den Himmel und hatte folgendes Erlebnis:

> *»Ich legte mich ins Boot und schaute zum Himmel. Ein sehr dunkler Nachthimmel, vom Meer aus erblickt, ist eine mystische Erfahrung. Nach einigen Minuten hatte sich meine Welt in diesen sternenübersäten Himmel hinein aufgelöst. Das Boot verschwand. Mein Körper verschwand. Und ich selbst hatte den Eindruck, in die Tiefe der Unendlichkeit zu fallen. Es überkam mich ein Gefühl, das ich noch niemals zuvor erfahren hatte. Vielleicht war es eine Empfindung, die die Alten in Font-de-Gaume [das ist eine Höhle mit Höhlenmalereien aus der Steinzeit, die er vorher im Text diskutiert hatte; Anm. d. A.] erfahren hatten. Ich fühlte eine überwältigende Verbindung mit den Sternen, als wäre ich Teil von ihnen. Und die unendliche Ausdehnung der Zeit – von der entfernten Vergangenheit, lange bevor ich geboren wurde, bis in die weit entfernte Zukunft, lange nach meinem Tod –, sie schien kondensiert in einen Punkt. Ich fühlte mich verbunden, nicht nur mit den Sternen, sondern mit der gesamten Natur, dem ganzen Kosmos. Ich fühlte ein Verschmelzen mit etwas weitaus Größerem als mir selbst, mit einer großen und ewigen Einheit, es schien wie ein Wink von etwas Absolutem. Nach einer gewissen Zeit setzte ich mich auf und warf den Motor wieder an. Ich hatte überhaupt keine Idee, wie lange ich dagelegen und zum Himmel aufgesehen hatte.«* (Lightman 2018, S. 6)

Dieses Erfahrungsdokument ist aus unterschiedlichen Gründen bemerkenswert:

Zum einen passierte es dem Autor spontan. Er war weder auf der Suche noch hatte er sich in irgendeiner Weise vorbereitet oder war – soweit aus seinem Text ersichtlich – um das Auftreten einer solchen Erfahrung bemüht. Sie passierte ihm einfach, völlig spontan und ungebeten. Mit Witte könnte man dies eine typische »*Ciszendenz-Erfahrung*« nennen (Witte 2010): Die Wirklichkeit öffnet sich dem Erfahrenden von sich aus und reicht gewissermaßen in seine Welt hinein.

Zum anderen finden wir sehr viele Elemente einer typischen Seinserfahrung wieder: Der Autor erlebt eine Verschmelzung oder Einheit, in diesem Fall mit der Natur, dem Kosmos, den Sternen, die zu einer »überwältigenden Verbindung«, einem inneren Verwandtschaftsgefühl, könnte man sagen, führt. Dieses Andere ist etwas Größeres als das Ich. Die Begriffe »ewige Einheit« und »etwas Absolutes« können das offenbar fassen. Der Autor erfährt auch eine Kompression der Zeit, so, als wäre alle verflossene und verfließende Zeit in ein Jetzt gepresst. Die mystische Tradition wählte für diese Erfahrung den Begriff des »stehenden Jetzt – nunc stans«.[4] Lightman weist auch auf einen außerordentlichen Gefühlszustand hin, den er so noch nicht gekannt hatte. Er qualifiziert es nicht näher – andere Erfahrungen sprechen von Glücks- oder Ekstasegefühlen –, aber er wählt einen Vergleich. Er verweist auf die mysteriösen Wandmalereien einer steinzeitlichen Höhle in Frankreich, die er besucht hatte und die er vorher im Text bespricht als eine Art Raunen aus der Vergangenheit, wo unsere Urväter offenkundig irgendwelche speziellen Erfahrungen dokumentiert haben, und stellt sich damit implizit in diese Reihe.

Ich persönlich finde außerdem sehr interessant, dass der Autor sich vor und nach dieser Erfahrung explizit als Agnostiker bezeichnet, also als jemanden, der keine Haltung zu der Frage hat, ob Gott existiert, genauer gesagt, dem das vermutlich egal ist bzw. der diese Frage als nicht beantwortbar ansieht. Es ist also offenbar nicht so, dass man in irgendeiner Form »religiös musikalisch« sein muss, um eine solche Erfahrung machen zu können, und sie macht einen auch nicht notwendigerweise zu einem religiösen Menschen. Offenkundig gehört dazu noch mehr. Vielleicht das Interesse, vielleicht ein entsprechender kultureller Hintergrund. Möglicherweise wäre eine solche Erfahrung von einem Astronomen des Mittelalters als eine Erfahrung der Göttlichkeit der Natur interpretiert worden. Giordano Bruno hat das den Kopf gekostet, wie wir wissen.

---

4 Der Begriff wurde eigentlich von Thomas von Aquin geprägt, der in seiner *Summa theologiae*, Teil 1, 10. Quaestio, Art. 2, ad primum, sagt: »Nunc stans dicitur facere aeternitatem secundum nostrum apprehensionem [...] ita causatur in nobis apprehensio aeternitatis, inquantum apprehendimus nunc stans.« (Das stehende Jetzt macht angeblich die Ewigkeit aus entsprechend unserer Auffassung [...] Die Auffassung der Ewigkeit wird in uns insofern erzeugt, insofern wir das stehende Jetzt ergreifen.) (Aquin 1980) Er führt den Begriff auf Boethius zurück, wo er so aber nicht vorkommt; Boethius diskutiert die Ewigkeit Gottes mit anderen Begriffen (Boethius 2002). Meister Eckhart greift ihn wieder auf in seinen *Deutschen Predigten*, wo er vom »Nun« oder vom »Ewigen Jetzt« spricht. Eine nützliche kurze Begriffsgeschichte findet sich in Beierwaltes' Einführung zu Plotins *Über Ewigkeit und Zeit: Enneade III,7* (Plotin 1967, S. 170 f.).

Ich kontrastiere diese Erfahrung mit der klassischen des Ignatius von Loyola. Der wurde aufgrund dieser und einiger anderer Erfahrungen zum Begründer des Jesuitenordens und damit zum hauptsächlichen Treiber der Gegenreformation in Europa und deren Wirkungen bis weit über sein Leben hinaus. Das hätte sich der junge Inigo, wie er ursprünglich hieß, nicht träumen lassen, denn der war nur an Ritterromanzen, Kriegerehre und möglicherweise den entsprechenden Liebesbezeigungen entsprechender Adelsdamen interessiert, bis ihm bei der Belagerung von Pamplona, wo er als Kommandant der Stadtbefestigung wirkte, eine französische Kanonenkugel durch die Beine fuhr und ihn schwer verletzte und bettlägerig machte (Rahner 1964). Damals waren solche Verletzungen komplexer als heute und erforderten monatelange Bettruhe, die ohne Fernsehen und andere Ablenkungen zu einer Herausforderung werden konnte. Inigo hatte nur wenig Lektüre zur Auswahl: ein paar Ritterschmonzen und das Leben Christi des Kartäusers Ludolph von Sachsen (Baier 1977; Raitz von Frentz 1949). Das war eine Art Jesusroman, in dem das Evangelium nacherzählt wurde und verschiedene Betrachtungen und Meditationsübungen eingestreut waren. Ludolph von Sachsen hatte dort auch weite Passagen von Hugo de Balma eingewoben, aber das nur am Rande. Auf seinem Krankenbett machte Inigo die Erfahrung der zwei Geister, die er in seiner Autobiografie beschreibt (Loyola 1977): Wenn er in den Ritterromanzen las, spürte er Erregung und kurzfristige Befriedigung, aber danach wenig Erbauung und Erfüllung. Wenn er die Vita Christi las, dann war es umgekehrt: Zunächst war das nicht unbedingt aufregend, aber zurück blieb ein lange anhaltender »Trost«, wie Ignatius das später nannte, »consolacion«, consolatio auf Latein. Es enthält das Wort »sol – Sonne« und meint: Es bleibt ein warmes, angenehmes, lichthaftes Gefühl in der Seele zurück. Diese Erfahrung bildete den Grundstein für seine spätere Unterscheidungslehre: Es sind die inneren Konsequenzen, die Gefühle und dann die daraus folgenden Handlungen, die zeigen, ob eine innere Regung hilfreich ist oder nicht. Wir kommen darauf zurück (► Kap. 5.2 und 8.1).

Ich kürze ab: Anschließend beschloss Inigo, ein Ritter Christi zu werden. Er pilgerte entlang der Pyrenäen nach Süden, nach Montserrat, weihte sich dort Maria und wanderte einige Kilometer flussaufwärts den Cardoner entlang nach Manresa, wo er sich eine Höhle suchte, in der er einige Monate meditierte und fastete. Schließlich hatte er dort eine Erfahrung, die er in seiner Autobiografie knapp beschreibt (Loyola 1977). Er spricht dort über sich in der dritten Person Singular, weil er die Biografie seinem Sekretär diktierte und in der Bescheidenheit verbleiben wollte:

> *»Einmal führte ihn seine Andacht zu einer Kirche, die etwas mehr als eine Meile von Manresa entfernt war und – wie ich glaube – den Namen des heiligen Paulus trug. Der Weg dorthin führt den Fluss entlang. In Andacht versunken ging er so dahin und setzte sich eine kleine Weile nieder mit dem Blick auf den Fluss, der tief unten dahinfloss. Wie er nun so dasaß, begannen die Augen seines Verstandes sich ihm zu eröffnen. Nicht als ob er irgendeine Erscheinung gesehen hätte, sondern es wurde ihm das Verständnis und die Erkenntnis vieler*

Dinge über das geistliche Leben sowohl wie auch über die Wahrheiten des Glaubens geschenkt. Dies war von einer so großen Erleuchtung begleitet, dass ihm alles in neuem Licht erschien. Und das, was er damals erkannte, lässt sich nicht in Einzelheiten darstellen, obgleich es deren sehr viele waren. Nur dass er eine große Klarheit in seinem Verstand empfing. Wenn er im ganzen Verlauf seines Lebens nach mehr als zweiundsechzig Jahren alles zusammennimmt, was er von Gott an Hilfen erhalten und was er jemals gewusst hat, und wenn er all dies in eines fasst, so hält er dies alles doch nicht für so viel, wie er bei jenem einmaligen Erlebnis empfangen hat. Dieses Ereignis war so nachdrücklich, dass sein Geist wie ganz erleuchtet blieb. Und es war ihm, als sei er ein anderer Mensch geworden und habe einen anderen Verstand erhalten, als er früher besaß.« (Loyola 1977, S. 65 f.)

Anders als bei Lightman können wir bei Ignatius eine sehr deutliche Ausrichtung auf Gott und eine bewusste religiöse Hingabe vermuten. Er bereitet sich sehr lange vor, geht auch viele Irrwege – übermäßige Askese und zu langes Fasten. Und erst, als er all diese Irrwege hinter sich hat und von einer übertriebenen Askese in eine gewisse Entspannung gelangt, öffnet sich ihm das innere Auge der Erfahrung. Wir sehen auch in dieser phänomenologischen Beschreibung aus dem frühen 16. Jahrhundert im Kontext eines spanischen Katholizismus einige Konstanten, die man auch anderswo wiederfindet.

Es handelt sich um einen ganzheitlichen Erkenntnisprozess, denn die *»Augen des Verstandes«* öffneten sich. Er grenzt dies auch direkt von einer Halluzination ab, da es sich tatsächlich um Verstehen und Erkennen handelt. Die Metapher des Lichts und das Wort von der Erleuchtung illustrieren dies. Diese Einsicht ist aber ganzheitlich, denn sie entfaltet sich erst im Laufe des Lebens. Er beschreibt auch die Nachhaltigkeit dieser Erfahrung. Sie scheint so tief gewesen zu sein, dass er diese innere Verbindung nie wieder verloren hat und er ein anderer Mensch geworden ist. An dieser Stelle zitiert er selbstverständlich Paulus, der in seinem zweiten Brief an die Korinther schreibt:

»Wenn also jemand in Christus ist, dann ist er eine neue Schöpfung: Das Alte ist vergangen, Neues ist geworden.« (2 Kor 5,17)

Diese Erfahrung beinhaltet für Ignatius auch viel Erkenntnis und Wissen. Er legt dieses Wissen unmittelbar im Kontext seiner christlichen Kultur aus und spricht von den Geheimnissen des Glaubens. Ich meine, wir können das verstehen als Einsicht in theologisch-philosophische Strukturen, etwa in die Bedeutung des Begriffs der Trinität. Dieses Beispiel zeigt, dass die Erfahrung notwendig im Kontext einer kulturell-historischen Begrifflichkeit ausgelegt werden muss, spätestens dann, wenn sie versprachlicht wird. Ignatius hat seinen Bericht natürlich nicht sofort niedergeschrieben, sondern die Erfahrung aus der Retrospektive seinem Sekretär diktiert und damit den Erfahrungsbericht um die Reflexion seiner ganzen Jahre und ihrer Erfahrung angereichert.

Ich führe nun als Kontrast die Erfahrung eines Zen-Roshis an, des bereits verstorbenen Yamada Koun Roshi, welcher der dritte Dharma-Nachfolger der Sanbo-Kyodan-Linie des Zen war. Dies ist eine neue Schule, die Anfang des 20. Jahrhunderts entstanden ist, als der Rinzai-Mönch und Meister Harada sich über die Laxheit des Zen-Trainings in den Rinzai-Klöstern erboste, wo man die Lösung der Koans von älteren Mitmönchen käuflich erwerben konnte. Daher publizierte er die Lösung aller Koans in einem Akt der Auflehnung, wurde aus der Linie ausgestoßen und eröffnete kurzerhand seine eigene Tradition. Diese vereint Elemente des Rinzai-Zen, also dem Arbeiten mit Koans, mit dem eher sanfteren Weg der älteren Soto-Schule.

Yamada Koun war ein sehr begehrter und wirksamer Lehrer. Praktisch alle in Deutschland tätigen Lehrer und viele andere in den USA und anderswo, vor allem solche, die christliche Mönche und Nonnen sind oder waren, wurden von ihm ausgebildet, weil Yamada der Meinung war, das Zen würde über den ernsthaften Geist der christlichen Sucher zu neuem Leben erweckt. Jedenfalls war Yamada ein sehr aktiver Mensch, ein Manager eines Gesundheitszentrums, der in seiner knapp bemessenen Freizeit in seinem privaten Haus ein Zendo, eine Zen-Halle, improvisierte und Schüler unterrichtete. Philip Kapleau, der in seinem Buch »*The Three Pillars of Zen*« (Kapleau 1969, 1981) am Ende eine ganze Reihe zeitgenössischer Koan-Berichte publiziert hat, war selbst, wie mein Lehrer auch, ein Schüler von Yamada. Man versteht, wenn man Yamadas Bericht liest, wie aus einem suchenden und seelisch unruhigen Geschäftsmann eine der wichtigsten Drehscheiben der Vermittlung von Zen in den Westen werden konnte: durch die schiere Kraft der Erfahrung.

Um diesen und den folgenden Erfahrungsbericht besser einordnen zu können, ist es nützlich, ein wenig über die unterschiedlichen Traditionen des Buddhismus zu reflektieren. Die Zen-Tradition ist eine späte Reformbewegung des ursprünglichen Theravada-Buddhismus, der heute noch in Myanmar, Thailand und Sri Lanka zu Hause ist. Als der indische Patriarch Bodhidharma nach China kam und den Buddhismus dorthin brachte, vermählten sich der Meditationsstil der Buddhisten und ihre Lehre mit dem eher pragmatischen Stil der Chinesen. Daraus entstand *Chan* – Zen, was so viel heißt wie Einkehr, Sammlung, Stille. Die Praxis heißt *Zazen* – Sitzen in Stille; die längeren Meditationseinkehrtage nennt man *Sesshin* – wörtlich übersetzt: Sammlung des Herzgeistes. Das Zen hat im Gegensatz zur Theravada-Tradition einen wichtigen reformerischen Impuls und damit auch eine Vereinfachung vorgenommen: Dem Studium der klassischen Texte des Abidhamma, den Sutren und ihrer Interpretation wird wenig Aufmerksamkeit geschenkt. Primär ist die Praxis, d. h. die eigene Erfahrung. In der Rinzai- und Sanbo-Kyodan-Tradition kommt noch die Arbeit mit Koans hinzu. Das sind paradoxe Kurzgeschichten, deren Lösung nicht mit dem Verstand gefunden werden kann. Eher ist es so: Hat man die entsprechende Erfahrung gemacht, dann kann man auch eine sinnvolle Lösung anbieten, die meistens in einer Handlung, einem Akt oder Fingerzeig besteht und manchmal auch verbal ist. Manchmal entsteht die Erfahrung auch im Moment der Einsicht in die Lösung. Damit ist das Zen, das mit Koans vorgehende zumal, eine systematische praktische Schulung der Erfahrung, bei der die Einsicht in die Strukturen, die in den klassischen Texten und Sutren transportiert werden, allmählich erzeugt wird, bevor oder während man mit den Texten konfrontiert wird.

Die Zen-Tradition hat über die Theravada-Tradition hinaus auch dem Seelenkern, könnte man sagen, wieder einen Platz eingeräumt. Der historische Buddha und mit ihm die Theravada-Tradition gehen ja bekanntlich von der Lehre der Substanzlosigkeit des Ichs aus. Das muss man wohl verstehen vor dem Hintergrund, dass Gotama selbst in der Vedanta-Tradition geschult war, in der natürlich der Seele, dem Atman, eine wichtige Stellung zukommt. Seine Haltung des »*Anatta – an-atman, keine Seele*« kann als Revolte gegen die Vedanta-Tradition gelesen werden: Das Nicht-Selbst, genauer gesagt die leere Fülle oder volle Leere, wie es im Herz-Sutra heißt, ist das Ziel der Erfahrung.

Die Zen-Tradition hat sich stärker der ursprünglichen Vedanta-Seite zugewandt, wäre meine Interpretation: Die Erfahrung ist immer auch die Erfahrung der Buddha-Natur, die in allem ist, auch im tiefsten oder höchsten Inneren. Daher wird in der Zen-Tradition oft von einer Erleuchtungserfahrung als einer Erfahrung der Buddha-Natur gesprochen. Diese Erfahrung wird in der Zen-Tradition mit dem Begriff »*Kensho*« belegt: *Erleuchtung.* Manchmal findet sich auch der Begriff »*Sartori*«, das ist aber eher eine Art Vorstufe. Die Voraussetzung dafür ist die Ruhe des Geistes, das Schweigen von Gedanken und inneren Prozessen. Das wird mit dem Begriff »*Zanmai*« bezeichnet, der japanischen Übersetzung des indischen »*Samadhi*«. Damit ist zunächst nicht unbedingt eine Erfahrung selbst, sondern eher ein Geisteszustand der inneren Sammlung und Ruhe beschrieben, der offenbar Voraussetzung oder mindestens eine gute Basis für eine tiefer gehende Kensho-Erfahrung ist.

In der Zen-Tradition bringt der Schüler dem Lehrer die Lösung des Durchbruchskoans (Teske 2015): »*Ein Schüler fragte Joshu, den Meister: Hat ein Hund Buddha-Natur? Joshu antwortete: Mu.*«

»*Mu*« ist eine Unsinns-Silbe, könnte man sagen. Denn sie bedeutet »*Nichts*«. Joshu sagt also nicht »*Nein*«. Auch nicht »*Ja*«. Er sagt: »*nichts – mu.*« Das Koan besteht also eigentlich darin, die Frage auf die Antwort zu finden: »*Was ist mu?*« Dazu wird die Silbe »*Mu*« auf den Atem genommen und als Objekt der Sammlung verwendet. Kommt es zu einer Durchbruchserfahrung, kann der Schüler auch die Antwort des Koans bringen, im wahrsten Sinne des Wortes. Der Lehrer erkennt an der Antwort idealerweise die Tiefe der Erfahrung und den Geisteszustand des Schülers und anerkennt die Erfahrung als substanzielle Kensho-Erfahrung. Daraufhin bittet er ihn meistens, seine Kensho-Erfahrung in einem Bericht zusammenzufassen.

Hier kommen also nun zwei solcher Kensho-Berichte. Der erste ist wie gesagt der von Yamada Koun Roshi (Kapleau 1969), der zweite ist ein zeitgenössischer Bericht eines anonymen Schülers, den mir mein Lehrer für diesen Zweck und mit Genehmigung der betreffenden Person zur Verfügung gestellt hat. Der Bericht von Yamada folgt dem englischen Original in meiner Übersetzung. Er ist in der Form eines Briefes an Nakagawa-Roshi gehalten, in dessen Kloster er zuvor zu Besuch war:

»[…] ich fuhr mit dem Zug heim mit meiner Frau. Ich las ein Buch über Zen von Son-o … meine Augen fielen auf folgenden Satz: ›Ich erkannte klar, dass Geist nichts anderes ist als Berge und Flüsse und die große, weite Erde, die Sonne, der Mond und die Sterne.‹ Ich hatte das schon mal gelesen, aber diesmal beeindruckte es mich auf so lebendige Weise, dass ich erschrak. Ich sagte mir: ›Nach sieben oder acht Jahren Zazen-Praxis habe ich endlich die Essenz dieses Satzes verstanden.‹ Ich konnte die Tränen nicht unterdrücken, die herabströmten […] Um Mitternacht wachte ich plötzlich auf. Erst war mein Geist vernebelt. Dann plötzlich blitzte das Zitat in meinem Bewusstsein auf: ›Ich erkannte klar, dass Geist nichts anderes ist als Berge und Flüsse und die große, weite Erde, die Sonne, der Mond und die Sterne.‹ Und ich wiederholte es. Dann durchfuhr es mich plötzlich wie ein Blitz, und im nächsten Augenblick zerbrachen Himmel und Erde und verschwanden. Sofort brach eine unglaubliche Glückseligkeit, wie aufsteigende Wellen, in mir auf, ein richtiger Orkan des Glücks, als ich laut und wild lachte: ›Hahaha! Es gibt kein Denken hier, überhaupt kein Denken. Hahaha!‹ Der leere Himmel brach auseinander und öffnete seinen unglaublich großen Mund und begann wie verrückt zu lachen: ›Hahahaha!‹ […] ›Ich bin zur Erleuchtung gekommen. Shakyamuni und die Patriarchen haben mich nicht getäuscht!‹, habe ich gerufen, soweit ich mich erinnere. Als ich mich beruhigt hatte, entschuldigte ich mich bei meiner Familie, die heruntergekommen war, erschrocken von der Unruhe. Ich warf mich vor dem Bild Kannons nieder, das Du mir gegeben hast, vor dem Diamant-Sutra und dem Band, der von Yasutani-Roshi geschrieben worden war, entzündete ein Räucherstäbchen und saß in Meditation, bis es nach einer halben Stunde abgebrannt war, obwohl es mir vorkam, als wären nur zwei Minuten vergangen.

Ich ging am Morgen zu Yasutani-Roshi und versuchte meine Erfahrung der plötzlichen Auflösung von Himmel und Erde zu beschreiben […] Ich versuchte ihm diese Erfahrung der Nacht zu beschreiben, aber mein Mund zitterte und Worte wollten sich nicht formen. Am Ende legte ich nur mein Gesicht in seinen Schoß. Er strich mir über den Rücken und sagte: ›Gut, gut, eine solche Erfahrung in solcher Tiefe ist in der Tat sehr selten. Man nennt sie ›Die Erreichung der Leere des Geistes‹. Ich gratuliere Dir‹ […]

Obwohl 24 Stunden vergangen sind, fühle ich noch immer die Nachwehen dieses inneren Erdbebens. Mein ganzer Körper bebt. Ich habe heute den ganzen Tag geweint und gelacht. Ich schreibe das, weil ich hoffe, es ist nützlich für Dich und Deine Mönche und weil Yasutani-Roshi mich drängte, es zu tun.«
(Kapleau 1969, S. 215 ff.)

Wir finden hier viele phänomenologische Konstanten einer solchen Erfahrung wieder:

1. die Plötzlichkeit der Erfahrung selbst, die zwar durch regelmäßige Übung vorbereitet ist, aber von sich aus hereinbricht
2. die Erfahrung des Lichtes – »wie ein Blitz«

3. das Zerbrechen oder Auseinanderfallen der gewöhnlichen Wirklichkeit, gepaart mit ungeheurem Glücksgefühl, das die ganze Person durchströmt

Kannon, vor deren Bild er sich niederwirft, ist die japanische Form des Buddha Avalokiteshvara mit den tausend Armen, der die Barmherzigkeit und das Mitgefühl symbolisiert und in Japan als weiblich dargestellt wird; Shakyamuni ist der Name des historischen Gotama-Buddha und Yasutani war der Dharma-Vorgänger von Yamada und zweiter Lehrer der Sanbo-Kyodan-Linie.

Der nun folgende zweite Bericht ist der eines anonymen Zen-Schülers, den ich mit Erlaubnis meines Lehrers und der betreffenden Person publiziere. Er wurde von mir auszugsweise in einem Buchkapitel bereits einmal publiziert (Walach 2017b):

»Ich finde es witzig, dass mir ausgerechnet auf diesem von allen Sesshins, die ich besucht habe, eine Kensho-Anerkennung zuteilwurde. Witzig nicht deswegen, weil ich meine, sie sei nicht gerechtfertigt, nein, gar nicht. Witzig deswegen, weil es mir eigentlich zu keinem Zeitpunkt vorher so egal war, ob nun meine Erfahrung als Kensho durchgeht oder nicht. Die Anerkennung wurde mir zuteil, und ich nehme sie sehr, sehr dankbar an. Aber zuteilwurde sie mir für eine Erfahrung, die mich fast auf den Tag genau 30 Jahre früher gepackt hatte. Noch heute klingt der Nachhall, so wie die Klänge eines Gongs immer noch klingen, und die Erfahrung dieser Tage ist ein solcher Hall. Ihre Auswirkungen verlangen immer noch von mir, in die Welt gebracht und umgesetzt zu werden […] Seit mir das immer klarer geworden ist, habe ich eigentlich aufgehört, eine ›neue‹ Erfahrung anzustreben, sondern immer nur meditiert, einfach so, mit dem Impuls und der Intention, mich dem absoluten Wesen so radikal wie nur möglich je neu zu öffnen, damit das geschehe […] Insofern also finde ich es ›witzig‹, dass ausgerechnet jetzt, wo ich nichts wollte, nichts erstrebte, nichts mehr erwartete, diese Kensho-Anerkennung mich ereilt, gewissermaßen. […] Ich hatte meine erste Erfahrung überhaupt sehr spontan, als ich ca. 8 Jahre alt war. Damals trieb ich die Kühe meines Onkels auf die Weide und saß bei ihnen, als es mich plötzlich durchstrahlte. Die Kühe, die Weide, das Licht des Sommers, ich, wir waren alle eins und die Kühe kamen mir vor, als seien sie das Schönste, was es nur gab auf der Welt. Diese Einheit mit den Kühen ging so weit, dass ich mich weigerte, sie mit einem Stock zu treiben; sie folgten mir auch so. […] Diese Erfahrung der Einheit mit diesen Tieren und der Natur im Allgemeinen ist mir immer gegenwärtig geblieben. Aber ich habe sie nie als eine religiöse gesehen und auch nie mit jemandem darüber gesprochen. Vielleicht kam es daher, dass sich meine kindlich religiösen Vorstellungen allmählich auflösten, als ich in die Pubertät kam.

Als ich dann später […] regelmäßig meditiert hatte und auf ein Meditationswochenende mitfuhr, tauchte ich zum ersten Mal seit meiner Kuh-Erfahrung wieder neu für längere Zeit, eine Stunde oder so, in den tiefen Strom des Bewusstseins, des Seins, ein. Diese Erfahrung war von solch umwerfender Schönheit und Überzeugungsgewalt, dass ich mich auf den Schlag gewandelt fand.

Aus dem vorherigen überzeugten Atheisten war einer geworden, für den ›Gott‹ Wirklichkeit war und fortan engagierte ich mich [...] Ich setzte meine Meditationspraxis fort und nahm an mehreren längeren Retreats teil. [...] Ich kam in ein sehr, sehr tiefes Schweigen und in innere Ruhe, die ich vorher nie gekannt und später nur selten so wieder erfahren habe [...]
Plötzlich war es, als ginge eine Tür auf. Die Wirklichkeit zerbrach, genauer gesagt, sie zerbrach nicht, sondern es war, als sei ein Vorhang weg. Genau dieselbe Wirklichkeit zeigte sich in einem völlig anderen Licht sozusagen und es war sonnenklar, im wahrsten Sinne des Wortes, denn gleichzeitig nahm ich ein wunderbar helles Licht wahr, das hell wie die Sonne war, aber trotzdem nicht blendete und alles klar erscheinen ließ. Es war sonnenklar, dass dies genau diese Wirklichkeit ist und gleichsam wie durch eine transparente Papierwand von der unseren getrennt erscheint, obwohl sie es nicht ist. Ein gutes Bild dafür, wie ich es damals sah, sind jene Theatervorhänge, die je nachdem, von woher sie beleuchtet werden, entweder transparent oder undurchsichtig sind. So ähnlich war das. Plötzlich sah ich. Ich sah: in Zen-Terminologie das wahre Wesen – und ich bin identisch mit ihm. In mir und in allem west dieses Licht und ich bin es, bin völlig eins mit ihm. Eine unglaubliche, vorher und später nie gekannte Welle von Glück spülte mich buchstäblich vom Weg – ich meditierte im Gehen im Wald auf einer von mir festgelegten, abgelegenen Strecke und wäre fast hingestürzt. Und ich wusste: diese Wirklichkeit ist die Wirklichkeit schlechthin, sie ist immer da, nur sehen wir sie nicht. Plötzlich verstand ich auch vieles; ein Verstehen, das sozusagen wie in einem großen Aufblitzen des Jetzt geschieht, dessen Ausfaltungen aber viele Jahre, ja Jahrzehnte dauern, und die immer noch andauern, Welle um Welle. Diese Wirklichkeit war so überwältigend, dass ich sie gar nicht mehr lassen wollte. Ich verabsentierte mich für Stunden, blieb im Wald, ließ das Essen ausfallen und war vielleicht zwei Tage in einem solchen Zustand der unmittelbaren Gegenwart der Wirklichkeit – des Seins, Gottes, man nenne es wie man will, dass ich das Gefühl hatte, alles andere sei völlig irrelevant.
In den folgenden Stunden und Tagen wollte ich eigentlich nichts anderes, als dort zu bleiben, aber wie es so ist, übernahmen meine Alltagsfunktionen allmählich wieder ihre Aufgabe. Zwar blieb ich in der Meditation sehr gesammelt und konnte gleichsam in einem Fingerschnipp wieder in die tiefe Sammlung abtauchen und ich wusste genau, nur eine Papierwand ist es, die mich trennt davon, wieder in dieser Wirklichkeit zu stehen. Anfangs war ich etwas enttäuscht, dass die Intensität der Erfahrung etwas nachgelassen hatte und ich sozusagen mit dem Hall und dem Abglanz leben musste. Aber das Glück, die Befreiung, das Wissen blieben. Ich vertiefte mich in den folgenden zwei Wochen und fühlte mich wie ausgewechselt. Meine Zweifel an mir selbst, an der Welt waren weg. Ich hatte ein Gefühl unbändiger innerer Kraft und verstand plötzlich klipp und klar, warum der Jesus der Bibel solche Wunder vollbracht hatte. Er war einfach, so wie ich, nur dauernd und ohne Unterbruch, in dieser Wirklichkeit verwurzelt. Denn aus ihr, das war mir völlig klar, ist alles möglich und machbar und würde auch mir möglich sein. [...] Ich bemerkte, dass sich meine

Auffassungsgabe, mein Gedächtnis, mein Konzentrationsvermögen und meine Präsenz noch weiter gesteigert hatten. Auch wenn ich noch viele ›Macken‹ hatte und habe, heute, aus der Retrospektive gesehen, gelang es mir doch auch schon damals viel besser, mit schwierigen Zeitgenossen zurechtzukommen und in schwierigen sozialen Situationen einigermaßen gute Entscheidungen zu treffen.

Ich glaube nicht, dass ich eine vergleichbar tiefe Erfahrung haben werde, bis ich nicht all die Aufgaben und Verpflichtungen gelöst habe, die damit verbunden sind, die ich spüre, und die ich noch spüren werde. Und so ist es eigentlich recht, dass ausgerechnet jetzt, wo ich von einem Sesshin nichts mehr erwarte außer Ruhe und Vertiefung, wo ich keine Anerkennung mehr suche von nichts und niemand, dass ausgerechnet jetzt ein Windhauch dessen, was ich einst erfahren habe, der mir ein paar Tränen des Danks auf die Wange trieb und mir wieder die Sicherheit einsprach, ›alles ist gut, genauso, wie es ist‹, dass also ausgerechnet dieser Windhauch zur Anerkennung eines Kensho hinreichte. Früher wäre ich vielleicht enttäuscht gewesen darüber, für die ›falsche‹ Art von Erfahrung belohnt worden zu sein. Heute ist es mir egal: jede Erfahrung, groß oder klein, ist ein Glanz des einen Lichtes des Seins. Diejenige gestern war ein kleines Sterneblinken. Aus den Tränen der Dankbarkeit stieg, wieder einmal, zum wievielten Male weiß ich nicht, die Klarheit, Sicherheit und Schönheit auf: Alles ist gut. Genauso, wie es ist. Das schließt auch die Schwierigkeiten ein, die ich die letzten Monate hatte. Ich sagte: Mein wichtigstes Koan ist mein Leben. Ich glaube, das habe ich in diesem Augenblick gelöst; der ›Klang der fernen Tempelglocke‹ war nachrangig.« (Walach 2017b, S. 37)

Wir sehen in diesem letzten Bericht ein paar interessante phänomenologische Gemeinsamkeiten mit den früheren Berichten und ein paar Eigenheiten. Ich weise zunächst auf die Gemeinsamkeiten hin. Der Bericht über die zentrale Erfahrung, die bereits viele Jahre vor der Niederschrift des Berichts stattgefunden hatte, enthält bekannte Konstanten: die Erfahrung des Lichts, die Erfahrung einer tiefen Einsicht oder eines Verstehens, das sich über die Zeit entfaltet, und ein überwältigendes Glücksgefühl, sowie die Erfahrung der Einheit mit der Wirklichkeit. Ganz ähnlich wie auch Ignatius spricht die betroffene Person von einer veränderten Persönlichkeit. Kognitive Fähigkeiten sind gesteigert, persönliche Eigenheiten entschärft.

Interessant an diesem Bericht ist außerdem, dass die Erfahrung offenbar eine Wiederholung oder eine Neufassung einer in der Kindheit spontan aufgetretenen Erfahrung darstellt. Bei dieser handelt es sich vor allem um eine Einheitserfahrung mit der Natur, in diesem Fall mit Kühen. Es kommt übrigens offenbar häufiger als wir denken vor, dass Kinder solche Erfahrungen machen (Bone 2008). Wir haben einmal in einer Interviewstudie Mitarbeiter des psychologischen Instituts und andere Universitätsangehörige befragt und erstaunlich häufig wurden uns spontan Kindheitserfahrungen spiritueller Art berichtet (Horan 2007).

Wir sehen, dass offenbar eine lange Zeit der formalen Meditation vergehen kann, in der »nichts« Spektakuläres passiert, sich keine vertieften Erfahrungen einstellen, keine Erleuchtungen, sondern in der frühere Erfahrungen konsolidiert werden. Denn Erfahrungen sind, wenn man so will, Erkenntnisse mit Aufforderungscharakter. Sie beinhalten im Idealfall Motivationen und Handlungsimpulse, die es umzusetzen gilt. Der Wert einer Erfahrung bemisst sich in seinem Veränderungspotenzial. Die Erfahrung des Ignatius klingt bescheiden, aber sie hat die Welt verändert.

Man könnte noch weiter in der Geschichte graben: Auch Descartes hatte eine tief greifende Erfahrung, die der Anlass für sein Philosophieren wurde (Burtt 1932):

> *»In der Nacht des 10. November 1619 hatte er eine bemerkenswerte Erfahrung, die die Richtung seines vorherigen Denkens bestätigte und ihm die Inspiration und das Leitprinzip seines Lebenswerkes gaben. Die Erfahrung kann nur mit der Erleuchtung eines Mystikers verglichen werden. Der Engel der Wahrheit erschien ihm und gab ihm recht in seiner Überzeugung, dass die Mathematik der einzige Schlüssel war, um die Geheimnisse der Natur zu erschließen, eine Überzeugung, die sich bereits in seinem Geist zu vertiefen begonnen hatte und die nun durch übernatürliche Einsicht Berechtigung fand.«* (Burtt 1932, S. 96 f.)

Descartes Philosophie war der Dreh- und Angelpunkt für die Neuzeit und sein mathematischer Impuls war wegweisend für die Geschichte der Wissenschaft.

Aber wir wollen es hier bewenden lassen. Ich hoffe, ich konnte deutlich machen: Erfahrungen des Seinsgrundes, der Wirklichkeit von innen her, können in allen Kontexten geschehen, in religiösen (Ignatius), in agnostischen (Lightman), vorbereitet oder unvorbereitet; sie können angezielt werden, wie in den spirituellen buddhistischen und anderen Traditionen; sie können spontan auftreten; sie sind auch bei Kindern keine Seltenheit und ihre Wirksamkeit scheint unmittelbar von der weiteren Integration in den Lebenskontext abzuhängen.

Möglicherweise gibt es auch noch tiefere Erfahrungen, die mir mangels eigener Erfahrung weniger zugänglich sind. Vertreter der Vipassana- und Theravadabuddhistischen Schulen beharren etwa darauf, dass die letzte Stufe der Erleuchtung ganz von einem Erlöschen des Ichs gekennzeichnet sei, wie sie in der Stufenlehre der Jhanas sichtbar wird. Diese Lehre wird in den die Erleuchtung betreffenden Sutren des Abidhammas, des Haupttextes des Theravadas, beschrieben. Dort werden die vier Vertiefungsstufen behandelt, die zunächst zu ekstatischem Wohlsein, dann zu Erkenntnisklarheit, schließlich zu Achtsamkeit und Wissensklarheit und am Schluss zum Verlöschen der Triebe und der Ich-Struktur führen (Anonymus o. J.; siehe A.IV.41 Die Entfaltung der Geistessammlung – 1. Samādhibhāvanā Sutta). Diese letzte Vertiefungsstufe, das Versiegen aller Wünsche, aller Empfindungen und Gedanken, was man gemeinhin als Erreichen des Nirvanas oder Ichlosigkeit assoziiert, dürfte selbst in der buddhistischen Mönchstradition selten vorkommen. Eine Beschreibung einer solchen Person findet sich bei Chittapala (2016). In der Tradition des Zen wäre dies übrigens die vorletzte Stufe im Zyklus der zehn Ochsenbilder, die den spirituellen Pfad beschreiben (Enomiya-Lassalle 1990). Die letzte Stufe ist die Rückkehr des solchermaßen Freigewordenen in die menschliche Gemeinschaft, der er dient: Der Befreite geht auf den Marktplatz. Seine Gegenwart bringt Bäume zum Erblühen, heißt es im Begleittext.

Gisela Full hat in ihrer qualitativen Arbeit Menschen befragt, die solche Erleuchtungsstufen erreicht haben (Full et al. 2013). Es gibt sie und sie beschreiben diese Ich-Freiheit als großen Gewinn. Auch spontan können sie vorkommen und sind nicht immer angenehm (Segal 1997).

Die Vedanta-Tradition Indiens hat gerade in neuerer Zeit, etwa in Aurobindo (Halewitsch 2017), Ramakrishna und Vivekananda (Green 2016; MacPhail 2020), eine Erneuerung erfahren. Ihr Ziel ist die erfahrungsmäßige Einswerdung mit dem Absoluten, die in unterschiedlichen Stufen oder Höhen qualitativ verschiedener Samadhis oder Versenkungszuständen erreicht werden. Der höchste in der klassischen Vedanta-Lehre ist der non-duale Zustand des Nirvikalpa-Samadhis, in dem es keine Trennung zwischen Subjekt und Objekt, zwischen Erfahrendem und Erfahrenem mehr gibt. Wir haben das in den Berichten oben des Öfteren gesehen: Die Einheit von Erfahrendem und Erfahrenem kommt immer wieder vor. In der neueren Tradition geht es darum, aus diesen temporären Zuständen (states) dauerhafte Angewohnheiten, oder in meiner Sprache einen Habitus, eine Haltung (traits), zu machen, sie also zu verstetigen und zu Handlungs- und Wahrnehmungsgewohnheiten zu machen. Eine sehr ausführliche Darstellung gibt MacPhail (2013, 2017, 2020).

Da ich hier keine religionswissenschaftliche Abhandlung vorlegen will, lasse ich die Diskussion an dieser Stelle ruhen. Man müsste sicherlich ausführlich darüber diskutieren, ob diese Erfahrungen qualitativ und phänomenologisch ähnlich sind oder verschieden. Ob sie die gleiche Intention haben. Ob die mystische Erfahrung einer Theresia von Avila oder eines mittelalterlichen Mystikers wie Hugo de Balmas phänomenologisch und sachlich mit den Vertiefungszuständen des Abidhammas vergleichbar sind oder mit den modernen Koanerfahrungen. Für unsere Zwecke ist das nicht so wichtig. Denn mir ging es vor allem darum, einen phänomenologischen Geschmack dessen zu vermitteln, was ich mit *»spiritueller Erfahrung«* meine und welche Begriffsfacetten dazugehören können. Denn aus diesen Erfahrungen speisen sich, meine ich, Religionen. Aus ihnen entstehen sie. Sie beleben sie und verändern sie auch. Mit diesen Erfahrungen werden Religionen lebendig. Ohne sie vergehen sie und werden dekadent.

4 Spiritualität und Religion

4.1 Inhalt und Form

Das Verhältnis von Spiritualität und Religion, das ich hier beschreibe, wäre also ein Verhältnis von Inhalt und Form, von Gehalt und Struktur. Spiritualität bezeichnet den Erfahrungsgehalt, den Inhalt. Religion stellt dafür die Form, die Struktur zur Verfügung. Dichtung oder gute Prosa stellen immer eine Verbindung von interessantem, neuem Inhalt und einer bestimmten Form dar. Die alten Epen, wie etwa die Ilias und die Odyssee des Homer oder die Aeneis des Vergil, sind deswegen über die Jahrhunderte hinweg packend, weil sie den Inhalt des Krieges um Troja, der Fahrten des Odysseus oder die Abenteuer des Aeneas bis zur Gründung Roms nicht einfach in einer Episode von prosaischen Geschichten erzählen, sondern mit Versmaß fassen und kühnen Bildern untermalen.

Wir können den Inhalt ohne Form darstellen. Wir können etwa den Anfang von Rilkes erster *Duineser Elegie* übersetzen (Rilke 1974 [1923], S. 11):

»Wer, wenn ich schriee, hörte mich denn aus der Engel Ordnungen?«

in

»Bis jetzt ist noch kein Engel gekommen, wenn ich drum gebeten habe.«

Wir sehen unmittelbar: Es geht viel Inhalt verloren, wenn wir das tun. Daher kann man auch Filme oder Romane schlecht nacherzählen, denn die Form stützt und illustriert den Inhalt, beim Film die Musik, die Schnitte, die Lichtwechsel, beim Roman die Sprachbilder und -wendungen, das, was ungesagt bleibt und was sich der Leser selbst ausmalt.

Die Literaturwissenschaft kennt diesen Zusammenhang als die gegenseitige Bestimmung von Form und Inhalt. Eine rein formale Präsentation ohne wesentlichen Inhalt, etwa

»Wenn der Paul die Kuh verhaut dann schreit sie immer Muh«,

wäre zwar durchaus eine korrekte jambische Konstruktion, aber nicht sonderlich interessant.

Mu, Mu, Mu, du bist Buddhas Kuh
Mu, Mu, Mu, ihr seid Buddhas Kälber
Mu, Mu, Mu, ich bin Buddha selber

nähert sich schon eher einem Gedicht, denn es bedient sich einer Form, eines Rhythmus und verwendet sogar ein paar Reimformen. Es drückt einen Inhalt aus und spielt mit dem Zusammenhang der Silbe Mu, die man im Zen zur Meditation verwendet, dem Muhen einer Kuh bzw. eines Ochsen und der Bildhaftigkeit der zehn Ochsenbilder, auf denen die Seinserfahrung oder Durchbruchserfahrung mit einem Ochsen verglichen wird, dessen Spuren man zuerst findet, bis man ihn selbst sieht, ihn einfängt, zähmt, auf ihm reitet, um ihn dann zu vergessen. Aber einen Dichtungswettbewerb würde der kleine Dreizeiler, der mir einmal auf einem Sesshin eingefallen ist und mich selbst schrecklich zum Lachen gebracht hat, nicht gewinnen.

Vielleicht hätte ich eine Chance mit einem kleinen Haiku? Haikus sind japanische Kurzgedichte mit in der Regel 13 oder 17 Silben. Das ist natürlich im Japanischen einfacher, da dort die Sprache silbenbasiert ist und keine Artikel und komplexen Endungen vorkommen. Aber man kann es auch im Deutschen probieren. Hin und wieder fällt mir eines ein. Hier ist z. B. eines mit 13 Silben, das mir einmal während einer Skitour in den Sinn gekommen ist:

Weg, der im Gehen entsteht und im Stehen entgeht.

Es fasst ganz knapp die Erfahrung zusammen, die man bei einer Skitour machen kann, wenn man ohne weitere Wegmarkierungen in den winterlichen Bergen auf einen Berg steigt: Man steigt durch völlig unberührte Landschaft und legt eine Spur durch den Schnee, dort, wo noch niemand unterwegs war. Es entsteht ein Weg. Dieser Weg ist sozusagen das Gehen und Spuren selbst. Ginge man nicht, gäbe es keinen Weg, aber man wäre auch um die Erfahrung dieser Tour ärmer. Und man kann diese Erfahrung natürlich auf alle möglichen anderen Situationen übertragen. Und Sie sehen: Ich habe jetzt einen Absatz von mehreren Zeilen und 50 Worte gebraucht, um die Erfahrung zu beschreiben oder anders auszudrücken und verständlich zu machen, was ich meine. Insofern ist ein Gedicht eine literarische Ausdrucksform, die eine Erfahrung, ein Gefühl, eine Momentaufnahme in Sprache gießt und dabei eine Form verwendet, die den Inhalt verdichtet und ausdrückt.

Inhalt und Form eines Gedichtes oder eines literarisch-künstlerischen Produktes – das können wie gesagt auch Filme, Bilder, Plastiken, Romane, Installationen sein – sind zueinander komplementär. Ich werde den Begriff im Kapitel 5.2.2 noch genauer erläutern. Hier sei so viel gesagt: *Unter Komplementarität verstehe ich eine Beziehung von zwei Begriffen, die sich auf ein und dieselbe Sache beziehen, die nicht ineinander übergeführt werden können, die maximal oder teilweise inkompatibel miteinander und dennoch nötig sind, um eine Sache zu beschreiben.*

Ein Gedicht ohne Form ist kein Gedicht. Ein Gedicht ohne Inhalt ist kein Gedicht. Der Inhalt eines Gedichtes kann nicht ohne seine Form transportiert werden. Die Form eines Gedichtes kann nicht von seinem Inhalt gelöst werden. Form und Inhalt können nicht ineinander überführt werden. Sie sind gewissermaßen wie ein Koordinatensystem orthogonal zueinander.

In diesem Sinne würde ich nun vorschlagen, Spiritualität und Religion als Inhalt und Form zu verstehen. Spiritualität liefert die Erfahrungsgrundlage. Sie stellt den »*Inhalt*« dar. Dieser »*Inhalt*« ist im Prinzip erfahrbar oder ursprünglich und irgendwann auch einmal in der Erfahrung präsent gewesen. Die Erfahrung des Seinsgrundes, das sahen wir oben an den Beispielen, ist sehr vielschichtig oder multiplex, wie ich es genannt habe. Sie hat enorm viele Facetten. Die Einheit mit anderen, der Natur, ja der ganzen Welt ist oft, aber nicht immer Teil dieser Erfahrung. Manchmal auch das Eins-Sein mit Gott, wie in der kabbalistischen Mystik, wo der Mensch zum Schöpferarm wird (Idel 1988; Lancaster 2005; Scholem 1980), oder in der christlichen Mystik, wo sich Seele und Gott vereinigen (Enomiya-Lassalle 1987; de Balma 2017; Wehr 1988). Eine häufig bemühte Chiffre für diesen Sachverhalt ist das »*Sprechen Gottes*« oder das Bild von der »*Offenbarung Gottes*«. Daher sprechen wir auch von »*Offenbarungsreligionen*« und meinen damit die Religionen des Buches, das Judentum, das Christentum und den Islam. Gemeinhin denken viele, dies bedeute: »*Irgendwann hat der liebe Gott, wer auch immer das ist, den Mund aufgemacht oder den Stift in die Hand genommen und etwas von sich verkündet und aufgeschrieben.*« Das ist natürlich sträfliche Vermenschlichung und übersieht, dass es für uns Menschen nur *einen* Weg zur Erkenntnis und zum Wissen gibt: die Erfahrung und die Reflexion über Erfahrung. Entweder die Erfahrung in der äußeren Welt durch Sinneswahrnehmung und ihre Verfeinerung in der Wissenschaft oder die Erfahrung unseres Bewusstseins oder das, was ich Innenerfahrung nenne und die Reflexion über diese Erfahrung. Diese Reflexion ist die Quelle der Religion. Das Wort von der »*Offenbarung Gottes*« ist also so etwas wie eine Chiffre für eine Erfahrung dessen, was als Sichtbarwerdung Gottes in der Welt oder im Bewusstsein gemeint ist, und die Reflexion darüber, was es bedeutet. Und am Ende wird all das in Sprache, Rituale, Bilder und Mythen gefasst, die zur jeweiligen Zeit in allgemeinem Gebrauch sind und verstanden werden.

Sehen wir uns die Gründungsgeschichten der großen Buchreligionen an, dann sehen wir überall »Erfahrung« und ihre reflexive Einbettung in Sprache und Bilder am Werk. Gott erscheint Noah im Traum und heißt ihn fortzuziehen oder er erscheint in der Gestalt seiner Engel in Menschengestalt, die ihm Nachkommen verheißen. Der Engel kämpft mit Jakob und verwundet ihn, ein klares körperliches Erfahrungszeichen. Moses begegnet Gott in verschiedener Weise. Alle Bilder – der brennende Dornbusch, Feuerwolke, Sturm – sind Bilder der Unsagbarkeit der Erfahrung. Immer sehen wir spezifische Erfahrungen am Beginn eines prophetischen Wirkens. Diese Erfahrungen werden dann ausgedrückt in Sprachbildern und Wendungen, die versuchen, sowohl der Erfahrung gerecht zu werden als auch die Zuhörer der damaligen Zeit in ihrem historisch-politischen und kulturellen Kontext zu erreichen.

Die Erfahrung des historischen Jesus während der Taufe, in der er sich als der Sohn erfuhr, erwähnte ich schon (▶ Kap. 3). Sie wird verlängert in der Wüstenerfahrung, bei der er mit den drei Versuchungen umgehen muss: der Gier, dem Machthunger und dem Selbstzweifel. Erst danach beginnt das öffentliche Wirken.

Der Islam verdankt sich ebenfalls der »Offenbarung« Allahs an Mohammed, der lange Zeit in einer Höhle ausharrte, betete und meditierte und dort vom Erzengel Gabriel die Essenz des Koran empfing (Clévenot 1989).

Für den Buddhismus und das indische Vedanta ist der Erfahrungskontext unmittelbar ersichtlich und bedarf keiner weiteren Argumentation, scheint mir. Vermutlich ist eine spontane Einheitserfahrung mit der Natur, mit den Tieren und der natürlichen Umwelt der Ursprung auch der sehr urtümlichen religiösen Äußerungen, die wir aus Zeugnissen der Steinzeit oder anderer Kulturen haben. Nimmt man die religiösen Zeugnisse, die uns von Kulturen, die noch tief mit der Natur verbunden waren und mündlich überliefert sind, wie etwa die der nordamerikanischen Urbevölkerung, der Indianer, dann finden wir auch hier Zeugnisse der Erfahrung und Rituale, die diese Erfahrung ermöglichen oder ausdrücken (Ballantine & Ballantine 2001; Brown 2007 [1970]; Haley 1997 [1981]; Hornborg 2012).

Exkurs

Sind einfach alle Religionen gleich?

An dieser Stelle ist vielleicht ein kleiner Exkurs nötig, um nicht den Eindruck zu erwecken, ich würde einer komplett naiven religionswissenschaftlichen Sicht frönen, die von einer »*philosophia perennis*« ausgeht, also einem immer vorhandenen und immer gleichen Wissen, das sich einfach je anders äußert.

Diese Haltung wird von vielen Autoren in der Szene der Transpersonalen Psychologie und im Schatten der New-Age-Bewegung, falls es die überhaupt noch gibt, vertreten. Sie geht davon aus, dass es einfach eine Wahrheit gibt, die sich immer wieder neu und anders äußert und sowohl von der Religion, dort vor allem von den mystischen Zweigen, als auch von der Wissenschaft, und dort vor allem von der Quantenphysik, erkannt wird. Ken Wilber (1998, 2000a) ist ein Vertreter dieser Haltung. Sie wurde von verschiedenen anderen Autoren in der Transpersonalen Szene, z. B. von Jorge Ferrer (2000, 2002), aber auch von Harris Friedman (2009), Les Lancaster (2004) oder Mike Daniels (2005) als »zu naiv« kritisiert. Ich schließe mich dieser Kritik an und habe sie andernorts ausführlicher begründet (Walach 2015).

Zum einen kann man beobachten: Nicht alle Religionen haben wirklich die gleichen Ziele und Glaubenshaltungen. Und selbst die mystischen Zweige von Religionen sind durchaus verschieden. Es gibt Religionen, die sehr pragmatisch sind und hinter denen keinerlei Narrativ und Erfahrungskontext zu stehen scheint, wie der Shintoismus, wie Payne (2006) bemerkt, sondern reiner Pragmatismus. Man will schöner sein, mehr Geld haben, im Business gewinnen oder schönen Sex haben, und dafür geht man zum Schrein und opfert. Vor allem die antiken Religionen scheinen weniger mit spirituellen Erfahrungen beschäftigt gewesen zu sein, sondern eher damit, irgendwelche Gottheiten durch manchmal sehr gruselige Menschen- und andere Opfer zu besänftigen (Casey 2009; Eliade 1959; Kuckenburg 2019). Jean Gebser interpretiert in seiner Kulturanthropologie die magische Phase der Menschheit als eine Zeit, in der gerade aus der Erfahrung der allseitigen Verbundenheit der Versuch der Bemächtigung der Welt, z. B. eines Beutetiers, durch Rituale gemacht wird (Gebser 1949, 1953). So sind etwa die Höhlenzeichnungen, von denen auch Alan Lightman (2018) so angetan war, in Gebsers Sicht ritualisierte Darstellungen der Wirklichkeit, nämlich etwa der Beutetiere, die es zu erjagen galt, die im Bild gegenwärtig wird und derer man sich eben auch im Bild bemächtigen kann, etwa indem man das Bild mit einem Speer oder Pfeil trifft. Gebser beschreibt dazu anthropologische Befunde aus der Ethnografie, wie etwa Jägerkulturen, die auch zu seiner Zeit noch rituelle Bilder malten oder andere Rituale ausführten, um gute Beute zu erjagen.

In diesem Sinne kann man, mit Gebser, diese Erfahrung der Welt und ihrer Tiefendimension als magische Verbundenheit ansehen. In ihr erscheint die Welt übermächtig, gesteuert von nicht ergründbaren Kräften, die dann als Götter verbildlicht werden. Das magische Bewusstsein macht die Erfahrung: Manchmal kann man sich diese Welt durch magische Rituale gefügig machen (und manchmal eben nicht; aber die negativen Beispiele vergessen wir Menschen rascher) und entwickelt daraus seine Rituale und Narrative. Manche Religionen und religiösen Vollzüge, die noch stark in diesem magischen Bewusstsein verhaftet sind (Hauschild 2002), sind auch heute noch so strukturiert. Daher muss man wahrscheinlich sehr stark differenzieren, viel stärker, als es für meine Bedürfnisse und Belange hier nötig ist. Nicht alle Religionen erzählen die gleiche Geschichte und nicht alle Geschichten, die Religionen erzählen, lassen sich auf ähnliche Erfahrungen reduzieren. Das ändert aber nichts an der Grundtatsache, dass hinter religiösen Vollzügen, Riten und Narrativen letztlich menschliche Erfahrungen stehen und dass diese religiösen Riten und Vollzüge die Formen eines kollektiven Erfahrungsinhaltes sind. Die Erfahrungen, die eine Jäger- und Sammlergemeinschaft im Nordamerika des 13. Jahrhunderts hatte, dürften wesentlich andere gewesen sein als die, die eine jüdische Gemeinde zur Zeit der römischen Besatzung in Palästina gemacht hat, und die Bedürfnisse waren auch wesentlich verschieden. In einer politisch sehr hierarchisch geordneten Gesellschaft dürften auch die Erfahrungen im Sinne einer hierarchischen Weltordnung interpretiert worden sein. In einer sehr egalitär-kleinräumigen Gesellschaft, wie die der nordamerikanischen Ureinwohner, ist das weniger zu erwarten. In einer Tradition wie der jüdischen um die Zeitenwende, in der der Gründungsimpuls bereits etwa 1500 Jahre alt war und also auch die entsprechenden Narrative und Riten eine gewisse Tradition hatten, wird eine spirituelle Erfahrung beinahe notwendig im Rahmen dieser Tradition interpretiert und eingeordnet. Und das ist genau das, was wir am historischen Jesus beobachten können: Er ordnete seine Erfahrungen in diesem Kontext ein und beschrieb sich und seine Mission mit den bekannten Worten der Schrift. Erst durch Paulus entstand das, was wir heute als Christentum kennen: eine Religionsgemeinschaft, die durchaus missionarischen Charakter hat und in die Welt hinauswirkt. Davor war es eine unbedeutende jüdische Sekte, unter Druck sowohl von der jüdischen als auch der römischen Autorität (Tabor 2006, 2012).

Das ändert allerdings wenig an meiner Grundkonzeption: Religion ist die Form eines Erfahrungsinhaltes. Die Erfahrung ist immer eine Erfahrung der Welt oder des Seins, im Falle einer spirituellen Erfahrung von innen her. Vermutlich dürfte sich, so ähnlich wie wir in der wissenschaftlichen Erfahrung immer mehr von der Welt erfahren und manchmal auch alte, falsche Konzeptionen aufgeben und revidieren, auch in der Innenerfahrung von Sein, der spirituellen Erfahrung, dieses Sein von innen her je neu und wieder anders zeigen. Daraus lässt sich verstehen, warum Religionen so verschieden sind: Sie finden ihren Erfahrungsschatz zu je verschiedenen Zeiten in je unterschiedlichen Kontexten mit unterschiedlichen Problemlagen. Und vielleicht sind ja auch Religionen, wie andere menschliche Aktivitäten, evolutionär zu verstehen: Mit fortschreitender kultureller Entwicklung zeigen sich jeweils neue – nicht notwendigerweise bessere – Aspekte. Dieser evolutionäre Impuls, den letztlich die Philosophie von Charles Sanders Peirce in die Geistesgeschichte transportiert hat (Brier 2008; Hulswit 2000; Sheriff 1994), indem er alles radikal evolutionär interpretierte, ist mittlerweile auch in der Theologie angekommen, z. B. in der Prozesstheologie (Barbour 1969; Epperson 2009; Griffin 1989, 1996), die sich von der Prozessphilosophie Whiteheads ableitet (Whitehead 1932, 1978). Folgt man diesem Gedanken, dann wird man auch leicht verstehen, warum Inhalte und Form von Religionen sich wandeln, auch wenn vielleicht die *»zugrunde liegende Wirklichkeit«* eine ist.

Das heißt in der Zusammenfassung: Das, worauf sich spirituelle Erfahrung jeweils bezieht, ihr Referent also, ist immer das Sein als solches, die Wirklichkeit als solche. Aber diese Erfahrung findet immer und notwendigerweise in einer historisch, kulturell und politisch kontingenten Situation statt. Zeiten, Bedingungen und Umstände, unter denen solche Erfahrungen gemacht werden, sind sehr verschieden. Daher sind auch die Interpretation und die Form, die sich solche Erfahrungen dann im Ausdruck suchen, sehr verschieden. Und deswegen unterscheiden sich Religionen immens.

Daher sind auch nicht einfach alle Religionen gleich und es ist auch nicht egal, welcher Religion man folgt. Deshalb ist es durchaus auch wichtig, dass man den Gehalt einer Religion intellektuell durchdringt, um verstehen zu können, worauf man sich einlässt. Denn letztlich wird man sich für irgendeinen Vollzug seiner Spiritualität entscheiden müssen. Manche tun das nicht und bleiben gewissermaßen im Erfahrungsraum der Spiritualität. Ich vermute, dass dann die Gefahr besteht, dass die Fassung der Erfahrung schwieriger wird.

4.2 Wie die Erfahrung Form gewinnt

Erfahrungen wollen mitgeteilt werden und werden meistens irgendwann versprachlicht. Weil die Erfahrung, die ausgedrückt werden will, multiplex und vielschichtig ist, eignen sich simple Beschreibungen nicht, genauer gesagt: Simple Beschreibungen müssen um merkwürdige Eigenheiten angereichert werden, damit dahinter die Erfahrung durchscheinen kann. Dazu eignen sich dann spezielle Geschichten, die wir heute »Narrative«, also Erzählungen nennen. Sie verdichten die Erfahrung und bringen sie zum Ausdruck. Riten und Handlungen, die in bestimmten Festen gipfeln und oft auch an speziellen Orten oder zu bestimmten Zeiten gefeiert werden, erleichtern das Gedenken an ursprüngliche Momente der Erfahrung.

Idealerweise ergänzen und stützen sich der Ritus – die Ausdrucksform – und das Narrativ – die Begründungsform – gegenseitig und erlauben so, dass die Erfahrung transportiert und konserviert wird, aber auch, dass die Erfahrung je neu gemacht werden kann, wenn auch nur in Ansätzen oder als Echo.

Gershom Scholem beschreibt dies auf sehr eindrückliche Weise am Ende seines Werkes über die jüdische Mystik, indem er eine chassidische Geschichte erzählt:

> *»Wenn der Baal-schem etwas Schwieriges zu erledigen hatte, irgendein geheimes Werk zum Nutzen der Geschöpfe, so ging er an eine bestimmte Stelle im Walde, zündete ein Feuer an und sprach, in mystische Meditationen versunken, Gebete – und alles geschah, wie er es sich vorgenommen hatte. Wenn eine Generation später der Maggid von Meseritz dasselbe zu tun hatte, ging er an jene Stelle im Walde und sagte: ›Das Feuer können wir nicht mehr machen, aber die Gebete können wir sprechen‹ – und alles ging nach seinem Willen. Wieder eine Generation später sollte Rabbi Mosche Leib aus Sassow jene Tat vollbringen. Auch er ging in den Wald und sagte: ›Wir können kein Feuer mehr anzünden, und wir kennen auch die geheimen Meditationen nicht mehr, die das Gebet beleben; aber wir kennen den Ort im Walde, wo all das hingehört, und das muss genügen.‹ – Und es genügte. Als aber wieder eine Generation später Rabbi Israel von Rischin jene Tat zu vollbringen hatte, da setzte er sich in seinem Schloss auf seinen goldenen Stuhl und sagte: ›Wir können kein Feuer mehr machen, wir können keine Gebete mehr sprechen, wir kennen auch den Ort nicht mehr, aber wir können die Geschichte davon erzählen.‹ Und – so fügt der Erzähler hinzu – seine Erzählung allein hatte dieselbe Wirkung wie die Taten der drei anderen.«* (Scholem 1980, S. 384)

Aus der ursprünglichen Erfahrung wird über die Zeit im Sinne einer Verdünnung eine Geschichte, eine Erzählung, ein Narrativ. Aber das Narrativ hat auch noch das Potenzial, »*das Werk*« zu vollbringen, also wirksam zu werden.

Die jüdische Religion, aber auch die hinduistischen Kulte sowie die vorzeitlichen Religionen waren alle sehr stark um ein *Opfer-Ritual* gebaut. Die Gottheit musste besänftigt werden und daher musste man ihr opfern, im jüdischen Ritus Tiere unterschiedlicher Größe und Menge. Das war bereits ein kultureller Fortschritt gegenüber den andernorts nötigen Menschenopfern, die man etwa der karthagischen Gottheit Baal zu opfern hatte. Die christliche Religion beendete den Opferkult, indem sie den Tod Jesu als finales, einziges und ausreichendes Opfer interpretierte, das in der Messfeier erinnernd vollzogen wird. Der historische Buddha machte ebenfalls Schluss mit Opfern: Wenn schon, dann opfert man sich in der Meditationspraxis selbst, sein Ich und dessen Regungen. Und wenn man das christliche Messopfer entsprechend den Messtexten interpretiert, dann geht es letztlich darum, den Kern des christlichen Glaubens, den Glauben an die Menschwerdung Gottes und die Unzerstörbarkeit des Lebens, je neu zu begehen.

Das funktioniert natürlich nur dann gut, wenn der Inhalt des Glaubens, also die Menschwerdung und damit die Zuwendung des Göttlichen an die Welt und die Menschen in Liebe und die Auferstehung, erfahrungsmäßig gegenwärtig und zugänglich ist. Dann kann der Ritus eine Erinnerungs- oder Gegenwärtigkeitsfeier werden, der durchaus auch das Potenzial hat, Erfahrung wieder neu zu vergegenwärtigen (Walach & Römer 2016).

4.3 Die ethisch-moralische Dimension der Religion

Religionen haben auch ethische Implikationen. Das kommt daher, dass eine spirituelle Erfahrung, wie wir oben gesehen haben, immer auch ein »Mandat« enthält, eine Aufforderung, entsprechend zu handeln. Was, wie und wo genau, das zeigt sich oft erst im Laufe der Zeit. Wer die Erfahrung der allseitigen Verbundenheit gemacht hat, kann andere Menschen nicht als Mittel zum Zweck behandeln und wird auch niemandem das Leben oder das Eigentum wegnehmen, ganz einfach deswegen, weil der andere in dieser Erfahrung »*wie ich selbst*« oder »*als selbst*« erfahren wird. Daher ist auch ein Zentralgebot des jüdisch-christlichen Glaubens: »*Du sollst den Herrn Deinen Gott lieben*« und »*Deinen Nächsten wie Dich selbst*« (Mt 22,37–38, Dtn 6,5, Lev 19,18).

Man könnte sagen: Dich selbst – denn der andere ist nicht nur »*wie*« Du, er *ist eins* mit Dir. Die Zehn Gebote, die Moses vom Berg der Erfahrung bringt, sind also sozusagen Konsequenz seiner Erfahrung. Deswegen heißt es im hebräischen Original nicht »*Du sollst*«, sondern »*Du wirst*«. Wer diese Erfahrung gemacht hat, der wird ganz einfach bestimmte Dinge nicht tun. Für die, denen die Erfahrung abgeht, ist es ein »*Du sollst*«. Insofern folgt die Ethik der Erfahrung und ist deren Ausdruck. In der westlichen philosophischen Tradition gibt es den Gedanken eines »*moralischen Sinnes*« oder einer »*moralischen Wahrnehmung*«, mit der das Rechte und Gute erfasst wird, eben weil es eine Art Innenerfahrung ist; so etwa bei Anthony Cooper, dem Earl of Shaftesbury (Shaftesbury 1800 [1699], 1800 [1709]; Uehlein 1996).

Umgekehrt hat natürlich ethisches Verhalten durchaus auch das Potenzial, spirituelle Erfahrung zu befördern. Dies geschieht etwa dann, wenn jemand einer inneren ethisch-moralischen Intuition folgt und in der Folge die Erfahrung macht, dass diese Handlung zu größerem innerem Frieden führt.

Zeugnis einer solchen Erfahrung liefern etwa die Tagebücher des Jesuiten Alfred Delp, der sich weigerte, Nazidirektiven zu folgen, und sich dem Kreisauer Kreis anschloss, wohl wissend, dass das seinen Tod bedeute könnte, und noch im Gefängnis sehr starke, tröstende Erfahrungen machte (Bleistein 1994; Delp 2007 [1958]). Es ist anzunehmen, dass die Ethik Delps aus seiner Erfahrung kam. Gleichzeitig ermöglicht ethisches Verhalten solche Erfahrung wieder neu.

Ethik und Moral sind also Konsequenzen einer inneren, spirituellen Erfahrung. In einer ersten Näherung könnten wir die Vermutung äußern: Eine Wissenschaft der Spiritualität oder der systematischen inneren Erfahrung würde vermutlich ethische Grundprinzipien als von innen her erfahrbare Strukturkonstanten der Welt herausarbeiten. Vielleicht würde sich die Art, wie sie sich über die Jahrhunderte äußern und konkretisieren, ändern, aber ihr Gehalt dürfte bleiben. Das ist natürlich eine äußerst kühne und sehr unpopuläre Haltung. Denn sie würde davon ausgehen, dass es so etwas wie ethische Konstanten gibt, so ähnlich wie es auch mathematische Strukturkonstanten gibt, welche die Welt in ihrem materiellen Aufbau definieren. Wenn dies so ist, dann wäre es eben nicht einerlei, ob wir uns moralisch und ethisch verhalten oder nicht. Denn unethisches und unmoralisches Verhalten würde das unsichtbare Gewebe der Welt stören und das erzeugen, was in der östlichen Tradition als *»Karma«* und in der westlichen Tradition als *»Schuld«* oder *»Sünde«* bezeichnet wird: eine innere Distanzierung vom Seinsgrund, der letztlich in der einen oder anderen Weise auf den Urheber selbst zurückfällt.

Das darf man keinesfalls simplistisch hören. Natürlich gibt es Bosse von Verbrechersyndikaten, die unerkannt, reich und anscheinend glücklich und im Überfluss bis ans Lebensende leben, und Menschen, die aus der einen Perspektive als Ausbeuter und Verbrecher erscheinen, gelten aus einer anderen Perspektive als Wohltäter und Vollstrecker der Geschichte. Aber keiner kennt die Innensicht dieser Menschen, nur sie selbst. Könnte es sein, dass vieles, was wir derzeit an Leere, Sinnlosigkeitsgefühl, Depression und Angst in unserer Kultur antreffen, darauf zurückzuführen ist, dass Menschen sich von ihren ursprünglichen Quellen entfernt haben und in ihrem Lebensvollzug grundlegende Prinzipien der Verbundenheit zu ihrem eigenen Schaden missachten? Man muss keine Wiedergeburt und keine Karma-Idee reklamieren, um diesen Gedanken zu konkretisieren. Aber auch der Gedanke von Karma und Wiedergeburt könnte eine Option sein, wie man sich die moralische Konsequenz der Entfernung von der tieferen Wirklichkeit vorstellen könnte. Interessanterweise haben alle Religionen, soweit ich das überblicke, ein Konzept, dass und wie moralisches Fehlverhalten Konsequenzen hat. Die Tatsache, dass das für uns nicht immer offensichtlich ist, genauer gesagt, dass es oft genau andersherum ist, dass nämlich die Anständigen benachteiligt werden und die rücksichtslosen Karrieristen in der Welt Erfolg haben, sollte uns nicht täuschen. Das ist ja das klassische Argument aller Religionskritik. Aber es übersieht, dass möglicherweise das Sicht-, Versteh- und Greifbare nicht die ganze Wirklichkeit ist.

Ethik und Moral sind also in meiner Konzeption Handlungskonsequenzen und -tendenzen, die sich aus der spirituellen Erfahrung ergeben. Weil nicht jeder diese Erfahrung in ihrer ganzen Tiefe und Fülle machen wird, wurden die Konsequenzen in Moralkodizes und Ethikvorschriften gegossen. Die Zehn Gebote sind die bekanntesten. Das Kondensat dieser Ethikvorschriften ist die *goldene Regel*, die in ihrer schwächeren Form auch *silberne Regel* heißt und durchaus zu einer säkularen Begründung der Ethik taugt:

»Handle am anderen so, wie Du willst, dass der andere an Dir handelt.« Das wäre die goldene Regel. Oder: *»Tu dem anderen das nicht an, was Du nicht willst, dass der andere Dir antut.«* So lautet die silberne Regel.

Kant hat dies in die Maxime gegossen: »Handle so, dass Dein Handeln zum Vorbild und zur Handlungsmaxime anderer werden kann.« Das ist eine Umschreibung des kategorischen Imperativs: »Handle nur nach derjenigen Maxime, durch die du zugleich wollen kannst, dass sie ein allgemeines Gesetz werde.« (Kant 1983, Metaphysik der Sitten, S. 11)

Zwar kann man all die Regeln rational begründen und dann auch als Basis für philosophisch begründete Ethiktheorien heranziehen (Seiffert 2001). Aber letztlich wird nur eine vertiefte Erfahrung der Verbundenheit ethisches Verhalten garantieren und absichern können. Natürlich kann ich mit Mitteln der Vernunft die Rationalität dieser Maximen einsehen. Es war Kants Lebenswerk, dafür zu argumentieren. Aber wer sagt, dass wir rational handeln und rationale Wesen sind? Ist nicht die ganze Tiefenpsychologie seit Freud eine massive Kritik an der vermeintlichen Macht der Vernunft? Ist nicht die Essenz psychologischer Einsicht das Wissen um die multiple Determiniertheit menschlichen Verhaltens und der Tatsache, dass Vernunft nur einen kleinen Teil unserer Motivation ausmacht?

Nietzsche hat sein ganzes Leben darauf verwendet, das Gegenteil zu belegen, und viele sind ihm darin gefolgt (Sorgner 2019; Vattimo 1988). Warum soll ich in meiner kurzen Lebensspanne, nach der ja alles zu Ende zu sein scheint, nicht an der Maximierung meines eigenen Vorteils arbeiten und dann, wenn mir andere – Tiere, Menschen, Grenzen – entgegenstehen, diese ignorieren, überwinden, fortschaffen oder verschwinden lassen? Natürlich, an Gesetze halten ja. Aber diese Gesetze garantieren nur Mindeststandards. Moralisches Verhalten garantieren sie nicht. Und Anstand schon gar nicht.

Die Ethik lässt sich nicht rational garantieren. Sie lässt sich rational begründen. Man kann sie in Grenzen über evolutionäre Ansätze auch wissenschaftlich in ihrem Entstehen verstehen. Denn altruistisches Verhalten kann von Vorteil sein, wenn man etwa nicht das Individuum, sondern den Familiengenpool als Subjekt betrachtet (Hands 2015; Harari 2014; Henrich et al. 2012). Dann kann es von Vorteil sein, wenn ein Individuum seine individuellen Bedürfnisse hinter den Vorteil der Familie oder Gruppe stellt. Allerdings ist eine evolutionäre Begründung für bestimmte Aspekte ethischen Verhaltens keine ausreichende

Erklärung. Es gibt viele Beispiele, etwa selbstlosen Verhaltens, die sich einer evolutionären Erklärung versperren. Dazu gehören Akte der freiwilligen Selbstaufgabe angesichts eines Unrechtsregimes, wie das obige Beispiel Alfred Delps, oder das Beispiel christlicher, buddhistischer oder anderer Märtyrer, die aus spiritueller Überzeugung handelten. Dass es auch solche gibt, die aus ideologischer Verblendung und mit politischen Zielen handeln, ist ebenfalls klar. Aber auch sie belegen im Prinzip indirekt das Argument: Verhalten, das ethische oder andere Prinzipien über den eigenen unmittelbaren Vorteil stellt, lässt sich mit evolutionären Theorien nur schlecht begründen. Warum hat Giordano Bruno nicht rechtzeitig abgeschworen, seine Dominikanerkutte hingeworfen und ein Kind gezeugt, damit seine Gene und seine Genialität weiterleben? Warum haben Stauffenberg und die Verschwörer des 20. Juli 1944 ihr Leben, das ihrer Familien und eines großen Kreises von Freunden riskiert und sich damit die Möglichkeit genommen, die biologischen Grundlagen ihres Verhaltens zu sichern (Vollmer & Keil 2013)? Ethik und Moral, scheint mir, lassen sich in der äußeren Wirklichkeit nicht begründen. Sie sind im Gewebe der Welt verankert. Aber eben nicht im materiellen Gewirke, sondern in seiner inneren Struktur.

Steven T. Katz und eine ganze Schule von Religionswissenschaftlern gehen davon aus, dass Erfahrung nach der Religion kommt und Erfahrung, mystische zumal, ohne Religion undenkbar ist (Katz 1978, 1983, 1992). Dagegen hat Robert K. C. Forman empirische Argumente angeführt und mithilfe qualitativer Studien nachgewiesen: Es gibt so etwas wie ganz ursprüngliche, bewusste Erfahrungen, vor und jenseits der Sprache, die Bausteine einer Innenerfahrung von Welt und ihres spirituellen Grundes sind: *»pure conscious events«* – reine Ereignisse von Bewusstsein, würde ich übersetzen, Bewusstsein, das sich selbst als Bewusstsein ohne konkreten Inhalt erfährt (Forman 1999, 1998). Man kann außerdem fragen: Wo, außer aus der Erfahrung, soll denn Religion herkommen?

Ja, innere Erfahrung, der Inhalt dessen, was Religion ausmacht, benötigt das Gerüst, die Form, welche die Religion darstellt. Religion wird durch Erfahrung nicht nur begründet, sondern auch verändert, reformiert und erneuert. Die christliche Tradition und letztlich jede religiöse Tradition kennt eine Reihe solcher Erneuerungen und Veränderungen aus und durch Erfahrung. Die erste in ihrer Historie war die Veränderung, die Paulus in die noch junge Bewegung der Christen einbrachte: Er internationalisierte die Bewegung. Sonst wäre sie nämlich eine inner-jüdische Angelegenheit geblieben, wie die Diskussionen zeigen, die in der Apostelgeschichte berichtet werden. Dies war seiner Erfahrung geschuldet. An zentralen Zeiten und Orten traten immer wieder mächtige Gestalten auf, die, von ihrer Erfahrung inspiriert, Veränderungen und Reformen erzwangen oder einführten. Die großen Gestalten der Kirchengeschichte, meistens als *»Heilige«* apostrophiert, sind Beispiele. Auch ihre Perspektive ist jeweils begrenzt, aber sie zeichnen sich dadurch aus, dass sie ihr Wirken aus einer inneren Erfahrung heraus begründeten.

Die Gestalten der großen Denker – Kirchenväter und -mütter, wie sie in der christlichen Tradition heißen – sind hierfür beispielhaft. Ob das Christentum die Wirren der Spätantike überlebt hätte ohne den Impuls des Heiligen Benedikts von Nursia, der mit seiner Klostergründung die Fundamente für eine Mönchskultur legte, ist fraglich. Im Mittelalter finden wir Menschen mit tiefer spiritueller Hingabe und entsprechenden Erfahrungen als Ordensgründer wieder, ohne die das Mittelalter mit seiner religiösen Stimmung und Kultur kaum vorstellbar wäre und die natürlich gleichzeitig von dieser Kultur beeinflusst waren (Taylor 2007). Ohne die tiefen Erfahrungen der Begründer der Bettelorden, Franz von Assisi (1181–1226) und Dominikus (1170–1221), hätten sich die Geschichte des Mittelalters und auch die Geistesgeschichte anders entwickelt. Denn die wichtigsten Denker, Philosophen und auch Wissenschaftler der beginnenden Universitätskultur sowie Wegbereiter der Naturwissenschaft waren Dominikaner – Albrecht der Deutsche, auch Albertus Magnus genannt, Thomas von Aquin – oder Franziskaner – Alexander von Hales, Giovanni Bonaventura, Francis Bacon, William Ockham, Johannes Duns Scotus – und bei einigen von ihnen lassen sich biografisch ebenfalls vertiefte spirituelle Erfahrungen nachweisen, etwa für Thomas von Aquin oder Bonaventura. Die Heiligenviten sind voll von Geschichten der speziellen Begnadung oder Erfahrung, die sich dann auf alle mögliche Weise äußerten (Thurston 1956).

Religion, in diesem Falle die christliche, wird immer wieder durch die Erfahrung Einzelner neu belebt. Erfahrung und Religion stehen im Wechselverhältnis. Die Erfahrung ist gewissermaßen das Innen der Religion, ihre Substanz. Aber die religiöse Form, mit ihren Geschichten und Ritualen, mit ihrer Ethik und ihren Handlungsvorschriften, ist Form dieser Substanz. Beide bedingen und stützen sich gegenseitig. Die Erfahrung machte das Wirken der vielen Reformgestalten in der Geschichte möglich und ohne ihr Wirken wäre die Religion nicht das geworden, was sie ist. Die einzelnen großen Gestalten, die wir im Nachhinein als *»Heilige«* bezeichnen, wie die Ordensgründer, oder populäre Heilige wie in neuerer Zeit Pater Pio (Ruffin 2018 [1982]), sie sind die belebenden, stimulierenden Elemente. Sie bewirken meistens in ihrer Zeit, dass andere sich ein Beispiel nehmen, vielleicht ebenfalls ihr persönliches Leben anders ausrichten. Sie beeinflussen die Kultur, das Denken, die Herzen der Menschen und damit auch die Form der Religion. Erfahrung ist also ein Katalysator nicht nur der religiösen, sondern der kulturellen Entwicklung.

Das Auftreten der Bettelmönche z. B. führte im 13. Jahrhundert dazu, dass plötzlich eine mächtige Bewegung der Volksfrömmigkeit entstand, vor allem durch die Predigtseelsorge, die diese Mönche als wandernde und bettelnde Prediger betrieben, aber auch eine kulturelle Bereicherung in den neu entstandenen Universitäten (Grundmann 1977; Leff 1968; Randall 1895). Durch die Arbeit dieser und anderer Gemeinschaften entstanden erste organisierte Krankenhäuser, über die von den Gemeinden betriebenen hinaus, und die Fürsorge für Arme, Kranke und Aussätzige wurde systematisiert. Dies hatte enorme gesellschaftliche Konsequenzen, ebenso wie das Angebot an Schulen, das sowohl die Kanoniker an den Kathedralen, aber auch andere Ordensgemeinschaften entwickelten, lange bevor es staatliche Bildungsfürsorge gab.

All dies sind Beispiele für meine Zentralthese: Erfahrung erzeugt religiöse Formen, Riten und Strukturen. Religiöse Formen, Riten und Strukturen wirken zurück auf die Erfahrungsmöglichkeit und ermöglichen, erleichtern und kanalisieren die Erfahrung. Durch die historisch-kulturelle und politische Entwicklung entstehen neue Bedingungen, neue Herausforderungen und neue Aufgaben. Und im Rahmen dieser neuen politisch-historisch-kulturellen Situation werden neue Erfahrungen möglich und nötig, die dann wieder zu neuen Lösungen führen werden. Insofern ist auch jede Religion ein historisch-evolutionäres Geschehen. Jede Religion passt sich aufgrund dieser Struktur den je neuen Gegebenheiten an, erzeugt und ermöglicht neue Erfahrungen und wird von diesen neuen Erfahrungen verändert. Und damit bringt sie auch kulturelle Evolution hervor und befördert diese.

Dass in diesem historisch-kulturellen Wandlungsprozess auch dunkle und völlig inakzeptable Verirrungen vorkommen, die den Grundprinzipien jeder Religion hohnsprechen, versteht sich eigentlich von selbst, sei hier aber sicherheitshalber nochmals speziell betont, damit nicht der Eindruck entsteht, ich würde einem romantischen, naiven Religionsbild frönen.

Natürlich müssen wir auch die Auswüchse im Blick haben, die religiöser Fanatismus, meistens als dogmatische Struktur eben genau ohne jede Erfahrungstiefe, befeuert hat. Der verstorbene Psychologe Suitbert Ertel aus Göttingen hat empirische Forschung zur autoritären Persönlichkeitsstruktur betrieben (Ertel 1972, 1976, 1978, 1981), die von der Frankfurter Schule nach dem Zweiten Weltkrieg diskutiert wurde (Adorno 1995). Dazu gehört eben auch genau jene Form des Dogmatismus, die wir aus der Nazi-Ideologie so gut kennen. Offenbar haben wir Menschen die Tendenz, uns an Ideologien festzuhalten, die uns Sicherheit und Richtung geben. Das können eben auch Religionen sein. Oder anders ausgedrückt: Religionen können auch als Ideologien fungieren, sind es aber eigentlich, ihrem Wesen nach, nicht. Wenn sie allerdings ohne den Erfahrungshintergrund als vordergründige Begründungs- und Denkstruktur verinnerlicht werden oder gar als autoritäre Machtstruktur erlebt werden, dann werden sie zur Ideologie und Menschen mit einer autoritären Persönlichkeitsstruktur fühlen sich darin wohl und benutzen sie zu ihrer eigenen Stärkung (▸ Kap. 11.1).

An dieser Stelle soll genügen: Die Auswüchse von Religionen, die wir nicht nur aus heutiger, sondern auch aus einer genuin religiösen Perspektive verurteilen, sind Auswüchse des Missbrauchs. Sie geschahen und geschehen dort, wo autoritär-dogmatische Persönlichkeiten die Ideologie der Religion für ihre eigenen Zwecke benutzen oder wo Menschen mit psychologischen Gebrechen sich im Raum des Religiösen einrichten, ohne sich mit ihren psychologischen Problemen auseinanderzusetzen und dafür am Ende sogar noch eine vermeintlich transzendente Begründung holen.

Dazu zählen etwa *»Heilige« Kriege*, in denen das Morden religiös gerechtfertigt wird. Man kann etwa das Phänomen der Kreuzzüge historisch-politisch gut verstehen: In Europa herrschte ein Überfluss junger, mittelloser, aber gesellschaftlich angesehener junger Männer. Das ließ sich mit der Idee der Befreiung der Heiligen Stätten verknüpfen und fertig war das Narrativ eines Ordens zum Schutz der Pilger und der Befreiung Jerusalems. Gießen wir noch etwas politisches Machtstreben – der Reichtum des Orients, die kulturellen Fortschritte der arabischen Kulturen, die man in Europa schätzte – in die Melange, ergibt sich eine kaum mehr zu entwirrende Gemengelage, die, mit etwas religiöser Rhetorik überformt, das Kreuzzugsnarrativ abgab, das ca. 200 Jahre lang Bestand hatte (Beck 1992; Demurger 1991; Jones 2017; Oursel 1996; Power 2012; Reitz 2005).

Oder die *Inquisition*. Sie entstand ursprünglich aus dem intellektuell-doktrinären Bestreben, sich gegen genau jene dualistischen Tendenzen zu verteidigen, die abzuwehren der Kampf der Kirche in der Antike war. Dort waren mächtige Strömungen von einem dualistischen Seins-Prinzip ausgegangen: einem guten Schöpfer und einem bösen Demiurgen, die beide gleich mächtig um die Vorherrschaft kämpften. Dem stand die biblische Botschaft entgegen, in der klarerweise die Schöpfung als *»gut«* bezeichnet wurde. Noch bei Augustinus finden wir die Nachklänge dieser dualistisch-manichäischen Lehre (Flasch 1986, 1987). Es hatte fast tausend Jahre philosophisch-theologisch-doktrinären Diskurses bedurft, bis diese Dualismen ausgerottet waren, als sie Ende des 12. Jahrhunderts wieder auftauchten, in Form von Bogumilen, Albigensern, Katharern und wie die Bewegungen alle hießen. Das Laterankonzil 1215 hatte klipp und klar festgestellt: Der Satan und alle Engel sind Geschöpfe Gottes und haben keine unabhängige Existenz oder Macht (Tanner 1990), und war damit jedem Dualismus entgegengetreten. Dominicus hatte seinen Orden speziell deswegen gegründet, um diese Irrlehren zu bekämpfen (Kolmer 1982). Die 1230 gegründete Inquisition wirkte ursprünglich durch Predigt und Beispiel, die Strafen waren sehr milde und es ging vor allem um die Wiedereingliederung. Die Exzesse, in denen dann ganze Städte ausgelöscht wurden, wie in den Albigenserkreuzzügen (des Vaux-de-Cernay 1996), waren der Tatsache geschuldet, dass ein ursprünglich von der Erfahrung her gefülltes und sinnvolles Konzept doktrinär und dogmatisch verdreht wurde und in den Händen entsprechender Persönlichkeiten zu einer schrecklichen Perversion führte.

Die massenhafte *Hexenverbrennung* entstand an der Wende vom 16. zum 17. Jahrhundert, also relativ spät, und im Übrigen vor allem in protestantischen Gebieten. Dort spielten zudem noch viele andere Motive eine Rolle: die verfasste Ärzteschaft, die gerade begann, sich zu organisieren und das Unwesen der heilkundigen Frauen als mühsame Konkurrenz zu verdrängen suchte, die aufkommende Prüderie, die sexualisierte Fantasien religiös überhöhte und womöglich noch manche andere paranoide Tendenz, die nach einem Ventil suchte (Easlea 1980; Ginzburg 1961, 1980).

Die heutigen *sexuellen Missbrauchsskandale*, vor allem in der katholischen Kirche, gehören ebenfalls in dieses dunkle Kapitel. An sich ist die selbstgewählte sexuelle Abstinenz in allen Religionen als ein Ideal der Gottsucher zu finden, so auch in der christlichen Mönchstradition der Antike. Von dort ging sie in alle Ordensregeln der Mönche und Nonnen ein. Es gab sie schließlich auch bei den antiken Priesterinnen mancher Götter. Aber die Ehelosigkeit war weder etwas, das sich aus der Heiligen Schrift begründen ließ – denn Juden waren grundsätzlich nicht ehelos und man darf annehmen, dass der historische Jesus sowie seine Jünger als gute Juden verheiratet waren –, noch war sie für Priester verpflichtend. Das wurde erst im Mittelalter kodifiziert und hatte den Sinn, die kirchlichen

Pfründe, die Priester zum Lebensunterhalt erhielten, nicht durch Vererbung zu verkleinern (Kantorowicz 1980). Dadurch entstand eine Zölibatsverpflichtung in der katholischen Kirche auch für Priester. Fühlte sich jemand zur Religion als Beruf hingezogen und zur Seelsorge, dann musste er wohl oder übel ein *Zölibat* in Kauf nehmen. Dass dies auf Dauer dazu führt, dass der Priesterstand dann auch für Randgestalten der sexuellen Entwicklung wie Pädophile interessant wird, ist einleuchtend. Auch Homosexuelle fanden in kirchlichen Diensten früher wohl die einzige Möglichkeit, ihre sexuellen Neigungen mehr oder weniger unauffällig zu leben und gleichzeitig einen angesehenen sozialen Stand zu erwerben. Das erklärt, warum heute in klerikalen Leitungspositionen sehr viele Homosexuelle zu finden sind, die natürlich ihre eigenen Reihen schließen und z. T. einen ausgesprochen frauenfeindlichen Stil pflegen. Ein Jesuit sagte einmal in einem Fernsehauftritt, die katholische Kirche sei die größte Schwulenorganisation der Welt, wofür er eine ordensinterne Abmahnung erhielt (diese Geschichte halte ich für glaubhaft, weil ich sie von einem anderen Jesuiten persönlich erfahren habe).

Die Tatsache, dass in der katholischen Kirche in ihren oberen Leitungsfunktionen wohl prozentual häufiger als in den unteren Rängen solche Menschen anzutreffen sind, trägt zu einer Perpetuierung der Missstände bei. Das entschuldigt sie natürlich in keiner Weise, aber macht die Dynamik verständlicher. Wir sehen wiederum: Wenn sich eine formale Seite – hier die freiwillige sexuelle Abstinenz –, die eigentlich aus einem spirituellen Erfahrungsimpuls kommt, ohne diesen Erfahrungsimpuls verselbstständigt, dann kann das zu Zerrformen und üblen Machenschaften führen, wie etwa dem sexuellen Missbrauch, meistens von Kindern.

Damit wollen wir es bewenden lassen. Ich glaube, die Beispiele machen meine Grundthese auch ex negativo plausibel: Spirituelle Erfahrung ist Inhalt, religiöser Ritus, religiöse Narrative und Strukturen sind die Form. Sie sind aufeinander verwiesen. Wo das eine, die Erfahrung, fehlt, können sich Persönlichkeiten der Struktur bemächtigen, die diese dann pervertieren. Wo das andere, die Struktur, fehlt, ist die Gefahr gegeben, dass die Erfahrung zerrinnt oder in ideologische Wirrnis abgleitet. Das finden wir dann in verschiedenen Sekten, in denen möglicherweise Erfahrung durchaus vorhanden, aber die Reflexion über sie mangelhaft ist und dann allerhand Ideologien befruchtet werden.

5 Spiritualität und Wissenschaft

Spiritualität habe ich bereits mit einer Arbeitsdefinition vorgestellt (▸ Kap. 1). Hier ist eine, wie ich finde, brauchbare Definition von Wissenschaft, die ich gerne verwende. Ich verstehe unter Wissenschaft *den kollektiven Versuch der Menschheit, unsere Welt und ihre Gesetzmäßigkeiten und Zusammenhänge zu verstehen und dabei so wenige Fehler wie möglich zu machen.*

Diese Definition ist operational und pragmatisch. Sie nimmt weder Zuflucht zu irgendwelchen vermeintlich festen Erkenntnisbeständen darüber, wie die Welt ist oder woraus sie besteht, noch enthält sie methodische Festlegungen. Das ist deshalb wichtig, weil sich Methodik ändert und die Erkenntnisse, die man damit gewinnt, ebenfalls. Wer darüber mehr erfahren will, findet viel Material in meinem Philosophie- und Wissenschaftstheorie-Lehrbuch für Psychologiestudenten und andere Interessierte (Walach 2020d).

Ich habe in der Einleitung Wissenschaft 1 von Wissenschaft 2 unterschieden. *Wissenschaft 1* ist das, was Wissenschaftler täglich tun. Das Anwenden von wissenschaftlichen Methoden, um zu Erkenntnissen und Einsichten zu gelangen, und all die sozialen Prozesse, die dazu gehören: Publizieren, Ergebnisse auf Konferenzen und in Arbeiten öffentlich darstellen, neue Studien und das Geld für ihre Durchführung organisieren oder die strukturellen Bedingungen dafür schaffen, Daten erheben, Literatur lesen, sich Gedanken machen und mit anderen diskutieren, Texte schreiben und wieder löschen, neue schreiben und an Kollegen schicken, das Alltagsgeschäft eben.

Wissenschaft 2 ist das, was die meisten Wissenschaftsjournalisten, viele Mitglieder des Kulturbetriebs und der Medien, auch der Öffentlichkeit glauben, das uns die Wissenschaft über die Welt lehrt und was wir deswegen als wahr anzunehmen haben: die sogenannte und vermeintliche *»wissenschaftliche Weltanschauung«*. Viele Wissenschaftler halten sie auch persönlich für das Destillat ihrer und anderer Wissenschaftler Befunde. Diese »wissenschaftliche Weltanschauung« sieht, verkürzt und daher etwas unfair, so aus, wie ich das nachfolgend darstelle; wer sich näher dafür interessiert, kann sie in Werken ihrer typischen Vertreter nachlesen, etwa bei Pinker (2018), Dawkins (1986, 2006), Dennett (1995) oder in einer reflektierteren Lesart bei Kanitschneider (1993).

5.1 Wissenschaftliche Methode und wissenschaftliche Weltanschauung

5.1.1 Wissenschaftliche Methode

Es gibt nicht *die* Methode der Wissenschaft, sondern nur unterschiedliche, die Wissenschaftler anwenden. Die Naturwissenschaft verwendet spätestens seit Roger Bacons und Peter von Mahincourts Versuchen im 13. Jahrhundert (Power

2012) die Methode des Experiments: das sorgfältige Beobachten von Naturerscheinungen unter kontrollierten Bedingungen und das Eingreifen in diese Bedingungen, um die entstehende Veränderung kontrolliert beobachten zu können. Die Basis ist die sorgfältige Beobachtung. Die so entstandenen Daten werden, seit Johannes Kepler dies vorgemacht hat, mit mathematischen Modellen dargestellt (Holton 1973; Maxwell 1998; Pauli 1952). Kepler hatte ja die Beobachtungsdaten seines Lehrers und Kollegen Tycho Brahe als Grundlage, der Nächte auf seinen Beobachtungsstationen in Kopenhagen und Prag darauf verwendet hat, um den Stand der Planeten genau aufzuzeichnen (Koestler 1964). Das konnte Kepler gar nicht, denn er war sehr kurzsichtig. Dafür konnte er die Daten, die Tycho Brahe erzeugt und in den *Tabula Rudolphina* publiziert hatte, modellieren bzw. versuchte sie mithilfe des Kopernikanischen Weltmodells in eine Ordnung zu bringen, was ihm nicht gelang. Daher überlegte er, welche Struktur die Daten am besten widerspiegeln würde. Weil er sich von der Grundidee der Harmonie leiten ließ, suchte er nach einer mathematischen Struktur und fand sie in seinem berühmten Gesetz: Nicht der Abstand der Planeten zur Sonne war immer gleich, wie in den Kopernikanischen Kreisen vermutet, sondern die Flächen, die der Radius der Planeten auf der Ellipsenbahn beschrieb, blieb immer proportional zur Geschwindigkeit bzw. zum Abstand. Damit waren die Beobachtungsdaten des Tycho Brahe in eine gesetzmäßige, mathematische Formel gegossen.

Newton, Einstein, Schrödinger und Heisenberg taten später etwas sehr Ähnliches: Sie fanden mathematische Strukturen, die Beobachtungsdaten vereinfachend und idealisierend auf eine mathematische Formel brachten. Das nennt man Modellieren oder eine theoretische, mathematische Struktur finden. Um das tun zu können, benötigt man viele Beobachtungsdaten. Aber die Beobachtungsdaten sind ohne theoretische Struktur willkürlich und werden auch immer aufgrund einer theoretischen Erwartung erzeugt, wenn es sich nicht gerade um einen zufälligen Glücksfund handelt.

Weil man die Welt sehr lange oder sehr weitläufig beobachten muss, um einen erwarteten oder erwünschten Fall zu finden, begannen Wissenschaftler bald zu experimentieren, d. h. in den Bestand der Welt einzugreifen. *Experimente* sind gezielte Fragen an die Natur. Aber nicht alle Fragen können mit Experimenten beantwortet werden. Astronomen können keine Experimente mit Sternen machen. Sie können höchstens sorgfältig beobachten und darauf warten, dass die von ihnen erwarteten Ereignisse irgendwo eintreten, oder suchen, ob sie schon eingetreten sind, wie etwa das Echo einer großen Supernova-Explosion in Form von Gravitationswellen (Grote 2018). Theologen und Religionswissenschaftler können keine Experimente machen, um die Existenz oder Natur Gottes zu beweisen. Sie können höchstens überlieferte Texte verwenden, um ihre Struktur, ihre Entstehungsbedingungen und damit ihren intendierten Sinn zu verstehen. Diese verstehenden und interpretierenden Methoden der Wissenschaft nennt man Hermeneutik, die Kunst des Interpretierens oder Verstehens. Der Begriff leitet sich ab vom griechischen Gott Hermes, der bekanntlich der Bote der Götter war und den Menschen die etwas krausen Wünsche der Götterwelt überbrachte.

Das Gleiche tun auch Ethnografen oder Anthropologen: Sie begeben sich in einen fremden Kontext – eine andere Gruppe, eine andere Kultur, ein anderes Volk – und beobachten, was sie sehen, reden mit Leuten und schreiben ihre Befunde auf, erzeugen vielleicht auch Filmmaterial und Tondokumente. Literatur- und Politikwissenschaftler oder Historiker können ebenfalls keine Experimente machen. Sie können höchstens Material interpretieren und Informationen zusammenbringen, die weniger gut belesenen Zeitgenossen fehlen, in Archiven graben, biografische und andere Daten zusammenfügen und daraus neue Erkenntnisse gewinnen.

Die praktische Wissenschaft der Medizin steht zwischen allen Stühlen (Meyer-Abich 2010; Wieland 1975): Sie verwendet naturwissenschaftliche Erkenntnisse, um Krankheiten und ihre Prozesse zu verstehen und neue Medikamente zu entwickeln. Sie verwendet z. B. klinische Experimente, um deren Wirksamkeit zu testen. Aber Ärzte müssen auch unter Bedingungen der Unsicherheit handeln und das Wissen aus Experimenten, das ja immer auf ein Ensemble von Menschen, auf den »Durchschnitt«, ausgerichtet ist, auf konkrete Menschen anwenden. Dazu verwenden sie ihre Erfahrung, die aus klinischer Beobachtung stammt. Sie reden viel mit Kollegen (Gabbay & le May 2004). Sie verwenden ihr Wissen über andere Zusammenhänge und so weiter.

Psychologie steht ebenfalls auf der Grenze: Sie verwendet naturwissenschaftliche Methodik, Experimente und klinische randomisierte Studien, um etwas über psychologische Prozesse und Wirksamkeit von Interventionen zu erfahren. Sie verwendet aber auch hermeneutisches Vorgehen, etwa bei klinischen Explorationen, beim Verständnis einer Biografie von Menschen und Patienten, beim Interpretieren von Interviews und Lebensberichten.

Wenn man also oft zu hören bekommt, die Wissenschaft habe eine universale, klare und eindeutige Methode, nämlich das Experiment, dann ist dies sachlich falsch und eine sträfliche Vereinfachung. Das Experiment ist *eine* wichtige, mächtige Methode. Aber weder ist es die einzige noch die beste Methode. Das Experiment macht Voraussetzungen. Es richtet sich z. B. immer auf kontingente Sachverhalte, auf Dinge, die so sind, aber auch anders sein könnten. Deshalb sind Verlautbarungen, man könne die Existenz Gottes nicht experimentell beweisen, nichts anderes als töricht. Denn sie übersehen, dass hier ein Kategorienfehler vorliegt. Natürlich kann man die Existenz Gottes nicht experimentell beweisen oder widerlegen, weil es sich bei *»Gott«* wenn, dann um eine nicht-kontingente Entität handelt.

Experimente richten sich auch immer auf kausal stabile Zusammenhänge und setzen eine gewisse Form von Regelhaftigkeit voraus, nach der sie suchen. Wenn es eine solche Regelhaftigkeit nicht oder nur sporadisch gibt oder wenn es eine andere als eine kausale Regelhaftigkeit ist, dann kann ein Experiment sie nicht finden. Ein Beispiel für eine nicht-kausale Regelhaftigkeit wären etwa *synchronistische Ereignisse*, die Carl Gustav Jung und der Physiker Wolfgang Pauli diskutiert und beschrieben haben (Atmanspacher et al. 1995; Jung 1952; Meier 1992). Damit meinten sie Ereignisse in der materiellen Welt, die Sinnentsprechungen in der psychischen Verfasstheit eines Menschen haben.

Hier ein prototypisches Beispiel, das ich selbst oft erlebt habe, als ich etwa an meinen Promotionen arbeitete:

> Ich hatte hin und wieder das Gefühl, nicht mehr weiterzukommen, suchte etwas, mir war aber nicht ganz klar, was ich brauchte. Damals arbeitete ich in der Basler Bibliothek, die einen großen Freihandbereich hat. Ich war auf der Suche nach einem Buch, dessen Signatur ich mir im Katalog notiert hatte, ging ins Magazin und griff mir das Buch heraus, bis ich feststellte, es war gar nicht das notierte, sondern ein anderes; denn ich hatte danebengegriffen. Aber dieses war viel besser und wichtiger als das, welches ich mir ursprünglich holen wollte. Da die Bücher nicht systematisch, sondern nach der Reihenfolge ihres Eingangs standen, war das purer *»Zufall«*. Aber es hatte eine Sinnentsprechung mit meiner inneren Situation.

Solche Prozesse und Regelhaftigkeiten kennen sicherlich viele Menschen, vor allem in der Psychotherapie sind sie bekannt (Reefschläger 2018). Wir kommen darauf zurück (▸ Kap. 10.2). Aber mit einem Experiment lassen sich diese Regelhaftigkeiten nicht untersuchen, weil sie nämlich nicht lokal-kausaler Natur sind.

Der Begriff der *»Lokalität«* meint Regelhaftigkeiten, die durch die Übermittlung von Signalen und Energie oder durch Austauschteilchen einer der vier physikalischen Grundkräfte zustande kommen (Reichenbach 1957). Am bekanntesten sind die Photonen, die Austauschteilchen der elektromagnetischen Kraft; aber auch Gravitonen, die Austauschteilchen der Gravitationskraft, würden darunterfallen und alle anderen ebenfalls. Der springende Punkt ist: Alle diese Austauschteilchen können sich nach Einsteins spezieller Relativitätstheorie nur mit der Geschwindigkeit des Lichts ausbreiten. Daher nennt man dies auch das *Lokalitätsprinzip*. Denn Bereiche im Universum, die nicht von einem solchen Signal erreicht werden, sind lokal nicht verbunden. Der Mond ist z. B. nie mit der Erde zum gleichen Zeitpunkt lokal verbunden. Denn er ist ca. 300 000 km entfernt. Ein Lichtsignal oder ein elektromagnetisches Signal benötigt ziemlich genau eine Sekunde, um diese Distanz zu überwinden. Das ist nämlich die Lichtgeschwindigkeit. Das heißt, der Mond ist immer nur mit einer Verspätung von einer Sekunde lokal mit der Erde verbunden.

Die Regelhaftigkeit, die möglicherweise hinter Synchronizitätsprozessen steht, ist mit relativ großer Wahrscheinlichkeit keine lokal-kausale und kann daher auch nicht mit Experimenten entdeckt oder widerlegt werden. Genauso wenig können einmalige, spezielle Ereignisse, Zufälle, wissenschaftlich modelliert werden, weil ihnen vermutlich keine Gesetzmäßigkeit zugrunde liegt, genauer gesagt, wir haben keine Idee davon, welche Gesetzmäßigkeit das sein könnte. Das gilt beispielsweise für historische Ereignisse. Es gibt keine wissenschaftliche Theorie, die erklären – oder vorhersagen – könnte, warum ein Mann wie Napoleon für zwei Dekaden Europa in seine Gewalt bringen und die ganze politische Ordnung umkrempeln konnte. Durch das Phänomen Napoleon wissen wir, warum wir in Brandenburg viele Alleen haben. Napoleon ließ sie pflanzen, weil er wollte, dass seine Soldaten im Schatten marschieren konnten. Aber keine wissenschaftliche Theorie erklärt dies. Und es gibt kein historisches Experiment im strengen Sinne, mit dem man etwa historische Gesetzmäßigkeiten untersuchen könnte.

Die Philosophie benötigt nur Bücher, Zeit und einen dialogischen Raum. Sie analysiert Gedankenverbindungen, Satzstrukturen, theoretische Konzepte, hinterfragt Voraussetzungen, baut logische Verbindungen aus, leitet ab – alles, ohne je ein Experiment durchgeführt zu haben. Sie macht vielleicht Gedankenexperimente, denkt also darüber nach, was passieren würde, wenn … Oder verlängert eine Theorie in ihre Konsequenzen, um zu prüfen, wie vernünftig, wie wahrscheinlich, wie konsistent die Folgerungen sind.

Daher gibt es nicht *»die«* wissenschaftliche Methode, sondern nur viele Methoden. Die Methoden ändern sich auch über die Zeit. Die experimentelle Methode war dezidiert eine Erfindung der Neuzeit, ebenso die mathematische Modellierung. Sie brachten uns eine Fülle neuer Einsichten. Genauso ist es denkbar, dass wir in Zukunft neue Methoden entwickeln, die neue Einsichten bringen, die unseren derzeitigen Wissensbestand umkrempeln, genauso wie die Arbeiten von Kopernikus, Kepler, Galileo und Newton den Wissensbestand der Antike umkrempelten oder wie das Maschinenmodell, das Descartes einführte, das Denken über Organismen und Lebewesen veränderte.

Es ist durchaus denkbar, dass in Zukunft neue Methoden und neue Einsichten vieles von dem, was wir heute als festen Bestandteil der wissenschaftlichen Erkenntnis annehmen, als falsch oder vereinfacht erscheinen lassen oder in ihrer Gültigkeit einschränken. Die Newtonsche Physik z. B. ist durch die Quantenmechanik nicht aufgehoben, sondern nur als Spezialfall erkannt worden. Die Newtonsche Mechanik ist eben ungültig in bestimmten Domänen. Genauso ist es denkbar, dass neue Methoden neue Erkenntnisse bringen. Sollte es beispielsweise stimmen, dass unser Gehirn in manchen Domänen mit Quantenprozessen arbeitet (Hameroff & Penrose 2014), dann würde das vermutlich weitreichende Konsequenzen haben. Denkbar ist es, aber nicht bewiesen. Lange wusste man beispielsweise nicht, dass die Fotosynthese ein makroskopischer Quantenprozess ist. Mittlerweile wissen wir es (Collini et al. 2010; Sarovar et al. 2010). Hämoglobin ist von der Struktur her dem Molekül, das die Fotosynthese vermittelt, ähnlich (Ofner & Walach 2020). Es unterscheidet sich nur darin, dass es im Kern ein Eisen- und kein Magnesiumatom enthält. Am Ende kommen vielleicht auch in unserem Körper Quantenprozesse vor, obwohl »eigentlich« die Umgebung des Körpers zu *»nass und zu warm«* ist, wie Max Tegmark (2000) das einmal formuliert hat?

Dies sind Beispiele, die zeigen: Wissenschaftliche Methoden ändern sich, bringen neue Befunde, die wieder unser Bild von der Welt verändern. Der Prozess ist eben nicht nur das Erbauen eines wundervollen Gebäudes der Erkenntnis, wie dies vor allem positivistische Theorien der Wissenschaft nahelegen. Manche Gebäude werden auch aufgegeben, um dann nach vielen Jahren wieder bewohnt zu werden. Manche, die man für unzerstörbar hielt, zerbröckeln unter wissenschaftlichen Erkenntnissen. Andere werden weitergebaut.

Das ist der Grund, weswegen die Rede vom *»wissenschaftlichen Weltbild«* Unfug ist. Wir können allenfalls angeben, wie unser *momentanes Weltbild* aussieht, das wir mithilfe der Wissenschaft entwickelt haben. Aber wir müssen auch sagen, welche Lakunen und Wissenslücken ein solches Bild enthält. Wie kann man z. B. von einem konsistenten »wissenschaftlichen Weltbild« sprechen angesichts einer Physik, die nicht weiß, wie sie die zwei fundamentalsten Theorien der Materie, die Quantenmechanik und die Relativitätstheorie, zusammenbringen soll? Wie soll man die Rede von einer eindeutigen Erklärung naturgegebener Zusammenhänge, die gerne bemüht wird, ernst nehmen angesichts der Tatsache, dass unsere Astronomie nicht genau weiß, wo ca. 95 % unserer Materie und Energie im Kosmos abgeblieben sind und sie deshalb als »dunkle« Materie und Energie bezeichnet, was nichts anderes als eine höfliche Umschreibung für Unwissen ist?

Zweifellos hat unsere Medizin große Fortschritte gemacht. Wir können heute Krebserkrankungen und andere Krankheiten behandeln, die noch vor 50 Jahren unbehandelbar und tödlich waren. Warum sinkt dann die allgemeine Letalität durch Krebs nicht? Und warum steigt die Krebsinzidenz (Allemani et al. 2018)? Neue Erkenntnisse bringen auch wieder neue Fragen, die neue Forschung und neue Methoden erfordern. Daher ist dieser Erkenntnisprozess potenziell unabgeschlossen und unabschließbar und wird weitergehen, solange es Menschen gibt – sofern wir unsere Erde und unsere Lebensgrundlagen nicht vorher zerstören, weil wir zu dumm und zu unreif sind, um als Kollektiv z. B. unsere Gier durch Einsicht zu zügeln.

Daher ist der Wunsch nach einem fixen Weltbild, das wissenschaftlich fundiert ist, zwar verständlich, aber sachlich fehlgeleitet. Es kann und wird nie ein solches Weltbild geben, weil die Wissenschaft dies nicht hergibt, und zwar aufgrund ihrer inneren Verfasstheit und Dynamik.

5.1.2 Wissenschaftliche Weltanschauung

Eigentlich ist das, was heute gern mit *»wissenschaftlicher Weltanschauung«* bezeichnet wird und in Gegenposition zur Religion aufmarschiert, ein Popanz, den es so gar nicht gibt. Es ist allenfalls ein verkürztes, in meinen Augen pseudoreligiöses Narrativ, das einen ganz entscheidenden Fehler hat: Es verwendet den *momentanen* Erkenntnisstand unserer Wissenschaft, und diesen oft noch sehr vereinfachend und über die Kanten und Löcher des Unwissens behelfsmäßige Bohlen legend, und tut so, als wäre er definitiv festgestellt und unveränderbar.

Dieses Narrativ einer modernen wissenschaftlichen Weltanschauung sieht dann, verkürzt, so aus (Hands 2015; Harari 2014; Kanitschneider 1993; Pinker 2018):

Anders, als die abrahamitischen Religionen uns das weismachen wollen, ist die Welt nicht von einem Gott erschaffen, sondern hat sich selbst in die Existenz katapultiert in einem kataklysmischen Ereignis, das wir Urknall nennen. Was und wie genau das passiert ist, wissen wir nicht und können wir auch nicht sagen, aber wir gehen davon aus, dass das eine vernünftige Überlegung ist. Innerhalb von Picosekunden, oder noch rascher, haben sich die nötigen Grundkonstanten der physikalischen Welt so formiert, dass anschließend eine kontrollierte Expansion stattfinden konnte, die genau so gestaltet war, dass die Energiedichte nicht sofort wieder in sich kollabiert ist, sondern sich im Universum verteilen konnte. Aus ihr entstanden und entstehen immer noch Materiestrukturen: Plasmen und schließlich feste Materiekondensate und schließlich die Elemente unseres Periodensystems. Unter ganz besonderen Bedingungen, wie etwa auf unserem Planeten und vielleicht auch noch auf ein paar Hundert oder Tausend anderen Planeten im Universum, war es möglich, dass eine Temperatur und andere physikalische Bedingungen herrschten, sodass sich einfache Atome zu komplexen Molekülstrukturen zusammenschließen konnten. Das passierte vermutlich an den Randzonen von Urozeanen. Irgendwann war es per Zufall soweit, dass diese komplexen Moleküle sich selbst vermehren konnten. Daraus entstanden erste Einzeller, die dann wiederum durch ihre Aktionen und Stoffwechselprozesse Sauerstoff erzeugten und damit die Atmosphäre veränderten.

Ich kürze ab: Über Jahrmilliarden und -millionen ergab sich aus den Prozessen zufälliger Begegnung, Kollision und Zusammentreffen von Umständen und dem Wettbewerb um Ressourcen die Möglichkeit der Weiterentwicklung, die schließlich am Ende des Prozesses zu intelligenten und selbstbewussten Organismen führte, die die Möglichkeit haben, diesen Prozess zu untersuchen, ihn zu reflektieren, ja ihn sogar zu steuern und zu beeinflussen. Die Zukunft wird vermutlich dahin gehen, dass wir andere intelligente Organismen oder Maschinen entwickeln, uns mit ihnen verschmelzen und eine Hyperintelligenz entsteht, die wir uns heute gar nicht vorstellen können. Das ist die transhumanistische Weiterführung des Narrativs (Bostrom 2014; Chalmers 2010; Goertzel 2013).

Zentral in dieser Geschichte ist vor allem: Das, was wir bislang, also bis vor Kurzem, in der Geistesgeschichte Europas und der westlichen Welt als Sinn und Zweck der Welt und unseres Lebens gesehen haben, nämlich so zu leben, dass wir eine uns zugedachte Aufgabe erfüllen und in ihr Sinn finden, dass wir gemäß ethisch-moralischer Vorgaben leben, weil dies von der Struktur der Welt her – vom »Schöpfer« her wurde das genannt – erforderlich war, all das ist komplett überflüssig, weil es wissenschaftlich nicht mehr beweisbar ist. Denn dies sind alles Illusionen, die uns unser Gehirn, eine Illusionsmaschine, vorgaukelt (Roth 1997). Genauso wenig sind die metaphysischen Grundannahmen wissenschaftlich haltbar: Das Gerede von Gott, vom Leben nach dem Tod, einer unabhängigen Seele, der transzendenten Verbürgung von Werten, von Sinn und Moral – all das ist wissenschaftlich nicht bewiesen und auch nicht beweisbar und daher auch nicht Bestandteil eines wissenschaftlichen Weltbildes und sollte von aufgeklärten Zeitgenossen über Bord geworfen werden. Dadurch wird die Welt zweifelsohne ärmer. Aber worum sie ärmer wird, das sind ohnehin nur Illusionen und keine Fakten; es ist Aufgabe eines denkenden, aufgeklärten Bürgers der neuen Zeit, aufzuwachen und der etwas nackten, kalten und durchaus sinnlosen Wirklichkeit ins Auge zu sehen. Den Sinn finden wir nicht in der Welt, den müssen wir uns schon selbst basteln, und genau das ist unsere Größe als Menschen: dass wir zu unseren eigenen Schöpfern, zu unserem eigenen Gott geworden sind. Wenn es einen Gott gibt, dann sind *wir* es und niemand sonst (Harari 2017).

Diese Geschichte ist also eine neumodische, evolutionär eingefärbte Fassung des alten materialistischen Narrativs, das seit den Atomisten Demokrit und Leukipp im 4. Jahrhundert v. Chr., seit Lukrez und Epikur im 1. Jahrhundert v. Chr. immer wieder auftritt, durchaus mit aufklärerischem Anspruch. Es richtete sich zunächst gegen den Götter-Aberglauben und die Angst und Sorge, die dadurch entstanden. Es tauchte im Mittelalter auf und richtete sich gegen die Dominanz des kirchlichen Primats. Es wurde wieder mit Macht in der Aufklärung laut, als Geister wie Voltaire, Diderot, d'Alembert versuchten, die Fackel der Aufklärung zum Verbrennen der alten Macht- und Denkstrukturen zu verwenden und eine materialistische Weltanschauung vertraten, die die klerikale Vorherrschaft zu brechen suchte (Dupré 2004). Gott sei Dank und mit Recht, würde ich aus heutiger Perspektive sagen. Heute verbindet sich dieses materialistische Grundnarrativ mit dem Evolutionsdenken, das einen Mechanismus zu liefern scheint, der die Veränderung und die Gestaltbildung in der Welt anscheinend zu erklären vermag. Es ist wichtig, auf der einen Seite den aufklärerisch-befreienden Impuls dieses Narrativs zu sehen und zu würdigen. Aber auf der anderen Seite müssen wir auch verstehen, dass der aufklärerische Impuls gegen die klerikale Vorherrschaft Schaden anrichten kann. Und zwar dann, wenn er sich nicht nur gegen restriktive religiöse Strukturen und Denkformen richtet, sondern wenn er gleichzeitig alles, was mit Spiritualität zu tun hat, ausgrenzt. Denn dann wird die Welt um einen wichtigen menschlichen Erfahrungsbereich ärmer und das befreiende Narrativ selbst zu einer dogmatischen Fessel (Williams & Robinson 2016). Und genau dagegen gilt es sich zu wehren. Denn echte Wissenschaft ist jeder Dogmatik abhold, und zwar der religiösen Dogmatik, aber auch jener, die sich in das Gewand der Wissenschaft selbst kleidet.

Abgesehen davon enthält das Narrativ vom »*wissenschaftlichen Weltbild*« Lakunen: Wie genau ist denn die Konstellation, die zum Urknall geführt hat, zustande gekommen? Welches genau sind denn die regulativen Prinzipien? Was genau ist mit »*Zufall*« gemeint? Wie plausibel sind solche Denkfiguren? Möglicherweise waren ja in diesem Evolutionsprozess außer Wettbewerb um Ressourcen und Druck auch noch kooperative Kräfte am Werk, aber das ist letztlich eine Petitesse, die wir noch klären werden. Wir wissen auch nicht, warum die Grundkonstanten in diesem Prozess so gestellt waren, dass Expansion, Evolution und Leben überhaupt möglich waren (Barrow & Tipler 1986). Aber das ist eigentlich egal. Hauptsache es war so und wir wissen es. Wir wissen auch an vielen Stellen nicht, wie genau das nun alles ist: Expandiert das Universum immer noch? Wird es in alle Ewigkeit expandieren? Wird es wieder in sich zusammenfallen? Ist es faktisch unendlich oder nur im Rahmen unserer Kenntnis? Was genau ist dieser »*Zufall*«, der so erstaunliche Dinge wie Makromoleküle, Replikation und anderes möglich machte?

Man erkennt an den Lakunen, über die das Standardnarrativ vom wissenschaftlichen Weltbild hinweggeht, dass dieses Narrativ keine fertige wissenschaftliche Geschichte ist, sondern ein Narrativ eben, eine alternative Geschichte über die Entstehung der Welt, den Sinn des Lebens und unsere Zukunft, die den religiösen Narrativen Konkurrenz macht und ihnen in manchen Teilen der Gesellschaft durchaus schon den Rang abgelaufen hat. Daran sind aus meiner Sicht vor allem die Religionsgemeinschaften selbst schuld, weil sie es nicht fertiggebracht haben, entsprechende Erweiterungen ihrer eigenen Erzählungen vorzunehmen. Aber das steht auf einem anderen Blatt und ist hier nicht mein Thema.

Jedenfalls ist das Narrativ vom *»wissenschaftlichen Weltbild«* zu einer Konkurrenzerzählung aller religiösen Geschichten geworden und möglicherweise ist der aufklärerisch-emanzipatorische Impuls, mit dem Menschen von klerikaler Bevormundung befreit werden sollen, nun zu einer subtil faschistoiden Hybris geworden. Jetzt ist nicht mehr Gott und seine Repräsentanz auf Erden dafür zuständig, unser Leben zu ordnen, sondern die Wissenschaft und die politische Exekutive, die sich von der Wissenschaft nach neuestem Stand der Dinge beraten lässt. Dass dabei massive Überschätzungen wissenschaftlicher Erkenntnismöglichkeiten geschehen, unzulässige Einmischungen in andere Domänen bis hin zu einer Gesundheitsbevormundung, kann man an den jüngsten Diskussionen um Zwangsimpfungen gut studieren; aber das ist ein anderes Thema.

Diese Episode lehrt jedoch: Wo (natur-)wissenschaftliche Narrative in fremde Domänen eindringen, entsteht Chaos. Dort wird die alte, kirchlich-klerikale Dogmatik durch eine neue, noch unduldsamere, weil niemandem Rechenschaft schuldige und oftmals moralisch entkoppelte wissenschaftliche Dogmatik ersetzt. Die Funktion der alten klerikalen Inquisitionsgerichte übernehmen dann selbsternannte Faktenchecker und Korrektive, die auf weltanschauliche und politische Korrektheit achten und dann die postmodernen Methoden der Maßregelung anwenden: Das reicht vom Lächerlichmachen Andersdenkender und deren sozialer Ausgrenzung über die elektronischen Medien bis zur Dominanz des politischen Diskurses und der Einführung entsprechender politischer Regelungen und Gesetze. Dann patrouillieren auf Wikipedia Gesinnungswächter und schreiben missliebige Artikel um (Mäckler 2020), demontieren Biografien und töten Reputationen. Die Inquisition führte wenigstens noch öffentliche Prozesse durch, auch wenn sie oft unappetitlich und selten ergebnisoffen waren. Die *postmoderne Inquisition* handelt komplett im Dunklen und wirkt unbewusst, über mediale Indoktrination und im Namen von politisch-ökonomischen Interessen (Mausfeld 2018; Wernicke 2017).

Daher ist dieses *»wissenschaftliche Weltbild«* alles andere als politisch-moralisch und ökonomisch neutral. Es ist vielmehr die Ideologie, die auch die Folie für ökonomische Dominanz und politische Machtverhältnisse abgibt. Dies zu vertiefen ist jetzt nicht meine Aufgabe, aber im Rahmen neuerer politikwissenschaftlicher Studien gut analysiert (Müller 2020).

5.2 Spiritualität und wissenschaftliche Methode

Es ist mein zentrales Anliegen, zu vermitteln: Echte Spiritualität und echte Wissenschaft sind keine Antithesen, im Gegenteil. Das Ziel der wissenschaftlichen Methode, etwas über das Funktionieren unserer Welt herauszufinden und dabei so wenige Fehler wie möglich zu machen, ist im Grunde auch das Anliegen der Spiritualität. Auch Spiritualität bedeutet im Grunde Suchen nach Wahrheit, meistens nach persönlicher Wahrheit. Wissenschaft sucht allgemeingültige Zusammenhänge, Spiritualität zunächst eher persönliche, stößt aber häufig auch auf allgemeine Zusammenhänge. Voraussetzungen für gute Wissenschaft sind

Offenheit und ein kritischer Geist sowie methodische Sorgfalt und die Fähigkeit, sich von Vorurteilen zu befreien. Diese sind seit Francis Bacon im 16. Jahrhundert als *»Idole«* bekannt. Francis Bacon hat diese Lehre auf Umwegen von seinem Namensvetter Roger Bacon im 13. Jahrhundert übernommen: die Vorurteile der Masse, der herrschenden Meinung, die Begrenzung unserer Sinneswahrnehmung, die Konditionierung unserer geistigen Prozesse durch politisch-kulturelle Gegebenheiten, all das, was in der neueren Zeit Michel Foucault als strukturierend für Erkenntnis analysiert hat (Foucault 1991). Wissenschaft muss diese Voraussetzungen reflektieren, idealerweise dekonstruieren, um gut zu funktionieren (Slunecko 1996).

Genau das tut Spiritualität auch. Denn sie ist ein Weg des radikalen Suchens nach Wahrheit, und zwar auch jenseits der überlieferten, religiösen Wahrheit. Nur so konnten die Gründer der Religionen komplett neue Impulse in die Geistesgeschichte einbringen. Nur so war es möglich, dass Reformer, etwa im christlichen Kontext, veraltete Strukturen aufbrachen oder brachliegende Traditionen erneuerten.

In der Zen-Tradition ist die radikale Suche nach Wahrheit stilbildend. Nicht selten berichten Geschichten von Schülern, die im Winter Tag und Nacht meditierend vor einem Kloster ausharrten und so die Ernsthaftigkeit ihrer Suche untermalten, um vom Meister eingelassen zu werden. Aber das ist im Grunde die Essenz jeder spirituellen Ausrichtung: alles drangeben, um die Wahrheit zu finden. Die neutestamentlichen Geschichten von der Perle, um derentwillen der Kaufmann alles verkauft, oder vom Schatz im Acker, den zu erwerben der Bauer alles aufgibt, illustrieren dies (Mt 13,44 ff.).

Gute Wissenschaft ist genauso: Sie lässt sich von keiner Theorie, von keiner Vormeinung begrenzen und stellt sich radikal den Daten und Befunden, auch wenn sie einem nicht in den Kram passen. Schlimmstenfalls muss man eben die Theorie, die Erwartung und damit auch die bisherige Meinung von der Beschaffenheit der Welt verändern. Dass viele, vielleicht sogar die Mehrheit der Wissenschaftler nicht so sind, steht auf einem anderen Blatt. Und dass viele, vielleicht sogar die Mehrheit der Vertreter von Religionen nicht auch radikale spirituelle Sucher sind, steht auf der Rückseite desselben Blattes. Es ist das Blatt mit der Überschrift: menschliche Schwächen.

Die wissenschaftliche Methode weiß um das Problem potenzieller Fehler. Darum hat sie über die Jahrhunderte Kontrollprozeduren eingeführt: Abgleich mit Kontrollgruppen, Diskussion mit Kollegen, kritische Prüfung im öffentlichen Diskurs, pragmatische Brauchbarkeit, Konsistenz mit bisherigem akzeptiertem Wissen und vieles mehr.

Spiritualität und spirituelle Erfahrung müssen sich gleichfalls gegen Irrtum sichern. Allerdings haben wir in diesem Kontext keine etablierten Sicherungsprozeduren, jedenfalls keine offensichtlichen. Das liegt daran, dass wir im Westen vorderhand gar keine Methodik der inneren Erfahrung etabliert haben. Es gibt sie sporadisch, etwa in der Mönchs- und Kontemplationstradition. Aber nicht im universitären Kontext oder im Kontext einer säkularen spirituellen Methodik.

In der spirituellen Tradition wurden Kriterien entwickelt, die unter dem Stichwort *»Unterscheidung der Geister«* bekannt sind. Das sind vor allem pragmatische Kriterien:

- Führt eine Erfahrung nicht nur zu kurzfristiger Befriedigung, sondern zu langfristiger Zufriedenheit?
- Machen eine Erfahrung und eine spirituelle Praxis nicht nur mich, sondern auch meine nähere Umgebung glücklich? Machen sie mich fähiger, auf andere zuzugehen und konstruktive soziale Beziehungen zu gestalten?
- Macht mich meine Praxis freier: von Vorurteilen, von schlechten Gewohnheiten, von ideologischer Gebundenheit, im Umgang mit Menschen, im Kontext meiner größeren politischen Gemeinschaft und meines Landes?
- Sind meine Praxis und die daraus entstehende Einsicht emanzipativ, nicht nur für mich, sondern auch für einen größeren Kontext? Wäre es etwa denkbar, dass auch andere davon profitieren?
- Wie sieht der psychologisch-soziale Fußabdruck meines Lebenswandels aus? Hinterlasse ich Wracks, Baustellen und unfertige bzw. zerbrochene Beziehungen und Arbeitskontexte?

Diese und noch viele andere mögliche pragmatisch-soziale Kriterien lassen sich anlegen, um die Solidität einer spirituellen Wahrheitssuche zu ermessen (Ferrer 2002). Das Neue Testament hat dafür das prägende Bonmot: »An ihren Früchten werdet ihr sie erkennen.« (Mt 7,16)

Ein Beispiel für eine pragmatische Kontrolle innerer Einsicht stellt die Koanprüfung im Zen dar, die ich oben schon erwähnt habe. Die Koanprüfung kontrolliert anhand einer pragmatischen Antwort, meistens einer Handlung, ob jemand eine innere Erfahrung gemacht oder einen Zusammenhang verstanden hat. Weil sie bereits einige Hundert Jahre alt ist und wohl auf den Meister Hakuin im 17. Jahrhundert zurückgeht, ist sie schon etwas gefestigt (Hakuin 1997).

Die wissenschaftliche Methode hat im Westen ungefähr 500 Jahre zur Verfügung gehabt, um Sicherungsprozeduren und Kontrollen gegen Irrtum einzuführen. Die Wissenschaftsskandale unserer Zeit zeigen, dass dies alles andere als durchgängig funktioniert, weil Menschen eben Fehler machen, manchmal gierig nach Ruhm und Anerkennung sind und dieser Gier alles opfern, auch wichtige Prinzipien (Doshi 2009; Dunn et al. 2012; Edwards & Roy 2017; Fanelli 2009; Fischer 2006a, b; Galsworthy et al. 2014; Gøtzsche 2013; Greenberg 2009; Lundh et al. 2010; Oreskes & Conway 2012; Swoboda 2013). Eine spirituelle Methodik im Westen gibt es bis jetzt nicht, sollte es aber meiner Meinung nach geben, z. B. indem innerhalb der Psychologie systematische Introspektion ausgebaut wird. Ansätze hierfür gibt es bereits (Bitbol & Petitmengin 2013; Petitmengin 2006, 2007; Petitmengin & Bitbol 2009; Petitmengin et al. 2007; Weger & Wagemann 2015a, b).

Hier ein Beispiel: Benjamin Libet hat ein viel zitiertes Experiment durchgeführt (Libet 1984, 1985). Man sagt, es belege, dass unsere innere Entscheidungsfreiheit eine Illusion ist (Haggard & Eimer 1999; Wegner 2018). Denn man kann zeigen, dass das Gehirn ein Bereitschaftspotenzial aufbaut, noch bevor die Entscheidung zum Drücken eines Knopfes gefällt wird. Die Standard-Interpretation lautet: Unser Gehirn rückdatiert unsere Entscheidung, um die physiologischen Prozesse, welche die Entscheidung determinieren, mit der subjektiven Empfindung der Entscheidung zusammenzubringen. Aber in Wirklichkeit ist die Entscheidung determiniert und bereits gefallen, bevor uns das bewusst wird.

Eine sorgfältige Prüfung des Libet-Experiments z. B. mithilfe eines Spezialisten für Introspektion hat Folgendes ergeben:

Das berühmte negative Bereitschaftspotenzial zeigt sich nur in zwei Dritteln der Fälle. In einem Drittel finden die Entscheidungen auch unter Bedingungen der Positivierung statt. Das liegt an der Sampling-Methode des EEG, bei der viele Epochen übereinandergelegt werden. Nimmt man diese wieder auseinander, sieht man: Auch unter Positivierung gibt es Entscheidungen und Tastendrücke. Also kann die Negativierung keine notwendige Bedingung und daher auch keine Determinierung sein (Jo et al. 2013; Wittmann et al. 2015a). Ein in Introspektion geübter tibetischer Lama berichtet, dass die ansteigende Flanke der Negativierung sich anfühlt wie eine Tendenz, etwas zu tun. Ihr kann er nachgeben, oder auch nicht. Tut er es nicht, verschwindet sie. Er kann die Taste drücken, oder auch nicht, und drückt sie oft auch erst später (Jo et al. 2014, 2015).

Diese Experimente zeigen: Die klassische wissenschaftliche Interpretation der Libet-Experimente als einer Widerlegung des freien Willens ist falsch. Eine sorgfältige introspektive Begleitung eines solchen Experimentes ist sehr hilfreich, weil es uns etwas über die Innensicht lehrt.

In diesem Sinne wäre denkbar, dass in Zukunft mehr solche komplementären Sichtweisen erzeugt werden. Es wäre auch vorstellbar, dass die Methode der inneren Erfahrung, welche die Hauptmethode der spirituellen Traditionen ist, wissenschaftlich systematisiert wird. Zum Beispiel indem die dort erzeugten Erfahrungen und damit die Erste-Person-Singular-Perspektive durch Intersubjektivität abgeglichen wird (Walach & Runehov 2010). Oder indem die oben erwähnten pragmatischen Kriterien angelegt werden, um die Tragfähigkeit und sachliche Richtigkeit einer Erfahrung zu überprüfen. Man könnte die Erfahrungen auch in die 1. Person Plural, in die Wir-Perspektive, übertragen: viele Erfahrungen zusammentragen, gemeinsame Kerne erarbeiten, Abweichungen und Narrative an traditionellen Beispielen messen und sie damit verankern.

Vorderhand haben wir eine solche Methode innerhalb der Wissenschaft noch nicht, allenfalls in Umrissen. Aber sie wäre denkbar. Vom Impuls her sind jedenfalls gute spirituelle Suche und Methodik sehr verwandt mit guter wissenschaftlicher Methode. Beide sind auf der Suche nach Wahrheit. Beide benötigen radikale Offenheit. Beide müssen sich immer wieder gegen Dogmatismus abgrenzen. Beide sind in Gefahr, sich zu täuschen, und benötigen Methoden der Irrtumssicherung. Beide richten sich auf die Struktur der Welt, Wissenschaft mithilfe der Sinneserfahrung, Spiritualität mithilfe der Innenerfahrung.

Weil diese Erfahrungsmodalitäten nicht einfach isomorph sind, also eins zu eins übertragbar (Ferrer 2018), benötigen wir auch unterschiedliche Methoden und verschiedene Formen der Sicherung. Intersubjektivität, einer der zentralen

Momente einer solchen Sicherung, muss je unterschiedlich hergestellt werden. Ein Experiment kann ich einer anderen Arbeitsgruppe überlassen, obwohl schon das schwierig genug ist (Collins 2007), eine Erfahrung nicht. Hier kann ich höchstens die Methode der Mitteilung wählen und sehen, welche Erfahrungen andere machen. Und so wäre es eine Aufgabe der Zukunft, zu überlegen, wie eine Wissenschaft der Innerlichkeit aussehen könnte, wie sie sich gegen Irrtum sichern müsste und welche Kriterien von Wahrheit und Zuverlässigkeit sie entwickeln müsste.

Das Ergebnis dürfte eine Bereicherung unserer Weltsicht sein und eine komplementäre Befruchtung wissenschaftlicher Erkenntnisse, so wie wir das oben am Beispiel des Libet-Experimentes gesehen haben. Denn spirituelle Erfahrung zielt ebenfalls auf die Struktur der Welt, aber auf die innere Struktur: auf Wert- und Sinnstrukturen.

Spiritualität und Wissenschaft haben also, was die Erkenntnis angeht, unterschiedliche Domänen. *Wissenschaft* zielt auf den materiellen Aufbau der Welt und auf die in ihr vorkommenden Dinge und Wesen: Materie, Pflanzen, Tiere, Menschen, soziale und politische Strukturen, historische und ökonomische Abläufe. Dazu verwendet sie Sinneserfahrung und ihre Verfeinerungen durch Instrumente und Methoden und die Analyse der dadurch gewonnenen Daten und ihre theoretische Einordnung. *Spiritualität* zielt gewissermaßen auf die Innenstruktur der Welt. Sie versucht, die Zusammenhänge innerhalb der Welt und in der Tiefe der Welt zu verstehen. Die Methode dazu ist eine Innenerfahrung oder eine bewusste Erfahrung der Tiefendimension der Welt, die in spirituellen Traditionen als *»spirituelle Erfahrung«*, *»Einheitserfahrung«*, *»Erleuchtung«* und mit vielen anderen Begriffen beschrieben wird.

Hat denn die Welt eine Tiefenstruktur?, wird der Skeptiker fragen. Ja, würde ich antworten, natürlich hat sie das. Das sehen wir schon an der Naturwissenschaft und ihren Daten und Theorien. Physiker könnten nie die Struktur der Materie analysieren, wenn sie nicht – spekulativ gewonnene, aber offenbar sachlich richtige – Theorien über die tiefere Struktur der Materie hätten. Die großen Theorien der Physik, die Relativitätstheorie und die Quantentheorien, sind solche Beschreibungen der Tiefenstruktur. Sie wurden gewonnen durch *»Einsicht«* und entstanden genau nicht aus einem *»Datenwirrwarr«*. Natürlich spielten Daten und Erfahrungen – z. B. Plancks Entdeckung der sprunghaften Abstrahlung von Energie bei der Erhitzung eines Körpers – eine zentrale Rolle. Sie gaben den Anstoß. Aber die Entwicklung des Formalismus der Theorie war ein genialer Prozess einer tieferen Einsicht. Und dies ist genau der Ort, an dem sich Wissenschaft und Spiritualität treffen. Denn die mathematische Struktur, die etwa die Naturwissenschaft benutzt, um theoretische Modellierungen vorzunehmen, ist so etwas wie das innere Gerüst der materiellen Welt. Naturwissenschaftler verwenden ihre eigene mathematische Intuition oder die von anderen Theoretikern, um die Daten ihrer Beobachtungen zu modellieren, und tasten sich so langsam vorwärts.

Die Tiefenstruktur, welche die Spiritualität in einer spirituellen Erfahrung eröffnet, ist ähnlicher Natur. Sie ist ebenfalls die Tiefenstruktur, die sich dem inneren geistigen Auge eröffnet, und ist damit gleichsam innerlich zu schauen. Vielleicht ist es die Innenstruktur, die das Gewebe der Werte, des tieferen Zusammenhalts ausmacht? Im persönlichen Leben jedenfalls sind spirituelle Erfahrungen, egal welcher Tiefe und Radikalität, immer verbunden mit Erfahrungen von Sinn und persönlicher Lebensbereicherung. So ähnlich, kommt mir vor, ist die Stoßrichtung von spiritueller, innerer Erfahrung, wenn wir sie als Methodik im wissenschaftlichen Kontext integrieren würden. Sie würde dann auf die Tiefenstruktur der Welt abzielen, auf Wert- und Sinnstrukturen, und zwar nicht nur individueller Natur, sondern kollektiver Natur.

Sie zielt auf die Beantwortung von Fragen wie: In welche Richtung wollen wir, dass sich unserer Gesellschaften entwickeln? Welche Werte sind uns wichtig und warum? Mit welchem Ziel verfolgen wir bestimmte Schritte und andere nicht? Wohin führen uns großflächige politische Entscheidungen langfristig und ist dies mit unseren Werten kompatibel? Würden wir beispielsweise Frieden als verbindlichen, nicht leicht zu verletzenden Wert akzeptieren, dann würden sich bestimmte politische Handlungen und Richtungsentscheidungen von selbst verbieten.

Der Wissenschaftstheoretiker und -forscher Nicholas Maxwell, der lange am University College lehrte, hat schon vor Dekaden darauf hingewiesen, dass das alleinige Streben nach Wissen nicht ausreicht, um eine sorgfältige Strukturierung des Wissenschaftsprozesses vornehmen. Daher spricht er seit den 1980er-Jahren von »*wisdom inquiry*«, der Suche nach Weisheit (Maxwell 1984, 1998, 2004, 2009, 2017). Diese sollte sozusagen die konkreten Schritte der Sammlung und des Vermittelns von Wissen an den Universitäten begleiten und strukturieren. Das ist genau das, was ich hier im Sinn habe: Wir benötigen eine komplementäre Erkenntnisweise, welche die der nach außen gewandten Erfahrung der Naturwissenschaft durch die innere Erfahrung von Tiefenstruktur ergänzt, nämlich Sinn, Werte und Ziele.

Anders als in der momentanen Mainstream-Haltung sind diese nämlich in meiner Sichtweise nicht einfach frei politisch verhandelbar, sondern Bestandteil der Wirklichkeit selbst. Sie gehören also gewissermaßen der Tiefenstruktur der Welt an und wer sie verletzt, schadet letztlich sich selbst. Es ist eben nicht egal, ob wir Menschen frei oder versklavt aufwachsen lassen, mit Liebe oder mit Hass, ob wir ihnen solide Bindungen oder fragmentierte soziale Kontakte erlauben, ob wir sie schätzen oder nur belohnen. Natürlich ist manches davon – Bindung etwa und soziale Sicherheit – in unserer Biologie verwurzelt. Aber manches liegt möglicherweise diesen biologischen Strukturen zugrunde, und zwar als Tiefenstruktur, als inneres Gerüst der Welt. Und dieses gilt es zu entdecken und zu erkunden und dann für das konkrete Leben fruchtbar zu machen. Dies ist der Impuls der Spiritualität, in die Wissenschaft getragen.

Und anders als die pure Wissenschaft hat Spiritualität auch noch einen tieferen Handlungsaspekt und einen moralischen Imperativ: Wer eine Erfahrung gemacht hat, versucht sie auch in sein Leben zu bringen und sie umzusetzen. Dieser Veränderungsaspekt würde wohl auch einer erweiterten spirituellen Wissenschaft innewohnen, nicht als moralische Diktatur der Besserwisser, sondern als Diskurs über die Ziele und Werte einer Gesellschaft und ihrer Entwicklung. Ich fasse diese Gedanken in Tabelle 5-1 zusammen.

Tab. 5-1 Wissenschaft und Spiritualität

	Wissenschaft	Spiritualität
Erkenntnis-ziel	Erkenntnis über die äußere Struktur der Welt	Erkenntnis über die innere Struktur des eigenen Lebens und der Welt
Handlungs-ziel	Nutzung der Erkenntnis, um Lebensumstände zu verbessern	Nutzung der Erkenntnis, um erfüllter leben zu können
Methode	Beobachtung, Modellierung von Beobachtungen anhand von Theorien	Bewusstseinswendung nach innen, Einsicht und innere Erfahrung
Sicherung gegen Irrtum	Kontrolle durch experimentelle Prozeduren, Kritik durch Kollegen, Peer-Review, Diskurs, Integration in akzeptierte theoretische Zusammenhänge	Selbstkritik, Begleitung durch Lehrer oder spirituellen Begleiter, Integration der Erfahrung in den Kontext einer Tradition, Diskurs
Werte, regulative Prinzipien	Offenheit, Neugier, Kritisierbarkeit und Offenheit für Kritik, sich messen an akzeptierten Standards und Theorien	Offenheit für Erfahrung, gemeinschaftliches Suchen, Hören auf andere, Reiben an der Tradition

Wir sehen an dieser kurzen Gegenüberstellung: So unterschiedlich sind die wissenschaftlichen und spirituellen Ansätze und Impulse gar nicht. Der Dissens liegt nicht in der Methode und auch nicht in der Zielrichtung, sondern er liegt, wie vorher beschrieben, allenfalls im Missverständnis, dass Spiritualität identisch sei mit einer dogmatischen Verfügung darüber, wie die Welt funktioniert, und dem Missverständnis, wissenschaftliche Methode sei identisch mit einem materialistisch-reduktionistischen Weltbild. Dissens entsteht immer nur auf der Ebene der Ideologie, nie auf der Ebene der Erfahrung. Dort gibt es allenfalls Austausch über unterschiedliche Erfahrungen und ihre Interpretation. Erst wenn diese Interpretationen in Weltbilder gerinnen, dann entstehen Streit und Dissens. Denn dann haben wir es mit Ideologien, mit Gedankengebäuden zu tun. Echte Spiritualität ist immer kritisch gegenüber Ideologien und Dogmen. Und gute Wissenschaft hinterfragt Theorien und Weltbilder ebenfalls immer wieder neu.

5.2.1 Was ist Bewusstsein?

Ich habe oben indirekt den Begriff Bewusstsein verwendet und gesagt, Spiritualität würde über innere Erfahrungen operieren, die klarerweise Erfahrungen unseres Bewusstseins sind. Damit habe ich implizit eine wichtige Setzung vorgenommen, die ich jetzt explizit machen will. Ich setze nämlich voraus, dass Bewusstsein ein eigenständiger Phänomen- oder Seinsbereich ist, der nicht einfach reduktiv aus Neuronenentladungen abgeleitet ist. Damit grenze ich mich vom derzeitigen impliziten und expliziten Mainstream ab, der in den Neurowissenschaften und oft auch in der Biologie und Medizin herrscht; »*Neuromythologie*« hat Hasler das sehr treffend genannt (Hasler 2015). Dort wird meistens stillschweigend vorausgesetzt, dass man bewusste Aktivität und bewusstes Erleben analysieren kann als abgeleitet von und sekundär zu Gehirnaktivität, die dieses Bewusstsein irgendwie erzeugt, so ähnlich wie die Leber Galle erzeugt oder wie aus den Interaktionen der Komponenten des Immunsystems unsere Immunität entsteht. Diese reduktionistische Sichtweise, die Bewusstsein und geistige Prozesse als abhängig von unseren Gehirnprozessen sieht, nenne ich jetzt der Einfachheit halber »*das materialistische Narrativ des Bewusstseins*«. Dahinter verbergen sich natürlich eine Vielzahl von Konzeptionen. Manche sehen Bewusstsein und Gehirnprozesse als identisch an, manche als »*schlampiges Gerede*«, denn eigentlich gibt es nur Gehirnprozesse. Manche gehen davon aus, dass das Gehirn zwar Bewusstsein erzeugt, dass dieses aber durchaus unabhängig ist, allerdings ohne kausal zurückzuwirken. Das ist unter dem Begriff »*Supervenienztheorie des Bewusstseins*« bekannt. Manche gehen davon aus, dass Bewusstsein das emergente Resultat eines hochkomplexen Systems ist, nämlich des Gehirns und damit durchaus eine gewisse Eigenständigkeit hat, aber keinerlei ontologische, also seinsmäßige Existenz. Es gibt eine Fülle von Positionen, die ich hier nicht alle nennen und behandeln will. Ihnen allen ist gemeinsam: Wenn man sie ernst nimmt, dann ist meine Konzeption von »*innerer Erfahrung*« als eigenständiger Zugang zur Welt sinnlos. Denn ein Bewusstsein, das nur in Abhängigkeit vom Gehirn existiert, kann auch keine eigenständigen Erfahrungen einer Außenwelt machen, wenn dieses Gehirn nur mit sich selbst beschäftigt ist, was ja ohnehin ca. 95 % seiner Aktivität ausmacht (Raichle 2006). Wenn man dann auch noch die restlichen 5 % seiner Außenorientierung durch bewusste Meditationsstrategien abschaltet, wie soll da eine Erkenntnis von Welt zustande kommen, würde ein Vertreter dieser Haltung argumentieren. Für einen solchen Denker könnte Meditation allenfalls darin bestehen, das Gehirn als Organ in einer entsprechenden Weise fit zu halten, so wie man die Muskeln im Fitnessstudio in Form hält (Metzinger 2006).

Eine Konzeption wie die meine, die davon ausgeht, dass Bewusstsein durchaus einen eigenständigen Zugang zur Welt, ja zur Tiefenstruktur der Welt haben kann, kann nur funktionieren, wenn das Bewusstsein auch einen eigenständigen ontologischen Status hat, also nicht einfach nur abhängig von Gehirnaktivität ist. Oder, nochmals anders gesagt: Die Tatsache, dass wir über eine spirituelle Erfahrung etwas über die Welt und über ihre Struktur erfahren können, zeigt, dass die materialistisch verkürzte Sicht des Bewusstseins falsch ist.

Ich will an dieser Stelle einige philosophische Argumente kurz referieren, die ich anderswo ausführlicher angeführt habe (Walach 2007b, 2019a, 2020a, b; Walach & Römer 2000, 2011), denn in diesem Text ist mein Ziel praktischer Natur.

Die wichtigsten Argumente gegen eine materialistische Fassung des Bewusstseinsproblems sind aus meiner Sicht Folgende:

1. Ein Modell, das dem Bewusstsein keine kausale Eigenständigkeit einräumt, ist schon deswegen falsch, weil es jede Menge Daten darüber gibt, dass bewusste Aktivität die neuronale Struktur, also die vermeintliche kausale Basis, verändert. Wenn wir uns entscheiden, Jonglieren zu lernen, verändert das das Gehirn. Wenn wir über längere Zeit meditieren, verändert das das Gehirn. Wenn wir uns entscheiden, eine Sucht aufzugeben oder uns eine neue Gewohnheit zuzulegen, verändert das das Gehirn. Und all diese Entscheidungen sind Bewusstseinsakte.
2. Ein Modell, das Bewusstsein als emergentes Phänomen beschreibt, müsste erklären, warum andere komplexe Systeme im Körper und außerhalb kein Bewusstsein haben. Warum hat das Immunsystem kein Bewusstsein oder das Mikrobiom, das System unserer Darmbakterien, die um eine Zehnerpotenz zahlreicher sind als alle Zellen im Körper und auch über eine noch ungeahnte Fülle von Verbindungen verfügen? Warum hat das Internet kein Bewusstsein, mindestens keines, das wir erfahren würden? Hier sind mehr Rechner und Knoten verschaltet als in jedem Gehirn. Warum hat das Kleinhirn kein Bewusstsein? Warum haben die Bakterienkolonien in der Welt kein Bewusstsein, die enorm zahlreich und extrem gut vernetzt sind?
3. Viele Autoren haben immer wieder darauf hingewiesen, dass es sich bei der Gleichsetzung von Materie und Geist, Gehirn und Bewusstsein um Kategorienfehler handelt (Hoche 2008; Noë 2009).
4. Chalmers hat gezeigt, dass man mit einem modalen Argument die Supervenienztheorie widerlegen kann: Wir können uns Wesen vorstellen, die genauso materiell beschaffen sind wie wir, die aber kein Innenleben, kein Bewusstsein haben. Also ist Bewusstsein etwas anderes als nur die materielle Beschaffenheit des Gehirns (Chalmers 1996).
5. Die modernste Theorie der Materie, die Quantentheorie, kommt nicht darum herum, einen Messprozess anzunehmen. Dieser ist, egal, wie man ihn definiert, irgendwann ein Prozess einer bewussten Wahrnehmung. Also setzt die Theorie der Materie Bewusstsein voraus und kann nicht Bewusstsein erklären (Schwartz et al. 2005).
6. Empirische Daten sprechen gegen ein solches materialistisches Modell. Ich habe sie in meinem Galileo-Bericht ausführlich geschildert (Walach 2019a). Zu ihnen gehören die Möglichkeit nicht-lokaler Wahrnehmung und der Präkognition, der Datenbestand der Parapsychologie (Cardeña 2018) und die Spontanberichte von Kindern über frühere Leben (Haraldsson & Matlock 2016; Stevenson 1975, 1997) sowie die nicht-lokale Wahrnehmung von Menschen in Nah-Tod-Situationen, in denen das Gehirn inaktiv ist (Rivas et al. 2016). Dazu gehört auch terminale Luzidität, also das Erwachen aus einem oft jahrelangen Koma, Dämmerzustand oder schweren neurologischen Behinderungszustand kurz vor dem Tod, ein Phänomen, das gut belegt und mit einer rein materialistischen Theorie inkompatibel ist (Nahm et al. 2012).
7. Vielleicht sollte man noch das alte philosophisch-idealistische oder phänomenologische Argument erwähnen: Der reinste Wahrnehmungsakt z. B. eines Naturwissenschaftlers, der die materielle Welt beschreibt, ist immer

zuallererst ein Bewusstseinsakt. Erst dann kann die Analyse der Materie beginnen.

5.2.2 Das Komplementaritätsmodell von Leib und Seele

Wir kommen also, so scheint es, nicht umhin, das Bewusstsein mindestens als gleich-ursprünglich mit materieller Wirklichkeit zu begreifen. Ich will hier ein Modell anbieten, das ich als ein minimales Konsensmodell verstehe. Es könnte eine Brücke bauen. Das heißt nicht, dass es nicht auch anders sein kann, aber ich finde dieses Modell hilfreich. Es geht davon aus, dass Bewusstsein und materielle Prozesse gleichermaßen aus einer tieferen Wirklichkeit hervorgehen, die uns nicht direkt zugänglich ist. Daher sind diese beiden Seiten unserer Existenz komplementär in dem Sinne, wie Niels Bohr den Begriff einführte, den er im Übrigen der Psychologie entnommen hat, nämlich der *Wahrnehmungspsychologie* seiner Zeit (Rosenfeld 1961, 1963). Er war nämlich in engem Austausch mit dem Wahrnehmungspsychologen Edgar Rubin, der viele der bekannten bistabilen oder zweideutigen Bilder entwickelt und studiert hat. In diesen Bildern sind immer zwei Sichtweisen möglich, genauer gesagt muss man sogar beide Sichtweisen annehmen, wenn man das ganze Objekt verstehen will, aber sie sind komplementär, sie schließen sich gleichsam aus (Abb. 5-1).

Abb. 5-1 Beispiel eines bistabilen Bildes: Gesichter oder Vasen?

Das Studium dieser visuellen Objekte brachte Bohr unter anderem dazu, den Begriff »*Komplementarität*« in die Physik zu importieren, nämlich als Beschreibung für die Quantenwirklichkeit. In ihr müssen bekanntermaßen zwei sich offenkundig ausschließende Versuchsanordnungen oder Beschreibungen verwendet werden, um ein und dieselbe Sache, etwa Licht, zu beschreiben (Bohr 1958). Denn Licht hat einen Wellen- und einen Teilchencharakter. Und je nachdem, welche Anordnung ich wähle, entdecke ich das eine oder das andere. Die beiden Beschreibungen sind komplementär: sich gegenseitig ausschließend oder maximal inkompatibel und doch gleichzeitig anwendbar.

Diese Grundstruktur hat Bohr in der Natur der Quantenwelt entdeckt und sie »*Komplementarität*« genannt (Bohr 1937). Er hat damals schon vermutet, dass sich Komplementarität auch auf andere Bereiche unseres Lebens, u. a. auch auf den Zusammenhang zwischen bewussten und unbewussten Inhalten, aber auch auf den Zusammenhang zwischen Materie und Geist, anwenden lässt (Bohr 1958).

Wir können also, diesem Gedanken folgend, Bewusstsein und Gehirn oder Seele und Leib oder Geist und Materie als zwei komplementäre Sichtweisen einer Sache sehen, unserer Person oder der Welt. Möglicherweise entstehen sie durch einen Bruch der zugrunde liegenden Symmetrie einer tieferen Wirklichkeit, die sich uns Menschen (und vermutlich den meisten Lebewesen) eben nur in diesen beiden Formen zeigt (Atmanspacher 2003).

Carl Gustav Jung hat zusammen mit Wolfgang Pauli ein solches Konzept verfolgt. Er nannte die zugrunde liegende Wirklichkeit »*unus mundus – eine Welt*«, aus der sich, gleichsam strikt koordiniert, aber phänomenologisch getrennt, die beiden Lebenswirklichkeiten Materie und Geist, Leib und Seele, Gehirn und Bewusstsein herausentwickeln. Ich habe dafür als bildliche Darstellung Abbildung 5-2 anzubieten.

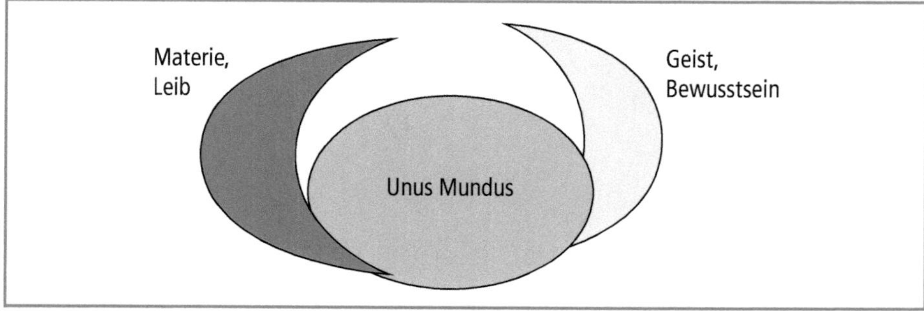

Abb. 5-2 Eine Wirklichkeit: Bewusstsein und materielles Sein.

Wir machen also in einem solchen Modell keine Aussage darüber, wie die tiefste Struktur der Welt aussieht – also etwa »*sie ist materieller Natur*« oder »*sie ist geistiger Natur*« –, sondern lassen dies offen, weil wir keinen Zugriff auf die Grundstruktur der Welt haben. Sie zeigt sich uns als materielles und als geistiges Sein (Fahrenberg 1979; Römer & Walach 2011; Walach & Römer 2000, 2011). Wir haben aber die Möglichkeit, etwas über die Welt und ihre Struktur zu erfahren. Daher gibt es auch eine Komplementarität zwischen naturwissenschaftlichen und bewusstseinswissenschaftlichen Zugangsweisen. Die Naturwissenschaft erhellt die Welt durch einen Außenzugang: durch Sinneserfahrung. Die Bewusstseinswissenschaft, die ich in diesem Moment mit spiritueller Erfahrung gleichsetze, erhellt sie durch einen Innenzugang: durch innere Erfahrung (Walach 2012a).

Ein solcher komplementaristischer Ansatz ermöglicht also auch ein Verständnis dessen, wie wir durch spirituelle Erfahrung die Welt tatsächlich erfahren können. Möglicherweise dringen wir in ihr nämlich tatsächlich in die Tiefenstruktur der Welt vor, eben durch die innere Erfahrung. Und diese ist sachlich und epistemologisch nur dann möglich, wenn wir ihr mindestens diese Form der Eigenständigkeit zuschreiben. Genau das ist mein Vorschlag (Walach 2020a, b).

5.2.3 Ein Platz für die »Seele« oder ein »Höheres Selbst« – der »Seelenfunke«?

Ich will der Vollständigkeit halber erwähnen: Dies ist ein Minimalkonsens. Die Wirklichkeit könnte anders sein. Viele spirituelle Traditionen sprechen von einem rein geistigen Seelenprinzip, das von unserem Geist, unseren psychischen Prozessen verschieden ist. Ich habe in dem Modell im vorigen Abschnitt nur ein Angebot dafür gemacht, wie wir unser Bewusstsein, sofern wir es als einen Akt bewusster Wahrnehmung eines Subjektes erfahren, in Verbindung mit unseren materiell-physiologischen Prozessen sehen können. Möglicherweise müssen wir konzeptionell auch noch eine weitere Ebene einbauen, eben jene Ebene einer Geistseele oder eines Seelenprinzips.

In der westlich-philosophischen Tradition war das die Standardkonzeption, die auf Platon und Aristoteles zurückgeht (Merlan 1963). Aristoteles hat in seinem Buch *»Über die Seele – peri psyches, de anima«* davon gesprochen, dass zu den *»gewöhnlichen«* Seelenteilen, die Stoffwechsel, Bewegung und Wahrnehmung sowie rationale Funktionen ermöglichen, noch eine Geistseele hinzutritt, der *»intellectus agens«* in der lateinischen Tradition. Dieser käme von *»draußen herein durch die Tür – thyrathen«* (Aristoteles 1983). Dahinter verbirgt sich die platonische Seelentradition, die Aristoteles nicht weiter ausgeführt hat, weil er sie erstens gut kannte und zweitens auch als bekannt voraussetzte. Man vermutet auch, dass der Teil seiner Psychologie, in dem er das ausgeführt hat, verloren gegangen ist. Wie auch immer. In dieser Tradition war zusätzlich zu dem, was wir gemeinhin mit Seele und Bewusstsein meinen, also psychisch-geistige Funktionen bewusster und unbewusster Natur, immer auch die Rede von einem tieferen oder höheren Seelenkern.

Dieser Gedanke stammt aus der platonisch-neuplatonischen philosophischen Tradition und verband sich bei den spätantiken Autoren mit einer aus der Stoa kommenden Idee, dass es nämlich in jedem Menschen einen kleinen Abglanz des allgemeinen Feuers gäbe, das die Welt befeuert, den Seelenfunken. Dieser wurde als Gedanke ins Mittelalter forttradiert und tauchte dort in der mystischen Tradition wieder auf. Der Seelenfunke, oder *»scintilla animae«* oder *»scintilla synderesis«*, wie dieses Seelenorgan auch genannt wurde, ist sozusagen ein geistig-spirituelles Seelenprinzip, das die Einheit der leib-seelischen menschlichen

Individualität garantierte. Je nach Fassung sah man darin einen unberührbaren Abdruck göttlichen Lichts, das von keiner Todsünde und keinem moralischen Fehltritt zerstört werden könnte, oder jenes Prinzip, das die Unsterblichkeit der Seele garantierte (Hof 1952; Ivanka 1955, 1964; Lottin 1948; Meerpohl 1926; Mulligan 1955; Proklos 1953; Walach 2005).

In der mystischen Tradition, die etwa der von mir übersetzte Kartäusermystiker Hugo de Balma an Meister Eckhart und andere weitervermittelte, war dieser Seelenfunke gleichsam das Organ, mit dem sich die Seele mit Gott vereinen kann, oder, um es instrumentalistisch zu sagen, das »*Gotteswahrnehmungsorgan*«. Denn in ihm ist die Gottähnlichkeit des Menschen nach mittelalterlich-christlicher Lehre garantiert.

Man erkennt unschwer, dass dies eine Konzeption ist, die verwandt klingt mit manch einer Idee, die man in der indischen Vedanta-Tradition wiederfindet. In ihr ist am Grunde der Seele Atman, die Spur des Göttlichen; genauer, dort sind sie identisch. Aus dieser indischen Tradition haben Autoren wie Helena Petrovna Blavatsky und nach ihr Rudolf Steiner, der Begründer der Anthroposophie, oder Roberto Assagioli, der Begründer der Psychosynthese, die Idee eines höheren Seelenteils übernommen (Walach 2005). Assagioli, der auch von kabbalistischen Ideen seiner jüdischen Tradition inspiriert war, nannte dies das »*Höhere Selbst*« (Assagioli 1988, 1991).

Das komplementaristische Modell der Verbindung von Bewusstsein und Körper, das ich oben kurz skizziert habe, schweigt an dieser Stelle. Möglicherweise müssen wir, wenn wir der Phänomenologie unserer Erfahrung folgen, einen solchen spirituell-geistigen Seelenteil oder ein höheres Bewusstseinsorgan postulieren (Walach 2007b). Das will ich weder ausschließen noch offensiv verbreiten. Denn es ist derzeit sehr schwierig, einen solchen Gedanken im Rahmen akzeptierter Vorstellungen konkret und wissenschaftlich geerdet zu vertreten. Das heißt nicht, dass es nicht geht, sondern nur, dass mir bis jetzt noch keine gute Idee gekommen ist, wie das gehen könnte. Ich will einfach das Problem vermerken und dadurch auch für begriffliche Klarheit sorgen. Wenn ich in der Folge von »*Bewusstsein*« rede, dann meine ich unsere phänomenologische Alltagserfahrung dessen, was wir bewusst als zu uns gehörig oder durch uns wahrgenommen erfahren. Dazu gehören durchaus auch die unbewussten Anteile. Wenn ich jene höhere Seelen- oder Bewusstseinsfunktion ansprechen will, dann werde ich das jeweils extra vermerken und z. B. von »*Höherem Selbst*« oder »*Seelenfunken*« sprechen.

Wichtig scheint mir zu sein, dass wir einen begrifflichen Unterschied machen, unabhängig davon, ob es so etwas nun »*gibt*« oder nicht. Denn es handelt sich zuallererst um Konzepte und Platzhalter für Erfahrungen. Die spirituellen Erfahrungstraditionen sind damit jeweils sehr unterschiedlich umgangen. Im indischen Buddhismus z. B. gibt es einen Traditionsstrang, der die Erfahrung so analysiert hat, dass das erfahrende Subjekt völlig verschwindet, und einen, in dem ein transzendentes Subjekt ganz im Sinne des hier beschriebenen Seelenfunkens angenommen wurde. Beides war Teil derselben Tradition in unterschiedlicher Lesart (Waldron 2006). Vielleicht sind auch diese Lesarten komplementär?

Damit sind wir für die weiteren Überlegungen gerüstet. Wir haben gesehen: Spiritualität und Wissenschaft sind eigentlich kein Widerspruch. Beide sind komplementäre Zugangsweisen zur Wirklichkeit. Wissenschaft wendet sich vor allem an die äußerlich wahrnehmbaren Aspekte der Welt, durch Sinneserfahrung und ihre Erweiterung mithilfe wissenschaftlicher Instrumente und durch Analyse dieser Erfahrungsdaten. Spiritualität hat vor allem die Innenstruktur von Wirklichkeit zum Gegenstand. Diese erreicht sie durch innere Erfahrung, also das Wenden des Bewusstseins nach Innen in methodischer Suche. Dafür verwenden verschiedene Traditionen unterschiedliche Begriffe wie Meditation, Kontemplation usw. Dass Meditation und Kontemplation auch noch andere Ziele verfolgen, etwa die Klärung von Lebensfragen oder das Fortschreiten auf einem durch eine Tradition vorgegeben inneren Weg, versteht sich von selbst. Auch Wissenschaft verfolgt noch andere Ziele als nur die Beschreibung der Welt. In ihrer Anwendung, der Technik, verfolgt sie auch das Ziel der Lebensverbesserung. In der von mir vorgeschlagenen Konzeption sind diese beiden Zugangswege komplementär: Sie gehören zusammen, obwohl sie sich in gewisser Weise auszuschließen scheinen. Sie richten sich sozusagen an je unterschiedliche Aspekte der Wirklichkeit. Damit diese Konzeption gelingen kann, ist eine wichtige Annahme nötig, die ich allerdings für vernünftig halte, auch wenn sie dem momentanen Mainstream-Konsens widerspricht: Wir müssen davon ausgehen, dass Bewusstsein nicht einfach von Gehirnaktivität abgeleitet ist, sondern mit dieser materiellen Aktivität gleichursprünglich ist, komplementär, wie ich gesagt habe. Akzeptieren wir diesen Ansatz, dann ist auch die von mir vorgeschlagene Epistemologie, also der Weg, wie wir zu Erkenntnis gelangen, ganz naheliegend. Denn dann würden uns Spiritualität und innere Erfahrung mit den Einsichten über die Tiefendimension der Welt versorgen, die die Wissenschaft benötigt, um überhaupt sinnvolle Erkenntnisse zu generieren. Möglicherweise müssen wir auch noch eine Tiefen- oder Höhendimension mehr annehmen. Das wäre in der Sprache der westlichen Tradition der Seelenfunke, ein höheres Seelenprinzip, das jene spirituellen Aspekte des Lebens vermitteln würde, die den religiösen Traditionen und vielen Menschen wichtig sind.

6 Religion und Wissenschaft

Eine beliebte Sichtweise geht davon aus, dass Religion durch Wissenschaft abgelöst worden ist in ihrem Anspruch, die Welt zu erklären (Pinker 2018; Walach 2019b). Diese Position halte ich sowohl für historisch falsch – dazu ein paar Informationen und Gedanken aus den klassischen Werken, die sich mit diesem Thema befasst haben (Burtt 1932; Dupré 2004; Plantinga 2011; Taylor 2007) – als auch sachlich für unbegründet. Auch Wissenschaft kommt nicht ohne letzte Grundannahmen aus (Collingwood 1998 [1940]). Wenn man *»letzte Grundannahmen«* als Chiffre für *»Religion«* liest, dann kann man sogar sagen: Religion ist unvermeidbar, selbst für Wissenschaftler. Wir haben in der postmodernen Zeit die Wahl: Wollen wir uns die Wissenschaft zur Religion machen, einer etablierten folgen, Konsumerismus und Materialismus zur Religion erheben, oder wollen wir uns unsere eigene Religion basteln? Ohne wird es kaum gehen. Diese Einsicht soll das Thema dieses Kapitels sein.

Ich habe im Kapitel 4 die Begrifflichkeiten Spiritualität und Religion voneinander getrennt und vorgeschlagen, Religion als Form und Spiritualität als Inhalt einer spirituellen Erfahrung zu verstehen. Religion ist ein sehr komplexes Gebilde, das sich nur sehr langsam wandelt. Und diese Wandlungsprozesse sind von einer enorm komplizierten Interaktion zwischen Individuen, Machtzentren, politischen Akteuren, kulturellen und sozialen Gruppen, wirtschaftlichen Faktoren und vielem anderen abhängig.

Daher ist es verständlich, dass sich der spirituelle Gehalt, z. B. der christlichen Religion, immer wieder in verkrusteter Form darstellte. Es ist deshalb auch kein Wunder, dass der Fortschritt wissenschaftlicher Erkenntnis mit dem Macht- und Interpretationsanspruch der christlichen Religion in Form der katholischen und später auch anderer Kirchen in Konflikt kam. Das war schon im Mittelalter so, als noch kaum einer daran dachte, die Idee aufzugeben, es gäbe einen Schöpfergott, der die Welt geschaffen hat. Aber bereits hier gab es Dissens, der aus intellektueller Auseinandersetzung, in diesem Fall mit der neu gefundenen Philosophie des Aristoteles, entstand, der etwa davon ausging, die Welt habe von ewig her Bestand. Das ist nachzulesen in 219 Thesen, die der Bischof von Paris 1277 als häretisch verdammte (Flasch 1989). Darunter waren auch einige Sätze des Thomas von Aquin, der Jahre später heiliggesprochen wurde.

Diese Reibung gab es immer wieder. Ikonografisch wurde die Auseinandersetzung der Kirche mit Galileo Galilei. In verkürzten Darstellungen liest man häufig, dass sich darin der Konflikt zwischen Wissenschaft und Religion zeigte (Numbers 2009). Das ist nicht richtig. Denn die stärksten Unterstützer Galileis waren nicht die wissenschaftlichen Kollegen. Derjenige, der sich weigerte, durch sein Teleskop zu sehen, war sein mathematischer Kollege an der Universität (Burtt 1932, S. 66 f.). Kardinal Bellarmin und andere Jesuiten waren Galileo gegenüber sehr aufgeschlossen. Was ihm den Unwillen der Inquisition einbrachte, war vor allem sein persönliches Verhalten, dass er den künftigen Papst, wenn auch anonym, in Form eines Dialoges, als Dummerchen charakterisierte und damit dem Spott der Zeitgenossen anheimstellte und dass er sich anmaßte, die theologische Lehre auszulegen (Fischer 2015). Die Stilisierung Galileos zu einem Heiligen des wissenschaftlichen Fortschritts gegen religiös-doktrinäre Blindheit ist ein praktischer, aber historisch falscher Mythos im Dienst einer ebenso falschen Polarisierung (Finocchiaro 2009).

Gute Theologie und damit auch Religion war im Endeffekt noch nie Feind der Wissenschaft, sondern allenfalls kritische Begleiterin, im besten Falle reflektierte, im schlechtesten Falle uninformierte Gesprächspartnerin. Damit soll nicht in Abrede gestellt werden, dass es mannigfache Auseinandersetzungen gab, Unrecht und Gewalt, angefangen von der Verbrennung Giordano Brunos bis zur Indizierung der Werke Teilhard de Chardins in neuerer Zeit. Und dass erst Johannes Paul II. Galileo formell Recht widerfahren ließ, zeigt, dass die Mühlen in der Tat sehr langsam mahlen, aber sie mahlen.

Religion und Wissenschaft sind beides hochkomplexe soziale Prozesse. Religion ist sicher noch langsamer und konservativer als Wissenschaft, wobei schon die Wissenschaft konservativ und langsam ist. In vielen Fällen hat es beinahe eine Generation gedauert, bis Sachverhalte – anschließend als selbstverständlich akzeptiert – anerkannt worden sind, wie etwa der Kontinentaldrift, die Quantentheorie oder Darwins Evolutionsgedanken. Aber dass Religion langsamer ist, muss uns nicht wundern, denn hier geht es nicht um Sachverhalte, sondern um sozial vermittelte Interpretation von Erfahrungen.

Religion und Wissenschaft haben aber eine wichtige Gemeinsamkeit: Sie kommen beide nicht ohne Grundannahmen aus, die sie selbst nicht mehr begründen können. In der Religion ist das einfach. Dort spricht man vom »*Glauben*«. Man muss dann eben diese letzten Annahmen »*glauben*«. In der Wissenschaft merkt man sehr oft nicht, dass man Annahmen macht, die man genauso inbrünstig glaubt, wie der Katholik an die Gegenwart Gottes im Sakrament. Diese letzten Annahmen sind die absoluten Voraussetzungen, auf die Robin G. Collingwood 1940 (Collingwood 1998 [1940]) hingewiesen hat und die Thomas Kuhn in seiner Paradigmenlehre zunächst ohne Collingwood zu erwähnen, später dann anerkanntermaßen benutzt hat (Kuhn 1967).

Collingwood hat seine Theorie der »*absoluten Voraussetzungen*« ungefähr zur gleichen Zeit ausgearbeitet, als Kurt Gödel in seinem Unabschließbarkeitstheorem bewies, dass es kein System geben kann, das seine eigenen Grundlagen beweist (Gödel 1931; s. auch Basios & Bouratinos 2006; Devlin 2002). Das ist die gleiche Struktur, auf die Collingwood hinweist: Immer machen wir Voraussetzungen, ja müssen sie machen, damit unser Arbeiten und unsere Wissenschaft, ja unser Leben, funktionieren. Wir machen etwa in der Wissenschaft die Voraussetzung, dass die Welt erkennbar ist, dass sie offenkundig mathematischen Gesetzmäßigkeiten folgt, zumindest in Teildomänen. Wir machen derzeit die Voraussetzung, dass alles, was sich in der Welt vorfinden lässt, auf materielle Bausteine zurückführbar sein wird, und wo das nicht geht, sagen wir: »*Na, dann halt nicht; das hat mit Wissenschaft nichts zu tun.*« Wir gehen meistens davon aus, dass komplexe Gebilde aus einfacheren entstehen und wir sie also auch so analysieren dürfen und viele andere Dinge mehr.

Der springende Punkt ist: Diese Annahmen sind nicht mehr beweisbar. Jedenfalls nicht mit den Methoden, die zu begründen sie angenommen werden. Daher sind es eben Annahmen oder präziser: Glaubenssätze. Nochmals anders ausgedrückt: Auch Wissenschaft ist nur eine Form der Religion. Sie muss Annahmen machen und daran glauben. Anders als die Religion hat sie aber ein System entwickelt, in dem die Brauchbarkeit und Vernünftigkeit dieser Glaubenssätze in Grenzen kommuniziert und manchmal auch kritisiert werden. Und anders als die Religion führen diese Glaubenssätze in ihrer Konsequenz, den wissenschaftlichen Ergebnissen, auch zu unmittelbar sichtbaren und nutzbaren Anwendungen. Neue Antriebe werden entwickelt, neue Techniken der Energiegewinnung, neue Formen der Krankheitsbehandlung. Und diese sichtbaren und meistens nützlichen Konsequenzen der Wissenschaft verstellen uns den Blick dafür, dass auch sie auf Annahmen fußt, die sie nicht beweisen kann.

Mein Kollege hat ein lustiges Schild an seiner Tür: »*Nachts, wenn alle schlafen, teile ich heimlich durch Null.*« Er ist Mathematiker. Der Spruch zeigt in seinem hintergründigen Humor: Auch als Wissenschaftler oder Mathematiker machen wir Annahmen, in diesem Fall die Axiomatik der Algebra, die eben ein Teilen durch Null nicht vorsieht. Wer einmal ein Computerprogramm gebastelt hat, in dem eine solche Operation durch einen Programmierfehler vorkommt, der weiß, dass dies katastrophale Folgen hat. Nicht weil es falsch ist, sondern weil es nicht vorgesehen ist. Diese Grundannahmen oder Axiome brauchen wir, damit unser Unternehmen, z. B. Wissenschaft oder Mathematik, überhaupt funktioniert. Die Struktur ist dieselbe wie die von religiösen Glaubenssätzen.

Ich weiß, Wissenschaftler und vor allem die, die sich dafür halten, sind jetzt empört. Das ist gut so. Denn sie sollten sich Rechenschaft über die Grundlagen ihres Tuns abgeben. Wenn man es nämlich bei Licht betrachtet, können diese Grundannahmen, welche die Wissenschaft macht, nicht bewiesen werden. Sie sind nicht aus empirischer Forschung entstanden, sondern sie ermöglichen sie erst. Sie sind nicht aus einem Wissenssystem ableitbar, denn sie erbauen es erst. Ihre Rechtfertigung finden diese grundlegenden Annahmen, diese absoluten Voraussetzungen in ihrer pragmatischen Brauchbarkeit. Sie sind nützlich, um eine bestimmte Form der Wissenschaft voranzubringen, und haben uns darin auch sehr gute Dienste getan. Aber rein formal sind sie den Glaubenssätzen der Religion(en) in keiner Weise überlegen, scheint mir. Das hat schon das intelligenteste Lästermaul des 20. Jahrhunderts, Paul Feyerabend, gesehen, nur dass er es anders benannte (Feyerabend 1980, 2011).

Wir können darüber diskutieren, ob nicht unsere moderne wissenschaftliche Kultur mehr Freiheit erzeugt als eine Religion, die christliche z. B., in ihrer momentanen Gestalt. Wir können uns auch überlegen, ob eine Lebenshaltung, die aus wissenschaftlicher Kenntnis gespeist wird, Menschen glücklicher macht als eine, die sich an die Vorgaben einer Religion hält. Aber das sind dann empirische Fragen, die man mit empirischen Mitteln klären kann. Und da zeigt sich: Menschen, die einer Religion anhängen, sind in der Regel gesünder und leben länger als solche, die es nicht tun (Jim et al. 2015; Lucchetti et al. 2011). Ob das an der Religion oder an der damit verbundenen Lebensweise liegt, ist wieder eine andere Frage. Aber kein Argument dieser Welt kann beweisen, dass die Grundannahmen, die die Wissenschaft macht, wahr sind. Wir können allenfalls sehen: Die pragmatische Nützlichkeit belegt, dass sie vernünftig sind.

Vielleicht sollte man an dieser Stelle einflechten: »*Die*« Wissenschaft gibt es sowieso nicht. Genauso wenig, wie es »*die*« Religion gibt. Es gab Kardinäle, die Galileo wohlgesonnen waren, und es gab Ordensleute, die ihn hassten und gerne in den Verliesen der Inquisition versenkt gesehen hätten. Viele seiner wissenschaftlichen Kollegen waren, wie gesagt, konservativer als seine vermeintlichen klerikalen Widersacher.

Das Feld ist immer vielgestaltig. Es gibt Wissenschaftler, die gleichzeitig gläubige Menschen im Sinne einer Religion sind. Und es gibt unter Wissenschaftlern viele Atheisten. Es gibt religiöse Menschen, die unmenschliche Praktiken befürworten, und es gibt nicht-religiöse Menschen, die menschlicher sind als viele religiöse.

Formal jedenfalls sind sich Wissenschaft und Religion ähnlicher, als wir denken. Als menschliche Aktivität müssen sie beide auf absoluten Vorannahmen aufbauen und tun das auch. In der Religion sind dies Glaubenssätze. In der Wissenschaft sind das Grundannahmen oder manchmal auch Axiome. Das Kennzeichnende dieser Annahmen ist, dass sie nicht durch rationalen Diskurs zustande kommen oder durch irgendeine Art von Forschung. Sie sind vielmehr eher kultureller Natur: Sie entstehen aus dem kulturell-historisch-politischen Hintergrund einer Zeit. So wie im Rahmen des christlichen Mittelalters ein Glaube an einen Schöpfergott und die sinnvolle, hierarchische Ordnung der Welt unumgänglich waren, weil es zum Allgemeingut der politischen und kulturellen Identität der Menschen gehörte und daher auch fraglos klar und einsichtig war, so ist uns Heutigen anderes anscheinend fraglos klar und einsichtig. Nur dass es weder fraglos noch einsichtig ist, sondern einfach den Grundannahmen entspricht, auf denen unsere Kultur und unsere Wissenschaft beruhen.

6.1 Einige Beispiele für wissenschaftliche Grundannahmen oder absolute Voraussetzungen

Beginnen wir mit folgendem Beispiel: »*Der kleinste Bestandteil eines Ganzen ist immer ein Einzelnes.*« Klar, oder? Der kleinste Bestandteil einer Familie, eines Paares, einer Gruppe von Menschen sind Individuen. Wer würde daran zweifeln? Und doch ist dies alles andere als klar. Warum ist nicht der kleinste Bestandteil sozialer Systeme die Familie oder die Gruppe? Schließlich könnte ein Einzelner ohne die vielgestaltigen Beziehungen innerhalb einer Familie oder einer Gemeinschaft gar nicht entstehen, geschweige denn weiter existieren oder sich gesund entwickeln.

Oder: »*Ganze Einheiten muss man so lange analysieren, bis man auf die kleinsten Konstituenten trifft, in der Materie etwa die Atome, oder allenfalls die Quarks, oder vielleicht gibt es ja noch kleinere Einheiten.«* Diese Annahme des Atomismus folgt uns in unserer Geistesgeschichte schon lange und war auch sehr nützlich (Whyte 1961). Aber ist es die einzige (und beste) Art, die Welt zu betrachten? Vielleicht ist manchmal eine ganzheitliche Betrachtung hilfreicher?

Unsere Gesellschaft hat die atomistischen Grundannahmen der Wissenschaft zu ihrem Fundament einer individualistischen Ordnung gemacht. Diese wiederum befruchtet die analytisch-atomistische Sicht der Wissenschaft, in der Ganzheiten in der Regel in ihre Bestandteile zerlegt werden. Daran ist nichts falsch. Denn solche Grundannahmen sind nicht falsch oder richtig. Wahrheit und Falschheit sind unpassende Kategorien für Grundannahmen. Sie sind nützlich oder nicht. Meistens sind sie nützlich für einen bestimmten Zweck und weniger nützlich für einen anderen. Beispielsweise ist unsere individualistisch-atomistische Betrachtung in der Wissenschaft und in der Gesellschaft nützlich für das Verständnis, wie sich etwas zusammensetzt, z. B. unser Organismus, die Welt oder eine Gruppe. Aber sie ist weniger nützlich dafür, zu verstehen, wie dieses Ganze denn nun wirklich funktioniert oder wie man es in Ordnung bringen kann, wenn etwas nicht gut funktioniert, oder wie man es regulieren kann.

Dafür wären vielleicht andere Modelle mit anderen Grundannahmen hilfreicher, z. B. innerhalb der Wissenschaft ein systemischer Denkrahmen, der vom Ganzen und von der Interaktion einzelner Elemente in einer Ganzheit und von zirkulärer Kausalität ausgeht. Dies ist eine relativ neue Betrachtungsweise, die in den 1950er-Jahren von Biologen wie Ludwig von Bertalanffy, Albert Szent-Gyoergyi und anderen eingeführt wurde und sich langsam ihr Feld erobert (Bertalanffy 1975; Szent-Gyoergyi 1941, 1974, 1988). In der Psychologie wurde die systemische Therapie gerade erst als ein weiteres Richtlinienverfahren in Deutschland akzeptiert. Diese Betrachtungsweise komplementiert die bislang akzeptierte, dass eine psychische Störung das Problem eines Individuums sei. Denn möglicherweise ist es ein Problem eines sozialen Systems, das sich aber an einem Individuum zeigt? In der Biowissenschaft gewinnt die Systembiologie seit einigen Dekaden an Aufmerksamkeit (Capra & Luisi 2014; Dupré & Nicholson 2018; Gray 1991; Hankey 2015; Hyland 2011; Hyland et al. 2016; Nicolis & Prigogine 1977; Pezzulo & Levin 2015; Riedl 1977; Rosen 1972; Schwartz 1981; van der Greef et al. 2007, 2010).

Dieses Beispiel soll zeigen: Solche Grundannahmen ändern sich nicht durch bewussten Diskurs oder Ordre de Mufti von oben herab. Sie durchdringen allmählich die Kultur. Die Kultur wiederum befruchtet die neue Form des Denkens, welche wiederum in die Wissenschaft zurückwirkt, und so fort.

Collingwood (1998 [1940]) prägte dafür die Grundidee, dass absolute Voraussetzungen aus dem Hintergrund der Kultur kommen und unbewusst wirken und sich ebenso allmählich und unbewusst verändern. Auch wenn Kuhn (1967) aus dem allmählichen Veränderungsprozess einen revolutionären, oftmals rasch wirkenden Vorgang gemacht hat, so ist doch die Rückwirkung auf die wissenschaftliche und allgemeine Kultur zögerlich. Die Quantenmechanik etwa wurde in den 20er-Jahren des 19. Jahrhunderts entdeckt und es dauerte sicher eine Wissenschaftlergeneration oder zwei, bis sie in der Physik zum Mainstream wurde. Zwar

war der Übergang vom Newtonschen zum quantenmechanischen Denken disruptiv und ohne graduelle Stufungen. Aber bis die gesamte Gemeinde dieses Denken verinnerlicht hatte, verging seine Zeit. Ein Diktum, das man Max Planck zuschreibt, heißt: *Die Wissenschaft schreitet fort von Beerdigung zu Beerdigung.* In der allgemeinen Kultur ist quantenmechanisches Denken noch nicht angekommen. Denn unsere alltäglichen Vorstellungen, auch in anderen Wissenschaften wie der Psychologie, der Soziologie oder der Biologie, sind noch immer von einem Newtonschen Denken in Korpuskeln, Einzelelementen und zwischen ihnen wirkenden Interaktionen und Kräften geprägt.

6.2 Die Funktion absoluter Voraussetzungen: Sie behindern und ermöglichen

Die Funktion solch absoluter Voraussetzungen ist sowohl erleichternd als auch behindernd. Sie erleichtern eine bestimmte Form der Wahrnehmung und behindern eine andere. Sie nehmen bestimmte Dinge in den Blick und verbergen andere. Ich will das an einem historischen Beispiel verdeutlichen:

> Bis ins ausgehende Mittelalter und in die beginnende Neuzeit galt in der Physiologie die aristotelisch-galenische Theorie, der zufolge der Blutkreislauf dadurch zustande kommt, dass das Herz als Konvektionserwärmer fungiert, der das Blut erwärmt, wodurch es nach oben steigt (Aristoteles 1968, 665 b6 ff.). Dann wird es im Gehirn gekühlt und sinkt wieder ab. William Harvey hielt diese Theorie nicht mehr für glaubwürdig. Jedenfalls begann er um 1620 damit, Vivisektionen an Hunden vorzunehmen, in denen er ein pumpendes Herz sah. Konform mit dem allmählich sich ankündigenden Maschinenmodell des Organismus, das bekanntlich Descartes in seinem posthumen *Traité de l'homme* 1664 kanonisierte (Descartes 2003 [1664]), sprach er die Vermutung aus, dass das Herz eine Pumpe sei. Es pumpe Blut durch den Kreislauf, weswegen man auch einen Herzschlag hören könne, der durch diesen Pumpvorgang entstünde. Als er das um 1628 publizierte, ging ein Aufschrei durch Europa. Emilio Parisano, der Wortführer der damaligen Ärzteschaft, schrieb: *»Keiner ist in Venedig, der ein Herz schlagen hört. Wenn Harvey das in London hören kann, so soll er sich glücklich preisen. Wir schreiben in Venedig.«*

Wohl gemerkt, wir reden nicht von einer Floskel. Parisano meinte das ernst. Als ich das zum ersten Mal hörte, konnte ich es nicht glauben und habe mir die originale Quelle gesucht. Dort steht es wortwörtlich (Parisano 1647, S. 107). Und der Kontext macht klar: Parisano war in der Tat der Meinung, es gäbe keinen Herzschlag. Denn die Theorie, man könnte auch sagen, die Grundannahmen, die er machte, ließen ihn den Herzschlag nicht wahrnehmen. Harvey hatte bereits ein anderes Modell vom Organismus, ging von anderen Voraussetzungen aus und konnte daher auch andere Phänomene wahrnehmen. In diesem Sinne ermöglichen Voraussetzungen, die wir machen, bestimmte Wahrnehmungen und Einsichten und behindern oder verunmöglichen andere.

Absolute Voraussetzungen haben also die Funktion, die Welt für unsere Wahrnehmung vorzubereiten und verfügbar zu machen. Das hat zur Folge, dass wir andere Arten der Wahrnehmung nicht haben oder andere Phänomene nicht wahrnehmen können. Für einen mittelalterlichen Menschen war es gar keine Frage, dass man – manchmal und unter bestimmten Voraussetzungen – Engel, Geister und Dämonen, Gottes Gnade, die Hilfe der Heiligen oder die Macht einer Reliquie erfahren kann. Denn so war ihre Weltsicht und das war das, was die Voraussetzungen dieser Weltsicht implizierten. Und noch der Kapuziner-Heilige Pater Pio erlebte das im 20. Jahrhundert täglich (Ruffin 2018). Für einen Suruahá-Indianer des Amazonas ist es gar keine Frage, dass wir nach dem Tod in ein anderes, vielleicht sogar besseres Zwischenreich kommen und danach möglicherweise wieder zurück. So ist deren Weltsicht und darum ist Selbstmord für sie auch gar kein großes Problem (Garve 2012). Absolute Voraussetzungen bedingen gewisse Formen der Wahrnehmung und verunmöglichen andere.

Das gilt für die Wissenschaft und für die Religion gleichermaßen. Für einen religiösen Menschen ist es ein Ding der Unmöglichkeit, sich eine Welt vorzustellen, in der es keinen moralischen Ausgleich für Recht und Unrecht, Wohltat und Sünde geben soll. Für einen Wissenschaftler ist es im Moment schwer vorstellbar, wie so etwas aussehen könnte oder wie ein moralischer Ausgleich in ein wissenschaftliches Weltbild integriert werden könnte. Beide Arten von absoluten Voraussetzungen ermöglichen Wahrnehmungen und Phänomene, die der je anderen Sicht verschlossen sind.

6.3 Die unterschiedlichen Domänen von Religion und Wissenschaft

Es ist verfehlt, zu fragen: »*Wer hat recht?*« Es gilt das Verdikt des Dodo-Birds aus Alice im Wunderland: »*All have won and all must have prizes.*« Jeder hat recht, auf seine Art und in seinem Rahmen (Rosenzweig 1936). Daher ist auch das Ausspielen von Wissenschaft gegen Religion und umgekehrt schon im Ansatz verfehlt. Man sollte sich allenfalls fragen: Welche Phänomenbereiche erschließen sich unter welchen Voraussetzungen besser oder schlechter? Wofür taugt ein Modell mehr oder weniger? In welcher Domäne hat es etwas zu sagen und in welcher nicht? Es wäre eben verfehlt, zu erwarten, die Religion könnte uns über den Bestand der materiellen Welt informieren. Das ist nicht ihre Aufgabe. Es wäre genauso verfehlt, von der Wissenschaft zu erwarten, sie könne uns letztgültige Auskunft über die letzten Dinge geben. Das ist ebenfalls nicht ihre Aufgabe.

Nun wird der religionskritische Wissenschaftler einwenden: »*Die Naturwissenschaft liefert uns aber immerhin wahre und verlässliche Aussagen über die materielle Welt. Wir wissen, wie man eine Rakete in den Orbit schickt, einen Computer baut und wie man die Energie berechnet, die beim Spalten einer bestimmten Menge radioaktiven Urans frei wird. All das sind doch zweifelsfreie Belege dafür, dass die Wissenschaft irgendetwas richtig macht und eine Wahrheit über die Welt herausgefunden hat. Etwas Vergleichbares kann man von Religionen nicht sagen. Denn sie sind sich ja noch nicht einmal einig darüber, ob es einen Gott gibt und wenn ja, wie viele und wie er oder sie dann beschaffen ist. Also ist die Wissenschaft doch klarerweise der Religion überlegen, zumindest was die wahrheitsgemäße Erkundung der Welt angeht.«*

Das ist sicher richtig, wenn es um die Domäne der materiellen Welt geht, die Domäne der Naturwissenschaft. Allerdings ist mein Punkt hier: Das Ziel der Religion(en) ist es gar nicht, etwas über den materiellen Bestand der Welt auszusagen, sondern spirituelle Erfahrungen zu interpretieren, zu kanalisieren, im Ritual gegenwärtig und neu erfahrbar zu machen und damit Narrative zu generieren, die diese Erfahrungen einfangen und tradieren. Der Begriff der Wahrheit ist darauf nicht anwendbar. Man muss dafür den Begriff des Vertrauens und der Verlässlichkeit verwenden. Der neutestamentliche Begriff für Glauben heißt *»pistis«*. Das heißt übersetzt sowohl *»Glaube«* als auch *»Vertrauen«* im Sinne eines existenziellen Vertrauens, eines sich Verlassen-Könnens auf die Welt, auf den Gang der Dinge. Glaube heißt nämlich nicht *»für wahr halten«*, sondern sich auf etwas oder jemanden verlassen. Im christlichen Kontext ist dieser Jemand Gott selbst, verfügbar in der historischen Gestalt Jesu.

Und so ähnlich, wie die Voraussetzungen, welche die Naturwissenschaft macht, zu nützlichen und wahren Erkenntnissen über die Welt führen, die wir in der praktischen Anwendung bestaunen und verwenden können, so ähnlich sind die Voraussetzungen der Religion für die, die sich darauf einlassen, nützlich und erweisen sich als brauchbar in ihrem Leben. Darüber hinaus, das ist das, worauf ich Wert lege, lassen sich diese Voraussetzungen der Religion(en) auch durch eigene innere, spirituelle Erfahrungen überprüfen. Erinnern wir uns an die Aussage von Yamada Roshi in seinem Kensho-Bericht, wo er sagt: *»Buddha und die Patriarchen haben mich nicht getäuscht.«* Es ist die Erfahrung der Verlässlichkeit dieser Voraussetzungen, die man machen kann, wenn man sich auf diese Erfahrungswege einlässt. Dann kann man erfahren, dass die Aussagen *»wahr«* sind, in der Bedeutung *»zuverlässig«*, *»hilfreich für unser Leben«*. Und in diesem Sinne kann dann der Jesus des Johannesevangeliums auch sagen: *»Ihr werdet die Wahrheit erkennen und die Wahrheit wird euch frei machen«* (Joh 8,32). Denn wenn man sich auf die Grundannahmen einlässt, dann kann man genau diese Erfahrung machen. Allerdings ist der Domänenbereich ein anderer als jener der Wissenschaft. Er ist der Bereich des persönlichen Lebensglücks oder des Glückens von individuellem Leben.

Insofern sind sich Religion und Wissenschaft ähnlicher, als man das beim ersten Hinsehen meinen würde. Denn beide machen absolute Voraussetzungen, ja müssen es sogar. Beide können diese Grundannahmen nicht mehr mit ihren eigenen Mitteln belegen und beweisen, sondern setzen sie voraus. Ob die Annahmen sinnvoll sind oder nicht, erweist sich erst im Vollzug, also durch die Praxis. Im Bereich der Wissenschaft geschieht dies durch das Erzeugen stimmiger, wahrheitsmäßiger und brauchbarer Erkenntnisse, im Bereich der Religion durch Nützlichkeit im persönlichen Lebensvollzug.

6.4 Veränderungsprozesse in Religion und Wissenschaft

Wie verändern sich solche absoluten Voraussetzungen? Unvorhersehbar, durch nicht weiter rational steuerbare Prozesse, also eigentlich irrational. So jedenfalls hat Collingwood und in seiner Nachfolge Kuhn diesen Prozess gesehen. Manche wollten mehr Vernunft am Werk sehen. Aber bei genauerer Analyse zeigt sich: Der Wissenschaftsprozess ist im Grunde auch ein sich selbst organisierender systemisch-dynamischer Prozess (Oeser 1988). Die Wissenschaft können wir als ein nicht-lineares, dynamisches System betrachten. Es gravitiert sehr lange um die gleichen Attraktoren, nämlich bestimmte Grundannahmen und paradigmatische Experimente und Vorstellungen. Manchmal kommt etwas sehr Neues und Unvorhergesehenes. Eine neue Entdeckung, wie die Sprunghaftigkeit der Schwarzkörperstrahlung, die Planck zur Annahme von Quanten führte, oder die Entdeckung der Jupitermonde und der Phasen der Venus durch Galilei, die zu einem Beleg für die Richtigkeit des heliozentrischen Systems wurden. Manchmal kommt auch eine gesellschaftliche Umwälzung, wie ein allgemeiner Zweifel am Gottesgnadentum der Königsherrschaft und republikanischer Aufruhr, der die althergebrachte Ordnung stürzt und dann auch in der Wissenschaft zu veränderten Grundannahmen führt. Manchmal sind es einfach klimatische Veränderungen, die Gesellschaften ändern und damit ganze Kulturen und die Wissenschaft (Harper 2017).

Solche gesellschaftlichen Veränderungen haben historisch auch zum Positivismus geführt, den Comte an der Schwelle vom feudalen zum republikanisch-demokratischen System entwickelte und der den Fortschrittsenthusiasmus der Revolutionäre kodifizierte: Die Geschichte geht durch Phasen. Die erste Phase der Mythologie wird durch die Phase der Religion abgelöst. Und diese wird durch die Phase der Wissenschaft abgelöst. Wie konnte es damals, Ende des 18. Jahrhunderts, anders sein? Ähnlich wie Kuhns wissenschaftliche Revolutionen hat damals eine politische Revolution die Voraussetzungen gesellschaftlichen Lebens verändert. Nicht überall und nicht sofort, aber an einem Punkt und von dort ausgehend allmählich auch überall.

Nur: Auch dies ist wieder ein neues Narrativ, eine neue Voraussetzung, die sich sachlich als falsch erwies. Das Zeitalter der vermeintlichen Rationalität und Wissenschaft, gekrönt vielerorts durch materialistische Konzeptionen der Welt, wie sie von den französischen Philosophen der Aufklärung, Holbert, d'Alembert, Diderot und anderen vertreten wurden (Buckley 1987), hat eben genau nicht zur allseits erwarteten Befreiung und zum Paradies auf Erden geführt. Vielmehr mündete diese Haltung in das grauenvollste Gemetzel, das die Welt je gesehen hat, den Ersten Weltkrieg und gleich darauf in ein noch schlimmeres, den Zweiten Weltkrieg (Kershaw 2015). Während man im Ersten Weltkrieg noch auf jeder Seite Gott bemühte, war im Zweiten Weltkrieg bereits die Pseudoreligion des Nationalsozialismus am Zug.

Wie, so fragt Charles Taylor in seinem epochemachenden Werk *A Secular Age*, kam es, dass die Selbstverständlichkeit einer Welt des Glaubens, der Religion, der Gegenwart Gottes abgelöst werden konnte durch eine Welt der Fragwürdigkeit dieses Glaubens (Taylor 2007)? Wie konnte eine areligiöse, materialistische Welthaltung gleichsam zur Ausgangsbasis unserer modernen Zeit werden? Das Narrativ des Fortschritts der Wissenschaft ist zu dürftig und zu dünn dafür. Taylor macht viele Faktoren dafür verantwortlich. Einer ist sicherlich der Tatsache geschuldet, dass das religiöse Narrativ des christlichen Glaubens durch die Kriege brüchig geworden ist. Ein anderer ist darin zu sehen, dass der materielle Wohlstand viele Menschen im Diesseits ruhig und zufrieden dösen lässt, die vielleicht in früheren Zeiten aus Angst und Not bei der Religion ängstlich wachend Zuflucht gesucht haben. Sie müssen das nicht mehr, denn anscheinend haben wir ja alles, was wir zum Leben brauchen, und wo etwas daherkommt, das unsere selbstzufriedene Ruhe stört, wird die Wissenschaft in Windeseile die Lösung finden.

Die materialistische Grundhaltung unserer Naturwissenschaft ist für viele zur Ersatzreligion geworden. Im Verein mit der materialistisch-ökonomischen Haltung unserer westlichen Gesellschaften in Europa und den USA und als Konsequenz einer klaren Trennung von kirchlichen und staatlichen Angelegenheiten im Zuge der aufklärerischen Bewegungen, in der Folge der Französischen Revolution, scheint es, als habe die Wissenschaft in der Tat die Rolle der Religion übernommen. Empirisch ist das zwar falsch. Aber im Raum der öffentlichen Kultur, zumindest in den europäischen Ländern, scheint es mir so zu sein, dass eine *»wissenschaftliche Haltung«* oder ein *»wissenschaftliches Weltbild«* bei Gebildeten zum guten Ton gehört. Man geht vielleicht noch verschämt an Feiertagen, zu Taufen, Beerdigungen und Hochzeiten in die Kirche, denn irgendwie müssen Übergänge ja auch rituell begangen werden. Aber an der Oberfläche ist die Religion in unserer Kultur nicht mehr präsent, jedenfalls nicht als prägender Faktor.

Auf diese Weise haben sich die Welt, die Kultur und mit ihr die absoluten Voraussetzungen, auf denen unser Handeln ruht, geändert. Was mir an dieser Stelle wichtig ist: Das ist keine Wertung, sondern eine Beschreibung. Ich bin mir nicht einmal sicher, ob dieser Wechsel wirklich hilfreich ist. Aber das steht auf einem anderen Blatt. Der Wechsel geschieht durch vielfältige Befruchtung, Querverbindung und Verzahnung von Bewegungen in unterschiedlichen Bereichen der Gesellschaft. Politische Veränderungen erfassen die Religion, wie etwa die aufklärerischen Bemühungen, die einen Keil zwischen politisch-bürgerliche Affären und die Religion trieben. Die Wissenschaft machte sich diese aufklärerischen Bemühungen in weiten Teilen zu eigen und half dabei nach Kräften mit. Philosophen unterstützten die politischen Befreier, politische Befreier verbündeten sich mit Philosophen und Wissenschaftlern. Dadurch schien es so, als wären Wissenschaft und Religion natürliche Feinde. Das ist und war ein Trugschluss. Eine bestimmte Form doktrinärer, ideologischer und machtbeflissener Religion war und ist mit einer wissenschaftlichen Haltung inkompatibel. Aber eine solche Fassung der Religion war schon immer ein Zerrbild ihrer selbst.

Hierzu zwei Beispiele.

Voltaire, den man zweifellos zu den Aufklärern der ersten Stunde zählen kann, ließ sich Nachhilfe vom Physiker und Biologen Maupertuis in der relativ neuen Newtonschen Physik geben (dass er zur Sicherheit noch einen Hausjesuiten hielt, der ihm die Messe las, ob zur Befriedigung des gesellschaftlichen Scheins oder seiner eigenen Bedürfnisse, ist, glaube ich, nicht bekannt) (Dupré 2004). 1732 schrieb also Voltaire seinem Nachhilfelehrer in einem Brief:

»Verzeihen Sie, mein Herr. Meine Versuchungen sind dorthin gegangen, wo sie hingehören, nämlich zum Teufel. Ihr erster Brief hat mich auf die Newtonsche Religion getauft. Ihr zweiter hat mir die Konfirmation gegeben. Ich bedanke mich für Ihre Sakramente. Verbrennen Sie bitte meine lächerlichen Einwände eines Ungläubigen. Ich bewahre Ihre Briefe als die eines großen Apostels Newtons, Licht zur Erleuchtung der Heiden.« (Voltaire 1830 [1732], S. 320)

Wir sehen: Voltaire beschreibt in seiner unschlagbar klaren, selbstironischen Diktion deutlich, was hier geschehen ist: Die Newtonsche Mechanik ist die neue Religion. Der implizite Determinismus, den wenig später Julien Offray de la Mettrie (1709–1751) und Pierre Simon Laplace (1749–1827) explizit machen werden, ist bereits eine Ersatzreligion geworden. Voltaire sieht das sehr klar. Daher spricht er von der Newtonschen *Religion* und von *Sakramenten* und verwendet am Ende Worte aus dem *»Nunc dimittis«* des greisen Simeon: »Nun lässt Du Herr, Deinen Knecht in Ruhe scheiden. Denn meine Augen haben das Heil gesehen [...] Licht zur Erleuchtung der Heiden.« (Lk 2,29 ff.) Wie der greise Simeon mit diesen Worten den jungen Jesus als den erwarteten Erlöser preist, so spielt Voltaire hier auf die neue Religion an.
Mittlerweile ist die Naturwissenschaft in der Tat zur neuen Ersatzreligion geworden.

Das zweite Bespiel betrifft die Hochzeit der materialistisch-naturwissenschaftlichen Bewegung in Deutschland.

Der berühmte Physiologe Emil du Bois-Reymond (1818–1896), der an der Universität in Berlin einen Lehrstuhl besaß, hatte in einem Jugendbrief an seinen Freund Eduard Hallmann geschrieben:

»Brücke und ich, wir haben uns verschworen, die Wahrheit geltend zu machen, dass im Organismus keine anderen Kräfte wirksam sind, als die gemeinen physikalisch-chemischen; dass, wo diese bislang nicht zur Erklärung ausreichen, mittels der physikalisch-mathematischen Methode entweder nach ihrer Art und Weise der Wirksamkeit im konkreten Falle gesucht werden muss, oder dass neue Kräfte angenommen werden müssen, welche, von gleicher Dignität mit den physikalisch-chemischen, der Materie inhärent, stets auf nur abstoßende oder anziehende Componenten zurückzuführen sind.« (Du Bois-Reymond 1918, S. 108)

Ernst Wilhelm Brücke war Professor der Physiologie in Wien und Lehrer Freuds. Wir sehen hier ein materialistisches Manifest, ein enthusiastisches Bekenntnis zur *»naturwissenschaftlichen Methode«*, hier *»physikalisch-mathematische Methode«* genannt. Diesen Text schreibt du Bois-Reymond 1842 als junger Mann. Genau 30 Jahre später, 1872, als Vorsitzender der Gesellschaft der deutschen Naturforscher, hielt er in Leipzig eine Ansprache, in der er auf sein jugendliches Versprechen zurückkam. Er sagte: *»ignoramus et ignorabimus – wir wissen es nicht und wir werden es nicht wissen«*, wie das Bewusstsein und Gehirn zusammenhängen oder wie seelische Prozesse den Körper beeinflussen (Uexküll & Wesiack 1988).
Auch hier sehen wir wieder eine quasi-religiöse Emphase am Werk, die versucht, wissenschaftliches Arbeiten nicht nur als einen Dienst an der Erkenntnis zu sehen, sondern als

missionarische Aufgabe, *»die Wahrheit geltend zu machen«*, von der man von vorneherein zu wissen scheint, wie sie denn beschaffen sei.

Diese beiden Beispiele sollen genügen, um zu zeigen: Gerade die moderne Naturwissenschaft hat nicht nur eine Strukturähnlichkeit mit Religion, indem sie absolute Voraussetzungen annehmen muss, die sie nicht mehr beweisen kann. Sie hat seit der Aufklärung auch die missionarische Emphase gezeigt, ein zur Religion alternatives Weltmodell anzupreisen und kulturell verpflichtend zu machen.

Dies ist, was ich *»Wissenschaft als Weltanschauung«*, *Wissenschaft 2* oder *Szientismus* genannt habe (▶ Kap. 5). Mit dieser Form der wissenschaftlichen Dogmatik verträgt sich Religion in der Tat schlecht, denn hier sind die beiden Sichtweisen doktrinäre Konkurrenten. Allerdings übersehen viele Anhänger einer solchen naturwissenschaftlich-naturalistischen Weltanschauung, dass es sich dabei nicht um Wissenschaft, sondern um Wissenschaftsreligion handelt. Alvin Plantinga hat richtig gesehen: Wahre Wissenschaft und echte Religion waren und sind nie Feinde, sondern Geschwister ein und desselben Strebens des Menschen nach Einsicht und Verständnis (Plantinga 2011). Im einen Fall Verständnis für den Aufbau der Welt. Im anderen Fall Verständnis für die Tiefenstruktur der Welt.

Empirische Daten zeigen: Wissenschaftler sind tendenziell weniger religiös als die Bevölkerung. In einer mittlerweile klassischen Umfrage zeigte James Henry Leuba (1916) an einer zufällig ausgewählten Stichprobe von US-amerikanischen Wissenschaftlern, dass 60 % nicht an Gott glaubten. Von den gewöhnlichen Wissenschaftlern waren es nur 49 %, von den eminenteren waren es 64,3 %. Das war 1916. Leuba hatte damals vermutet, dass der wissenschaftliche Fortschritt den Glauben auslöschen würde. 1997 wiederholten Larson und Witham diese Umfrage und stellten die Ergebnisse gegenüber (Tab. 6-1).

Tab. 6-1 Veränderungsprozesse in Religion und Wisschaft: empirische Daten einer Umfrage von Leuba (1916) und Larson & Witham (1997)[1]

	Leuba 1916	**Larson & Witham 1997**
Glaube an einen persönlichen Gott	41,8	39,3
Unglaube	41,5	45,3
Glaube an die Unsterblichkeit	50,6	38,0
Unglaube	ca. 20	46,9
Zweifel, Agnostiker	ca. 30	15
Wunsch nach Unsterblichkeit	34	9,9
• moderat	39	25,9
• gar nicht	27	64,2

[1] Angaben in Prozent

Wir sehen: Der Unglaube stieg etwas an. Aber, wie Larson und Witham formulierten: Die Wissenschaftler halten immer noch am Glauben fest. Weniger zwar als 1916, aber vom großen Schwund kann in diesem Sinne nicht die Rede sein. Was man am Item »*Wunsch nach Unsterblichkeit*« sieht: Die Kultur verändert sich. Unsterblichkeit spielt weniger eine Rolle. Der Unglaube nimmt zu, aber nicht überhand. Jedenfalls nicht bei den »*normalen*« Wissenschaftlern. Anders ist es bei den »*eminent scientists*«, wie Leuba sie genannt hat. Hier waren schon 1916 die Zahlen anders. 1998 haben Larson und Witham diese Umfrage auch bei den »*eminent scientists*« wiederholt und Mitglieder der US-amerikanischen *National Academy of Science* befragt, also die Kaderwissenschaftler der Akademie (Larson & Witham 1998). Dort sieht das Ergebnis anders aus. Bei diesen Wissenschaftlern glauben nur noch 7 % an einen Gott und 8 % an eine Form der Unsterblichkeit. 72 % sind Atheisten und 21 % Agnostiker, also solche, die hierzu keine Meinung haben oder glauben, dass man es nicht wissen kann. Am ehesten glauben noch Mathematiker und Physiker an Gott, am wenigsten Biologen und Psychologen.

Wir sehen: Die Aufklärung und der Durchgriff des naturwissenschaftlich-materialistischen Weltbildes ist vor allem bei den hochkarätigen Wissenschaftlern der Wissenschaftsakademie ziemlich durchgängig. Aber dies führt natürlich dazu, dass die Kultur, die implizite Haltung im Wissenschaftsbetrieb und in der Öffentlichkeit, so geprägt wird. Denn dies sind die Leute, die den Ton angeben, die in den großen Journalen die Editorials verfassen, die bei der Geldvergabe bei Anträgen mitreden, die Regierungen beraten und in großen Stiftungen tonangebend sind, die sich in der Öffentlichkeit zu Wort melden oder von Medienleuten bevorzugt um ihre Wortmeldungen gebeten werden und deren Meinung dann auch wiederum für die Vertreter der Medien maßgeblich und stilbildend werden. Und so greift die *Wissenschaftsreligion* um sich und ihre Anhänger folgen ihr enthusiastisch, nicht ahnend, dass es eine schlechte, weil unreflektierte Religion ist, wenn Wissenschaft über ihre Grenzen hinaus tiefer gehende Fragen des Lebens beantworten will.

Ich fasse in Tabelle 6-2 Gemeinsamkeiten und Unterschiede zwischen Religion und Wissenschaft zusammen.

Tab. 6-2 Religion und Wissenschaft: Unterschiede und Gemeinsamkeiten

	Wissenschaft	**Religion**
Fundament	absolute Voraussetzungen	Glaubenssätze
Diskurs	offen und kritisch	innerhalb bestimmter Grenzen, Gruppen und Regeln
Theoretisches Ziel	Erkenntnis der äußeren Verfasstheit von Welt	Erkenntnis der Tiefenstruktur der Welt

	Wissenschaft	Religion
Praktisches Ziel	Verbesserung der Lebensumstände	Gelingen individuellen Lebens
Forderung	Akzeptanz methodischer und ontologischer Grundannahmen	Akzeptanz der Glaubensinhalte
Umgang mit Dissens	Diskurs, Marginalisierung, Neubildung von Disziplinen oder Teildisziplinen	Diskurs (in Grenzen), Ausstoßung, Marginalisierung, Sektenbildung
Methode	Sinneserfahrung, ihre Erweiterung durch Instrumente, Sammeln von Erfahrungsdaten und theoretische Analyse	innere Erfahrung von Gründungsgestalten und Reformern (»Offenbarung«), theoretisch-kulturelle Reflexion
Rituale	Prüfungen, Unterordnungen unter Gutachtervoten, Zitationsrituale, Preisverleihungen	Sakramente, Ein- und Übergangsrituale, Feste und Feiern
Narrative	wissenschaftlicher Mythos der Weltentstehung (»Big Bang Theory«) und Evolutionsnarrativ	Erlösungs- oder Erklärungsnarrative
Soziale Dimension	starke implizite und explizite Hierarchien	starke explizite Hierarchien
Defizitärformen	Ausbeutung von Nachwuchs, Prekariat, Betrug, Interessenskonflikte und Käuflichkeit	Missbrauch von Macht und Status, Missbrauch von Schutzbefohlenen, Doppelleben, Geldgier (»Simonie«)
Entwicklung	soziale Evolution	soziale Evolution
Veränderung	neue Einsichten und Erkenntnisse, kulturelle Veränderungen	neue Erfahrungen und kulturelle Veränderungen, »Reformen«
Letzte Autorität	einzelne Fach-Autoritäten, »wissenschaftliche Gemeinschaft«	im Christentum: der Papst, »die Kirche«, Konzilien in anderen Religionen: Konzilien, Versammlungen, Gelehrtengruppen
Letzte Wirklichkeit	Natur	Gott, Wirklichkeit, Sein

Wir sehen an dieser gewiss unvollständigen Übersicht und ihrer Gegenüberstellung, dass sich Wissenschaft und Religion – jetzt vor allem mit Blick auf die christliche Religion – mehr ähneln, als dass sie verschieden sind.

7 Spiritualität und Religion für Agnostiker und der Transhumanismus

Ich habe anhand der Erfahrung von Lightman (2018) gezeigt: Spirituelle Erfahrungen können sich spontan und unabhängig von der Glaubenshaltung ereignen und werden auch Agnostikern zuteil (▶ Kap. 3.2). Man muss als religiöser Mensch auch nicht die Evolutionslehre verwerfen oder attackieren, wie das typisch für eine bestimmte Form US-amerikanisch fundamentalistischer Religion ist. Die Lücken im derzeitigen Mainstreamnarrativ der Evolution bieten genügend Spielraum für theologische Interpretation, nur dass die Theologie diese dummerweise nur selten nutzt, aber das ist jetzt nicht mein Thema. Es ist an dieser Stelle wichtig zu vermerken: Ein großer Teil des Impetus vonseiten wissenschaftlicher Gruppierungen gegen Religionen, die christliche zumal, stammt aus dem Kontext der US-amerikanischen Auseinandersetzung um Evolutionstheorie als Gegennarrativ zum Schöpfungsmythos. Diese Debatte wird aus meiner Sicht aufseiten religiöser Gruppierungen mit einer denkbar schlecht ausgestatteten, weil ahistorischen Theologie ausgefochten. Ich war vor vielen Jahren einmal auf einer kleinen Tagung in Oxford, dem *»Round Table«*, eine Institution, in der Vertreter unterschiedlicher Meinungen zu einem Thema diskutieren. Es ging um Religion und Spiritualität; meine Erfahrungen habe ich damals zusammengefasst (Walach 2007c) und gebe nur die Essenz wieder. Da tauchten Theologen unterschiedlicher US-amerikanischer Glaubensrichtungen auf und vertraten theologische Positionen, die jedem, der auch nur eine kursorische Kenntnis der theologischen Geistesgeschichte seit dem Mittelalter hat, unvorstellbar naiv oder sachlich falsch vorkommen mussten. Da wurde munter mit einem Verweis auf Bibelstellen und ihre wörtliche Auslegung argumentiert, ohne auch nur ansatzweise die Textgattung zu berücksichtigen. Schon Abelard im 11. Jahrhundert hat gezeigt, dass man dann, wenn man die Bibel nur wörtlich nimmt, in Teufels Küche kommt, und seither ist die Lehre vom multiplen Schriftsinn theologische Standardlehre. Nur in speziellen Fällen, das hat schon Bonaventura im 13. Jahrhundert in seinem Theologielehrbuch vertreten, kann man die Bibel wörtlich auslegen, meistens muss man sie aber bildhaft oder auch spirituell auslegen (Bonaventura 1966).

Wenn nun in einem Land wie den USA viele Religionsvertreter christlicher Glaubensgruppen mit Verweis auf wörtliche Bibelauslegung wissenschaftlichen Erkenntnissen widersprechen, dann ist es kein Wunder, wenn sich der Antagonismus und die Abneigung von Wissenschaftlern auf alles ausdehnt, was auch nur ansatzweise mit Religion und Spiritualität zu tun hat. Wir dürfen nicht vergessen, dass die Vereinigten Staaten von Amerika zunächst vor allem Heimat von extremen christlichen Sekten wurden, die in Europa ungern geduldet wurden. Daher sind dort fundamentalistische Fassungen von Religion weiter verbreitet als in Europa, sieht man einmal vom neuen Phänomen islamistischer Religionsauffassungen ab. Deshalb ist der Widerstand gegen Religion und Spiritualität in den USA innerhalb der Wissenschaften besonders stark. Und weil dort sehr viele Wissenschaftler der Welt tätig sind, hat es den Anschein, als sei »*die*« Wissenschaft der Religion und der Spiritualität gegenüber skeptisch oder feindlich eingestellt.

Weil nun Spiritualität eine menschliche Angelegenheit ist, weil auch Atheisten und Agnostiker solche Erfahrungen machen, gibt es mittlerweile auch *agnostische Spiritualität.* Das ist Spiritualität minus das dogmatische Regelwerk einer Religion. Es ist aber auch der Versuch, eine Spiritualität auf rein rational-wissenschaftlicher Basis zu entwickeln. Dazu würde etwa eine Ablehnung einer vom Gehirn unabhängigen geistig-bewussten Wirklichkeit gehören, wie ich sie in meinem Komplementaritätsmodell vorgeschlagen habe (▶ Kap. 5.2.2). Dazu würde auch gehören, dass sich Werte, Moral, Ethik einzig und allein naturalistisch begründen lassen. Denn die Grundannahme dieses Modells ist die der Evolution als letzter nicht mehr hintergehbarer Wirklichkeit. Diese Evolution entstand aus dem Nichts, durch den Urknall, und geht seither, gesteuert durch Zufall und Naturprozesse, weiter. Werte, Moral, Sinn können sich in einem solchen Modell nur als Resultante des Evolutionsprozesses ergeben. Wir sind beispielsweise als biologische Art deswegen erfolgreich gewesen, weil wir eminent sozial und kooperativ sind. Weil sich die Selektion des evolutiven Drucks eben nicht auf Individuen, sondern auf den Gruppengenpool auswirkt, daher kann durchaus individuell selbstloses, aufopferndes Verhalten, wie wir das etwa in sinnlosen Kriegen sehen, mit dem evolutionären Grundnarrativ zusammenpassen. Und Altruismus ist dann eben ein evolutiver Wert, der sich auch biologisch entwickelt haben mag. Möglicherweise muss man ja sogar Kooperation als ein mächtigeres Selektionsinstrument sehen, als Druck und Wettkampf.

Das ist eine extrem knappe Skizze eines Weltbildes, das auf Evolution aufbaut, wissenschaftlich informiert ist und alle transzendenten Elemente – Gott, Geister, Engel, Dämonen sowie vertiefte Sinn- oder Erleuchtungserfahrungen – weglässt. Meditation ist dann auch kein spirituelles Suchen im Sinne von vertieften Einsichten über den Aufbau der Welt, sondern allenfalls eine Einsicht in die Leere jeder Rede von einem Ich oder Selbst und eine bewusste Gestaltung der eigenen Gehirnarchitektur (Metzinger 2008). Denn ein Selbst, geschweige denn ein höheres oder tieferes, gibt es nicht. Damit ist eine solche Form der Spiritualität sehr nahe an einer buddhistischen Weltsicht in einer sehr bestimmten Form, woraus sich die Popularität buddhistischer Religion unter Intellektuellen und Wissenschaftlern, vor allem in den USA, aber auch bei uns in Europa, erklärt (Bankart 2003). Denn dann kann man spirituell sein, ohne den religiösen Ballast mitschleppen zu müssen. Ich finde das auch gut nachvollziehbar und verständlich. Nur muss man sich darüber im Klaren sein: Auch das ist eine Form der Religion und nicht einfach ipso facto »*wissenschaftlich*«, nur weil eine bestimmte wissenschaftliche Einsicht, die wir im Moment für endgültig oder belegt halten, leichter mit einer buddhistischen Weltsicht verbunden werden kann.

Aber das kann erklären, warum momentan die Tendenz zu erkennen ist, ein materialistisch-evolutionäres Weltbild mit einer buddhistisch-religiösen Folie zu interpretieren. Auch innerhalb der buddhistischen Tradition gibt es säkulare Formen, die sich von den *»alten«* Lehren distanzieren (Batchelor 2019), in denen eben durchaus so etwas wie ein *»absolutes Bewusstsein«* oder *»deep mind«* vorkommt (Suzuki 1970), zugunsten einer prosaischen Erkenntnis, dass es einfach um die Einsicht ins Funktionieren des eigenen Geistes geht, und die Schliche, die er anwendet, um uns die tiefere Substanzialität eines Ichs vorzugaukeln.

Mit einer solchen säkularisierten Form des Buddhismus kann sich eine säkulare materialistisch-evolutionäre Wissenschaft sehr gut verbünden und ein kohärentes Narrativ erzeugen, das vollkommen ohne transzendente Entitäten auskommt. Ein solches Narrativ finden junge Menschen offenbar sehr sympathisch, weil es gewissermaßen eine minimalistische Form der Spiritualität darstellt. Dort gibt es eben durchaus innere Einsichten im Sinne von Erleuchtungserfahrungen. Diese beziehen sich aber auf die Einsicht in die Nicht-Substanzialität des Ichs, was wiederum sehr gut mit der modernen Kognitionspsychologie kompatibel ist (Metzinger 2003). Aber wie Waldron (2006) gezeigt hat: Das ist nur eine Seite des buddhistischen Diskurses. Es gibt auch die andere. Insofern ist diese Form agnostischer Spiritualität, so sympathisch und verständlich sie ist, möglicherweise verkürzend und eben auch eine *»Religion«* und kann sich nicht von der Bürde befreien, auf bestimmten Grundannahmen aufzubauen, eben auf den Grundannahmen einer auf Analyse der Materie verkürzten Wissenschaft. Und so entpuppt sich auch diese Fassung der anscheinend voraussetzungsfreien, agnostischen Spiritualität oder die Spiritualität des neuen Atheismus als eine bestimmte Form der – unreflektierten, weil unbewussten – Religion.

Die Emphase, diese Weltanschauung sei *»besser«*, weil sie sich auf wissenschaftliche Erkenntnisse stütze (Pinker 2018), halte ich für Selbsttäuschung, die daher kommt, dass die Haltung blind gegenüber ihren eigenen Voraussetzungen und Annahmen ist. Wir haben gesehen: Auch die Wissenschaft macht Grundannahmen und ist daher, wenn sie als Religionsersatz oder als Religion fungiert, nicht besser oder schlechter als eine andere Religion, sondern nur anders (► Kap. 6). Ob sie besser ist, also mehr zur Befreiung von Menschen und zum Gelingen des Lebens beiträgt, das mag man ruhig dahingestellt sein lassen. Das ist letztlich eine pragmatische Frage der Praxis, die jeder für sich selbst entscheiden muss.

7.1 Naturalismus als Religion

Eine atheistische oder agnostische Spiritualität, die sich auf das »naturwissenschaftliche Weltbild« beruft, ist immer in Gefahr, einer wissenschaftlichen Mode oder einem wissenschaftlichen Irrtum anheimzufallen. Allein die Tatsache, dass etwas wissenschaftlich akzeptiert ist, garantiert nicht dessen Wahrheit oder Verlässlichkeit. Daher ist die moderne Fassung einer naturalistischen Religion auch nichts anderes als eine von vielen religiösen Sekten.

Eine solche ist etwa die Naturalistensekte *»The Brigths«*, die es sich zur Aufgabe gemacht hat, die klassischen Religionen von ihren angestammten privilegierten Plätzen zu verdrängen, weil sie findet, dass die Religion des Naturalismus besser sei, weil eben wissenschaftlich untermauert (www.the-brights.net).

Man sollte sich hier keiner Illusion hingeben: Die Brights-Bewegung ist zwar nicht groß, aber schlagkräftigt. Sie wird getragen von einflussreichen Gestalten des Wissenschaftsbetriebes, wie etwa Daniel Dennett, Sam Harris, Steven Pinker, Sue Blackmore oder Richard Dawkins, die sich als *»Brights«* zu erkennen geben, und vielen anderen mehr. Sie ist dezentral organisiert. Kleine Gruppen starten Aktionen, die die Öffentlichkeit in eine bestimmte Richtung beeinflussen sollen. Das Ziel ist, dass der Naturalismus als eine Alternative zu etablierten Religionen stärker ins Bewusstsein der Öffentlichkeit rückt.

Man kann davon ausgehen, dass einige Wissenschaftsjournalisten dieser Bewegung nahestehen, wenn nicht ihr zugehörig sind. Wenn mich meine Wahrnehmung nicht täuscht, dann könnte etwa die derzeitig europaweit laufende Kampagne gegen die *Homöopathie* eine solche Kaderaktion sein. Nutznießer ist offenkundig die pharmazeutische Industrie, die einen lästigen Konkurrenten los ist, wenn die Homöopathie, vor allem in Deutschland, marginalisiert wird. Warum die Homöopathie? Weil sie eben als medizinisches Therapieverfahren, das mit *»infinitesimalen«* Dosen arbeitet, also mit Substanzen, in denen keine Moleküle mehr nachweisbar sind, ein intellektueller Affront des materialistischen Weltbildes darstellt. Ich weiß nicht, wie Homöopathie funktioniert, obwohl ich ein mögliches Wirkmodell entwickelt habe (Walach 2003). Aber die Daten sprechen *für* eine Wirksamkeit (Linde et al. 1997; Mathie et al. 2014; Milgrom 2012). Es gibt viele weitverbreitete konventionell-medizinische Verfahren, die weniger wirksam oder schlechter belegt sind (El Dib et al. 2007; Howick et al. 2020). Aber wir meinen, die Grundlage für ihre Wirksamkeit – molekulare Prozesse – zu verstehen. Bei der Homöopathie verstehen wir sie nicht. Genauer gesagt: Wenn wir sie verstehen würden, dann wäre mit ziemlicher Sicherheit klar, dass es keine grob-materialistische Wirkungsbasis wäre, die man zur Erklärung der Homöopathie-Wirkung heranziehen kann.

Und weil die Homöopathie ein intellektueller Affront gegen das herrschende materialistische Denkmodell darstellt – nicht, wie oft behauptet, weil es keine Daten gibt –, genau deswegen wird sie attackiert. Die Attacken gehen von kleinen, gut organisierten und vermutlich auch gut gesponserten Skeptikergruppen aus, die im Schulterschluss mit willigen Journalisten jede Menge Fehlinformationen durch die öffentlichen Kanäle peitschen und Lobbyismus bei Verbänden und Politikern betreiben. Das Ziel ist klar: die Abschaffung einer als »unwissenschaftlich« gebrandmarkten Methode, was auch immer dieses Prädikat in diesem Zusammenhang heißen soll.

Ich verwende dieses Beispiel als Illustration dafür, wie Brights-Aktionen aussehen. Belege für dieses Vorgehen habe ich in einer anderen Fallbeschreibung angeführt (Walach 2020c), welche die Demontage des Studiengangs »Kulturwissenschaft und Komplementäre Medizin« beschreibt, den ich entwickelt und eine Weile lang geleitet habe. Die Indizien sind lückenhaft, das gebe ich gerne zu, aber in ihrem Zusammenhang durchaus suggestiv.

Ein anderes Beispiel ist die *»Atheist Bus Campaign«* (https://en.wikipedia.org/

wiki/Atheist_Bus_Campaign). Sie ist im Unterschied zu diesen anderen Aktionen gut belegt und auch als Brights-Aktion aktenkundig. Für eine sechsstellige Summe wurden über ein paar Wochen in London einige der berühmten roten Doppeldeckerbusse mit Slogans versehen und als atheistische Werbeträger durch London geschickt. Da stand z. B. *»Don't worry. There is probably no God«*. Das finde ich jetzt noch eine der witzigeren und sympathischeren Aktionen. Aber sie sind illustrativ dafür, wie diese Gemeinde operiert und was ihr Ziel ist: die Beeinflussung des öffentlichen Bewusstseins, der allgemeinen Kultur, hin zu einer materialistisch-atheistischen Grundhaltung, in der *»die Wissenschaft«* zur neuen Religion geworden ist. Allen Beteiligten muss klar sein: Das ist eine postmoderne Form der subtilen Einflussnahme und Missionierung, die deswegen unerkannt bleibt, weil sie nicht unter diesem Namen läuft. Anders als bei den Missionierungsversuchen von Mormonen oder Zeugen Jehovas, wo zwei meist leicht erkennbare freundliche Zeitgenossen von Haus zu Haus gehen und Menschen überzeugen wollen oder bei Plakataufstellern stehen und Passanten ansprechen, findet diese Form der Missionierung über öffentliche Kanäle statt, über Artikel in Zeitungen, über Fernsehsendungen und durch tendenziöse Berichterstattung.

7.2 Transhumanismus

In neuerer Zeit verbündet sich diese Form der szientistisch inspirierten Weltsicht mit dem Transhumanismus. Das ist eine Denkform, die die Weiterentwicklung des Menschen zu einer Übermensch-Figur propagiert, entweder im Sinne Nietzsche, oder im Sinne einer technologisch überhöhten, erweiterten oder verbesserten biologischen Struktur – da sind sich die Transhumanisten noch nicht ganz einig (More & Vita-More 2013; Sorgner 2010, 2019). Was aber auf jeden Fall dazugehört, ist die Idee, dass der Mensch verbessert werden kann und muss, z. B. durch technologische Gadgets und Implantate. Die allgegenwärtigen Fitbits und Apps auf Mobiltelefonen sind die ersten Ausleger dieses Denkens und als solche relativ harmlos. Aber die Fantasien gehen natürlich weiter: dass wir über Neuroimplantate so etwas wie Gedankenlesemaschinen bauen können und direkt an Computer angeschlossen werden, entweder zur Übermittlung von Information oder zur Steuerung und Lenkung von außen oder um unsere Kapazitäten zu erhöhen. Und wenn wir die Verwendung von Mobiltelefonen betrachten, dann haben wir schon einen ersten Schritt in diese Richtung gemacht. Die Algorithmen von Google und Amazon bespaßen uns mit den neuesten Überraschungen und schlagen uns vor, was wir wo kaufen sollen und können. Neulich erzählte mir ein Kollege: Seine Frau, die Pferde hält und sich mit einer Freundin über ein bestimmtes Problem bei Pferden unterhalten hatte, wohlgemerkt einfach so, nicht am Telefon, erhielt am anderen Morgen auf ihrem Mobiltelefon eine SMS, die ihr einen Artikel anbot. Hier hatten offenbar die Algorithmen von Google oder Amazon das Gespräch belauscht und reagiert.

Viele Zeitgenossen freuen sich über Smartgadgets der Mobiltelefone, die ihnen das Leben erleichtern. Aber die sinistren Folgen dieser Entwicklung sind nur wenige Schritte um die Ecke. Wer sagt, dass wir nicht bald im totalen Überwachungs- und Rundumfürsorgestaat, wie ihn Orwell und Huxley antizipiert haben, landen werden? In China ist es mit den Bürgerpunkten nicht mehr weit bis dorthin. Wer sich brav und angepasst verhält, bekommt Punkte, darf verreisen und kann an nette Orte. Wer das nicht tut, muss zu Hause bleiben (Benedikter 2020).

Die transhumanistische Agenda könnte sich sehr leicht zur Dystopie entwickeln, nämlich in eine Welt, wo die »Datenkraken« nur ein Ziel haben: Bereicherung ihrer Eigentümer zu betreiben. Es ist, glaube ich, kein Zufall, dass Bill Gates die Bibel der szientistischen Religion, Steven Pinkers »*Entlightenment Now*«, als »*my most favourite book of all times*« lobt, wie auf dem Cover der englischen Taschenbuchausgabe zu lesen ist. Denn die Entwicklung von Computeralgorithmen und ihrer Schnittstellen zum Menschen sind eine der Hauptagenden der transhumanistischen Bewegung.

Eine zweite Agenda ist die Entwicklung medizinischer Modelle und Interventionen zur Erlangung faktischer Unsterblichkeit. Führende Vertreter des Transhumanismus, wie etwa Nick Bostrom vom Oxford Futures of Humanities Institute, tragen an ihren Knöcheln ein Band, das ein Abonnement auf eine kanadische Firma signalisiert, die sich auf das Einfrieren von Menschen spezialisiert hat (sehr lesenswert in dieser Hinsicht: www.newyorker.com/magazine/2015/11/23/doomsday-invention-artificial-intelligence-nick-bostrom) (More 2013).

Die Idee: Wenn jemand so schwer krank ist, dass die Krankheit derzeit unheilbar ist, wählt er den freiwilligen und vorübergehenden Kryo-Tod, wird tiefgefroren bzw. auf eine Temperatur eingefroren, die den Organismus lebensfähig, aber eben inaktiv erhält. Das Bewusstsein sollte, so die Idee, in Tiefschlaf gehen, um dann, wenn die Zeit der Heilung gekommen ist, weil diese nunmehr technisch möglich ist, geheilt zu einem weiteren, möglicherweise ewigen Leben aufzuerstehen.

Die materialistische Zerrform eines religiösen Narrativs ist, glaube ich, unmittelbar einsichtig. Wir sollten uns keiner Täuschung hingeben: Das sind keine Fieberfantasien von Verrückten, sondern die Ideen kluger Leute, die sich im wissenschaftlichen Kontext tummeln und über die Entwicklung computergestützter Anwendungen extrem einflussreich sind (Didymus 2013). Diese Menschen beraten Regierungen, bestimmen mit ihrem Geld die Agenda vieler Länder und beeinflussen mit ihren Ideen viele Entwicklungen.

Die Logik ist ebenfalls klar: Wenn Evolution die wissenschaftlich belegte Grundkonstante der Entwicklung ist, warum soll sie dann mit dem Menschen in heutiger Form zu Ende sein? Warum soll sich dann nicht der Mensch mit den technischen Geräten und Rechnern, die er entwickelt, sowie mit seiner wissenschaftlichen Kompetenz selbst verbessern, weiterentwickeln, ja unsterblich machen? Homo Deus, eben, wie Harari (2017) sehr klar und richtig analysiert: der Mensch, der selbst Gott geworden ist oder es anstrebt.

Jeder Kenner der christlichen Tradition sieht natürlich sofort, dass dies das luziferische Prinzip ist, das Sich-Aufschwingen und Überheben. Die Transhumanisten würden wohl sagen: Genau das ist ja des Menschen Ziel. Aus traditioneller

Perspektive wäre vermutlich Vorsicht angebracht und die kritische Analyse dieses Heilversprechens, das sich da ankündigt. Wollen wir diese Form der Unsterblichkeit? Wollen wir dieses Paradies der rechnergesteuerten Optimierung? Überhaupt: »*Wer ist das Ich in dem interessanten Projekt ›ich verbessere mich‹?*«, wie der Zen-Lehrer Alexander Poraj in anderem Zusammenhang treffend formuliert hat (Poraj 2020).

Dieses transhumanistische Ideal vergesellschaftet sich je nach Gusto mit der künstlichen Intelligenz und der Idee, dass es bald Rechner geben wird, die intelligenter sind als Menschen (Bostrom 2014; Goertzel 2013). Wie werden wir sie kontrollieren können und können wir es überhaupt? Die transhumanistischen Ideen verbünden sich auch mit medizinisch-technologischen Therapien und Verbesserungstechnologien. Dort gibt es dann für jedes Leiden ein pharmakologisches Pflästerchen. Dass diese vermeintlich wirksamen pharmakologischen Pflästerchen, etwa im Bereich der Psychopharmakologie, alles andere als wirksam sind bzw. alles andere als unkompliziert, steht auf einem anderen Blatt (Gøtzsche 2015).

Die entscheidende, ja alles entscheidende Frage ist aber: Sind wir Menschen tatsächlich nichts als Rechner, Rechenvorgänge aus einem Stück Fleisch, wie Marvin Minsky (2013) meinte? Ist unsere Vernunft tatsächlich algorithmisch, also mit Rechenoperationen, abbildbar? Oder sind Einsicht, Vernunft algorithmisch nicht greifbar, wie Roger Penrose (1989, 1994) argumentiert? Kann das, was z. B. ein Psychotherapeut als Einfühlung und Intuition entwickelt, in der Tat von einem Algorithmus, also einem Rechenprogramm, übernommen werden? Wären damit Computer in absehbarer Zeit günstigere, geduldigere, weil gegenübertragungsfreie und sachlich kompetentere Therapeuten (s. Bendig et al. 2019)? Kann das Erleben, das subjektive Gefühl einer Depression oder einer Befreiungserfahrung reduktiv als Rechenoperation und materialistisch-reduktiv als »nichts als« Gehirnprozess abgebildet werden? Oder sind Einsicht, Vernunft und Erleben mehr als ein Rechenprozess? Harari hat klar gesehen: Wie wir diese Frage beantworten, bestimmt die Zukunft unserer Kultur.

Die Antwort auf diese Frage, ob menschliche Erfahrung und menschliches Innenleben mehr sind als algorithmierbare Rechenoperationen und Intelligenz, wird auch die Zukunftsfrage der Psychotherapie sein und die der Spiritualität und Religion sowieso. Denn wenn sich herausstellen sollte – oder auch nur, wenn ausreichend viele Menschen glauben, dass es sich irgendwann einmal herausstellen wird –, dass menschlicher Verstand nichts als Rechenprozesse sind, dass menschliches Innenleben ein Spiegelkabinett dieser im Gehirn ablaufenden Rechenoperationen ist und psychische Probleme einfach Abweichungen in diesen inneren Programmen, dann gibt es weder einen Grund dafür, warum man Spiritualität und Religion bemühen sollte. Dann gibt es aber langfristig auch keinen Grund mehr dafür, weswegen wir Psychotherapie benötigen werden. Denn dann wird die Psychopharmakologie für die massiveren Abweichungen und Chatbots und Rechenprogramme für die stärker sprachbasierte Verarbeitung zuständig sein. Vielleicht wird es noch ein paar Inseln der Seligen geben, auf denen richtige Leute mit Patienten reden, aber schon jetzt ist die Tendenz erkennbar, möglichst vieles an Versorgung digital auszulagern. Das ist letztlich die Konsequenz des transhumanistischen und in diesem Falle digitalen Zukunftsmodells.

Wir sehen also: Eigentlich sitzt die Psychotherapie mit Spiritualität und Religion in einem Boot. Denn wenn die transhumanistische Ideologie einmal richtig weitverbreitet ist, dann ist für Romantik nicht mehr viel Raum. Denn die Spur ist klar. Sie führt zum Übermenschen Nietzschescher Prägung, der sich mit all seiner technologisch-wissenschaftlichen Kompetenz über die Begrenzungen des endlichen Lebens hinwegsetzt. Oder zu einem Cyborg-Wesen, das durch die Verschmelzung mit Technologie die Grenzen unserer Biologie und unserer menschlichen Bedingtheit wird sprengen wollen. Ansätze dazu gibt es bereits viele, zunächst sehr benigner Art: Wir verwenden Herzschrittmacher, die mittlerweile relativ viel künstliche Intelligenz enthalten und eingehende Signale verarbeiten, um das Herz länger zu stabilisieren. Wir verwenden implantierbare Insulinpumpen, um die Unzulänglichkeit der Bauchspeicheldrüse zu überwinden, und setzen künstliche Gelenke ein, um die abgenutzten zu ersetzen. All dies zum Wohl der betroffenen Patienten und zur Befreiung von Schmerz und Leid.

Kevin Warwick, der an der University von Reading lehrte und einer der Wegbereiter des transhumanistischen Cyborg-Denkens war, hatte angekündigt, sich seinen Arm amputieren zu lassen und durch einen technischen zu ersetzen, den er sich mit seinen Nerven verbinden lassen wollte, damit er besser, länger und ausdauernder Tennis spielen könne. Ob er das dann auch wahrmachte und mit welchem Resultat, ist meines Wissens nicht bekannt. Aber allein schon die Idee finde ich bemerkenswert. Die Früchte dieser Ideen und Experimente finden wir bei den intelligenten Prothesen, bei denen teilweise Nerven mit technischen Effektoren verbunden werden, sodass Nervenimpulse Geräte steuern.

Wir sehen an dieser Diskussion, dass wir relativ schnell Fragen der Ethik und der Moral berühren, da solche Konzeptionen weit von unseren bisherigen kulturell und religiös vermittelten Wert- und Normvorstellungen entfernt sind. Nicht umsonst haben vor einiger Zeit führende deutsche Neurowissenschaftler dazu aufgerufen, das Strafgesetzbuch umzuschreiben, da doch mittlerweile bekannt sei, dass der Mensch gar keinen freien Willen habe und mehr oder weniger stark durch seine Lerngeschichte geprägt und bestimmt sei. Die Konsequenz eines solchen Denkens greift tief in spirituell-religiöse Weltdeutungen ein.

Ich würde, bewusst zugespitzt, sagen, dass eine solche Spiritualität eine luziferische Qualität hat. Damit ist gemeint, dass sich darin die absichtsvolle, bewusste und totale Abwendung einer jeglichen Rückbindung an einen wie auch immer verfassten transzendenten Grund zeigt und die menschliche Überhöhung, in der Menschen sich selbst zu einem Gott machen oder sich für einen halten. Im uralten jüdisch-gnostischen, aber auch zoroastrischen Mythos ist ja Luzifer oder Satan der gestürzte Engel, der ursprünglich von Gott als der Schützer und Bewahrer der Welt eingesetzt wurde, sich aber abwandte, gegen Gott rebellierte und so selbst zu Fall kam (Rosenberg 1956, 1967). In diesem Mythos schwingt die Gefahr der letzten und schwerwiegendsten Versuchung, sich zu Gott zu machen. Das Hauptkennzeichen dafür ist aus meiner Sicht das Preisgeben jeglicher Rückbindung und jeglicher verbindlicher Ethik, »ethischer Nihilismus«, wie Sorgner das nennt (Sorgner 2019). Es zeigt sich nicht im Entwickeln und Verwenden von Technik oder in der enthusiastischen Begrüßung der Digitalität als solcher, sondern darin, dass über diesen Verwendungen ihr Sinn und Zweck sowie der Mensch selbst in Vergessenheit gerät. Nicht mehr die Besserung der Lebensumstände oder die Verhinderung von Leiden zum Wohle von Menschen stehen im Mittelpunkt, sondern die technologische Entwicklung wird Selbstzweck, die Maximierung individueller Vorteile oder egoistische Gesichtspunkte stehen im Zentrum. Ich weiß, Vertreter des Transhumanismus würden sich hier missverstanden fühlen, denn sie wollen ja genau den Menschen ins Zentrum stellen, sein »Erblühen – *human flourishing*«, seine Verbesserung, das Beseitigen seines Leides. Aber die perfide Dialektik ist eben: Wenn man genau dies ins Zentrum stellt und nichts sonst, dann verliert man es eben darum. Denn dann werden irgendwann die Methoden und Mittel, die man zu diesem Zweck einsetzt, den Zweck hinter sich lassen (Bishop 2010). Dann werden die Maschinen und künstlichen Intelligenzen, die wir uns bauen, um unser Leben zu erleichtern, die Kontrolle übernehmen, und dann wird die Zeit des Transhumanismus gleichzeitig das Ende des Humanismus sein (Bostrom 2012a, b, 2014; Bostrom & Yudkowsky 2014).

Wiederum verläuft die Bruchlinie und die Unterscheidungsgrenze nicht naiv zwischen Technik- und Computerfreaks hier und Fortschrittsverweigerern dort, wobei die Fortschrittsverweigerer sich gewissermaßen selbst disqualifizieren und abschaffen, weil sie demnächst ausgestorben sein werden. Sondern die Bruchlinie verläuft entlang einer inneren Haltung: Was soll mit diesen neuen Entwicklungen geschehen? Wem dienen sie? Wer profitiert davon und wie? Und welche ethisch-moralischen Richtlinien und Normen wollen wir anwenden? Ist es beispielsweise zulässig, wenn die Firma SpaceX, die einem der großen Transhumanismus-Fans, Elon Musk, gehört, 10 000 Satelliten ins All schießen will, um die Erde in einem noch nie dagewesenen Experiment mit Mikrowellenstrahlen zu bestrahlen, damit die vielen Gadgets, die die anderen Fabriken von Elon Musk entwickeln und verkaufen, von Tesla-Autos bis zu den Pflegerobotern der nächsten Generation, fehlerfrei miteinander kommunizieren können, und der Kühlschrank nebenher den Nachschub für unseren Kaffee Latte bestellen kann, damit wir uns anderen Dingen widmen können? Das ist keine Zukunftsmusik, sondern diese Entwicklungen haben schon begonnen, ohne dass irgendwer sorgfältig drüber reflektiert.

Mir scheint, dass die unreflektierte Übernahme eines szientistisch-naturalistischen Weltbildes in seiner Verlängerung zu einer transhumanistischen politischen, technologischen und ökonomischen Veränderung unserer Kultur führt und in der Konsequenz auch zu einem entsprechenden Rahmen, in dem Spiritualität allenfalls als Bejahung dieses Weltbildes geduldet sein wird. Jedenfalls haben Kritiker des Transhumanismus schon seit geraumer Zeit darauf hingewiesen, dass diese anscheinend so menschenfreundliche, technikaffine und fortschrittsberauschte Ideologie im Grunde nichts anderes als eine materialistische Religion ist (Benedikter 2017). Solange dies explizit klar ist, ist aus meiner Sicht nichts dagegen einzuwenden. In unserem Land herrscht Religionsfreiheit. Solange aber unklar ist, dass es sich um Religion handelt und im Namen der Wissenschaft Konzepte und Ideen in die Kultur getragen werden, als seien es die besten Äpfel aus Nachbars Garten, handelt es sich um eine unlautere Vermischung von Tatsachen und ideologischen Zwecken.

Damit wollen wir es bewenden lassen. Ich hoffe, es wurde deutlich, dass man selbstverständlich auch als wissenschaftsaffiner Agnostiker nicht ohne Religion auskommt und dass diese Religion heute in vielen Fällen eine Spielform des Transhumanismus ist. Nicht, dass jeder Agnostiker ein Transhumanist wäre, beileibe nicht. Ich kenne viele äußerst sympathische agnostische Zeitgenossen, die dem Transhumanismus genauso skeptisch gegenüberstehen wie ich. Aber wer Transhumanist ist, der ist eigentlich mehr oder weniger notwendigerweise auch Atheist oder Agnostiker, und wenn nicht, hat er nicht verstanden, worum es bei Religionen geht.

Mir ging es vor allem darum, auf diese neuen Strömungen hingewiesen zu haben, von denen die *Brights-Bewegung* vielleicht die einflussreichste ist. Das Selbstbekenntnis, dass es um eine Entmachtung der herkömmlichen Religionen und einen Ersatz dieser Religionen durch den Naturalismus geht, oder, in einer milderen Form, darum, den Naturalismus den Religionen als ebenbürtig darzustellen, sollten wir ernstnehmen. Denn dahinter verbirgt sich eine Kampfansage an alle klassischen Religionen und auch an unsere kulturelle Tradition. Das sollte auch Psychotherapeuten interessieren, denn wenn man dieses Denken verlängert, wird es zu einer Abschaffung des Berufsstandes führen.

II Praktischer Teil

8 Psychotherapie und Spiritualität: Mögliche Missverständnisse, Grenzverletzungen und Brücken

Dieses Buch ist ein Versuch, bestehende Missverständnisse aufzuklären und Brücken zu schlagen. Diese Missverständnisse kommen teilweise daher, dass esoterische Sekten und Gruppen ihre Angebote auf dem Psychomarkt feilbieten und damit Konsumenten verunsichern. Sie resultieren aber auch daraus, dass offizielle Stellen – Kammern, Ministerien, Verbände – scharfe Abgrenzungen zwischen Psychotherapie, »*Esoterik*« und Spiritualität vorgenommen haben, z.B. das Österreichische Ministerium für Soziales, Pflege, Gesundheit und Verbraucherschutz in seiner Richtlinie zur Abgrenzung zwischen Psychotherapie und Esoterik und Spiritualität (Bundesgesundheitsministerium 2014). Dies hat dann andere Gruppierungen, z.B. die Deutsche Gesellschaft für Psychiatrie, Psychotherapie und Nervenheilkunde (DGPPN), dazu veranlasst, eine eigene Richtlinie herauszugeben (Utsch et al. 2017), ebenso die European Association of Psychotherapy (EAP) (2018). Kasten 8-1 gibt die Erklärung der EAP in meiner eigenen Übersetzung wieder.

Kasten 8-1

Erklärung der European Association of Psychotherapy (EAP) zu Psychotherapie und Spiritualität

1. Die grundlegende Leitlinie ist die, dass Psychotherapeuten immer nur das im Auge haben sollten, was dem Interesse der Klienten dient. Daher ist es unethisch und unprofessionell,
   - für eigenes kommerzielles Interesse zu arbeiten oder
   - für eine andere persönliche Zielsetzung, sei es die der Macht, indem Therapeuten ihren Klienten eigene Glaubenssysteme aufpfropfen, oder
   - um eine spezielle Praxis oder Methode zu verbreiten oder
   - zum eigenen finanziellen oder sexuellen Vorteil.
2. Diese Regel beinhaltet, dass wir auch dann, wenn es um Themen der Spiritualität, der Religion, der transpersonalen Glaubenssätze oder um esoterische Praktiken geht, ausschließlich die Bedürfnisse und Interessen der Klienten im Auge haben sollten, da möglicherweise keine von diesen eine ausreichende wissenschaftliche Datenbasis vorliegen hat, um sie in eine psychotherapeutische professionelle Praxis aufzunehmen. Es ist daher unethisch und unprofessionell, wenn Therapeuten nur ihre je eigenen religiösen, esoterischen oder spirituellen Glaubenssysteme im Blick haben, wenn sich diese von denen der Klienten unterscheiden.

3. Psychotherapeuten müssen daher bei ihrer professionellen Arbeit mit Klienten vor allem ihre eigenen Glaubenssysteme so weit wie möglich in der Schwebe halten, auch wenn wir zugeben, dass es sicherlich verschiedene Situationen und Hinsichten geben kann, wo dies schwierig sein mag. So wie bei allen anderen psychologisch-emotionalen Themen können natürlich auch die persönlichen religiösen, spirituellen und esoterischen Glaubenshaltungen von Klienten vorurteilsfrei zum Thema werden.
4. All diese Punkte sind an sich ausreichend und allgemein, wenn auch nicht immer explizit, innerhalb der ethischen Prinzipien der EAP und der EAP-Definition der professionellen Kompetenz eines europäischen Psychotherapeuten enthalten. Diese Dokumente sind einsehbar auf der EAP-Webseite (www.europsyche.org).

Diese Abgrenzungsbestrebungen haben aus meiner Sicht verschiedene Motive und Ziele, manche davon sinnvoll und nötig, manche davon kontraproduktiv und missverständlich.

8.1 Abgrenzungen: konstruktiv und sinnvoll

Wie der erste Teil dieses Buches gezeigt hat, müssen wir zwischen Erfahrungen und ihrer Interpretation unterscheiden. Wir müssen auch zwischen unterschiedlichen interpretativen Rahmenwerken, den Religionen, unterscheiden. Von diesen gibt es solche, die eine lange Tradition haben und damit durch die Bewährungsfeuer der Geschichte gegangen sind und diese überlebt haben, und wieder andere, die entweder selbstgebacken sind oder sich aus allen möglichen Versatzstücken zusammensetzen. Solche weniger gut – intellektuell und historisch – fundierten Lehren werden häufig unter den Oberbegriff »*Sekten*« und »*Esoterik*« gefasst. Man meint, damit jeweils eine klare Benennung gefunden zu haben. Bei näherem Hinsehen ist selbst das schwierig. Denn es sind Begriffe, die von einer herrschenden, akzeptierten Mehrheitsmeinung ausgehen. Das will ich selbstkritisch zu bedenken geben. Denn auch ich grenze mich von »*Sekten und Esoterik*« ab, da ich mich eher einer konservativen, wohlerprobten religiösen Interpretation von Spiritualität im Rahmen von Religionen verbunden fühle. Aber ich finde, man muss auch diese Machtfrage je neu diskutieren. Denn anfangs war auch das Christentum nichts anderes als eine jüdische »*Sekte*« und bis zur Einführung des Christentums als Staatsreligion Roms durch den Kaiser Konstantin 315 war das Christentum genauso Außenseiterreligion in Rom, wie das andere Religionen heute bei uns in Europa sind (Harper 2017). Dennoch hat natürlich auch dieses Resultat, dass sich eben die christlichen Religionen in Europa mehrheitlich verbreitet haben, einerseits einen gewissen »Sinn«, zum anderen ist es eine historische Faktizität.

Der erste Teil hat auch gezeigt: Die christliche Tradition legt sehr viel Wert auf die »*Unterscheidung der Geister*«: Was nützt uns? Was schadet uns? Was hilft zu einem besseren Leben? Was befreit? Was engt ein? Was macht uns liebevoller? Was macht uns selbstbezogener? Was hilft uns in unseren unmittelbaren sozialen Beziehungen? Was schädigt sie?

Der Schlüsselsatz dafür stammt aus dem Brief des Apostel Paulus an die Gemeinde in Tessaloniki: »Prüft alles, und behaltet das Gute. Meidet das Böse in jeder Gestalt.« (1 Thess 5,21 f.) Die Prüfung erfolgt an den Konsequenzen und kann daher nicht einfach pauschal über simple Abgrenzungen erfolgen. Dennoch sind Abgrenzungen nötig. Denn nicht alles, was glänzt, ist Gold. Und manchmal verbirgt sich das Goldkörnchen im Dreck.

Eine wichtige Abgrenzung, die all diese Richtlinien vornehmen, ist jene gegenüber *»Sektenzwang«* und ideologischer Vereinnahmung. Diese ist aus meiner Sicht voll und ganz gerechtfertigt und sollte auch unterstützt werden. Courtenay Young, der Herausgeber des *International Journals of Psychotherapy*, weist in einem tiefgründigen Editorial darauf hin, dass das Befreiungsideal der Psychotherapie mit jeder Form der intellektuellen Vereinnahmung durch Weltbilder, Ideologien oder andere intellektuelle Strukturen inkompatibel ist (Young 2018). Denn das Ziel von Psychotherapie ist, wie das Ziel jeglicher *»guter« Religion* und auch der Spiritualität, die Befreiung von Menschen aus unmenschlichen Verhältnissen und Zwängen, aus Unfreiheit und Unmündigkeit. Damit teilt die Psychotherapie mit der Tradition der Aufklärung ein aufklärerisches, emanzipatorisches Ideal.

8.1.1 Religionen und Sekten

Eine wichtige Bruchlinie verläuft meines Erachtens zwischen »echten« Religionen und »falschen« Ideologien oder Sekten und kann sich durchaus mit dem Anliegen der Psychotherapie verbünden. Denn auch Religionen wollen letztlich die Freiheit und die Emanzipation von uns Menschen von falscher Sklaverei.

Ideologien machen immer unfrei. Denn sie verlangen, dass man sich, oder einen Teil von sich selbst, einem *»höheren«* Zweck opfert. Und daher können Religionen, falsch verstanden, auch oft solche Ideologien sein. Denn der *Götze*, der *Moloch*, ist der, dem man »seine Kinder« opfert: »Sie errichteten die Kulthöhle des Baal […], um ihre Söhne und Töchter für den Moloch durchs Feuer gehen zu lassen. Das habe ich ihnen nie befohlen, und niemals ist mir in den Sinn gekommen, solche Greuel zu verlangen […]«, spricht Gott durch die Worte des Propheten Jeremias (Jer 32,35).

Insofern sind diese Aspekte von Richtlinien, die eine Trennung von Psychotherapie und esoterischen Sekten verlangen, absolut in der Tradition dieser aufklärerischen, befreienden Impulse echter Religion. Was aber sind heute unsere *»Moloche«*, unsere *»Götzen«*, die Bilder und Ideen, denen man Menschen opfert? Ist nicht die Funktionstüchtigkeit in einem möglicherweise unmenschlichen System ebenfalls ein Götze? Und macht sich nicht eine Psychotherapie, die sich selbst als Reparaturbetrieb für funktionsuntüchtige Mitglieder der Gesellschaft sieht, ohne zu fragen, wem diese Reparatur dienen soll, mitschuldig am *»Götzendienst«*? Wäre es nicht verfehlt, einen Mann oder eine Frau, die an der Unmenschlichkeit und den ausbeuterischen Produktionsbedingungen ihrer Arbeitsstätte leiden, wieder geradezubiegen, damit das Funktionieren reibungsloser wird, oder ihnen durch pharmakologische Therapie das Leiden zu nehmen?

Daher ist die Abgrenzung nicht so einfach, wie es auf den ersten Blick aussieht. Die Frage ist wohl weniger, was ist die zugrunde liegende Ideologie einer Methode oder einer Intervention, sondern welchem Zweck dient sie und wie wird sie eingesetzt? Eine Meditationsmethode z. B. kann aus einer langen spirituell-religiösen Tradition kommen und sehr wohl im Rahmen einer fundierten Psychotherapie eingesetzt werden, wie wir noch sehen werden. Das wird beispielsweise im Rahmen der *Mindfulness-based Cognitive Therapy (MBCT) for Depression Relapse Prevention* getan (Segal et al. 2002; Williams et al. 2007). Das finden wir auch in Kliniken, die mit Methoden der transzendentalen oder anderen Vedanta-basierten Meditationsmethoden arbeiten. Es wird eine problematische Sektenrekrutierung daraus, wenn dies mit einer bestimmten Ideologie, mit psychischen Zwängen, mit subtilen Hinweisen auf notwendige oder nützliche Vertiefungen durch Veranstaltungen garniert wird, die weniger der individuellen Behandlung als der Mehrung der Mitgliederzahl oder Finanzkraft einer bestimmten Gruppierung dienen. Auch hier ist die Bruchlinie nicht das »*Was*«, die Meditation, sondern das »*Wie*«: Welchem Zweck dient es?

Weil es leichter ist, das »*Was*« als das »*Wie*« zu benennen, sind solche Richtlinien, wie etwa die des Österreichisches Gesundheitsministeriums, natürlich darauf angewiesen, Praktiken zu benennen und Beispiele anzugeben. Ich bin skeptisch, ob das funktioniert. Ich glaube, man müsste auf die Ziele fokussieren und sich folgende Fragen stellen:

- Welches Ziel hat eine Intervention?
- Wozu könnte und wird sie möglicherweise führen?
- Dient sie der größeren Freiheit und Selbstbestimmung des Patienten oder der Klientin?
- Oder dient sie dem Eigennutz des Therapeuten, z. B. durch Statuserhöhung, narzisstische Gratifikation, ideologische Bestätigung, Erweiterung des Missionsrahmens?
- Welche Werte und welche moralischen Prinzipien stehen dahinter?

Was absolute ethische Richtlinien sind, ist in den entsprechenden Ethikrichtlinien der Psychotherapie (▶ Kasten 8-1) und auch des Weltärztebundes niedergelegt, die sich letztlich alle auf den hippokratischen Eid stützen (Capelle 1955, S. 211 f.; World Medical Association 2008).

Schon im *Eid des Hippokrates* ist erwähnt, dass Ärzte oder Therapeuten das Abhängigkeitsverhältnis zu ihren Patienten und Anbefohlenen nicht ausnutzen dürfen, weder durch sexuelle noch durch ideologische oder andere Formen der Vorteilnahme. Das therapeutische Machtgefälle ist verführerisch und kann leicht zu einer Indoktrination von Patientinnen missbraucht werden. Denn Klienten sind in einer verwundbaren, sehr zugänglichen und aufnahmebereiten Situation, wenn sie einmal eine Therapeutin gefunden haben, der sie vertrauen und die durch ihre Hilfe begonnen hat, ihnen Leiden zu nehmen und das Leben zu erleichtern. Daher ist es nur allzu verständlich, wenn sie sich auch auf die theoretischen Ideen von Therapeuten einlassen. Umso wichtiger ist es für diese, einer solchen Versuchung zu widerstehen. Man kann ja seine eigene ideologische oder religiöse Haltung transparent machen, ohne sie dem Patienten aufzuzwingen. Wie schon erwähnt, Patienten geben ihre eigene Religion oder Lebensideologie nicht an der Garderobe ab, und genauso wenig kann das die Therapeutin. Daher ist vermutlich Transparenz der beste Schutz gegen Missbrauch.

Der mangelnden Seriosität schlecht begründeter Hilfsangebote vorzubeugen ist ein wichtiges und durchaus zu begrüßendes Ziel dieser und anderer Richtlinien (Schulthess 2015, 2017). Denn es ist auf jeden Fall zu unterscheiden zwischen einer Therapeutin mit solider Ausbildung, die zusätzlich zu ihrer Ausbildung noch andere Kompetenzen mitbringt, und einer Fülle von selbsternannten Heilern, die meinen, in Schnellsiederkursen am Wochenende die Geheimnisse des menschlichen Leidens und seiner Behebung durchdrungen zu haben.

Es ist auch ein absolut verständliches und unterstützenswertes Anliegen, wenn die Grenze zwischen Psychotherapie, also dem Versuch, Leiden, psychische und Verhaltensprobleme mithilfe von Kommunikation zu beheben, und zwischen ideologischen und anderen Formen der Lebensbewältigung und Welterklärung klar ist. Insofern ist diesen Richtlinien recht zu geben, wenn sie verlangen, man müsse als professionelle Therapeutin hier Grenzen ziehen.

8.1.2 Verschiedene professionelle Identitäten

Ein anderer Aspekt ist die Frage verschiedener professioneller Identitäten. Wenn beispielsweise ein Therapeut sowohl Psychotherapeut als auch Priester ist oder eine Therapeutin sowohl Psychotherapeutin als auch Ärztin, dann müssen beide ihre je unterschiedlichen professionellen Identitäten handhaben können (Young 2018). Das ist aus meiner Sicht eine Frage der Transparenz und der Abklärung. Es ist denkbar, dass während eines therapeutischen Prozesses tiefe religiöse und spirituelle Fragen auftauchen, die der Patient dann mit seinem Therapeuten gesondert besprechen will. Es ist auch denkbar, dass eine Therapeutin aufgrund ihrer zusätzlichen Schulung einen spirituellen Themenkomplex bei ihrem Klienten erkennt und zu verstehen beginnt, dass menschlich-psychologisches Wachstum mit der Verarbeitung dieses Themenkomplexes zusammenhängt, sagen wir einer Form von tief empfundener existenzieller Schuld.

Das könnte geschehen, wenn beispielsweise ein Patient aufgrund von schwerer Depression in die Therapie kommt, in deren Verlauf etwa seine Täterschaft als sexuell missbrauchender Erwachsener zur Sprache kommt. Dass eine solche Vergangenheit psychologisch-psychotherapeutisch zu klären ist, scheint mir einsichtig. Aber möglicherweise wird irgendwann klar, dass dies nicht nur eine persönliche psychologische Verwerfung ist, sondern von dem Patienten auch als schwere existenzielle Schuld erfahren wird und dass es einer anderen Zugangsweise bedarf. Ein Psychotherapeut ohne vertiefte eigene Kenntnis wird den Klienten vielleicht an dieser Stelle an einen Priester oder eine andere Instanz verweisen, je nach ideologisch-religiöser Ausrichtung. Ein Therapeut, der gleichzeitig Priester ist, könnte an dieser Stelle einen Rollenwechsel anbieten und auf eine andere Ebene gehen.

Eine professionelle Psychotherapeutin, die zusätzliche Schulungen hat und beispielsweise eine spirituelle Form der psychologischen Arbeit beherrscht, könnte in so einem Fall mit dem Patienten überlegen, welche Form von Ritual oder welche Schritte helfen könnten, diese als tiefe existenzielle Schuld empfundene Last abzutragen, für den Fall, dass der Patient eine klassisch-religiöse Betreuung nicht wünscht. Die EAP-Richtlinien würden eine solche Arbeit unter Umständen zulassen, die Österreichischen Richtlinien, in momentaner Gestalt zumindest, würden eine derartige Arbeit ablehnen. Ich halte dies für falsch und werde an anderer Stelle in diesem Buch dafür argumentieren, dass man kompetente psychotherapeutische Arbeit und spirituelle Arbeit durchaus sinnvoll verbinden kann, ja sogar muss, wenn nicht nur Symptomreduktion, sondern Heilung das Ziel ist (► Kap. 10.3 ff.).

Der Punkt ist aber: Das Kriterium, wann was notwendig ist, darf nicht eine aufoktroyierende Entscheidung des Therapeuten sein, sondern muss aus dem Wunsch der Klientin geboren werden. Oder anders ausgedrückt: Der Patient oder die Klientin haben immer recht. Wer diese Regel missachtet, missbraucht seine Machtposition.

Oder nehmen wir als anderes Beispiel die Doppelprofession Psychotherapeutin und Ärztin. Es ist durchaus denkbar, dass sich im Laufe einer Psychotherapie für eine kundige Ärztin zeigt, dass die psychischen Probleme, wegen derer eine Klientin kam, auf eine Mangelernährung hindeuten, etwa auf eine Fehlbalance der essenziellen Fettsäuren Omega-3 und Omega-6 oder eine Unterversorgung mit mineralischen Spurenelementen. Sie könnte an dieser Stelle einen Rollenwechsel vorschlagen, wenn die Klientin dies wünscht. Vermutlich würde sie, um ihre eigene Psychotherapeutenrolle nicht zu gefährden, sogar vorschlagen, dass die nötigen Blutuntersuchungen und allenfalls die Substitution in der Hausarztpraxis vorgenommen werden. Aber es wäre unsinnig, die eigene Kompetenz zu ignorieren. Auch hier wird wiederum das Kriterium sein: Ist die Patientin mit einer solchen Betrachtung einverstanden und hilft es weiter?

8.1.3 Leidensbewältigung und Sinnerfüllung

Wir sehen, die Abgrenzungen sind weniger klar, als man denkt, weil es sich weniger um das Formale als um den Inhalt und den Kontext handelt. Das wird noch deutlicher, wenn es um die angesprochenen Abgrenzungen zwischen wissenschaftlich begründeter Leidensbewältigung und existenziell-religiöser Sinnerfüllung geht, die ja definitionsgemäß weder wissenschaftlich begründet noch begründbar sind.

Vordergründig ist einsichtig: Psychotherapie hat es, als wissenschaftlich begründete Methode, zum Ziel, psychisches Leiden und Verhaltensprobleme bei Patienten zu lindern und idealerweise zu heilen. Dazu verwendet sie ein wissenschaftlich abgeleitetes Instrumentarium von Methoden, die wiederum an psychologisch-wissenschaftlichen Theorien orientiert sind. Dagegen haben Religionen, Ideologien und andere Strukturen der Sinnbewältigung u. a. das Ziel, unserem individuellen Leben Sinn zu geben. Anscheinend kann man, so meinen diese

Richtlinien, diese beiden Bereiche trennen. Ob das stimmt, ist eine andere Frage. Ich glaube, im Praktischen zeigt sich oft, wie verschwommen diese Grenze ist.

Manchmal sieht man, wenn man tiefer gräbt, dass einem psychischen Leiden gar kein psychisches Problem im klassischen Sinne zugrunde liegt, sondern ein Leiden an der Welt im Allgemeinen, ein existenzielles Vakuum, eine Form der Sinnentleerung oder ein Mangel an Sinn, wie Viktor Emil Frankl das genannt hat (Frankl 1971, 1972, 1973, 1974, 1975a, b). Ich hatte als junger Student noch das Privileg, Frankl in Wien zu erleben, und muss sagen, dass mich die einfache, klare Art dieses Mannes, der die Internierung im KZ überlebte, dort seine Frau und den größten Teil seiner Familie verloren hat, zutiefst berührte. Seine Botschaft, dass viel Leiden in der heutigen Zeit ein Leiden am Mangel an Sinn ist, fand ich einleuchtend. Eine finnische Arbeitsgruppe hat gezeigt, dass die einfache Frage nach der *Lebenszufriedenheit*, zu der ja auch das Gefühl der Sinnhaftigkeit gehört, in einer longitudinalen Beobachtung nach 20 Jahren der beste Prädiktor ist, um Depression, Unfälle und Selbstmord vorherzusagen. Wer unzufrieden ist mit seinem Leben, hat ein mehr als zehnfach höheres Risiko, 15 Jahre später an Depression zu leiden (Koivumaa-Honkanen et al. 2004), ein mehr als siebenfach gesteigertes Risiko, 20 Jahre später durch Suizid zu enden (Koivumaa-Honkanen et al. 2003), und erlebt mehr als dreimal so oft einen tödlichen Unfall (Koivumaa-Honkanen et al. 2002). *Sinnerfahrung*, und damit eigentlich eine Kategorie jenseits psychischen Funktionierens, ist also vermutlich sehr intim mit psychischem Wohlbefinden und psychischer Gesundheit verquickt. Daher ist es nicht so leicht, eine solche Abgrenzung vorzunehmen.

Was ich sehr berechtigt finde, ist die Sorge, man könne sorgfältige psychotherapeutische Arbeit umgehen, indem man sich einer Ideologie anschließt. Ich habe dies schon als *»spiritual bypassing«* angeführt (▶ Einleitung) und komme darauf zurück (▶ Kap. 11.3.2). Das wird auch in spirituellen Kreisen und bei guten transpersonal orientierten Therapeuten vermieden (Engler 1984, 2006).

Die Trennung zwischen Lebensbewältigung, Sinnerfüllung und Psychotherapie ist aus meiner Sicht insofern sinnvoll und notwendig, als dass es Themen und Probleme gibt, die eindeutig psychotherapeutische Arbeit und Kenntnis verlangen, die eben nicht auf kurzen Wochenendseminaren erlernbar sind. Aber man sollte anerkennen, dass gute Psychotherapie manchmal eben auch versagt, wenn es um tiefer liegende existenzielle Nöte und Themen geht. Man kann mit dieser Situation umgehen, indem man sich als unzuständig erklärt, und die Menschen dann auf den freien Sinnsuchermarkt aller Möglichkeiten, inklusive den nächsten Beichtstuhl, verweist. Aber wenn jemand die nötige Schulung in beiden Bereichen, dem psychotherapeutischen und dem spirituellen Bereich, mitbringt, so sehe ich nicht, warum es keine Legitimation dafür geben sollte, dass sich Psychotherapie in gegenseitigem Einvernehmen dieser Frage zuwenden soll.

Dagegen wird dann gerne eingewandt: Ja, aber nicht auf Kosten der Allgemeinheit im Solidarpakt der Krankenkassen. Ich finde, das Argument müsste man ebenfalls sorgfältiger betrachten. Inwiefern wäre eine Psychotherapie, die existenzielle Themen anspricht und einem leidenden Menschen, der z. B. an einer Depression leidet und selbstmordgefährdet ist, aus dieser Depression hilft, indem sie ihm durch einige gekonnte spirituelle Interventionen Sinnerfahrung ermöglicht, nicht interessant für die Allgemeinheit? Immerhin wird ein solcher Mensch, wenn alles gut geht, nicht vorzeitig durch Suizid aus dem Arbeitsprozess geworfen. Er wird nicht durch langwierige Depressionen, medikamentöse und andere Behandlungen der Allgemeinheit auf der Tasche liegen. Insofern ist auch hier wieder die Bruchlinie nicht so einfach zu verorten, sondern müsste vermutlich pragmatisch und empirisch gefunden werden.

Letztlich dürfte es eine Frage der Ausbildung und der Selbstreflexion sein. Inwiefern ist jemand aufgrund seiner Ausbildung imstande, selbstkritisch seine eigenen Grenzen zu sehen? Inwiefern kann eine Therapeutin aufgrund ihrer Doppelqualifikation sorgfältig zwischen den Bereichen trennen und nötige Übergänge sowohl inhaltlich kommunikativ gut vermitteln als auch sachlich richtig gestalten? Hier ist zweifelsohne Brückenbauarbeit nötig und keine Burgenmentalität.

8.1.4 Ausbildungsstandards und empirische Fundierung

Ein Anliegen, das aus diesen Richtliniendokumenten spricht und das es ernst zu nehmen gilt, ist die Frage nach der Ausbildung und der empirischen Fundierung. Psychotherapien, die von der öffentlichen Hand finanziert werden, gehören durch ihre empirische Fundierung zu den anerkannten Verfahren. Sie haben mühsam die Anerkennungsinstanzen durchlaufen und ihr empirisches Bestätigungsportfolio prüfen lassen. Das ist anzuerkennen und darf nicht ignoriert oder belächelt werden, wie das manchmal in den Kreisen derer geschieht, die sich zu gut für diesen Lauf durch die Instanzen sind.

Aber man darf darüber nicht vergessen, nur weil etwas nicht gut genug untersucht ist, ist es nicht per se unwirksam. Mangelnder Wirksamkeitsnachweis ist nicht mangelnde Wirksamkeit, sondern mangelnde Untersuchung der Wirksamkeit. Das Interesse, Wirksamkeit zu untersuchen, geht in aller Regel weniger von den Praktikern selbst aus als von institutionellen Gruppen. Von Verbänden z. B., welche die institutionellen Möglichkeiten haben, Untersuchungen zu organisieren und zu finanzieren. Oder von Forschern an Universitäten, die das verbriefte Recht haben, zu untersuchen, was sie wollen. Aber sie untersuchen eben in der Regel vor allem das, von dem sie sich Vorteile versprechen, im Sinne von Publikationsmöglichkeiten, Mitteleinwerbung, Personalrekrutierung und Reputationssteigerung. Daher wird eine Forscherin an einer Universität eher das fünfte kognitiv basierte Gruppenprogramm für Adipöse mit einem Online-Tutorium und Chatbot untersuchen, als die Erste sein zu wollen, die eine neoschamanische Gruppentherapie für Menschen mit Essstörungen untersucht. Denn für den ersten Themenbereich kann sie vermutlich multiple Geldtöpfe anzapfen, u. a. den neu geschaffenen zur Umstellung therapeutischer Möglichkeiten auf Online-Kurse in Pandemiezeiten oder den Topf der Krankenkassen zur Behandlung der Übergewichtigkeit. Für den zweiten Themenbereich wird sie sich vielleicht sogar Ärger einhandeln und wenn sie eine solche Studie organisiert hat, wird es nicht leicht sein, ein Mainstream-Journal für die Publikation zu finden.

Insofern sind nicht nur die Daten, sondern auch die Gewichte und die Machtverhältnisse schief verteilt. Denn spirituelle Themen oder Therapien haben keine mächtigen Anwälte, keine großen Geldtöpfe, die tief genug sind für teure Wirksamkeitsstudien. Sie haben es nicht leicht, im Mainstream-Markt der Meinungen und Publikationen gehört zu werden.

Es benötigt immer die glückliche Kombination von guter Effizienz eines Verfahrens, ohne die es nicht geht, die allein aber auch nicht ausreicht, eines oder mehrerer Protagonisten, die das Geschäft der Wissenschaft verstehen und sich bereit erklären, ein Thema zu beforschen und in den Mainstream zu bringen, und dann noch das nötige kulturelle Klima in der Öffentlichkeit.

Ein gutes Beispiel ist die Art, wie das Thema »*Achtsamkeit*« in die Welt kam. Achtsamkeit ist eine der Säulen des achtfachen Pfades des Buddhismus (Buchheld & Walach 2004; Grossman & van Dam 2011). Sie gehört zur Gruppe der Geistesschulung, aufbauend auf den drei Elementen der Ethik. Zur Geistesschulung gehören außerdem noch die rechte Intention und die rechte Sammlung. Achtsamkeitsmeditation ist eine bestimmte Meditationsform im Theravada-Buddhismus. In die wissenschaftliche Welt gekommen ist die Achtsamkeitsmeditation durch das Programm der *Mindfulness-based Stress Reduction (MBSR)*, das Jon Kabat-Zinn in den 1980er-Jahren entwickelt hat (Kabat-Zinn 1982, 1990, 2003; Kabat-Zinn & Burney 1981; Kabat-Zinn et al. 1985). Er selbst ist Verhaltensmediziner und hat eine Schmerzklinik an einer Universität geleitet. Gleichzeitig war er Schüler eines koreanischen Zen-Lehrers. Er begann, seine Erfahrungen dort mit seiner verhaltenstherapeutischen Schulung zu verbinden und entwickelte daraus das bekannte achtwöchige Gruppentraining MBSR, zunächst für Patienten mit resistenten chronischen Problemen, später auch für andere. Bei diesem Training werden unterschiedliche Meditationsformen und Wissen über medizinisch-psychologische Zusammenhänge vermittelt. Die Teilnehmerinnen machen Übungen. Sie verpflichten sich, Hausaufgaben zu machen wie in der Verhaltenstherapie auch, in diesem Fall regelmäßig Meditation zu üben. Die Menschen haben ausführliche Austauschrunden über ihre Erfahrungen. Insgesamt ist dies ein klar spirituelles Programm, denn es basiert auf spirituellen Methoden, wie etwa verschiedenen Meditationsformen. Es ist aber auch ein klar säkulares Programm, denn es verpflichtet niemanden zu irgendwelchen Glaubenshaltungen. Man kann MBSR als Atheist, Katholik, Buddhist oder Muslim erlernen und es hilft meistens allen ganz gut. Das Programm gibt es mittlerweile in vielen Ländern, angeboten durch organisierte Verbände, vermittelt in handlichen Büchern (Lehrhaupt & Meibert 2010).

Warum sind *Achtsamkeit und MBSR* so erfolgreich geworden? Erstens hat Jon Kabat-Zinn erste Studien selbst durchgeführt, die den Erfolg demonstriert haben (Davidson et al. 2003; Kabat-Zinn et al. 1986, 1992, 1998; Massion et al. 1995). Zweitens hat sich die Methode sehr rasch verbreitet, eben weil sie erfolgreich war und in pragmatisch schwierig zu behandelnden Fällen Erfolg versprach. Das alleine ist aber nicht ausreichend. Denn es gab zuvor schon Meditationsforschung, sogar relativ viel. Die *Transzendentale Meditationsbewegung*, die aus dem Vedanta kommt und von Maharishi Mahesh Yogi in den 1960er-Jahren in die

USA und nach Europa importiert wurde, hatte eine lange Reihe von Studien und sehr gute Daten vorgelegt, die ihre Wirksamkeit in verschiedenen Bereichen gut belegten (Alexander et al. 1994, 2003; Barnes & Orme-Johnson 2006; Orme-Johnson 1977, 1987, 2006, 2008; Orme-Johnson & Walton 1998; Orme-Johnson et al. 1982; Schneider et al. 2005; Travis & Orme-Johnson 1989). Aber die Methode hat sich nie von ihrer ideologischen Quelle gelöst und von ihren Anhängern nicht nur pragmatische Anwendung, sondern auch eine gewisse Form von Gruppenbindung verlangt. Schon die Vergabe von angeblich persönlich zugeschnittenen Mantras gegen eine gewisse Gebühr oder Vorwürfe wegen ungebührlicher Bereicherung von Amtsträgern, die ruchbar wurden, waren etwas, was die Gruppe rasch in den Verruf des Sektentums brachte, aber auch die zugrunde liegende Ideologie, die schwer mit unserer europäischen Tradition vereinbar ist (Hemminger 1987, 2001). Und damit war die breite Akzeptanz vorbei, vor allem in einem stark christlich basierten Land wie den USA.

Das Achtsamkeitstraining von Kabat-Zinn und in dessen Kielwasser die unterschiedlichen adaptierten Trainingsformen hatten dieses Problem nicht, weil sie dezidiert säkular und unpolitisch waren. Auch wenn manche Leute Kabat-Zinn den Versuch der Monopolisierung vorgeworfen haben, so kann man doch bei ihm keinen Versuch der persönlichen Bereicherung oder der Missionierung erkennen. Aber vielleicht ist noch wichtiger: Das Achtsamkeitstraining fiel auf fruchtbaren kulturellen Boden. Es bot eine ideologisch neutrale Möglichkeit an, Spiritualität zu entwickeln durch eine säkulare Form eines Gruppentrainings, das nach außen frei von jeglicher Ideologisierung war. Es stieß in ein existenzielles Vakuum vor, dem es einen willkommenen Inhalt zu bieten hatte.

Es wurde rasch von verschiedenen Wissenschaftlern als ein mögliches neues Themenfeld erkannt. Einige Protagonisten, anfangs vor allem Richard Davidson, begannen die Beforschung (Davidson et al. 2003). Sie waren zuvor und parallel dazu in den *Mind and Life*-Konferenzen des Dalai Lama entsprechend geprägt worden.

Wir haben dann die ersten Evaluationsstudien in Deutschland durchgeführt (Kabat-Zinn 2002; Majumdar 2000; Majumdar et al. 2002) und einen Achtsamkeitsfragebogen entworfen, der zu den weitverbreiteten Fragebögen gehört (Buchheld & Walach 2002; Walach et al. 2006). Studenten kamen zu mir und wollten dieses Thema beforschen. Als wir 2004 die erste Meta-Analyse zur Wirksamkeit von Achtsamkeit bei körperlichen Problemen publizierten, gab es eine Handvoll von Studien (Grossman et al. 2004). Mittlerweile gibt es eine Meta-Analyse von Meta-Analysen, die ihrerseits Hunderte solcher Meta-Analysen von wiederum Hunderten von Einzelstudien synthetisieren (Gotink et al. 2014). Innerhalb von 20 Jahren ist ein Forschungsfeld entstanden – mit eigener Zeitschrift mit hoher Ablehnungsquote (www.springer.com/journal/12671), mit eigenen Konferenzen und mit teildisziplinären Auslegern und Achtsamkeitstrainings für bestimmte klinische Zielgruppen, Kinder, Studenten und alte Leute.

Dies ging nur, weil es eine extrem glückliche Kombination – aus Sicht der Achtsamkeitsbefürworter – gab. Sie bestand aus einem visionären und gut ausgebildeten Initiator, einer suchenden und kulturell enttäuschten Öffentlichkeit, die zwar spiritualitätshungrig ist, aber ideologiekritisch, aus Wissenschaftlern auf der Suche nach neuen Gebieten und einem breiten Fundus an Patienten, denen mit klassischen Mitteln schwer zu helfen war.

Man erkennt an diesem Beispiel: Das Vorhandensein von Daten oder der Mangel an empirischen Belegen ist keine Frage von Effizienz allein. Zumal, wenn man es kritisch und bei Licht betrachtet, achtsamkeitsgestützte Verfahren nicht unbedingt so viel wirksamer sind als andere (Goyal et al. 2014; Michalak & Heidenreich 2018; Michalak et al. 2015). Aber sie sind mindestens genauso wirksam, und populärer, weil sie außer der symptomatischen Ebene noch eine weitere bedienen, nämlich die des existenziellen Suchens.

Ich habe diesen Exkurs eingestreut, um die etwas sture Debatte um empirische Belege aufzuweichen. Denn empirische Belege sind eine Funktion mit mindestens vier variablen Elementen. Die Effizienz selbst ist nur eine Variable. Die anderen Variablen – kulturelle Offenheit, wissenschaftliches Interesse, pragmatischer Nutzen – sind mindestens genauso wichtig.

Betrachtet man es bei Lichte, gibt es wenig Grund, warum die kognitiv verhaltenstherapeutischen Verfahren so weit im Vordergrund stehen. Die Gründe sind eher historisch-politischer und kultureller Natur. Denn diese Verfahren sind einfacher strukturiert, haben klare, leicht operationalisierbare Ziele und sind daher auch mit den Methoden, die momentan bevorzugt werden, leichter erforschbar (Tschuschke et al. 1998, 2018). Außerdem hat die verhaltenstheoretische Wende der Psychologie nach den Kriegen dazu geführt, dass dieses Denken Mainstream war. Also gab es mehr Forscher und Therapeuten, die sich auf dieses Feld verlagert haben. Wenn man die empirischen Daten betrachtet, die Bruce E. Wampold und seine Arbeitsgruppe seit Dekaden beisteuern, dann gibt es vielleicht die eine oder andere Überlegenheit, vor allem bei einfachen Syndromen, die aber verschwinden, wenn man sich komplexere Probleme vornimmt (Baskin et al. 2003; Benish et al. 2008; Del Re et al. 2012; Flückiger et al. 2012; Imel et al. 2008b; Kim et al. 2006; Kirsch et al. 2016; Messer & Wampold 2002; Wampold & Imel 2015; Wampold et al. 1997, 2005, 2011, 2016).

Nach 80 Jahren differenzieller Forschung gilt immer noch das Verdikt des Dodo-Birds aus *Alice im Wunderland* (Rosenzweig 1936). Alle Verfahren sind irgendwie gleich gut und sehr wichtig ist der Therapeuten- und Beziehungsfaktor (Del Re et al. 2012).

Es fällt daher schwer, die Auslassungen der verschiedenen Kommissionen wirklich ernst zu nehmen, welche die wissenschaftliche theoretische Stütze der anerkannten Therapieverfahren gegen andere ins Feld führen. Die anerkannten Therapieverfahren haben stärkere empirisch-wissenschaftliche Feuerkraft. Aber die kommt nicht aus der stärkeren empirisch-pragmatischen Effizienz der beforschten Verfahren, sondern sie kommt vor allem aus kulturellen und sachlich fremden Quellen. Die Verfahren sind leichter zu strukturieren, leichter zu lehren, passen besser ins akzeptierte Welt- und Wissenschaftsbild, sind oft leichter zu operationalisieren und daher auch in klarerer Weise zu beforschen. Und vor allem: *Sie stimmen mit der Mehrheitshaltung, die an Universitäten vertreten wird, überein.* Nicht, dass das falsch wäre. Aber es ist auch nicht notwendigerweise richtig. Denn wie die Reflexion über den Wissenschaftsprozess zeigt: Dieser Prozess ist alles andere als rational gesteuert (Collingwood 1998 [1940]; Kuhn 1967, 1977; Latour 2000; Laudan 1977). Er unterliegt vielfältigen kulturell-politischen Steuerungsprozessen und Einflussmöglichkeiten. Er ist oft von Unwägbarkeiten und politisch-ökonomischen Interessen abhängig (Fischer 2006a, b, 2007; Utsch & Fischer 2003).

Rationalität kommt in unterschiedlichen Fassungen vor. Ihnen wollen wir uns nun zuwenden, um zu verstehen, wie eine Brücke über die Kluft zwischen Psychotherapie und Spiritualität aussehen könnte.

8.2 Brücken

Aus der psychologischen und neurowissenschaftlichen Forschung ist gut bekannt, dass wir mit zwei Großhirnhemisphären ausgestattet sind, die tendenziell unterschiedliche Funktionen haben, durch die starken Faserbündel des Balkens miteinander verbunden sind und daher extrem eng kooperieren.

Zwei Ansätze der neueren Zeit kommen aus ganz verschiedenen Richtungen zu sehr ähnlichen Einschätzungen. Das eine ist die monumentale Zusammenschau von Iain McGilchrist (2009) »*The Master and His Emissary*«. Das andere ist die *Person-System-Interaktions-Theorie (PSI-Theorie)* von Julius Kuhl (1996, 1998, 2001). Beide Autoren haben die neurowissenschaftliche Literatur gründlich gesichtet. McGilchrist argumentiert als Neurologe und Neurowissenschaftler mit starkem philosophisch-historisch und kulturwissenschaftlichem Hintergrund. Kuhl und seine Arbeitsgruppe haben seit Jahren kluge psychologische Experimente durchgeführt, um ihre Theorie zu untermauern und zu erweitern. Wenn ich jetzt sehr grobe Konturen lege, entschuldige ich mich bei den Autoren selbst und bei kenntnisreicheren Lesern. Denn mir geht es an dieser Stelle um einen sehr einfachen Sachverhalt. Details und Ausschmückungen überspringe ich.

8.2.1 Zwei Formen der Rationalität

Beiden Modellen gemeinsam ist die Einsicht in zwei grundlegend unterschiedliche kognitiv-rationale Verarbeitungsmodi unseres Geistes. Die meisten von uns kennen das, was wir »*Rationalität*« nennen oder auch »*Kognition*«, sehr gut als linear-algorithmische, logische Verarbeitung syntaktischer Strukturen, einfacher ausgedrückt: Denken in Sätzen, die mit logischen Schlussfiguren aufeinander bezogen werden und die symbolisch repräsentiert werden können. »*Der Baum ist kahl. Also ist es Herbst oder Winter.*« »*Der Baum ist grün. Also ist es Frühling oder Sommer.*« So operieren wir, wenn wir Ableitungen treffen, logisch-wissenschaftlich denken, wenn wir versuchen, Kontingenzen vom Typ »*Wenn-Dann*« zu verstehen, welche die Grundlage unserer Konstruktion von Kausalität sind. Dies ist auch Grundlage unserer Sprache, zumindest der faktischen Mitteilung von Sachverhalten. Wir wissen mittlerweile aus vielen Untersuchungen, dass diese Art der kognitiven Aktivität schwerpunktmäßig mit der linken Hemisphäre (bei Rechtshändern, bei Linkshändern ist es komplexer) assoziiert ist. Dass auch diese bewussten Kognitionen, die sprachfähig sind, durch eine Fülle unbewusster Kognitionen und Prozesse vorbereitet und flankiert werden, steht auf einem anderen Blatt. Hier spielen unbewusste Motivationsprozesse, emotionale Aufmerksamkeitslenkungsprozesse und eine ganze Reihe anderer Funktionen eine Rolle.

Dies ist eine Form der Rationalität, die ich *logisch-syntaktische algorithmische Rationalität* nennen will. Sie basiert auf der, durch Aristoteles im Westen zum ersten Mal explizit kodifizierten *Logik*, genauer gesagt ist die Logik ein Resultat der Operation dieser Form von Rationalität. Nennen wir diese Form der Rationalität der Einfachheit halber die *linkshemisphärische*, wohlwissend, dass sie ohne eine ausgiebige Zusammenarbeit mit rechtshemisphärischen und tieferen Hirnstrukturen nicht funktionieren würde, in Anlehnung an McGilchrist. Er weist nun darauf hin, dass es Aufgabe dieser Aktivität ist, aus unserer vielschichtig vernetzten Umwelt Einzelgegenstände, isolierte Entitäten herauszulösen, »*Individuen*« zu generieren, also Konzepte, Elemente, Gegenstände, und all diese zu benennen und mit Begriffen zu versehen. Ihrer Aktivität haben wir also die Welt »*da draußen*« zu verdanken, einer Einsicht in eine bestimmte Form der Weltorientierung. Ihr haben wir auch eine bestimmte Form des Denkens zu verdanken, eine logisch-sequenzielle, sprachlich-symbolisch verfasste Form des Denkens, die wir in den von uns geschaffenen algorithmischen Maschinen nachbauen, die wir Computer nennen, weil es sich dabei in der Tat um Operationen handelt, die dem Rechnen sehr ähnlich sind. McGilchrist nennt diesen Teil unserer kognitiv-rationalen Verfasstheit den »*Boten*«, »*the emissary*«, denn er ist es, der spricht, der Außenkontakt hält, der durch Sprache unser Innenempfinden vermittelt.

Die andere Form der Rationalität ist nämlich sprachlos, oder stumm, genauer gesagt sie drückt sich nur indirekt aus. Es ist die stärker *rechtshemisphärisch* verankerte (bei Rechtshändern). Diese ist vor allem mit Mustererkennung befasst. Sie ist unsere empfindende, erfahrende Seite, wenn man so will. Mit ihr und in ihr erzeugen wir das Netz des Sinnes, das unsere Handlungen mit unserem Selbstgefühl und damit mit unserem autobiografischen Gedächtnis verbindet. Sie operiert sehr viel stärker symbolisch, über Bilder und Gleichnisse, über Geschichten. Künstlerische Elemente wie Musik und Malen sind ihre Domäne. McGilchrist entwickelt sogar die interessante These, dass ihre Sprache der Gesang und dass dies der Ursprung der menschlichen Kommunikation überhaupt gewesen sei, die Mitteilung von Emotionen über Töne unterschiedlicher Lautstärke und Frequenz. In ihr findet sich eine Form der Rationalität, die wir »*mustererkennendes Erfahren der Welt*« nennen können. Wir sehen Zusammenhänge mit und in ihr. Wir machen Erfahrungen und verbinden das Anmuten einer Erfahrung mit dem, was wir aus unserer Geschichte kennen und was sonst so zu uns gehört. Daher kann sich eine neue Erfahrung mit einem Menschen tief erfüllend anfühlen, ohne dass wir sagen können, warum. Wir können vielleicht ein Bild dafür finden, ein Gedicht komponieren oder eine Geschichte erzählen, die das, was wir empfinden, ausdrückt.

Es ist die erfahrend-sinngebende Seite in uns, die durchaus auch rational ist, die aber eben nicht logisch-sequenziell arbeitet. Es ist interessant, zu beobachten, dass gute Mathematiker und Musiker sehr oft Linkshänder sind. Einer meiner Söhne z. B. ist Linkshänder. Ich habe ihm, als er noch in der Schule war, oft zugesehen, wie er mathematische Aufgaben gelöst hat – er ist ein sehr guter Mathematiker, hatte aber Probleme beim Reden und Schreiben. Er saß dann da und tat nichts. Wenn ich ihn fragte, was er tue, sagte er meistens, er löse Matheaufgaben. Die Lösungen hat er aufgeschrieben, ohne irgendwelche Zwischenschritte, was ihm Probleme mit manchen Lehrern einbrachte. Das ist die Aktivität der rechten Hemisphäre: Erkennen von Mustern, Zusammenhängen und Verbindungen weit auseinanderliegender Elemente, und vor allem: Integration all dessen mit dem Selbstsinn. Das Gefühl, die Erfahrung kommen oft blitzschnell. Daher kann diese Aktivität sehr rasch vor sich gehen. Wir haben oft ganz schnell ein emotionales Bauchgefühl zu einer Situation oder einem Menschen. Aber es kann einige Tage dauern, bis wir wissen, warum. Die Verbindung, die Mustererkennung geschehen rasch. Die Analyse ist langsam.

Das macht ja auch evolutionär Sinn. Ein Primat, der am Rand der Savanne sitzt und aufpasst, dass der Löwe nicht seine Stammesgenossen frisst, die gerade ein paar Nüsse aufsammeln, muss sehr rasch reagieren, wenn er ein bestimmtes Muster sieht, und einen Warnschrei ausstoßen. Daher ist dieser Prozess schnell, aber auch fehleranfällig, weswegen wir unseren Bauchgefühlen zwar trauen, sie aber als rationale Menschen zwischendurch auch mal kritisch prüfen.

Der springende Punkt in McGilchrists Modell ist nun: Diese Art unserer rationalen Aktivität, das *Mustererkennen*, das in Zusammenhängen funktioniert, das den lebendigen Fluss der Beziehungen im Blick hat, das den Nexus der Dinge und Prozesse kennt, diese Aktivität ist für sich selbst stumm. Ihr stehen nur Gefühle und Bilder, Geschichten und Gleichnisse zur Verfügung. Daher muss sie ihre Ergebnisse an die andere Hemisphäre übergeben, um sprachfähig zu werden. Aber sie ist eigentlich der *»Meister«*. Denn sie ist sowohl für unsere individuelle Sinnerfahrung als auch für unser evolutionäres Überleben zentral. Aber sie benötigt den *Boten*, um sich auszudrücken.

Daher nennt McGilchrist die dominante Hemisphäre den *»Boten«*, *»the emissary«*, und die nicht-dominante Hemisphäre, die eigentlich die wichtigere ist, *»the master«*, *»den Herrn«*. Die Geschichte unserer rationalen Kultur, so McGilchrist, ist allerdings die der Vertauschung der Rollen und der Veränderung der Gewichte. Daher bedient er sich dieser Metapher, die auf eine arabische Parabel zurückgeht: Diese erzählt von einem Emir, der sehr gerne gut isst. Er hat einen hervorragenden Koch. Weil dieser Koch so ausgezeichnet kocht, will er sich bei ihm bedanken und ernennt ihn für einen Tag zum Emir des Landes. Was tut der Koch? Er hat nichts Besseres zu tun als in seinem neuen Amt als Eintags-Emir den wahren Emir zu entthronen, ihn umbringen zu lassen und sich selbst zum Emir auf Dauer zu ernennen. So ähnlich ist es mit diesen beiden Seiten unserer Rationalität auch: Die Seite, die eigentlich unsere Dienerin sein sollte, die sprachbegabte, linke, sie hat sich über die Jahrhunderte der kulturellen Veränderung zur Herrscherin aufgeschwungen. Sie dominiert individuell und kulturell die weniger laute, weniger explizite Seite von uns. Das geschieht aber individuell und kulturell zu unserem Nachteil. Individuell merken wir das dann an einem Leeregefühl und an dem Gefühl, von unseren Quellen, von unserer tieferen Seite, aber auch von allen lebendigen Bezügen der Welt abgeschnitten zu sein. Kulturell erfahren wird das, indem Entscheidungen zwar anscheinend rational, aber beziehungslos zu anderen wichtigen Bereichen des Lebens fallen.

Ein Beispiel wäre die Tatsache, dass wir z. B. Dinge in einem Bereich optimieren – etwa den Ertrag in der Landwirtschaft oder die Krankheitsbekämpfung in der Medizin –, aber darüber die Bezüge zu anderen Bereichen vergessen – etwa die Auswirkung auf die Biodiversität in der Landwirtschaft oder die Nebenwirkungen sowie mögliche andere Krankheiten, die mit einer Behandlung einhergehen in der Medizin.

Unser politischer, wirtschaftlicher und kultureller Alltag ist voll von anscheinend rationalen, logischen, *»alternativlosen«* Entscheidungen, die bei näherem Hinsehen alles andere als rational sind. Sie sind vielmehr einer fantasielosen, weil linear-logischen, beziehungsarmen Form der Rationalität geschuldet, welche die vielfältigen Beziehungen vergessen hat, die auch noch berücksichtigt werden müssen, damit ein Vorgehen wirklich rational gerechtfertigt ist. Außerdem ist eine verkürzte, *»alternativlose«* Logik erkennbar daran, dass sie Kreativität vermissen lässt. Kreativität ist nämlich das Geschenk der verborgenen Herrin, unserer Mustererkennungs- und Beziehungsseite, die sich vor allem rechtshemisphärisch verorten lässt. Um sie zu aktivieren, muss man, das weiß jede Künstlerin, das innere Plappermaul und den Gedankenkochtopf zur Ruhe bringen. Dann kann ein kreativer Strom entstehen, in dem alle möglichen neuen Bezüge entstehen, neue Ideen aufkommen und neue Verbindungen geknüpft werden. Das ist das Geschenk dieser stummen und sprachlosen Seite in uns. Durch übermäßige Pflege der logisch-linearen Denk- und Operationsweise in unserer Kultur ist diese ganzheitlich-rationale oder erfahrende Seite über die Jahrhunderte immer mehr verkümmert, scheint es. Dies beginnt in der Schule, wo Fächer, die das Musisch-Künstlerische ansprechen, immer weiter reduziert werden. Es wird in der Universität weitergeführt, wo Freiräume zum Baumelnlassen der Gedanken und zum zweckfreien Austausch immer mehr eingeschränkt werden durch Ausgeburten des linear-sequenziellen Denkens, das sich dann in Qualitätssicherungshandbüchern, Akkreditierungsprozessen und internen Regelwerken Bahn bricht (Walach 2009b). Jeder Arzt und jeder Therapeut kann ein Lied davon singen, wie die Zeit der reichhaltigen Begegnung mit Klienten und Patienten aufgefressen wird von Dokumentationszwang und Qualitätssicherungsvorgaben.

Das, was sich kulturell als Beschränkung und belastende Vorgaben äußert, das bekommen Menschen individuell als Sinnentleerung, als Zerstörung der Verbindungsnetze zwischen Menschen und ihren sozialen Bezügen zu spüren. Sie merken, dass tote, isolierte und genau definierbare Dinge, Prozesse und Gegenstände das Einzige sind, was zählt, und dass vage, flüssige, aber beziehungsreiche und sinnerfüllte Kontexte als lästig empfunden werden. Das banale Gespräch auf dem Gang, das scheinbar keinen Zweck erfüllt – außer den eminent wichtigen, aber nicht wägbaren Zweck der Bindungserneuerung –, es wird scheel betrachtet. Das Geplauder mit dem Doktoranden über dessen private Umstände wird von den

Regelwerken der Qualitätssicherung überschattet, in die Inhalt, Zweck und Ziel einzutragen sind. Für das scheinbar belanglose Gespräch mit Patienten oder Kollegen bleibt weniger Zeit, weil noch die Dokumentation auszufüllen ist. Robustere Gemüter setzen sich über derlei Unfug hinweg oder machen trotzdem das, was sie wichtig finden. Aber empfindsamere und weniger resiliente Seelen leiden an dieser Situation.

Und so sind psychische Probleme nicht einfach nur Verknotungen in einer kognitiven Maschinerie, die man je nach Ansatz mit algorithmischen Entknotungen entwirrt oder mit materiell-pharmakologischen Präparaten wieder ins Lot stellt. Nein, sie sind eben sehr oft genau die Auswüchse einer kulturell verzerrten Form der Rationalität, die uns den Zugang zu innerer Sinn-Erfahrung, zur Erfahrung der Verbundenheit mit der Welt, mit anderen und uns selbst verstellt. Und dies ist die Domäne spiritueller Erfahrung. Daher kann eben genau ein spiritueller Zugang helfen, diese Bezüge wieder zu erfahren. Dazu dann später (▸ Kap. 9.2).

Ich habe jetzt die Sicht von McGilchrist zusammengefasst. Unabhängig, und vermutlich nicht voneinander wissend, hat in Deutschland Julius Kuhl eine ähnliche Theorie entwickelt. Seine *Person-System-Interaktions(PSI)-Theorie* geht ebenfalls von antagonistischen Systemen aus. Ich habe das in Abbildung 8-1 dargestellt. Die viereckig markierten Systeme sind diejenigen, die bewusst sind bzw. bewusstseinsfähig und die stärker mit der linken Hemisphäre verknüpft sind. Die rund dargestellten Systeme sind diejenigen, die unbewusst operieren und eher mit der rechten Hemisphäre verknüpft sind, aber natürlich auch mit tiefer liegenden Bereichen des limbischen Systems.

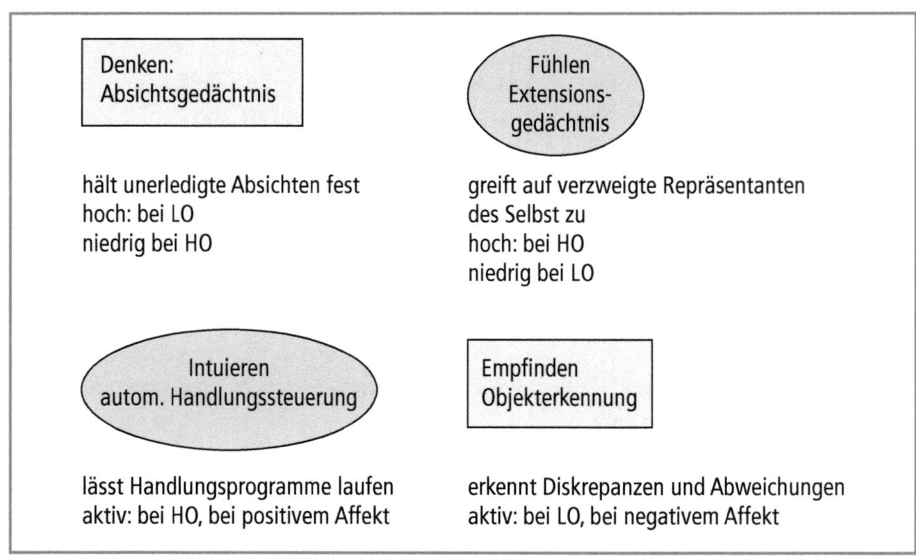

Abb. 8-1 Schematische Darstellung der Systeme der PSI-Theorie.
viereckig: bewusst operierende Systeme bzw. bewusstseinsfähige Systeme; rund: unbewusst operierende Systeme; HO: Handlungsorientierung, LO: Lageorientierung.

Das Entscheidende ist nun, dass diese Systeme reziprok aufeinander bezogen sind und sich wechselseitig hemmen. Wenn wir z. B. an konkreten Problemen arbeiten, dann sind das Denken und das Objekterkennen wechselseitig aktiv; das wäre eine typisch linkshemisphärische Aktivität in McGilchrists Sprechweise. Dann sind aber die anderen beiden Systeme gebremst. Es entsteht bewusste, aber sehr anstrengende Handlungssteuerung, die wir als affektiv wenig erfreulich erleben. Denn das Hauptbezugssystem, aus dem wir Sinn und Selbstgefühl schöpfen, das Exentsionsgedächtnis, ist gebremst.

Sind hingegen eher die automatische Handlungssteuerung, das Intuieren, sowie der Gegenpart, das Extensionsgedächtnis, aktiv, also die eher rechtshemisphärischen Aktivitäten, dann wird die gegenüberliegende Diagonale gebremst. Es entsteht eine als anstrengungsfrei erlebte Selbst- und Affektsteuerung, die in der Regel mit positivem Affekt vergesellschaftet ist. Das geschieht immer dann, wenn das Objekterkennungssystem, das vor allem ein Fehlerkontrollsystem und ein System zur Erkennung von Diskrepanzen ist, schweigt und zur Ruhe kommt. Dann ist auch das *Absichtsgedächtnis* still, das all die Dinge festhält, die noch zu tun sind. Wir sind im Fluss und fühlen uns wohl. Denn das *Extensionsgedächtnis* ist aktiv, und dieses gibt uns Zugang zu all den Repräsentanzen des Selbstgefühls und der tiefen Vernetzung all dessen, was zu uns und unserer Geschichte gehört, ohne dass wir es der Reihe nach erzählen müssen.

Wenn Belastung auftritt, die routiniertes Handeln verlangt, dann werden die komplexen Systeme Absichtsgedächtnis und Extensionsgedächtnis zur Ruhe gelegt und es folgt eine ziemlich automatische Handlungssteuerung im Austausch mit dem Objekterkennungssystem, also die untere Achse.

Das Modell ist noch etwas komplexer dadurch, dass die Persönlichkeitseigenschaften Handlungsorientierung und Lageorientierung hinzukommen (Kuhl & Kazén 2003) sowie die Aktivierung des Bestrafungs- und Belohnungssystems, die je unterschiedliche Auswirkungen auf die Systeme haben. Das ist für unsere Zwecke im Moment weniger wichtig. *Handlungsorientierung* und *Lageorientierung* sind Persönlichkeitseigenschaften. Wer eher handlungsorientiert ist, ist zupackend, denkt nicht lange nach, hat in aller Regel wenige Probleme, unter Druck gute Leistungen zu erbringen, ja, benötigt sogar meistens etwas Druck, damit er oder sie gute Leistungen erbringt. Wer lageorientiert ist, ist anders gepolt. Druck ist genau das Falsche, denn er führt eher in negativen Affekt. Solche Menschen benötigen eine entspannte und druckfreie Atmosphäre, um optimal zu arbeiten. Denn sie tendieren dazu, zu grübeln und länger über mögliche Fehler nachzudenken als handlungsorientierte Menschen. Bei ihnen sind die oben viereckig gezeichneten Systeme stärker aktiv. Sie können andere Dinge besser: sorgfältig planen, keine Fehler machen. Die Aufsicht über ein Kernkraftwerk ist besser in den Händen eines Lageorientierten aufgehoben, die Inspiration einer Arbeitsgruppe gelingt einer Handlungsorientierten besser.

Wir sehen an dieser kurzen Skizze: Das Kuhlsche System ist sehr nahe an dem, was McGilchrist vor allem aus der neurowissenschaftlichen Literatur herausdestilliert hat, und Kuhl hat seine Theorie, die ursprünglich rein psychologisch entwickelt wurde, im Laufe der Zeit mit neurowissenschaftlichen Befunden solide gestützt, die im Wesentlichen die Unabhängigkeit und auch die Reziprozität dieser Systeme bestätigen.

8.2.2 Dominanz der Erfahrung in Spiritualität und Psychotherapie

Die Quintessenz aus beiden Ansätzen ist eigentlich sehr einfach: Wir müssen, wenn wir Affektregulierung zum Positiven hin anstreben, die Dominanz der linkshemisphärischen Systeme bremsen und Menschen Zugang zu ihren intuitiven, unbewusst operierenden Seiten verschaffen, in der Abbildung 8-1 den rund dargestellten Systemen, in McGilchrists Modell den stärker rechtshemisphärischen Operationen. Mit anderen Worten: Wir müssen den Erfahrungszugang zur Innenerfahrung, vor allem zu den intuitiven Selbstrepräsentanzen freilegen.

Wie geschieht dies? Eben nicht durch sprachliches Material allein, Reden und logische Analyse, sondern durch bildhaft-emotionale Prozesse, Geschichten, innere Bilder. Durch Erfahrung also, und zwar innere Erfahrung, für die erst Raum geschaffen werden muss, damit sie auftauchen kann. Und das Wichtigste ist vermutlich nicht der physische Raum der Therapiestunde, sondern der innere Beziehungsraum des Vertrauens, des Sich-Gesehen-Fühlens, des Sein-Könnens.

Neuere psychotherapeutische Methoden haben das erkannt. Aber bereits Freud und die frühen Analytiker haben das gesehen und auf die Bedeutung der Imagination hingewiesen (Silberer 1909). Darum versucht die Psychoanalyse zum einen die sprachlich verfasste Zensur durch die Aufforderung der Assoziation zu umgehen und richtet zum anderen die Aufmerksamkeit auf Träume und Bilder. Deswegen hat auch Jung sehr viel Wert auf innere Bilder, Imaginationen und Träume gelegt und in seinem Selbsterfahrungsprozess ausführlich imaginiert und gemalt (Jung 2009). So spielen in der neueren Kognitiven Verhaltenstherapie Imaginationen, Vorstellungen von geglückten Situationen und Verhalten eine wichtige Rolle (Meichenbaum 1986), weil logisch-sprachliche Analyse allein unzureichend ist. Und in der Hypnotherapie ist Imagination sowieso ein Hauptvehikel (Calvert et al. 2002; Channon 1986; Kossak 1989).

Imaginationen, innere Bilder sind Methoden, die auch in der spirituellen Praxis eine große Rolle spielen, und spirituelle Erfahrungen sind genau solche, die die rechtshemisphärisch-holistischen Operatoren ansprechen. Mario Beauregard untersuchte in zwei Neuro-Imaging-Studien spirituelle Erfahrungen mit funktionellem Magnetresonanz-Imaging (fMRI) und hochauflösendem EEG. In der einen Untersuchung bat er Menschen, die Nahtoderfahrungen gemacht hatten, sich an diese im Scanner zu erinnern (Beauregard et al. 2009), im anderen Fall bat er Karmeliter-Nonnen, sich an mystische Erfahrungen zu erinnern (Beauregard & Paquette 2006). Dies sind vielleicht die nächstbesten Möglichkeiten, spirituelle Erfahrungen zu untersuchen, da es meines Wissens noch niemandem gelungen ist, eine Erleuchtungserfahrung im Scanner einzufangen. In beiden Fällen waren ausgedehnte rechtshemisphärische Aktivierungen und manchmal ebenso linkshemisphärische Deaktivierungen festzustellen. Natürlich waren auch linkshemisphärische Aktivierungen zu sehen, die vor allem mit bewusster visueller Wahrnehmung und Aufmerksamkeitssteuerung assoziiert waren.

Wir fanden in unserer eigenen Studie, in der wir 30 erfahrene Meditierende mit hochauflösendem EEG untersuchten, eine ausgeprägte linkshemisphärische Deaktivierung im Zustand der vertieften Meditation und eine höhere Aktivierung des EEG-Gamma-Bandes rechtshemisphärisch (Hinterberger et al. 2014). Dies wird bekanntermaßen mit *Einsichtserfahrungen* in Verbindung gebracht (Jung-Beeman et al. 2004).

Selbstverständlich ist das Bild, das ich hier zeichne, vereinfachend. Mir geht es im Moment auch vor allem um eine Vogelflugperspektive, also den Überblick. Und in diesem großen Bild kommt der inneren Erfahrung, weniger der sprachlichen Analyse, die zentrale Rolle zu. Denn korrigierende Erfahrungen, die inwendig erlebt werden, sind die gemeinsame Brücke zwischen Psychotherapie und Spiritualität. Neurobiologisch sind sie stärker mit rechtshemisphärischer Aktivierung assoziiert und mit linkshemisphärischer Deaktivierung. In McGilchrists Bild: Der *Meister* muss wieder in sein Recht gesetzt werden. Das erfordert die Zurechtweisung des *Boten*. Spirituelle Erfahrungen, vor allem solche, die die ganzheitliche Einbettung in ein persönliches und über die Person hinausreichendes Sinnnetzwerk ermöglichen, dürften daher wichtige Vehikel sein, genauso wie andere psychotherapeutisch relevante Erfahrungen, etwa dass man einem Menschen vertrauen kann, ohne betrogen zu werden, dass man jemandem peinliche Sachen erzählen kann, ohne ausgelacht zu werden, dass man auf jemanden ärgerlich sein kann, ohne die Zuwendung zu verlieren, und wie die korrigierenden Erfahrungen im psychotherapeutischen Kontext alle heißen mögen.

Anders ausgedrückt: Das, was in spiritueller und letztlich auch in psychotherapeutischer Arbeit möglicherweise geschieht, ist eigentlich die Erweiterung unserer Rationalität um jene Bereiche, die in unserer Kultur, der Arbeitskultur, aber oft auch der Alltagskultur, zu kurz kommen. Und vor allem ist wichtig festzuhalten: Es handelt sich eben nicht um irrationale Überzeugungen, sondern vor allem um Erfahrungen. Diese spielen im Rahmen einer erweiterten oder ganzheitlichen Rationalität eine wichtige Rolle.

Insofern ist eine strikte Ablehnung spiritueller Arbeit für die Psychotherapie aus meiner Sicht nicht sinnvoll. Was ich sehr gut nachvollziehen kann, ist die Forderung, dass diese Arbeit mit sehr viel Sorgfalt und Fingerspitzengefühl, mit Kompetenz und persönlicher Bescheidenheit erfolgen muss, dass diejenigen, die sich auf eine solche Arbeit verstehen, ihre persönlichen narzisstischen blinden Flecken möglichst kennen und im Griff haben müssen. Und kurz- bis mittelfristig sollten sich Vertreter dieser Richtungen auch auf eine empirisch-wissenschaftliche Dokumentation ihrer Tätigkeit und Überprüfung der Wirksamkeit einlassen.

Der Schlüssel dürfte sein: Jemand, der beide Bereiche im therapeutischen Prozess verbinden will, muss in beiden Bereichen sehr gut ausgebildet sein.

An dieser Stelle erinnern mich die Abgrenzungsbemühungen an die Professionalisierungskämpfe der medizinischen Zunft im 15. und 16. Jahrhundert, die Brian Easlea (1980) so gut beschrieben hat (▸ auch Kap. 4.3). Er hat darauf hingewiesen, dass die Professionalisierung und Akademisierung der Medizin, die damals geschah, dazu führten, dass an allen Fronten Abgrenzungskämpfe vorgenommen wurden.

Professionelle Abgrenzungskämpfe sind auf der einen Seite verständlich. Denn sie definieren Kompetenzen, ökonomisch-professionelle Nischen, die gesellschaftlich garantiert sind. Sie sind aber auf der anderen Seite auch gefährlich. Denn sie stehlen dem Feld Kompetenz. Genauso, wie im 16. Jahrhundert die jahrhundertealte Erfahrung im Umgang mit Kräutern und Naturheilkunde aus der akademischen Medizin verbannt wurde, wohin sie heute mit viel Brimborium und neuen, wohlklingenden Namen wie Phytotherapie oder Integrative Medizin wieder zurückgeholt wird, so besteht die Gefahr, dass eine rigide Abgrenzung zwischen Psychotherapie und Spiritualität professionell wichtige Kompetenzen ausgrenzt und damit zu einer unnötigen Spaltung beiträgt.

Ich glaube, die Bruchlinien verlaufen auch hier nicht entlang von Themen und offenkundigen Benennungen, sondern entlang innerer Kompetenzen. Selbstverständlich kennen alle niedergelassenen Therapeuten das Phänomen, dass an Montagen ihre Praxen überfließen von Menschen, die ihr Wochenende auf irgendeinem esoterischen Workshop verbracht haben, wo sie in ein angeblich früheres Leben abgetaucht sind, wo sie schwer verdaubare Erfahrungen gemacht und sich als Mörder oder Opfer von Mördern erfahren haben oder wo irgendein inkompetenter Gruppenleiter gemeint hat, das Karma der Patientin sei zu schlecht und in diesem Leben nicht mehr aufzulösen. All das kommt vor und ist Beispiel für schlechte, ja sehr schlechte quasi-therapeutische und falsch verstandene spirituelle Arbeit.

Aber man darf die Möglichkeiten nicht an den Minimalbeispielen, den schlechten zumal, messen. Daher wäre mein Plädoyer: Die Psychotherapie sollte mindestens dialogoffen gegenüber spirituellen Ansätzen und Methoden sein. Manche Psychotherapieformen sind dies ja ohnehin (Boadella 2017). Den anderen stünde es gut an, im Wissen darum, dass hier oftmals die Erfahrungsmöglichkeiten kompensatorisch und ergänzend eröffnet werden, die sie vielleicht selbst weniger gut bereitstellen können. Die spirituellen Methoden müssen aber auch die Spielregeln einhalten. Dazu gehören die sorgfältige Ausbildung, die kritische Selbstreflexion in Intervisions- oder Supervisionsgruppen, das Arbeiten an sich selbst und die empirische Rechenschaftslegung über die Effekte ihrer Arbeit. Das kann im Einzelfall eine gute Dokumentation sein, müsste aber idealerweise über die bekannten Instrumente der vergleichenden Wirksamkeitsprüfung geschehen.

Es ist das Anliegen der folgenden Kapitel, zu zeigen, wie spirituelle Arbeit und Psychotherapie sinnvoll integriert werden können, wie spirituelle Themen in der Psychotherapie auftauchen können, wie man damit umgehen kann, welche Möglichkeiten sich aus unterschiedlichen Traditionen heraus für die Psychotherapie bieten und wann Abgrenzungen und Grenzziehungen nötig sind.

Wir haben gesehen: Es gibt ein berechtigtes Interesse, kompetente Psychotherapie von Pfuscherei abzugrenzen, vor allem von solcher Pfuscherei, die sich mithilfe schwammiger Theorien und Ideologien vor Kritik immunisiert. Insbesondere ideologische Vereinnahmungen müssen sehr kritisch gesehen werden sowie ein Sektenwesen, das Menschen in Zwänge bringt. Gerade wenn Menschen psychisch verwundbar sind, ist die Gefahr einer ideologischen Vereinnahmung sehr groß. Aber es besteht auch eine Chance in der Verbindung psychologischer und spiritueller Arbeit im Sinne einer Brücke zwischen den Ufern. Denn spirituelle Erfahrung liefert genau jene Sinnstrukturen und Vernetzungen, deren Mangel oftmals am Grunde psychischer Probleme liegt. Daher sollte sorgfältig unterschieden werden, welche Form der Verbindung, der professionellen Grenzwanderung Klientinnen zuträglich ist und welche nicht. Vermutlich lässt sich diese Frage nicht allgemein klären und auch die Unterscheidung lässt sich nicht pauschal und für alle treffen, sondern muss im Einzelfall je neu geklärt werden. Solche Einzelfallentscheidungen haben Behörden nicht gerne. Daher kann man verstehen, dass sie Abgrenzungspapiere ausgeben. Aber Papiere und das, was auf ihnen steht, sind immer nur so dauerhaft wie ihre Begründungsstrukturen. Daher scheint mir, dass wir den Diskurs immer wieder neu aufnehmen müssen. Das soll nun im Folgenden geschehen.

9 Spiritualität als Ressource für Patienten und Klienten

Wenn man Spiritualität so versteht, wie ich das bisher skizziert habe, dann ist sie eine wichtige Erfahrungsressource für Psychotherapie. Ja, man könnte im Prinzip psychische Probleme beschreiben als die Unfähigkeit und Unmöglichkeit, die ursprüngliche Verbundenheit im Leben zu erfahren und zu realisieren. Daher ist Spiritualität, oder genauer gesagt spirituelle Erfahrung, eine wichtige Ressource im therapeutischen Prozess. Sie kann, falls jemand eine solche Erfahrung bereits einmal hatte, als Bezugspunkt und Anker verwendet werden. Sie kann auch im Kleinen Erfahrungen der Verbundenheit schaffen, die helfen, mit konkreten Problemen fertigzuwerden.

Spätestens seit Klaus Grawes Versuch, ein einheitliches Modell psychotherapeutischer Wirkfaktoren vorzulegen, gehört die *Ressourcenorientierung* zum psychotherapeutischen Geschäft (Grawe 1998; Grawe & Grawe-Gerber 1999). Damit ist gemeint, dass gute therapeutische Arbeit nicht nur auf den Mangel und die Probleme abhebt, die eine Klientin mitbringt, sondern auch auf das, was im Leben gut funktioniert, auf die sozialen und psychologischen Reserven, auf die Netzwerke, die vorhanden sind, auf die Fähigkeiten, die jeder Mensch hat, auch wenn er noch so zerrüttet scheint. Diese Ressourcen aufzuspüren, Klienten bewusst und zugänglich zu machen, ist oft der erste, wichtigste Schritt.

Ich habe auf einer Tagung für Psychotherapieintegration einmal eine schöne Geschichte von einem Kurzzeit-Therapeuten gehört, die dies illustriert. Er erzählte, wie er mit einem alten, kaputten Auto zu einer Reparaturwerkstatt fuhr, um es reparieren zu lassen. Als der Mechaniker die Motorhaube öffnete, sagte er: *»Du kannst unmöglich mit diesem Auto hierhergekommen sein. Der Vergaser ist ganz kaputt. Das Auto kann gar nicht mehr fahren.«* Und doch war er mit dem Auto in die Werkstatt gefahren.

So geht es oft: Klienten und Patienten schaffen es eben doch in eine Therapie, auch wenn sie noch so gestört erscheinen und die Fokussierung auf die Störung den Blick auf die Ressourcen verstellt. Die Ressourcenorientierung in der Psychotherapie, die vor allem von Kurzzeit-Therapeuten und systemischen Therapeuten eingebracht wurde (de Shazer 1994), ist ein wichtiger Hinweis auf den Blickwechsel. Dieser ist parallel dazu in der Psychologie insgesamt durch den Aufschwung der *»Positiven Psychologie«* geschehen (Seligman & Csikszentmihalyi 2000), auch wenn man manches an ihr kritisch sehen kann und muss (Brown et al. 2013; Friedman & Brown 2018).

Wichtige und aus meiner Sicht missachtete Ressourcen sind die Religiosität und Spiritualität von Patienten und Klienten. Ich hatte schon auf Kenneth Pargament hingewiesen und dass Klienten ihre Religionszugehörigkeit, ihre Glaubenshaltungen und ihre Spiritualität nicht an der Garderobe abgeben (Pargament

2007; ► auch Einleitung). Pargament und andere schlagen vor, dass man sich auf jeden Fall einen Überblick über die weltanschaulich-religiösen Haltungen seiner Klienten verschaffen sollte und nach Möglichkeit auch die eigene transparent macht, falls es Klientinnen wünschen oder sie beruhigt. Denn nicht selten kommt es vor, dass Klienten Angst haben, sie müssten mit ihrer Spiritualität hinter dem Berg halten, weil sie befürchten, von Therapeuten scheel angesehen zu werden (West 2018). Daher kann es für Patienten und Klienten hilfreich sein, vor allem dann, wenn sie sich selbst als religiös oder spirituell zu erkennen geben, wenn sie wissen, dass ihre Therapeutin dies gut akzeptieren kann oder selbst eine ähnliche Lebenseinstellung hat. Aber sicherlich wird jede Therapeutin für sich entscheiden müssen, inwieweit sie sich an diesem Punkt öffnen kann und will. Jedenfalls ist es für eine solide Arbeit wichtig, zu verstehen, wie stark Religionszugehörigkeit, spirituelle Erfahrungen und Glaubenshaltungen das Leben von Klienten prägen.

9.1 Erfassung von Spiritualität und Religiosität

Zur Erfassung von Spiritualität und Religiosität gibt es zahlreiche Hinweise und diagnostische Inventare, auf die ich mich jetzt aber nicht konzentrieren will. Sie sind in der Literatur ausgiebig dargestellt (s. z. B. Utsch 2005, S. 196 ff.; Zwingmann & Moosbrugger 2004), ein Übersichtskapitel beschreibt beinahe 300 verschiedene Inventare (Fisher 2015). Mir scheint es wichtig zu sein, dass sich Therapeutinnen auf die Elemente konzentrieren, die im Rahmen ihres je eigenen Therapiemodells von Bedeutung sind. Tabelle 9-1 gibt eine Auswahl von Instrumenten wieder.

Die meisten Inventare, die in der Literatur beschrieben sind, heben auf Einstellungen, kognitive Konzepte, Glauben und Glaubenshaltungen oder Copingstrategien ab. Das kann hilfreich sein, wenn man die kognitive Landschaft einer Klientin erkunden will. Von diesen Ansätzen können wir die Idee der Zentralität unterscheiden, die Stefan Huber (2008) eingebracht hat. Sie versucht zu dokumentieren, wie zentral Religion und Religiosität für einen Menschen sind. Dieses Konstrukt liegt auch dem Religionsmonitor der Bertelsmann Stiftung zugrunde, der Religiosität und Religion über verschiedene Länder hinweg erfasst.

Mir schien schon vor geraumer Zeit, dass bei all diesen Instrumenten die Erfahrung zu kurz kommt. Daher haben wir einen Fragebogen entwickelt, den wir *»Freiburger Fragebogen für Außergewöhnliche Erfahrungen«* (FFAE) (*Exceptional Experiences Questionnaire, EEQ*) nannten und an 700 Personen in einer longitudinalen Studie validiert haben (Kohls 2004; Kohls & Walach 2006; Kohls et al. 2008). Der Fragebogen erfasst keine Glaubenseinstellungen, sondern Erfahrungen. Abbildung 9-1 gibt die 25-Item-Version wieder.

Tab. 9-1 Einige Inventare und Möglichkeiten zur Erfassung von Spiritualität und Religiosität

Autoren	Fragebogen	Beschreibung
Kohls (2004); Kohls & Walach (2006); Kohls et al. 2008	Fragebogen zu Außergewöhnlichen Erfahrungen (FAE)	außergewöhnliche Erfahrungen wie positive und negative spirituelle Erfahrungen und psychopathologische Erfahrungen
Buchheld & Walach (2002); Walach et al. (2006)	Freiburger Fragebogen zur Achtsamkeit (FFA)	Achtsamkeit
Albani et al. (2003); Belschner (1998, 2008)	Transpersonales Vertrauen (TPV)	spirituelles Eingebundensein und Vertrauen
Büssing et al. (2005, 2007a); Ostermann et al. (2004)	Spirituelle und religiöse Einstellungen und Krankheit (SprEUK)	spirituelle und religiöse Einstellungen, Sinngebung und Copingstrategien bei Krankheit
Mehnert & Koch (2001)	5 Fragebogen-Adaptationen zu Religiosität und psychischer Befindlichkeit	deutsche Version folgender Instrumente: 1. Religious Involvement (Chatters et al. 1992) 2. Religious Orientation Inventory (Allport & Ross 1967) 3. Spiritual Experience Index (Genia 1991) 4. Spiritual Wellbeing Scale (Paloutzian & Ellison 1982) 5. Religious Problem Solving (Pargament et al. 1988)
Hill & Hood (1999)	Handbuch	Sammlung aller Skalen, die irgendwie mit Spiritualität und Religiosität zu tun haben
Albani et al. (2002)	Systems of Belief (deutsch)	religiöse und spirituelle Einstellungen
Huber (2003, 2008)	Religiositäts-Struktur-Test (SRT)	erfasst unterschiedliche Dimensionen und die Zentralität der Religion
Zwingmann & Moosbrugger (2004)	Sammlung verschiedener Instrumente und Studien	u. a. Münchner Motivationspsychologisches Religiositäts-Inventar

1a. Außergewöhnlichen Erfahrungen

Der erste Teil des Fragebogens erfasst außergewöhnliche Erfahrungszustände. Sie finden im folgenden verschiedene Aussagen, die solche Erfahrungen in der Gegenwartsform beschreiben. Manche Aussagen werden Sie eventuell unpassend formuliert finden. Antworten Sie dann bitte, wie es Ihrer Einschätzung am ehesten entspricht.

Bitte beurteilen Sie bei jeder Aussage,

1. ob Sie diese Erfahrung persönlich erlebt haben
2. wenn Sie diese Erfahrung kennen, wie Sie diese heute bewerten.

Hinweis: Haben Sie dieselbe Erfahrung mehrmals oder sogar sehr häufig gemacht aber jeweils völlig unterschiedlich erlebt, so geben Sie bitte ausgehend von Ihrem heutigen Standpunkt Ihre überwiegende Einschätzung ab. Falls Sie eine Erfahrung noch nie gemacht haben, brauchen Sie diese natürlich auch nicht zu bewerten.

		Häufigkeit					Bewertung				
	Dieses Gefühl kenne ich aus eigener Erfahrung und bewerte es folgendermaßen ...	nie	selten	manchmal	häufig	sehr häufig	sehr häufig	positiv	neutral	negativ	sehr negativ
1.	Gütiges Licht nimmt mich vollständig auf.	□	□	□	□	□	○	○	○	○	○
2.	Fremde Mächte steuern mich.	□	□	□	□	□	○	○	○	○	○
3.	Ich habe fremdartige und seltsame Träume.	□	□	□	□	□	○	○	○	○	○
4.	Ich bin mit allem in Berührung.	□	□	□	□	□	○	○	○	○	○
5.	Ein Gefühl des Nichtwissens überkommt mich.	□	□	□	□	□	○	○	○	○	○
6.	Mein Weltbild zerbröckelt.	□	□	□	□	□	○	○	○	○	○
7.	Mein Denken verlangsamt sich.	□	□	□	□	□	○	○	○	○	○
8.	Ich bin verflucht.	□	□	□	□	□	○	○	○	○	○
9.	Mein Bewusstsein trennt sich von meinem Körper.	□	□	□	□	□	○	○	○	○	○
10.	Ich träume lebhaft, so dass Träume lange nachwirken.	□	□	□	□	□	○	○	○	○	○
11.	Ein Teil von mir stirbt.	□	□	□	□	□	○	○	○	○	○
12.	Ich bin ganz von göttlichem Licht und göttlicher Kraft erfüllt.	□	□	□	□	□	○	○	○	○	○
13.	Geistige Kräfte inspirieren mich bei der Arbeit.	□	□	□	□	□	○	○	○	○	○
14.	Ich schicke jemandem, der mir übel will, durch meine Gedanken ein Missgeschick.	□	□	□	□	□	○	○	○	○	○
15.	Ich höre – ohne erkennbaren äußeren Reiz – deutlich Stimmen, die mich beschimpfen oder sich über mich lustig machen.	□	□	□	□	□	○	○	○	○	○
16.	Ich kenne meine Berufung.	□	□	□	□	□	○	○	○	○	○
17.	In Träumen nehme ich reale Ereignisse vorweg.	□	□	□	□	□	○	○	○	○	○
18.	Ich nehme meine Umgebung irgendwie entrückt wahr.	□	□	□	□	□	○	○	○	○	○
19.	Andere lesen oder hören meine Gedanken.	□	□	□	□	□	○	○	○	○	○
20.	Bestimmte Gedanken erscheinen mir fremd, als wären es nicht meine eigenen.	□	□	□	□	□	○	○	○	○	○
21.	Meine Außenwelt kommt mir absurd oder überzeichnet vor.	□	□	□	□	□	○	○	○	○	○
22.	Eine starke, fremde Macht übernimmt meinen Körper.	□	□	□	□	□	○	○	○	○	○
23.	Ich spüre die Gegenwart geistiger oder nichtirdischer Wesen.	□	□	□	□	□	○	○	○	○	○
24.	Ich habe bedeutsame Träume.	□	□	□	□	□	○	○	○	○	○
25.	Ein höheres Wesen beschützt mich oder hilft mir.	□	□	□	□	□	○	○	○	○	○

Abb. 9-1 Freiburger Fragebogen für Außergewöhnliche Erfahrungen (FFAE-16) in der 25-Item-Kurzversion (Kohls & Walach 2006).

Die Items lassen sich psychometrisch über vier Faktoren abbilden, die wir folgendermaßen benannt haben:

1. konstruktiv-positive spirituelle Erfahrungen (Cronbach's α = .88; Varianzaufklärung = 17,1 %)
2. dekonstruktive spirituelle Erfahrungen (Cronbach's α = .81; Varianzaufklärung = 13,1 %)
3. psychotische und psychopathologische Erfahrungen (Cronbach's α = .67; Varianzaufklärung = 10 %)
4. visionäre und Traum-Erfahrungen (Cronbach's α = .89; Varianzaufklärung = 9,2 %)

Konstruktiv-positive spirituelle oder positiv mystische Erfahrungen sind solche, die z. B. Erfahrungen der Einheit beschreiben. Ein Marker-Item wäre »*Ich bin ganz von göttlichem Licht und göttlicher Kraft erfüllt*« (Faktorladung = .80).

Mystische Dekonstruktionserfahrungen oder dekonstruktive spirituelle Erfahrungen sind solche, die ebenfalls als tief greifende Lebenserfahrungen beschrieben werden, aber mit dem Zerfallen oder Zerbrechen von Bisherigem, von Weltbildern oder Sicherheiten, assoziiert sind. Sie werden in der traditionellen Forschung so gut wie immer vergessen, spielen aber unseres Erachtens eine sehr wichtige Rolle, sowohl historisch, wenn man die großen Gestalten der Mystik betrachtet, wie etwa Johannes vom Kreuz, als auch im Alltag. Ein Marker-Item wäre »*Mein Weltbild zerbröckelt*« (Faktorladung = .78).

Psychopathologische und psychotische Erfahrungen sind solche, die man klassischerweise als Zeichen von schizophrener oder halluzinatorischer Verarbeitung sehen würde. Ein Marker-Item ist »*Ich höre – ohne erkennbaren äußeren Reiz – deutlich Stimmen, die mich beschimpfen oder sich über ich lustig machen*« (Faktorladung = .65).

Visionäre und Traumerfahrungen beschreiben verschiedene Formen von Traumerfahrungen. Ein typisches Item wäre »*Ich träume lebhaft, sodass Träume lange nachwirken*« (Faktorladung = .78).

Außer der Häufigkeitsbewertung, die wir als Skalierung verwendet haben, lassen wir die Antwortenden auch noch die Bewertung dieser Erfahrung einstufen, von positiv zu negativ.Die Kurzskala mit 25 Items (je 7 für die ersten drei Skalen und 4 für die letzte) kann 49 % der Varianz erklären und ist in ihren Faktoren relativ unkorreliert; lediglich die Faktoren 2 und 3 korrelieren mit r = .52. Ansonsten ist interessanterweise der Psychopathologie-Faktor 3 mit dem Faktor 1, welcher positive spirituelle Erfahrungen beschreibt, mit r = .38 nur moderat korreliert. Daher ist die häufige Gleichsetzung von spirituellen Erfahrungen mit psychiatrischen Symptomen, von der Patienten berichten, die mit ihren Erfahrungen in die »*falschen*« therapeutischen Hände geraten sind (Belz & Fach 2015; Belz-Merk & Fach 2005; West 2018), schon aus einfachen psychometrischen Gründen nicht richtig. Denn sonst ließen sich Items, die unterschiedliche Erfahrungen beschreiben, nicht so leicht psychometrisch trennen.

Noch etwas Interessantes haben wir in unseren Studien gesehen. Man kann mit Strukturgleichungsmodellen die Beziehungen der Faktoren und Items untereinander abbilden und diese in Bezug setzen zu einem Maß für psychische Belastung. Dafür haben wir die *Symptom-Checkliste (SCL) 90* verwendet (Franke 1992, 1995, 2000; Schmitz et al. 2000). Man kann nun solche Modelle für Menschen rechnen, die einer spirituellen Praxis nachgehen, und solchen, die das nicht tun (Kohls et al. 2009). Wir haben die Teilnehmer gefragt, ob sie einer Praxis wie Yoga, Meditation, Tai Chi, Kontemplation oder Ähnlichem regelmäßig nachgehen. 350 Personen gaben an, eine regelmäßige spirituelle Praxis zu haben, 299 Personen in unserer Stichprobe tun das nicht. Wir hatten aufgrund unserer Schneeballrekrutierung vermutlich im Vergleich zur Normalpopulation einen deutlichen Überhang an spirituell praktizierenden Menschen in unserer Stichprobe. Denn eine neuere repräsentative Umfrage in Deutschland zeigt, dass 6,6 % der Bevölkerung regelmäßig meditieren (Cramer 2019). Aber das spielt für unsere Zwecke keine Rolle.

In der Strukturgleichungsanalyse dokumentierten wir den Einfluss spiritueller und anderer Erfahrungen auf psychologische Belastung, gemessen mit der SCL-90 anhand des Global Severity Index. Die Analyse ergab zwei interessante Befunde:

Zum einen zeigte sich, dass positive spirituelle Erfahrungen als Ressource gesehen werden müssen. Sie sind deutlich negativ mit der psychologischen Belastung assoziiert; in der Stichprobe, die spirituelle Praxis aufweist, mit $r = -.32$ weniger stark als in der Stichprobe ohne Praxis ($r = -.49$). Aber vielleicht noch wichtiger ist: Dekonstruktionserfahrungen ($r = .28$) und psychopathologische Erfahrungen ($r = .37$) sind in der spirituell praktizierenden Stichprobe deutlich niedriger mit psychischer Belastung assoziiert als in der nicht-praktizierenden Stichprobe, wo Dekonstruktionserfahrungen mit $r = .35$ und psychopathologische Erfahrungen mit $r = .66$ zu Buche schlugen. Insgesamt klärt daher das Modell für die spirituell praktizierende Stichprobe nur 28 % der Varianz auf, wohingegen das Modell für die nicht-praktizierende Gruppe 53 % der Varianz aufklärt.

Wir interpretieren das Ergebnis folgendermaßen: Positive spirituelle Erfahrungen sind auf jeden Fall eine Ressource. Aber vor allem scheint spirituelle *Praxis* eine wichtige Ressource zu sein. Denn bei den spirituell Praktizierenden ist der Einfluss von Dekonstruktionserfahrungen wesentlich geringer. Solche Dekonstruktionserfahrungen macht jeder Mensch mehr oder weniger häufig im Leben. Unglücksfälle, disruptive Ereignisse wie Arbeitsstellenverlust, Todesfälle naher Angehöriger, geliebter Menschen oder Freunde oder manchmal auch spirituelle Erfahrungen des existenziellen Verlassenseins geben dazu Anlass. Solche Dekonstruktionserfahrungen scheinen die psychische Belastung, gemessen mit der SCL-90, zu vergrößern; denn wir können aufgrund unseres longitudinalen Studienaufbaus und zeitversetzter Korrelationen durchaus von einer Ursächlichkeit ausgehen. Menschen, die einer spirituellen Praxis nachgehen, scheinen gegen solche Dekonstruktionserfahrungen mehr Ressourcen aufzubringen. Vielleicht können sie sie stärker in ihre Persönlichkeit integrieren? Vielleicht sind sie dadurch weniger tief erschüttert? Vielleicht können sie ihnen sogar einen Wert abgewinnen? Unsere Einsicht haben wir in folgendem Satz zusammengefasst:

Der Mangel an spiritueller Praxis ist ein Risikofaktor für die psychische Gesundheit.

Noch einmal anders ausgedrückt: Regelmäßige spirituelle Praxis kann eine wichtige Ressource für Patienten und Klienten darstellen. Daher wäre es für Therapeutinnen nicht nur wichtig zu wissen, welche religiöse Zugehörigkeit ein Patient hat, wenn überhaupt, sondern auch, ob Klienten einer regelmäßigen spirituellen Praxis wie Yoga, Tai Chi, Chi Gong, Meditation, Kontemplation oder kontemplativem Gebet folgen. Denn diese Praxis dürfte ein wichtiger Resilienzfaktor sein und auch Erfahrungen bereitstellen, auf die man im therapeutischen Prozess zurückgreifen kann. Daher wäre meine Empfehlung, bei einer Anamnese nicht nur nach den Problemen zu fragen, sondern gleichermaßen nach den Ressourcen, nach den Stärken, nach Spiritualität und Religiosität sowie nach spirituell-religiösen Praktiken. Allein schon zu wissen, dass jemand regelmäßig in eine Kirche geht und dort gute Kontakte zu Gemeindemitgliedern hat, ist hilfreich.

Vielleicht ist die Frage nach tieferen spirituellen Erfahrungen für den Beginn einer therapeutischen Beziehung etwas verfrüht. Aber je nach therapeutischer Orientierung kann man Klienten die Aufgabe geben, eine Art Ressourcentagebuch zu führen, um ein Gegengewicht zur Betonung des Bedrohlichen und Widerwärtigen im Alltag zu setzen. In ein solches Aufgabenportfolio kann man auch die autobiografischen Erinnerungen an wichtige spirituelle Erfahrung einbauen.

Hier ist ein Vorschlag für eine Übung, die man selbstverständlich an individuelle Situationen anpassen muss.

Übung 9-1

Ressourcentagebuch mit positiven und spirituellen Erfahrungen

(Textvorschlag für Therapeutinnen zum Übergeben, selbstverständlich frei gestalt- und veränderbar)

Kaufen Sie sich ein schönes Schreibheft in einer angenehmen Farbe und sparen Sie nicht. Denn es soll ein autobiografisches Tagebuch für alle schönen, vielleicht sogar spirituellen Erfahrungen in Ihrem Alltag und in Ihrer Vergangenheit sein.

Notieren Sie jeden Tag am Abend, welche schönen Erfahrungen Sie heute gemacht haben. Es dürfen auch mehrere sein, aber nehmen Sie sich auf jeden Fall Zeit für eine Erfahrung und beschreiben Sie sie ausführlich. Sie dürfen auch malen, z. B. mit Wachsmalkreiden oder mit Wasserfarben. Da es Ihr eigenes Buch ist und Sie es niemandem zeigen müssen, dürfen Sie dort tun, was Sie wollen, und müssen sich nicht schämen, falls etwas mal nicht so gut gelingt, wie Sie sich das gewünscht haben. Wenn Sie wollen, sehe ich mir dieses Buch auch regelmäßig an, aber das ist Ihre Entscheidung.

Beschreiben Sie die Erfahrungen ausführlich und detailliert, so, als würden Sie sie Ihrem besten Freund oder Ihrer besten Freundin erzählen. Achten Sie dabei auf die Gefühle, die Sie

hatten. Es können aufregendere Erfahrungen dabei sein, aber auch ganz kleine zählen. Zum Beispiel die Art und Weise, wie die Verkäuferin im Bäckerladen Sie angelächelt hat und wie Sie sich dabei nicht nur als Geldbringerin, sondern als geschätzte Kundin gefühlt haben, oder dass der Busfahrer noch auf Sie gewartet hat, als sie etwas verspätet angerannt kamen. Derlei kleine Erfahrungen des Alltags sind genauso wichtig wie die Freude, die Sie erlebt haben, als Ihr Chef Ihnen eine Erhöhung Ihres Gehalts oder eine besondere Belobigung verkündete.
Verwenden Sie das Buch auch dazu, die spirituellen Erfahrungen in Ihrem Leben zu sammeln und aufzuschreiben. Wenn Sie wollen, können Sie das Buch einfach umdrehen und die spirituellen Erfahrungen von hinten beginnend beschreiben. Dann haben Sie zwei Tagebücher in einem: ein fortlaufendes von jetzt und ein rückwirkendes von früher, in dem Ihre spirituellen Erfahrungen erfasst sind. Was das genau ist, können Sie für sich selbst festlegen. Aber häufig meint man damit Erfahrungen, in denen wir uns mit uns selbst, mit anderen Menschen, mit der Natur, mit dem Göttlichen oder der ganzen Welt eins und verbunden fühlen. Nicht jeder Mensch macht solche Erfahrungen, aber mehr Menschen, als man denkt. Und wenn wir es genau bedenken, dann hat fast jeder irgendwann mindestens den Anklang einer solchen Erfahrung. Vielleicht fallen Ihnen im Moment keine ein, aber eventuell zu einem späteren Zeitpunkt. Dann verwenden Sie dieses Buch dazu, sich an sie zu erinnern und sie festzuhalten.
Sie werden sehen: Wenn Sie erst einmal beginnen, dann werden Sie so mancherlei erstaunliche Erfahrungen erinnern, die für Sie wichtig waren.
Nehmen Sie sich jeden Abend vielleicht zehn bis 15 Minuten Zeit, um die angenehmen Erfahrungen des Tages innerlich Revue passieren zu lassen und sie festzuhalten. Und wenn es mal nicht klappt, weil Sie zu müde sind, es vergessen haben oder weil Ihnen Wichtigeres wie ein lieber Besuch dazwischengekommen ist, ist es nicht schlimm. Die Aufgabe soll Ihnen ja helfen und Sie nicht belasten.
Und damit: Viel Spaß!

Psychotherapeutinnen können eine solche Methode selbstverständlich in bereits bestehende Hausaufgabenstrukturen integrieren, sie anpassen oder zu anderen Formen von Übungen umwandeln. Beispielsweise kann man auch mit Vorteil, wenn es im therapeutischen Prozess gut passt, eine Imaginationsübung oder Fantasiereise (▸ Übung 9-2) machen, in der man die Klientin in Kontakt mit diesen Ressourcen bringt. Hier ist ein kurzer Skript-Vorschlag, der selbstverständlich anpassbar ist. Die Übung kann im Sitzen oder Liegen durchgeführt werden, mit offenen oder geschlossenen Augen. Das Setting sollte der Patientin angepasst werden. Manche Menschen liegen nicht gerne, weil sie sich dann zu exponiert fühlen, manche können sich im Liegen besser entspannen. Manche Menschen können auch mit offenen Augen sehr gut in imaginative Szenen eintauchen, aber meistens empfiehlt es sich, die Übung mit geschlossenen Augen zu machen.

Übung 9-2

Imaginationsübung zur Kontaktnahme mit inneren Ressourcen

(Skriptvorschlag; »…« markieren Pausen, die dem Gang der Übung anzupassen sind)
Machen Sie es sich auf Ihrem Sessel oder einer Matte bequem und schließen Sie die Augen. Achten Sie auf Ihren Atem und spüren Sie nach, wo Sie im Körper bemerken, dass er kommt

und geht. Manchmal ist das im Bauch, manchmal im Brustkorb, manchmal in den Schultern oder sogar in der Nase. Prüfen Sie nach, wo er am leichtesten spürbar ist, und folgen Sie ihm für einige Atemzüge … Spüren Sie dann den Druck der Matte/des Sessels und gehen Sie mit Ihrer Aufmerksamkeit dorthin, wo Sie diesen Druck am deutlichsten wahrnehmen, z. B. zum Becken/den Sitzknochen … Nehmen Sie den Druck wahr, den Ihr Körper durch sein Gewicht auslöst, und spüren Sie deutlich die Fläche, auf die sich dieser Druck verteilt …

[Je nachdem, ob jemand relativ rasch oder nur sehr schwer in einen entspannten Zustand kommen kann, kann man nun an dieser Stelle die Körperwahrnehmung vertiefen, indem man von dem wahrgenommenen Punkt aus noch weiter in die einzelnen Bereiche des Körpers geht, z. B. die Beine hinab, den Rücken hinauf bis zu den Armen, die Arme einbeziehend bis hinauf zum Kopf und wieder hinunter. Oder man wartet einfach eine Weile, bis man deutliche Entspannungszeichen, wie vertiefte und langsamere Atmung, Flattern der Augenlider, sieht und macht dann weiter.]

Lassen Sie nun zu, dass in Ihrer Erinnerung ein Bild von einer Situation auftaucht, in der Sie sich ganz eins und verbunden gefühlt haben, z. B. mit sich selbst oder mit einem anderen Menschen oder mit der Natur …

[Wenn die Übung im Einzelsetting gemacht wird, kann man sich an dieser und an anderen Stellen Rückmeldungen geben lassen, indem man die Klientin oder den Patienten auffordert, die Situation kurz zu beschreiben; wenn man in einem Gruppensetting arbeitet, geht das natürlich nicht und man muss einfach ausreichend Zeit lassen, bis sich das Bild aufbauen kann.]

… Wenn sich mehrere solcher Erinnerungen zur Auswahl anbieten, dann nehmen Sie entweder die erste, die kommt, oder wählen Sie eine aus … Es kann sich um eine ganz einfache, bescheidene Situation aus Ihrer Kindheit oder jüngeren Vergangenheit handeln, es kann aber auch eine tief greifende Erfahrung sein … Nehmen Sie, was Ihr Inneres Ihnen anbietet … Lassen Sie nun die Erinnerung ganz lebendig werden … Nehmen Sie mit allen Sinnen wahr, sehend, hörend, riechend, tastend, wie sich diese Situation jetzt anfühlt … Nehmen Sie wahr, ob noch jemand dabei war oder ob Sie alleine waren … Spüren Sie nach, wie sich Ihr Körper dabei anfühlt … welche Gefühle diese Situation in Ihnen auslöst … welche Gedanken … Und gehen Sie jetzt, soweit Sie können und mögen, in Ihrer Vorstellung in diese Situation hinein, als würden Sie sie gerade jetzt erleben … Lassen Sie zu, dass diese Erfahrung Sie ganz erfüllt, und genießen Sie sie …

[Wenn man einzeln arbeitet, kann man in all den Pausen um Rückmeldungen bitten – wie sich das anfühlt, wie es dort aussieht – und diese Äußerungen dann mit Bestätigungen versehen; auf jeden Fall sollte man an der Stelle, an der man spürt, dass der Klient in die Erfahrung tief eingetaucht ist, ausreichend Zeit lassen. Man kann die Erfahrung vertiefen durch Instruktionen, genau hinzusehen, hinzuhören, auf die Körperwahrnehmung und die Gefühle zu achten.]

… Lassen Sie sich nun von dieser Situation beschenken. Vielleicht sehen oder finden Sie ein konkretes oder abstraktes Symbol oder Bild für diese Situation … Vielleicht einen Text oder ein Lied oder irgendetwas anderes … Betrachten Sie dieses ganz genau, von allen Seiten, spüren Sie, welche Qualität diesem Bild oder diesem Symbol zukommt …

[Je nachdem, was dieses Bild oder Symbol ist und an welcher Stelle im therapeutischen Prozess jemand steht, kann man an dieser Stelle auch eine Identifikation vornehmen. Identifikationen sind sehr nützlich und hilfreich, um sich die entsprechenden Qualitäten anzueignen oder auch abgespaltene Elemente wieder zu integrieren. Aber man sollte damit vorsichtig umgehen, weil solche Identifikationen heftige Emotionen auslösen können und ausreichend Zeit sein sollte, sie zu verarbeiten. Ein Identifikationsschritt könnte so aussehen:]

Wenn Sie mögen, stellen Sie sich nun vor, Sie und dieses Symbol oder Bild würden verschmelzen, Sie würden förmlich zu diesem Bild oder Symbol werden … Sie sind jetzt dieses Bild oder Symbol … Wie fühlt sich das an?

[An dieser Stelle ist es sehr wichtig, sich Rückmeldungen zu holen oder wenn man in einem Gruppensetting arbeitet ausreichend Zeit zu lassen.]
... Welche Gefühle, Körperwahrnehmungen und Gedanken steigen in Ihnen auf ... Lassen Sie sich nun so viel Zeit, wie Sie mögen und brauchen, um diesen Zustand zu genießen ...
[Im Einzelsetting ist meistens durch eine Körperreaktion, wie etwa einen tiefen Atemzug oder eine Bewegung, klar, wann die Identifikation innerlich zu Ende geht; man kann sich dann auch zusätzlich durch Rückfragen versichern, damit man den Prozess nicht frühzeitig unterbricht und stört.]
... Lassen Sie dann langsam dieses Bild innerlich los. Sie können es ja im Gedächtnis behalten und anschließend aufschreiben oder malen ... Und kommen Sie dann allmählich mit Ihrer Aufmerksamkeit in den Raum zurück, indem Sie erst Zehen und Finger, später Hände und Füße, Arme und Beine bewegen und dann schließlich tief durchatmen und die Augen öffnen.

Der springende Punkt bei dieser Übung ist nicht nur die Erinnerung an eine Situation der tiefen Verbundenheit, welche die meisten Menschen haben. Es ist vor allem die Symbolisierung dieser Erfahrung. Diese geschieht, indem man Körperwahrnehmung, Gefühlswahrnehmung und auch Gedanken aktiviert und in einem Symbol oder Bild verdichtet. Dieses Symbol oder Bild kann man anschließend weiterverwenden. Es empfiehlt sich, Klienten Material zur Verfügung zu stellen, z. B. Papier und Wachsmalkreiden, damit sie dieses Bild oder Symbol gleich im Anschluss an die Übung malen können. Man kann natürlich auch diesen Verdichtungsprozess als Hausaufgabe mitgeben, damit es zu Hause geschieht. Aber meistens ist es besser, dies gleich im Anschluss zu tun, mindestens als erste Skizze, und dann die Arbeit zu Hause fortsetzen zu lassen.

Je nach Symbol hilft es auch, Klientinnen zu empfehlen, sich passende Bilder oder Postkarten zu suchen und diese zu Hause aufzustellen oder an den Spiegel zu kleben, damit ein konstanter Erinnerungsprozess gewährleistet ist. Man kann selbstverständlich die Übung auch auseinandernehmen und in Schritten vorgehen. Erst die Körperwahrnehmung und Entspannung mehrfach üben, dann allmählich die Imaginations- und Bebilderungsfunktion üben. Und dann die Erinnerung wecken. Und schließlich die Symbolisierung und anschließend die Identifikation. Das Vorgehen muss dem Patienten angepasst werden.

Es gibt auch Patientinnen mit ausgesprochener Imaginationsschwäche. Das hat mitunter mit einer Störung der symbolischen Funktion zu tun, wie sie bei sehr früh gestörten Menschen manchmal anzutreffen ist. Das kann aber auch daran liegen, dass Menschen eher kinästhetisch oder akustisch imaginieren. Das bedeutet, sie spüren oder hören eher etwas, als dass sie es sehen. Das muss man natürlich vorher ausprobiert haben und wissen, dann kann man die Instruktionen besser anpassen. Ich habe die Erfahrung gemacht, dass es Menschen gibt, die behaupten, sie können keine Imaginationsübungen machen, weil sie nichts sehen. Wenn man dann genau fragt, merkt man, dass dies eher kinästhetische Typen sind. Verwendet man statt »sehen« oder »Bild« Begriffe wie »spüren«, »fühlen«, »anfassen«, dann merkt man, wie sie sehr wohl imaginative Szenen aufbauen können, nur eben anders.

Bei Menschen mit aktiver Symbolisierungsschwäche sind solche Übungen wahrscheinlich schwer einsetzbar, außer in kleinen Schritten oder über Umwege. Ihnen kann man die Aufgabe geben, so etwas zu Hause zu zeichnen. Diagnostisch ist das meist daran zu erkennen, dass einfache Testimaginationen – sich einen Baum im Frühling vorstellen und ihn beschreiben, sich eine Zitrone vorstellen, sie in der Vorstellung aufschneiden und hineinbeißen – verweigert werden oder einfach nicht funktionieren. Dann kann man natürlich auch keine komplexeren Ressourcenübung anbieten, weil sie meistens nicht funktioniert und das Nicht-Funktionieren von der Patientin als Versagen gewertet wird. Daher sollte man sich für solche Menschen andere Zugänge einfallen lassen. In dieser Situation ist wahrscheinlich ein sehr sorgfältiger, bestätigender Beziehungsaufbau extrem wichtig. Dann kann man in kleinen Schritten an solche Übungen heranführen.

9.2 Psychische Probleme als mangelnde Verbundenheit mit sich und der Welt

Psychische Probleme werden üblicherweise über ihre phänomenologische oder theoretische Symptomatik diagnostiziert, wie sie eben in den diagnostischen Manualen und den entsprechenden Fachlehrbüchern beschrieben sind. Das ist ein wichtiger diagnostischer Rahmen für die sozial-politische Kommunikation, z. B. mit Kollegen oder mit den Krankenkassen. Ob es *therapeutisch* hilfreich ist, ist aus meiner Sicht zweifelhaft. Überhaupt hat ja die Psychotherapie in den letzten Jahren versucht, sich an ihrer großen Schwester, der Medizin, zu orientieren und geht davon aus, dass eine gute Therapie eine korrekte Diagnose voraussetzt (Blease et al. 2016; Kirsch 2016; Locher et al. 2016; Rief & Gaab 2016; Walach 2017a). Denn die Diagnose sagt ja angeblich, was gestört ist, und weist die Therapie dadurch in die richtige Richtung.

Dieser Ansatz ist schon für die Medizin nur teilweise richtig und für die Psychotherapie aus meiner Sicht nur bedingt hilfreich. Ich will daher kurz eine ergänzende Sichtweise skizzieren. Vorher anhand einiger Beispiele der Beleg dafür, dass die Vorstellung, einer guten Therapie müsse immer die richtige Diagnose vorausgehen, falsch ist.

Zum einen kann eine Diagnose richtig sein, muss aber keine eindeutige Therapie als Konsequenz nach sich ziehen, sondern eine Vielzahl von möglichen Therapien anzeigen; welche richtig ist, lässt sich oft im Vorfeld nicht entscheiden. Da wir grundsätzlich nur wissen können, was als Konsequenz dessen, was wir getan haben, passiert ist, können wir nie wissen, was passiert wäre, wenn wir etwas anderes getan hätten. Zumindest nicht bei diesem einen Menschen. Das ist das Kausalitätsdilemma, auf das Rubin hingewiesen hat (Rosenbaum & Rubin 1983; Rubin 1998): Wir müssten, um Kausalität feststellen zu können, kontrafaktisch beim gleichen Menschen etwas anderes machen. Da wir das ipso facto nicht tun können, können wir es nur an anderen Menschen, z. B. an einer Kontrollgruppe, tun und dann die Ergebnisse auf andere Menschen übertragen. Aber streng genommen ist dieser Schluss nicht zwingend.

Wir können z.B. mit großer Sicherheit sagen, wenn jemand bei einem Skiunfall eine Kreuzbandruptur am Knie hatte. Das kann man nämlich mit Magnetresonanzspektroskopie heutzutage relativ einfach und zweifelsfrei feststellen. Eine Zeit lang war die Standardbehandlungsmethode anscheinend logisch und zwingend, nämlich die operative Versorgung der gerissenen Bänder. Mittlerweile gibt es unterschiedliche Auffassungen, nachdem sich gezeigt hat, dass nach einer Weile auch diejenigen, die sich nicht operieren lassen, wieder verheilte Bänder haben (Frobell et al. 2013). Wir haben belegt, dass sich durch eine einmalige manualtherapeutische Anwendung die Heilung der Bänder ohne Intervention erreichen lässt (Ofner et al. 2014, 2017, 2018). Mein Kollege Michael Ofner, ein erfahrener Unfall-, Sport- und Notfallarzt, witzelt bei dieser Gelegenheit immer: Der größte Risikofaktor für eine Operation nach einem Skiunfall in Österreich ist eine deutsche Privatversicherung, die alles zahlt. Man sieht an diesem Beispiel: Auch eine komplett klare, physisch-anatomische Diagnose kann unterschiedliche Behandlungen implizieren und es gibt keine wirklich rationale Vorgabe. Möglicherweise gibt es die in zehn oder 20 Jahren. Aber was ist dann mit den anscheinend klaren Vorgaben von vor 20 Jahren? Die waren dann offenbar falsch. So oder so: Die gleiche Diagnose kann unterschiedliche Behandlungen nach sich ziehen.

Wir sehen das gleiche in der Psychotherapie. Die Diagnose »*Depression*« macht sich im Moment vor allem an der Symptomatologie fest – Traurigkeit, Verhaltenseinschränkung, Veränderung des Ess-, Schlaf- und sexuellen Verhaltens, eingeschränkte Sozialkontakte, Suizidgedanken, Gefühle der Wertlosigkeit und des Ungenügens, inneres Gedankenkreisen usw. Dieser Diagnose liegt aber keine konsistente, physiologisch-neurobiologisch klare, kausale Theorie zugrunde, wie diese Depression zustande kommt. Jedenfalls ist die herrschende Mainstreamtheorie vom Serotonin-Mangel im Gehirn alles andere als gesichert (Fava 2006; Fava et al. 2007; Healy 2015; Tomba & Fava 2012). Und die Behandlung ist ebenso willkürlich. Mal werden Serotonin-Reuptake-Inhibitoren angewandt, die Serotonin zur Verfügung stellen. Mal werden Blocker von Serotonin verwendet. Dann wird das Noradrenalin-System oder der Dopamintransporter pharmakologisch verändert (Kirsch 2016; Kirsch et al. 2018). Manchmal alles zusammen oder der Reihe nach. Manchmal wird mit Lithium-Therapie eigentlich ein Spurenelement zugeführt. Manche probieren es mit einer Veränderung der essenziellen Fettsäure-Balance (Deacon et al. 2017). Man kann es auch mit Psychotherapie versuchen, die mindestens genauso gut wirkt wie Pharmakologie (Munkholm et al. 2019; Prajapati 2014). Dass sie jedoch weniger oft angewandt wird, liegt weder an den Daten noch an den Theorien noch an der wissenschaftlichen Wahrheit, sondern einzig und allein an der gesellschaftlichen Realität und der kulturellen Präferenz im System. Jedenfalls ist die Lehre, dass einer guten Therapie eine klare Diagnostik vorausgehen muss, auch in diesem Fall ein wissenschaftlicher Mythos, oder weniger freundlich ausgedrückt: einfach falsch.

Ein anderes Beispiel aus der Psychotherapie ist das kindliche *Aufmerksamkeitsdefizit-Hyperaktivitäts-Syndrom (ADHS).* Dieses wird angeblich durch eine Dysbalance im Dopamintransportersystem ausgelöst, das über die Basalganglien an der Aufmerksamkeitssteuerung beteiligt ist. Das dürfte vermutlich als Teilerklärung stimmen. Aber was folgt daraus? Jedenfalls ist die momentane Standardbehandlung durch Ritalin zwar anscheinend logisch impliziert, bei Licht betrachtet ist sie aber weniger erfolgreich, als man denkt. Die einzige Langzeitstudie, die es dazu gibt, zeigt keinen Erfolg, vermutlich weil nach einem halben Jahr die Kinder in der Behandlungsgruppe, genauer gesagt ihre Eltern die Nase voll haben und aufhören, während die in der Kontrollgruppe es mal ausprobieren und daher eben mal mit der Behandlung anfangen (Jensen et al. 2007). Aber jedenfalls ist es weder eine dauerhafte noch eine notwendige Behandlung noch eine nachhaltig wirksame Methode und außerdem mit relativ vielen Nebenwirkungen behaftet (Linderkamp & Lauth 2011; Sonuga-Barke et al. 2013; Storebø et al. 2018). Und wie ist zu erklären, dass die Verschreibung von Ritalin in den letzten Jahren exponentiell zugenommen hat? Hat die Prävalenz der Erkrankung zugenommen? Möglicherweise weil die Diagnose populär wurde? Weil man »hippelige« Kinder nicht mehr führen kann? Ist die Diagnose wirklich sinnvoll und in jedem Fall zuverlässig? Impliziert sie eine klare Behandlungsoption? Eigentlich nicht, denn man könnte sich auch überlegen, die nachgewiesenermaßen gestörte Balance der essenziellen Fettsäuren bei diesen Kindern zu korrigieren (LaChance et al. 2016) oder mit Achtsamkeitsübungen die Aufmerksamkeit zu steuern (van der Oord et al. 2012) oder mit Psychotherapie zu regulieren (Linderkamp & Lauth 2011) und, ja, auch mit Homöopathie zu intervenieren, die bei diesem Syndrom gute Erfolge gezeigt hat (Fibert et al. 2019; Frei et al. 2005).

Wir sehen an diesen Beispielen: Es ist ein wissenschaftliches Märchen, dass eine Diagnose eine Therapie impliziert und dass eine gute Therapie eine richtige Diagnose voraussetzt. Das ist nur in wenigen klaren, meistens akut lebensbedrohlichen Situationen so, bei Sepsis, Schock, Verletzung einer Arterie, operablem und lokalisiertem Krebs. Schon bei einem disseminierten Krebs wird es wieder extrem kompliziert.

Die Diagnose ist vor allem unserer wissenschaftlichen Neugier geschuldet. Wir wollen gerne wissen, was einer Störung zugrunde liegt, und betreiben daher Forschung. Manchmal, eher selten, ergibt sich daraus wirklich eine eindeutige Behandlungsoption. Meist sind Krankheiten und Syndrome überdeterminiert: Es gibt mehrere Modelle der Entstehung und auch mehrere der Therapie.

Dass psychotherapeutische Modelle ihre eigenen diagnostischen Systeme haben, ist daher auch verständlich. Tiefenpsychologische Methoden, etwa objekt- oder beziehungstheoretische, gehen auf die frühen Bindungserfahrungen ein und analysieren momentane psychische Probleme als Wiederbelebung alter Beziehungsschemata. Kognitive Theorien analysieren psychologische Probleme eher als dysfunktionale kognitiv-emotional-verhaltensbasierte Schemata. Es ist übrigens interessant, dass dieser moderne Schemabegriff eine direkte Revitalisierung des Jungschen Begriffs des Komplexes ist, aber dies nur am Rande (Roesler & van Uffelen 2018). Aufgrund dieser diagnostischen Prinzipien bauen sie ihre Therapie auf, und die Erfolge scheinen nicht nur den Therapien, sondern auch den Theorien recht zu geben.

Das Problem mit einer solchen Denkweise ist aber, dass man aus dem Erfolg einer Handlung nicht die Richtigkeit der zugrunde liegenden Konzeption ableiten kann. Denn auch eine falsche Theorie kann zu einer richtigen Handlung Anlass geben und zum Erfolg führen. Ich könnte z.B. die Theorie haben, dass eine Angststörung von einer traumatischen Erfahrung kommt, zu der weder ich als Therapeut noch die Klientin Zugang haben, weil sie verdrängt ist. Daher wende ich als Therapeut eine hypnotherapeutische Entspannungsmethode an, in der ich die bedrohliche Situation symbolisieren lasse und bearbeite. Es taucht vielleicht in der Imagination ein böser Drache auf, den wir in der Vorstellung beruhigen, füttern und zähmen, wodurch aus dem Drachen ein braver, treuer und sehr beschützender kleiner Fuchs als Krafttier der Klientin wird. Und es könnte sein, dass durch diese Intervention die Angststörung vergeht, weil die Klientin gelernt hat, immer dann, wenn sie von Angst bedroht ist, sich rasch ihr Krafttier an der Seite vorzustellen, wodurch die Angst verschwindet. Die Intervention war also offenbar effektiv. Aber ich kann daraus nicht ableiten, dass meine Theorie, die Angststörung beruhe auf einem verdrängten Trauma, richtig war. Vielleicht war sie einer konditionierten Hypererregbarkeit geschuldet, vielleicht war es sonst etwas, vielleicht war es auch ein Trauma, auf das wir aber nie zugegriffen haben, weil es verschüttet war. Der Erfolg der Therapie bestätigt nicht die Richtigkeit der Theorie.

Daher ist es auch sinnvoll, sich zwischendurch alternative Theorien zu überlegen. Mein Vorschlag hier wäre: Wir können uns psychische Störungen durchaus auch als Störung der ursprünglichen Verbundenheit vorstellen. Die *Bindungstheorie* hat gezeigt, wie die Störung der ursprünglichen Bindung mit der Mutter bzw. ersten wichtigen Bezugspersonen zu Störungen führen kann (Bowlby 1973, 1980, 1982 [1969]; Fonagy et al. 1995). Die *Objekttheorie* hat gezeigt, wie sich dies manifestieren kann (Cain et al. 2008; Kernberg 1992; Kohut 1981). Wenn wir Menschen als primäre Beziehungswesen sehen, für die Beziehung überlebensnotwendig ist, dann können wir psychische Störung verstehen als eine Störung in irgendeiner relevanten Beziehung. Die Beziehung, auf die die Psychologie bislang besonders gut geachtet hat, ist die Beziehung zu den primären Bezugspersonen, der Mutter, dem Vater, Familienmitgliedern und in jüngerer Zeit auch den Altersgenossen und den sozialen Gruppen.

Die Beziehung zur tieferen Wirklichkeit – unserem Selbst, der Welt, der sozialen Gemeinschaft als ganzer – ist dabei etwas aus dem Blick geraten. Und genau das ist der Moment, an dem Spiritualität und Religion ansetzen. Religion ist ja, schon vom Begriff her, Rückbindung; denn genau das bedeutet das lateinische Wort *»religio«*. Man könnte auch sagen *»Beziehung«*. Daher bringt Spiritualität den Aspekt ein, dass wir durch die Erfahrung der tiefen Verbundenheit mit der Welt, mit anderen, mit der Wirklichkeit als solcher und damit auch mit uns selbst Beziehungsprobleme und damit psychische Probleme in den Blick bekommen. Es heißt überhaupt nicht, dass wir auf diese Weise alle Probleme lösen werden und Psychotherapie überflüssig wird. Aber es heißt, dass eine Psychotherapie, die diesen Aspekt berücksichtigt, möglicherweise effektiver wird. Es heißt auch, dass wir vielleicht dadurch die Tiefendimension psychischer Probleme besser verstehen lernen. Denn vielleicht sind ja viele Probleme, die wir an der Oberfläche als

Verhaltensprobleme, als neurobiologische Synapsenverirrung oder andere Defizite analysieren, in der Tiefe Sinn- und Beziehungsprobleme mit einer tieferen Wirklichkeit, in und um uns herum.

Nicht umsonst klagen viele Opfer schwerer Traumata, dass sie den Kontakt zu sich selbst und zur Welt insgesamt verloren haben, und nicht selten führt Traumaarbeit dazu, gerade in der Aufarbeitung diesen Kontakt wieder zu finden (Wirtz 2018). Das kann aber nur gelingen, wenn wir das Trauma auch in seiner Tiefendimension verstehen, als Attacke auf unser Beziehungssystem, auf Vertrauen, Zugewandtheit und Offenheit. Die spirituelle Betrachtung bringt hier vielleicht überhaupt keine andere Art der psychotherapeutischen Arbeit ein, sondern nur eine bestimmte Form der Betrachtung und der Optik, welche die Arbeit leitet, die Interventionen steuert und das Ziel in den Blick nimmt.

Psychische Probleme können auch als mangelnde Verbundenheit mit dem jetzigen Augenblick gedeutet werden, so wie es die *Gestalttherapie* tut, nur ohne diesen spirituellen Aspekt zu betonen. Achtsamkeit z. B. ist definiert als aufmerksames Gegenwärtigsein im Moment und als offenes und akzeptierendes Zurkenntnisnehmen all dessen, was im Moment im Bewusstsein vorhanden ist. Psychische Störungen sind dadurch charakterisiert, dass sie nicht immer, aber oft, aus dieser Gegenwartserfahrung fliehen. Dies habe ich in Abbildung 9-2 dargestellt.

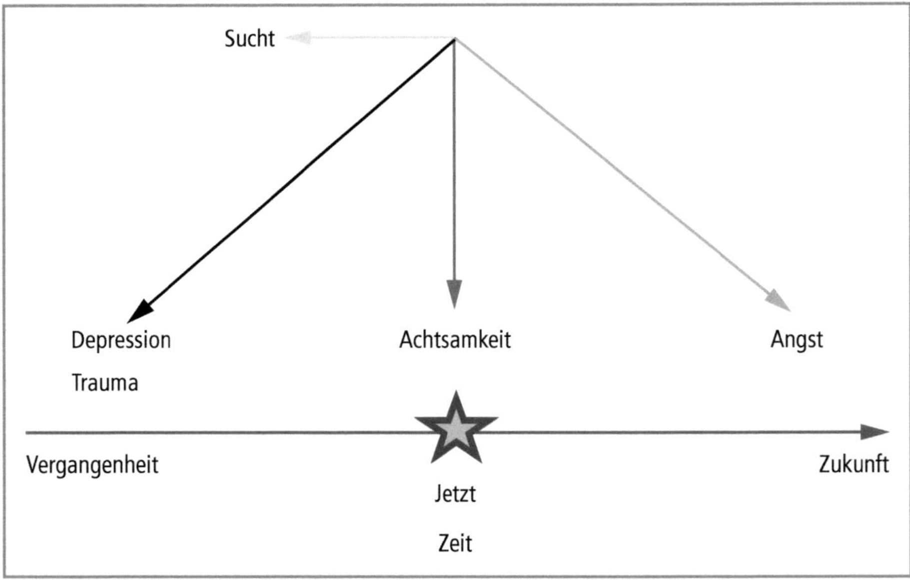

Abb. 9-2 Psychische Probleme als Flucht aus der Verbundenheit mit der momentanen Erfahrung.

Der jetzige Moment ist der einzige, den wir haben. Das ist die Binsenweisheit des Lebens. Und dennoch entsteht unendlich viel Leid daraus, dass wir sie nicht wahrhaben wollen oder nicht wissen, wie wir diese Wahrheit leben sollen. Die christliche Mystik sprach vom *»stehenden Jetzt«* (▶ Kap. 3.2). Die buddhistische Tradition kennt das achtsame Gegenwärtigsein in allem, was man tut. Denn in ihm, und in ihm allein, zeigt sich das Leben.

Fritz Perls und die *Gestalttherapie* haben diese Weisheit wieder neu entdeckt und zum Therapieprinzip erhoben: Was die Klientin jetzt im Augenblick fühlt und die Therapeutin mit ihr, das ist das Einzige, was zählt und womit man arbeiten kann (Perls et al. 1979). Nicht umsonst hat Perls den Dialog mit dem Zen gesucht, denn er hat gespürt, dass sich hier eine tiefe Verbundenheit zeigt (Frambach 1993, 1995). Auch im Zen geht es um die Erfahrung des Momentes, gerade jetzt.

Und psychische Störungen können sich geradezu als Unterbrechung dieser Beziehung zum Jetzt konzeptualisieren lassen. Depressive und traumatisierte Menschen verbringen einen Großteil ihrer Zeit in der Vergangenheit. Sie hängen im Grübeln dem nach, was vorher oder gestern war. Sie stellen sich vor, wie es gewesen wäre, wenn, oder machen sich Vorwürfe, warum sie vor einer Woche nicht ihrem Chef Paroli geboten haben, als er ihnen gesagt hat, sie sollen sich nicht so haben und aufs Wochenende verzichten usw. Traumatisierte sind gefangen in ihrer traumatischen Erfahrung, entweder psychisch oder körperlich oder beides. Das Trauma holt sie in der Gegenwart ein, durch Flashbacks, durch heftige physiologische Reaktionen, die sie am Genießen des Augenblicks hindern. Angstpatienten fliehen aus der Gegenwart und malen sich aus, was kommen und wie schlimm es sein wird: *»Was, wenn die Krise zu einem Zusammenbruch der Wirtschaft führt, die dann zu einer Entwertung aller Ersparnisse führt, die dann zu einem Einbruch des Rentensystems führt und schließlich zu meiner Armut in zehn Jahren, wenn ich dann an der Ecke sitze mit einer Kupferschale und um Almosen bettle …«* – darüber können sie ganz vergessen, dass es ihnen heute sehr gut geht. In der Sucht fliehen Menschen aus der Realität, sei es aus der Vergangenheit, die sich im Jetzt manifestiert, oder aus der unbewältigbar erscheinenden Wirklichkeit.

Spirituelle Praxis, z. B. Achtsamkeitsübungen oder Meditation, hat immer das Ziel, die Beziehung zum momentanen Augenblick herzustellen. Denn in jeder spirituellen Tradition ist der jetzige Moment derjenige, der reich ist an Erfahrung. In der neutestamentlichen Tradition geht es um den *»kairos«*, den erfüllten Augenblick, den rechten Zeitpunkt, der eigentlich immer *»jetzt«* ist. In der Achtsamkeitstradition und im Buddhismus geht es darum, die Fülle des Seins genau jetzt zu sehen.

Das Ausweichen aus dem Jetzt der Erfahrung ist nicht nur ein psychisches, es ist auch ein spirituelles Problem. Das veranschaulicht die bekannte Zen-Geschichte von den zwei Wandermönchen, die auf der Wanderschaft in einer kleinen Stadt auf einer verdreckten Straße eine vornehme Dame sehen, die die Straße überqueren will, sich aber scheut, weil die Straße so dreckig ist. Da nimmt einer der Mönche kurzerhand die Dame auf seine Schulter und trägt sie über die Straße hinüber. Dann gehen sie weiter. Nach einer Weile sagt der andere Mönch: *»Du weißt doch, dass wir keine Frauen anrühren dürfen. Warum hast Du das getan?« Darauf antwortet der andere: »Ich hab' sie drüben an der Straße stehen gelassen. Du trägst sie noch immer mit Dir herum.«*

Daher legt vor allem die Zen-Tradition, aber im Grunde jede kontemplativ-spirituelle Tradition, sehr viel Wert auf die Übung der Präsenz. Und Präsenz ist der Schlüssel, nicht nur zu Glück und Wohlbefinden. Sie ist auch eines der wichtigsten therapeutischen Instrumente (▶ Abschn. 9.3). Und sie ist das Antidot, das Gegenmittel, für die meisten psychischen Probleme. Insofern sind also spirituelle Übungen und spirituelle Praxis gar nicht so weit entfernt von psychotherapeutischen Intentionen.

Betrachten wir schließlich die Malaise unserer Zeit, z. B. das Entkoppeltsein unseres Lebens von den Verbindungen zur Natur, das die Jugend so beklagt, wenn sie mit ihren Protesten Rücksicht auf die Natur und Nachhaltigkeit einfordert. Dann sehen wir, dass die Verbundenheit, die sich im Vollzug der Spiritualität und in der spirituellen Erfahrung zeigt, möglicherweise ein gutes Heilmittel für existenzielle Entfremdung ist. Und diese liegt so mancher Depression, so mancher Erschöpfung und dem Ausgebranntsein zugrunde.

Insofern sind sich psychotherapeutische und spirituelle Arbeit näher, als man denkt: Psychotherapie, die Menschen aus ihren dysfunktionalen kognitiven Zirkeln und Beziehungsmustern zu einer realistischen Wahrnehmung ihrer selbst, den anderen und der momentanen Situation führt, erfüllt im Grunde eine spirituelle Funktion. Denn sie ermöglicht es Menschen, möglichst verzerrungsfrei in Beziehung zu treten, zu sich, zu anderen, zur Welt, und dies in der momentanen Erfahrung zu gestalten und zu erfahren. Spirituelle Praxis, die durch innere Übung diesen Prozess voranbringt, tut von der anderen Seite her gewissermaßen dasselbe. Es ist wie das Bohren eines Tunnels: Man kann von beiden Seiten des Berges bohren und trifft sich in der Regel in der Mitte. Wenn es um psychische Probleme geht, so ist es manchmal sogar sinnvoll, von beiden Seiten gleichzeitig zu bohren. In der Wirklichkeit der Tunnelbohrer ist es immer so. Der Unterschied dürfte darin liegen, dass bei manchen Menschen eine spirituelle Praxis ohne psychotherapeutische Arbeit wenig fruchtbar ist. Das ist vor allem dann der Fall, wenn der psychische Leidensdruck sehr groß ist und anamnestisch starke traumatische Entwicklungs- und Vernachlässigungsprobleme ausgemacht werden können. Denn diese benötigen in aller Regel wirklich eine echte, gekonnt gestaltete menschliche Beziehung. Dann kann auch vielleicht zu einem späteren Zeitpunkt und ergänzend spirituelle Arbeit oder Praxis, wenn der Patient dies wünscht, hilfreich sein.

Und bei manchen Menschen wird vielleicht eine spirituelle Praxis erst den Boden für psychotherapeutische Veränderungen bereiten; dann nämlich, wenn sich durch spirituelle Arbeit zeigt, dass tieferes Leiden zum Vorschein kommt. Denn die Stille der Meditation und die Sammlung können durchaus dazu beitragen, dass sich Einsichten entfalten, dass verborgene und unbewusste Inhalte aufsteigen, die Aufmerksamkeit fordern.

Wie dem auch sei: Spiritualität und spirituelle Praxis stellen für viele Menschen eine wichtige Ressource dar, egal, ob sie jetzt regelmäßig meditieren, sich einfach in kurzen Momenten der Besinnung rückbinden oder einer eher konventionelleren religiösen Praxis nachgehen, wie dem regelmäßigen Kirchenbesuch oder Gebetsrunden. Und für Therapeuten ist es nützlich, zu wissen, ob diese Ressource ihren Klienten zur Verfügung steht und wenn ja wie. Daher ist es wichtig, darüber in der Anamnese zu erfahren; es kann auch sehr hilfreich sein, diese Ressource zu nutzen, etwa um eine Verbindung zu positiven Erfahrungen der Verbundenheit aufzubauen. Denn die Quintessenz der Spiritualität ist tiefe Verbundenheit mit sich selbst, mit anderen, mit der Welt und der Natur und dadurch auch mit dem Göttlichen oder der Transzendenz. Denn sie ist nur zu finden in der Welt, im Jetzt. Wie heißt es noch im Thomas-Evangelium: »Spaltet Holz, und ich bin da.«

9.3 Meditation und spirituelle Praxis als Therapie oder therapiebegleitend

9.3.1 Spirituelle Praxis und Meditation als Befreiung von Leiden

Leiden, so die Grundlehre des Buddhismus, bestimmt die menschliche Situation. Die Ursache dafür, so die beiden nächsten edlen Wahrheiten, sind das Habenwollen von etwas, das man nicht hat, genannt *Gier*, oder das Nichthabenwollen von etwas, das man hat, genannt *Hass*. Der Schlüssel ist die Einsicht in diese Zusammenhänge. Diese erreicht man durch den achtfachen Pfad und ein wichtiger Teil dieses achtfachen Pfades ist die Kultur des Bewusstseins, eine etwas ungewöhnliche Übersetzung des Wortes *»dhyana«*, das von den alten Indologen, meistens Deutsche, mit *Meditation* übersetzt wurde. Insofern wäre die klassische buddhistische Lehre eine Befreiungslehre vom Leid, also spirituelle Psychotherapie im Eigenbau. Das dürfte für Menschen ohne tiefe Entwicklungs- und Charakterprobleme sogar ausreichen. Die Erfahrung lehrt jedoch, dass in unseren westlichen Breiten gerade diejenigen, die leiden und sich deswegen solchen Traditionen anvertrauen, nicht selten deutliche Entwicklungs- und Bindungsprobleme haben. Daher verbietet sich bei vielen eine rein spirituelle Arbeit ohne entsprechende psychotherapeutische Arbeit und Kenntnis beim Lehrer.

Übrigens ist die christliche Grundlehre gar nicht so anders, sie geht so: Der Grund allen Übels ist die innere Entfernung vom göttlichen Grund. Dies liegt offenbar in der Natur des Menschen begründet. Wir suchen daher voller Gier und Neid, aber auch mit vielen anderen abwegigen Methoden nach unserem Heil, übersehen aber das, was vor unserer Nase liegt. Wenn wir uns diesem Allernächsten zuwenden, dann wenden wir uns Gott selbst zu, oder er uns, so genau ist das nicht zu sagen und eigentlich ist es auch egal. Dann beteiligen wir uns auch an diesem Schöpfungs- und Aufbauprozess. Und das ist schließlich unsere Zielbestimmung. Das nennt man auch *Berufung*. Wenn wir ihr folgen – und was genau sie ist, muss jeder selbst herausfinden, indem er auf seine innere Stimme hört –, dann sind wir erfüllt. Das wird nicht notwendigerweise ohne Leiden gehen, aber selbst in diesem Leiden kann Sinn sein. Und manchmal kann das, was wir als Tod erleben, der Durchgang zu neuem Leben sein. Damit dies möglich ist, muss man sich eigentlich nur dieser Entwicklungskraft in sich öffnen. Manchmal ist das etwas leichter, wenn man in Austausch oder in Beziehung mit anderen steht.

Dieses christlich-psychologische Narrativ, das ich hier skizziert habe, ist, erfahrene Leser werden es bemerkt haben, eine Umformulierung dessen, was wir aus der Rogerschen *Gesprächstherapie* kennen. Genauer gesagt, diese ist eine psychologische Umformulierung des christlichen Narrativs. Denn Carl Rogers war ja schließlich auch an einer calvinistischen Schule ausgebildet und stand persönlich dieser Tradition nahe (Boeree 2018).

Insofern ist die Nähe zum christlichen Erlösungsnarrativ kein Zufall. Es ist auch nicht verwunderlich, dass Rogers sein Modell entwickelt und gegen das herrschende verhaltenstherapeutische Narrativ gestellt hat, als die technokratisch-sozial-ingenieurshafte Art der Betrachtung psychischer Störungen gerade auf dem Höhepunkt war (Bühler 1973).

Es gibt ein paar subtile Unterschiede zwischen dem buddhistischen und christlichen Erlösungsnarrativ: Im buddhistischen Narrativ ist es im Wesentlichen die eigene Aktivität, die gefordert ist, die eigene Anstrengung. Im christlichen Narrativ wird viel Wert auf die Gnade gelegt, sei es auf die Vorstellung, dass im Inneren der Heilige Geist die entsprechenden Impulse setzt oder die Wirklichkeit konstelliert, sei es, dass durch die Hingabe und Übergabe diese Gnade wirksam wird. Aber letztlich weiß auch ein guter buddhistischer Mönch: Er kann die Befreiung nicht erzwingen und nicht durch noch so viel Anstrengung erreichen. Daher betet er zu Buddha in einer der vielen Gestalten und plötzlich verschwimmen auch hier die Unterschiede. Daher hat Hugo Enomiya-Lassalle, der als Jesuit die christliche Doktrin sehr gut kannte und dennoch einer der ersten Zen-Meister war, der von einem buddhistischen Roshi ernannt wurde, sinngemäß formuliert: In der Meditation kommt der Mensch mit seiner Anstrengung Gott so nahe wie nur irgend möglich, um die Gnade zu erleichtern (Enomiya-Lassalle 1986 [1966]).

Insofern kann durch spirituelle Praxis in der Tat Leiden, vor allem existenzielles Leiden, aber durchaus auch psychisches Leiden, gelindert, abgebaut oder verwandelt werden. Die Voraussetzung dafür scheint mir eine einigermaßen stabile Ich-Struktur zu sein. Denn spirituelle Praxis, etwa das Ausharren im Schweigen oder im kontemplativen Gebet, benötigt eine gewisse psychische Voraussetzung, die meistens bei Menschen mit großem Leidensdruck und mit sehr instabiler Persönlichkeitsstruktur nicht vorhanden ist.

9.3.2 Mindfulness-based Stress Reduction (MBSR) und verwandte Programme

Meditation und spirituelle Praxis können als alleinige Methoden nur Menschen empfohlen werden, die psychisch stabil sind. Aber selbst die, die es nicht sind, können mit persönlichem Nutzen an achtsamkeitsbasierten Übungen teilnehmen. Paul Chadwick z. B., ein Psychologe, der ein achtsamkeitsbasiertes Übungsprogramm für Psychiatriepatienten, vor allem psychotische Patienten, entwickelt hat, nachdem er selbst einen solchen psychotischen Schub gehabt hatte, führte solche Gruppenmeditationen in der Psychiatrie ein (Chadwick 2001, 2014; Chadwick et al. 2005). Dabei hielt er sich von der Grundstruktur an das bekannte

MBSR-Programm von Jon Kabat-Zinn: eine Abfolge von acht Gruppensitzungen, die alle ähnlich strukturiert sind. Man beginnt mit einem Gruppenaustausch, anfangs mit Kennenlernen, später mit Austausch über die Erfahrungen der letzten Woche. Dann folgt eine Meditationsübung, jede Woche eine andere. Dann folgt ein theoretischer Impuls mit Austausch über irgendein relevantes Thema. Diese theoretischen Impulse werden der Situation und der Zielgruppe angepasst. Anschließend macht man meistens noch eine kleine Übung oder Reflexion, wie dieses Thema im eigenen Leben verankert ist, und schließt ab mit der Besprechung der Hausaufgabe. Diese besteht immer darin, dass man in den Tagen dazwischen eine der gelernten Meditationsübungen praktiziert. Bei Kabat-Zinn sind dies 40 Minuten, der Soto-Zen-Tradition folgend.

Bei dem Programm für Psychiatriepatienten, das Paul Chadwick entwickelt hat, sind starke Modifikationen nötig gewesen. Er verteilte die Meditationsperioden auf kleine, fünfminütige Einheiten, die er im Laufe der Zeit streckte. Er baute sehr viel Austausch ein, reduzierte alle kognitiven Elemente auf ein Minimum, erlaubte viele Pausen zum Rauchen und Erholen. Er hatte damit sehr gute Erfahrungen gemacht. Es hatte sich gezeigt, dass man solche Modelle durchaus auch bei Patienten mit schweren Problemen zu ihrem Vorteil anwenden kann.

Kabat-Zinn hat sein MBSR-Programm speziell als Therapieprogramm für chronische Schmerzpatienten entwickelt und dann sukzessive auf andere Patientengruppen ausgeweitet. Der Schlüssel für die gute Akzeptanz war wohl vor allem die säkulare und ideologiefreie Präsentation von Achtsamkeit und Meditation (▶ Kap. 8.1.4). Ich pflege meinen Studenten zu sagen: *Achtsamkeit ist weder buddhistisch noch christlich noch sonst irgendwie religiös. Sie ist einfach eine psychologische Ressource und Funktion.* Das leuchtet den meisten unmittelbar ein. Die Mischung aus ernsthafter Meditationsübung und vor allem der Bereitschaft, diese Übung auch während der Woche regelmäßig durchzuführen, aus Gruppenaustausch und -verbindung sowie theoretischer Information ist offenkundig hilfreich. Dabei dürften die Übungen selbst ein zentrales Element sein, da sie einfach helfen, Menschen zunächst Entspannung und Beruhigung zu verschaffen, aber dann auch eine tiefere Dimension zu eröffnen.

Bei dem Achtsamkeitsprogramm für Studierende, das wir entwickelt haben – wir nannten es *Mindfulness-based Coping with University Life (MBCUL)* –, haben wir die Zeiten etwas verkürzt und die Impulse an die Bedürfnisse von Studierenden angepasst (Lynch et al. 2011, 2018). Ich erinnere mich noch lebhaft an eine Studentin, nennen wir sie Carol.

Fallbeispiel 9-1

Carol: Versagensangst

Carol war eine Studentin der Psychologie, Anfang 20. Sie kam, wie alle anderen auch, weil wir einen Achtsamkeitskurs für Studenten annonciert hatten. Voraussetzung zur Teilnahme war neben der Anmeldung ein Vorgespräch, in dem die Motivation und die Bereitschaft zum regelmäßigen Üben zu Hause abgefragt wurden sowie diagnostisch geklärt wurde, ob irgendein medizinischer oder anderer Hinderungsgrund für die Teilnahme vorlag, wie etwa die Einnahme antipsychotischer Medikation oder eine Suchtproblematik.

Carol betrat mein Büro mit dem Blick eines verschreckten Rehs, sich rasch umschauend und verängstigt in der Ecke stehend. Anders als die anderen Studenten setzte sie sich nicht einfach auf den Besucherstuhl in meinem Büro, sondern blieb stehen, bis ich sie einlud, sich zu setzen. Auch dann ließ sie sich nicht gemütlich auf dem Stuhl nieder, der jene altmodisch-unbequeme Sitzform hatte, bei der man unwillkürlich nach hinten sackte, ob man wollte oder nicht. Sie schaffte, was noch nie jemand geschafft hatte: kerzengerade auf der Kante zu sitzen, so, als wolle sie jederzeit aufspringen und davonlaufen können. Sie war sehr sparsam mit Informationen und fragte, ob sie teilnehmen könne, auch wenn sie sehr viel Angst und sehr viel Scheu vor anderen Menschen habe. Ich sagte ihr, sie könne natürlich teilnehmen, wenn sie willens wäre, sich auf tägliche Übungen einzulassen und diesem Programm über acht Wochen eine Chance einräumen würde. Sie nickte und meinte, sie sei so verzweifelt, dass sie alles machen würde. Ich ermunterte sie, etwas über diese Verzweiflung zu erzählen. Sie meinte, sie wisse nicht, worum es sich handle, wahrscheinlich sei an der Uni alles etwas viel und sie könne ganz schlecht schlafen, manchmal gar nicht oder nur eine Stunde oder zwei. Von früher her kenne sie das so nicht, aber an der Uni habe es begonnen. Sie sei zwar keine schlechte Studentin, aber sie habe Angst, zu versagen.

Die Sache war für mich diagnostisch aufgrund des einen Gesprächs nicht klar. Ich dachte, es könnte sich um eine richtige Angststörung handeln oder auch um eine temporäre Überforderung in der neuen Situation. Genau dafür hatten wir ja unser Programm konzipiert. Da meine Gegenübertragungsdiagnostik sehr wohlwollend war, ich keinerlei desorientierende oder schwierige Gefühle orten konnte, ging ich versuchsweise von der Überlegung aus, dass eher eine temporäre Überforderung im Vordergrund stehe. Ich sagte ihr also, sie könne gerne teilnehmen.

Carol kam regelmäßig, sagte wenig in der Gruppe, machte aber alle Übungen mit und ließ sich offenkundig auf die Angebote ein. Während der dritten Gruppensitzung, also in der dritten Woche des achtwöchigen Kurses, war sie wie ausgewechselt. Sie machte einen freudigen Eindruck, fing schon relativ früh an, in der Gruppe zu sprechen, und erzählte: Sie habe anfangs praktisch kaum schlafen können. Sie sei so müde gewesen, dass sie die Übungen auch nicht in der Früh nach dem Aufstehen mache, sondern abends vor dem Schlafengehen im Bett. Sie habe relativ rasch gemerkt, dass sie dadurch viel schneller einschlafen konnte. In den letzten Tagen seien ihre Schlafprobleme überhaupt verschwunden. Sie habe aber vor allem gemerkt, dass nun ihre Freude am Leben wiedergekommen sei und die Angst, die sie so umgetrieben habe, sie könne die Universität nicht schaffen und würde versagen, sei wie weggeblasen.

Sie blieb dem Kurs treu und war in den Folgesitzungen ein durchaus lebendiges, aktives und auf andere Teilnehmer bezogenes Gruppenmitglied. Wir führten eine Nachbefragung durch mit der Möglichkeit, sich noch inhaltlich zu äußern. Sie sagte sinngemäß, die Achtsamkeits- und Meditationspraxis habe sie gerettet. Sie sei anfangs drauf und dran gewesen, die Universität hinzuwerfen und hatte sogar Angst gehabt, sie könne sich etwas antun. Das sei komplett verschwunden und ihre Schlafprobleme ebenfalls. Es sei das Beste, was ihr seit Langem passiert sei, und eigentlich hätte sie das schon in der Schule lernen sollen.

Ich war von diesem Fall sehr beeindruckt. Denn er zeigte mir: Offenkundig kann eine, in diesem Falle sogar relativ kurze, regelmäßige Meditationsübungspraxis von täglich 20 bis 25 Minuten bei manchen Menschen erstaunliche Veränderungen hervorrufen. Möglicherweise hat Carol einfach zum ersten Mal in ihrem Leben eine tiefere Entspannung erlebt und ein gekonntes Entspannungstraining hätte dasselbe bewirkt; mag sein. Aber all dem, was sie in der Gruppe noch so gesagt und in ihren Abschlussfragebogen geschrieben hat, entnehme ich, dass es eher die Erfahrungen einer tieferen Verbundenheit oder der Verbundenheit mit sich selbst waren, die für sie heilsam waren.

Vielleicht erinnerte mich Carol auch einfach nur an mich selbst mit 16 Jahren, als ich, voller Zweifel und auf der Suche, per Zufall in eine Meditationsgruppe stolperte, dort eine Heimat und nach wenigen Wochen Übung auch das fand, was ich gesucht hatte: nämlich eine Erfahrung von Sinn und Verbundenheit.

Jedenfalls nahm ich mir ihre Aussage zu Herzen. Als ich England verließ und wieder nach Deutschland zurückkehrte, baute ich mit zwei Doktorandinnen ein Programm auf, bei dem wir Achtsamkeitsübungen in Schulklassen implementierten und evaluierten (Zenner 2016). Die Vorübung dazu war eine Meta-Analyse über die Wirksamkeit von Achtsamkeitsprogrammen bei Kindern, die mittelgroße und signifikante Effektgrößen zutage förderte (Zenner et al. 2014). Aber das ist ein anderes Thema, das ich hier nicht weiter vertiefen will.

Meditation und Achtsamkeit können also durchaus auch für sich, ohne psychotherapeutische Elemente therapeutisch wirksam sein, wie man an Carols Fall sehen kann. Meine Vermutung ist, dass dies vor allem dann der Fall ist, wenn wir es mit *»einfachen«* Störungen zu tun haben, also mit solchen, die nicht durch Persönlichkeits- oder Entwicklungsstörungen verkompliziert sind. Jedenfalls habe ich bei weiteren Gruppen festgestellt, dass man mit solchen Meditationsprogrammen durchaus auch bei Menschen mit schwererer psychischer Problematik Erfolg haben kann. Das stelle ich an einem weiteren Fall, dem von Ellen (Fallbeispiel 9-2), dar. Hier die Vorgeschichte dazu:

Als ich an der University of Northampton in England von 2005 bis 2009 eine Professur für Psychologie bekleidete, entwickelte ich mit meiner Doktorandin Siobhan Lynch das Achtsamkeitsprogramm für Studierende MBCUL (▶ Fallbeispiel 9-1). Das sprach sich über Mund-zu-Mund-Propaganda in Northampton herum und eines Tages stand der Leiter des Primary Mental Health Care Trusts von Northampton in meinem Büro. Dazu muss man wissen: Die psychiatrische und medizinische Primärversorgung sind in England in der Hand sog. Health Care Trusts. Das sind öffentlich-rechtliche Stiftungen, die Geld vom National Health Service erhalten, um die medizinische Versorgung zu gewährleisten. Im allgemeinmedizinischen Sektor sind dies große Hausarztpraxen, Primary Care Centers. Im psychiatrischen Sektor sind es ähnliche Einrichtungen. Oft sind es Day Care Centers, also Tageskliniken oder Ambulanzen. Die Health Care Trusts können ihr Geld selbst verwalten und ausgeben, wofür sie wollen, sofern sie sich an die allgemeingültigen Richtlinien halten, die meistenteils vom National Institute for Clinical Excellence (NICE), einer Art Health Technology Assessment-Behörde, ähnlich unserem Institut für Qualität und Wirtschaftlichkeit im Gesundheitswesen (IQWiG), vorgegeben werden.

Für die Behandlung von psychischen Störungen im Rahmen der ambulanten primär-psychiatrischen Versorgung gehören zu diesen zugelassenen Methoden Psychopharmaka, Gesprächstherapie und Kognitive Verhaltenstherapie in beliebiger Reihenfolge und Kombination, eben das, was die Wissenschaft damals und derzeit als wirksam oder *»evidence-based«* ansieht. Der Leiter dieser Organisation stand also eines Tages in meinem Büro und schüttete mir sein Herz aus, was im englischen Kontext bedeutet, wir führten ein ausnehmend angenehmes und durchaus auch persönliches Gespräch von etwa einer Stunde. In dieser Stunde erzählte er mir, dass ja bekanntermaßen die *»evidence-based methods«*, also die datengestützten Methoden Kognitive Verhaltenstherapie, Gesprächstherapie und Psychopharmaka, bei sehr vielen Menschen mit Depression und Angst nicht helfen würden. Aber komplexere Therapien, wie etwa tiefenpsychologisch fundierte, könne er nur in Ausnahmefällen finanzieren, so viel Geld sei nicht vorhanden. Außerdem würden sich allmählich immer mehr Patienten weigern, Psychopharmaka regelmäßig einzunehmen. Die Menschen säßen dann allenfalls zu Hause oder in Tageskliniken und müssten beschäftigt werden, wären aber arbeitsunfähig. Alles keine erbaulichen Perspektiven in einem Land, in dem die Sozialsicherung prekärer ist als anderswo. Er fragte mich also kurzerhand, ob wir uns vorstellen könnten, zunächst für eine, später vielleicht auch für andere Gruppen mit unserem Achtsamkeitsprogramm ein Angebot zu formulieren.

Ich stimmte zu und wir vereinbarten, dass wir mit einer Gruppe zur Probe und unentgeltlich beginnen würden und dann allenfalls überlegen, wie wir weitermachen. Siobhan und ich verständigten uns darauf, dass wir diese Gruppen gemeinsam leiten und im Stil unserer MBCUL-Gruppen führen würden. Auch hier wollten wir mit einem Gruppengespräch beginnen und dann in einem kurzen Impuls, den meistens ich gab, eine Art motivierende und erläuternde Information geben. Anschließend sollte eine ca. 25-minütige Übung folgen, nach der wir zum Austausch einluden und zu Fragen ermunterten. Je nach Thema wollten wir dann noch eine kurze Imagination oder Reflexionsübung anbieten und die Teilnehmerinnen mit einer Hausaufgabe entlassen. Es war vereinbart worden, dass uns der Trust nur solche Teilnehmer schicken würde, die auch bereit wären, sich auf die Übungen einzulassen. Allerdings waren sie alle solche Patientinnen, die durch die anderen Angebote, die der Trust vorrätig hielt, keine Besserung erfahren hatten.

Wir führten zwei solcher Gruppen durch, durchaus erfolgreich. Da ich dann aber gegen Ende der zweiten Gruppe bereits begann, mich innerlich von Northampton zu verabschieden, habe ich diese Arbeit nicht mehr weiterverfolgt, wiewohl ich sie sehr interessant und spannend fand.

Ich berichte im folgenden Beispiel von einem typischen Fall. Das ist natürlich ein erfolgreicher Fall. Nicht alle waren erfolgreich. Da ich zunächst davon ausging, dass wir noch eine formelle Studie aufbauen würden, versäumte ich es auch, bei den ersten Teilnehmern eine Outcome-Dokumentation zu führen, wie wir es bei den MBCUL-Gruppen getan hatten. Das war mit dem Trust auch so abgesprochen, weil wir Sorge hatten, dass die Patienten die Dokumentation in den falschen Hals bekommen könnten, da sie ohnehin schon viel mit solchen Dokumentationen konfrontiert wurden. Aber meine ungefähre Schätzung würde lauten: Etwa ein Drittel der Teilnehmer blieb im Laufe der Zeit weg, zwei Drittel machten weiter und schienen davon profitiert zu haben und von diesen schien mir etwa die Hälfte nach den acht Wochen deutlich gebessert zu sein. Bei den anderen war schwer zu sagen, ob ihre positiven Rückmeldungen Freundlichkeit waren oder tatsächlich Verbesserungen geschuldet.

Nun aber zu unserem Fall, der durchaus typisch für eine erfolgreiche Teilnehmerin war.

Fallbeispiel 9-2

Ellen: Agoraphobie

Ellen war eine verheiratete Dame um die 50. Sie litt an einer sehr schweren Agoraphobie, also einer Angst, freie Plätze zu überqueren; das, wie sie sagte, schon seit mehr als zehn Jahren. Sie ging nicht mehr aus dem Haus. Einkäufe erledigte ihr Ehemann, der sie auch mit dem Auto zur Universität gebracht und in den Gruppenraum begleitet hatte und anschließend wieder abholte. Sie war nirgendwo mehr hingegangen, hatte keine Reisen mehr unternommen, keine Freunde außer Haus besucht, keine Kinobesuche, nichts. Sie fühlte sich ziemlich schwer eingeschränkt und erhoffte sich Besserung. Da wir im Rahmen dieser Gruppen keine tiefgründige Diagnostik machten – also z. B. anamnestisch nach möglichen Auslösern oder Ursachen geforscht hätten –, ist für mich nie klargeworden, ob diese Agoraphobie sekundär zu einer anderen Störung oder als Folge eines anderen Problems aufgetreten war. Tatsache war: Ellen war in höchstem Maße agoraphobisch. Im Kontakt mit anderen Menschen und mit uns war davon nichts zu spüren und Ellen sagte auch, dass sich diese Angst tatsächlich nur im Freien und draußen entwickelte. Standard-Psychotherapien, Kognitive Verhaltenstherapie und Gesprächspsychotherapie hatte sie schon hinter sich, ohne Erfolg, und Psychopharmaka wollte sie keine nehmen.

Ellen konnte sich sehr gut auf unser Angebot einlassen und spielte in der Gruppe eine wichtige, integrierende Rolle, indem sie durchaus auch andere Gruppenmitglieder ansprach und ermunterte. Sie zeigte sich bei den Impulsen interessiert am Thema und nach allem, was wir in Erfahrung bringen konnten, machte sie die Meditationsübungen regelmäßig. Sie machten ihr Spaß (und sie hatte auch jede Menge Zeit dafür).

Gegen Ende des Kurses überraschte uns Ellen bei der ersten Gruppenaustauschrunde mit einer freudigen Eröffnung: Sie sagte, sie sei letzte Woche zum ersten Mal in den letzten zehn Jahren alleine außer Haus gewesen. Und zwar hätte sie eine Bahnreise zu ihrer Großmutter nach Schottland unternommen, ohne weitere Begleitung. (Dazu muss man wissen: Um von Northampton nach Schottland zu kommen, muss man zunächst nach Birmingham oder London und dort in einen Zug nach Glasgow oder Edinburgh umsteigen. In jedem Fall bedeutet dies einen nicht ganz einfachen Umsteigeprozess in einem sehr wuseligen Bahnhof.)

Sie beschrieb am Ende des Kurses, dass ihre Angst einfach verschwunden sei. Falls es allenfalls noch Anklänge gab, dann konzentriere sie sich auf ihren Atem und alles sei in Ordnung.

Ich fand den Fall von Ellen bemerkenswert, weil in der Tat eine residualfreie Remission zu beobachten war und die Frau sichtlich erleichtert und befreit wirkte. Was ihr offensichtlich geholfen hat, war die konsequente Fokussierung auf ihre Körperwahrnehmung in den Meditationsübungen. Inwiefern noch andere, tiefer gehende Erfahrungen eine Rolle spielten, ist hier schwer zu sagen. Engländer, und vielleicht auch andere Menschen mittleren Alters, gehören nicht zu den Menschen, die leicht und unbeschwert in einer Gruppe über ihre inneren Prozesse Auskunft geben.

9.3.3 Achtsamkeit und Sammlung

Mir fiel bei dieser Gruppenarbeit noch eine Besonderheit auf, die es verdient, erwähnt zu werden.

Es gibt ja sehr unterschiedliche Formen von Meditation. Die buddhistische Tradition des achtfachen Pfades unterscheidet *Shamatta-Sammlung* und *sati-Achtsamkeit*. Die Sammlungsmeditation ist in aller Regel die Voraussetzung für Achtsamkeit und Achtsamkeit im Alltag, aber auch formelle Achtsamkeitsmeditationen befördern die Sammlung. Mit Sammlung meint man in der Regel die Sammlung des Geistes auf einen Inhalt. Manchmal wird dies auch konzentrative Meditation genannt (Lutz et al. 2008, 2015; Sedlmeier 2016; Sedlmeier & Srinivas 2016; Sedlmeier & Renkewitz 2013; Wallace & Shapiro 2006).

In der Tradition der buddhistischen Meditation gehören z. B. Meditationen, die auf den Atem fokussieren, zu den *Sammlungsmeditationen*: entweder indem man die Atemzüge von eins bis zehn zählt, wie dies in der Basisübung des Zen geschieht, oder indem man auf Körperempfindungen beim Atmen achtet, etwa auf das Einströmen der Luft an den Nasenlöchern oder das Heben der Bauchdecke beim Atmen, oder anderen Empfindungen mit Aufmerksamkeit folgt. Eine Sammlungsmeditation kann auch die Meditation auf ein inneres oder äußeres Bild sein, wie dies etwa bei einer Imagination geschieht. Eine vedantische Form der Sammlungsmeditation ist die Meditation auf ein Mantra, eine Silbe oder eine Silbenfolge.

Von dieser Sammlungsmeditation sind *Achtsamkeitsmeditationen* zu unterscheiden. Diese richten sich meistens auf wechselnde Inhalte, z. B. auf den Fluss der Gedanken, den Wechsel der Gefühle, auf die unterschiedlichen und wechselnden Körperempfindungen. Eine typische Achtsamkeitsmeditation ist etwa der »*Bodyscan*«, das aufmerksame Durchwandern des Körpers, das man in langsamer oder rascher Folge, in allen möglichen Varianten üben kann (Übungen 9-3 und 9-4). Auch das Achten auf Gefühle und Regungen in einem bestimmten Moment ist der Achtsamkeitspraxis zuzurechnen. Bevor wir auf die wechselseitige Bezogenheit dieser beiden Formen eingehen, will ich zwei Übungsbeispiele anführen.

Übung 9-3

Skript für einen Bodyscan

(Das Skript kann selbstverständlich angepasst werden; dies ist ein Beispiel für jemanden, der auf einem Stuhl sitzt.)

Setzen Sie sich bequem und möglichst aufrecht auf Ihren Stuhl und rücken Sie Ihre Position so zurecht, dass Sie sich wohlfühlen und die nächsten 20 Minuten so sitzen können, ohne dass Sie die Position verändern müssen. Nehmen Sie zunächst wahr, wo und wie Sie atmen. Wo spüren Sie den Atem? Im Brustraum? Im Bauch? Im Rücken? In den Schultern? Woanders? Folgen Sie einfach Ihrem Atem für einige Atemzüge und beobachten Sie aufmerksam, wie er kommt und geht. Dann wenden Sie Ihre Aufmerksamkeit Ihrer Sitzunterlage zu und spüren sorgfältig, wo Ihr Körper mit dem Stuhl Kontakt hat. Meistens ist der Kontakt ja unterschiedlich stark, je nachdem, wie wir sitzen, wie schwer wir sind und wie die Oberfläche des Stuhls beschaffen ist. Versuchen Sie einmal, ganz sorgfältig die Kontaktfläche abzumessen, die Ihr Körper mit dem Stuhl hat, und den unterschiedlichen Druck an verschiedenen Stellen zu spüren … Nehmen Sie genau wahr, wo der Kontakt mit dem Stuhl aufhört … Spüren Sie deutlich, wie unterschiedlich das Gewicht Ihres Körpers an verschiedenen Stellen ist … Wandern Sie dann mit Ihrer Aufmerksamkeit zum linken Bein und nehmen ganz präzise wahr, wo das Bein auf dem Stuhl aufruht und wo es beginnt, die Auflage des Stuhls zu verlassen …

[Jetzt folgt eine Anleitung, die jeweils von außen auf das Bein und die anderen Gliedmaßen blickt; man könnte dies auch als Innenschau machen.]

… Folgen Sie Ihrem linken Bein sorgfältig bis an den Punkt, an dem das Bein abgewinkelt ist, bis zum Knie. Spüren Sie die Breite, Rundung und Dicke des Knies … Und wenn Sie hier oder anderswo Beschwerden wahrnehmen, dann nehmen Sie sie einfach wahr, ohne irgendetwas verändern zu wollen … Folgen Sie dann dem Unterschenkel sehr sorgsam, indem Sie die Kante des linken Schienbeins spüren sowie die Rundung des Wadenmuskels … Bis hinunter zum linken Knöchel … Spüren Sie die Struktur des Knöchels, dieses schlanken und komplexen Gelenks … Und von dort nach vorne zum Fuß … Wie er im Schuh ruht … Vielleicht können Sie auch spüren, wo im Schuh der linke Fuß aufsitzt und wo das Gewölbe des Fußes beginnt … Spüren Sie auch die Zehen und prüfen Sie, ob Sie alle fünf Zehen spüren können, wenn nicht, bewegen Sie sie ganz zart und vorsichtig … Spüren Sie jetzt das ganze linke Bein in seiner Länge … Vergleichen Sie die Empfindung mit der des rechten …

[Gehen Sie dann zurück zur Sitzfläche und machen Sie dasselbe mit dem rechten Bein; ich fange immer gerne mit dem linken Bein oder der linken Seite an, um die nicht-dominante Seite zu aktivieren. Anschließend gehen Sie wieder zurück zur Sitzfläche.]

… Steigen Sie nun von der Sitzfläche ausgehend sorgfältig an Ihrer Wirbelsäule entlang empor. Spüren Sie dabei jedem Wirbel nach, soweit es geht, und vergessen Sie dabei auch nicht, die Breite des Rückens zu spüren … Oft treffen wir dabei auf Spannungen im Rücken … Nehmen Sie sie einfach wahr … Folgen Sie Ihrer Wirbelsäule Wirbel um Wirbel nach oben, bis zum Schulteransatz … Dort halten Sie inne und wandern das linke Schulterblatt hinaus bis zur linken Schulter … Spüren Sie die Breite des Schulterblattes … Das Schultergelenk mit dem linken Arm … Den linken Arm mit dem Bizepsmuskel … Den linken Ellenbogen und dann den linken Unterarm bis hinunter zum linken Handgelenk … Schließlich die Hand mit den Handwurzelknocken und die fünf Finger … Und nun den ganzen linken Arm … Vergleichen Sie ihn mit dem rechten …

[Gehen Sie dann zurück zum Schultergürtel, wiederholen Sie das mit dem rechten Arm und kommen Sie dann wieder zurück zum Schultergürtel.]

… Nun wandern Sie langsam und sorgsam an der Halswirbelsäule hinauf … Spüren Sie jeden Wirbel einzeln und die Breite des Nackens … Bis zum Atlas und zum Ansatz des Hinterkopfes … Folgen Sie sorgsam der Wölbung des Kopfes bis zum Scheitel … Spüren Sie den höchsten Punkt des Körpers für einen Moment und wandern Sie dann ganz zärtlich über alle Teile des Gesichts hinab bis zum Hals … Spüren Sie die Vorderseite des Halses, den Kehlkopf … Die Brust in ihrer Breite … Den Bauch … Den Oberbauch … Die Geschlechtsteile … bis Sie wieder im Becken angekommen sind.

[Je nachdem, wie viel Zeit man für diese Übung verwendet hat, kann man anschließend noch das Gefühl des Beckens als Schale vertiefen und die Atemwahrnehmung. Wenn man die Übung langsam und sorgfältig anleitet, dauert sie etwa 25 Minuten. Man kann sie natürlich auch rascher machen, was bei erfahreneren Leuten gut geht, wenn man etwa nur eine Körperpräsenz aufbauen will.]

Dies ist ein typisches Beispiel für einen Bodyscan, den man natürlich in allen möglichen Varianten durchführen kann: von außen, wie hier, aber auch von innen, mit dem sorgfältigen Erspüren von Muskeln und Bändern oder einfach so.

Achtsamkeit kann man auf alles richten. Hier sind zwei weitere Übungen: »Achtsames Spülen« und »Sich achtsam ärgern«.

Übung 9-4

Achtsames Spülen

Schalten Sie Geräuschquellen wie Radio oder Fernseher aus. Lassen Sie Spülwasser ins Becken und achten Sie dabei sorgfältig auf die richtige Temperatur. Hören Sie das Rauschen des Wassers. Spüren Sie die Wärme auf der Hand. Falls das Geschirr schon im Becken ist, erspüren Sie es. Falls nicht, überlegen Sie, was Sie zuerst nehmen wollen. Weniger schmutziges Geschirr wie Wassergläser vielleicht ... Nehmen Sie die Gegenstände sorgsam in die Hand, erspüren Sie ihre Form im Wasser. Falls Sie mit der Hand oder einem Lappen spülen, spüren Sie, wie sie sich um den Gegenstand, das Glas, den Teller legen ... Bei alledem: Achten Sie darauf, wie sich ihre Befindlichkeit ändert. Werden Sie ärgerlich? Oder frohgemut? Wie fühlt es sich an, ein sauberes Stück Geschirr nach dem anderen abzulegen? Während Sie Ihrer Arbeit nachgehen, fällt Ihnen vielleicht auf: der immer wiederkehrende Kreislauf von Verschmutzung und Säuberung, heute wieder, zum wievielten Male? ... Und so legen Sie jedes Stück sorgsam ins Wasser, reinigen, stellen ab ... Nehmen dabei die Temperatur des Wassers wahr ... Wie sich seine Farbe, seine Konsistenz ändern, mit jedem Geschirrstück mehr von dem annimmt, was vorher als Essensrest auf dem Geschirr war und sauberes Geschirr zurücklässt. Und achten Sie immer darauf, wie Sie sich fühlen. Welche Gefühle und Körperempfindungen in Ihnen sind, und wie sie sich ändern. Wenn Sie fertig sind: Betrachten Sie Ihr Werk. Wie lässt es sich an? Wie fühlen Sie sich? Was fällt Ihnen auf? Sie haben jetzt das Geschirr von sich selbst oder einer kleinen Familie oder Gruppe gespült. Wie ist es für die vielen, die für ganze Kantinen oder Großgruppen arbeiten, vielleicht um einen sehr kleinen Lohn? ... Erlauben Sie sich all die Gedanken, die jetzt aufsteigen, und schenken Sie ihnen Beachtung. Bis die nächste Aufgabe ruft, der Sie sich dann ebenso zuwenden können.

Eine solche Übung kann man mit allem machen. Im MBSR-Training wird sie mit einer Rosine oder einem anderen einfachen Nahrungsmittel gemacht, das man dann sehr sorgsam und langsam verspeist. Aber Achtsamkeit muss nicht Langsamkeit heißen. Man kann auch achtsam hetzen und dabei spüren, wie man atmet, wie die Herzfrequenz steigt, wie der Ärger hochkommt, über einen selbst, weil man wieder zu spät losgegangen ist, oder über den, der einen in die Bredouille gebracht hat, wie die Angst kommt, man könne den Zug, den Bus, die Tram, den Termin verpassen ... Oder man kann sich achtsam ärgern. Dazu die folgende Übung »Sich achtsam ärgern«.

Übung 9-5

Sich achtsam ärgern

Suchen Sie sich in Ihrer Erinnerung einen Moment aus der jüngsten Vergangenheit, wo Sie sich sehr geärgert haben. Sie können mit der Übung auch warten, bis ein Moment auftaucht, in dem Sie sich ärgern. Denn er kommt bestimmt bald und dann machen Sie die Übung in Echtzeit. Erinnern Sie sich lebhaft an die Situation. Worum ging es? Wer hat Sie dabei geärgert? Wodurch? Was hat er oder sie getan oder gesagt? Nun achten Sie darauf, wie schnell sich das Ärgergefühl ausbreitet. Wo ist es spürbar? Im Herzschlag? In der Wärme? Im Gesicht oder Kopf? Anderswo im Körper? Beobachten Sie sich dabei, wie Sie ärgerlich werden, und zwar so, als würden Sie gleichzeitig ärgerlich werden und sich dabei von außen zusehen. Nehmen Sie wahr, wie sich das Gefühl ausbreitet und gleichzeitig bestimmte Gedanken und Impulse auftauchen. Eventuell geht ein sehr lautes inneres Selbstgespräch los, in dem Sie alle möglichen Verwünschungen ausstoßen gegen die Übeltäterin, die Sie nur deswegen nicht laut äußern, weil Sie gut erzogen sind und es kulturell ungebührlich ist. Möglicherweise ist das verbunden mit Kommentaren sich selbst gegenüber – warum Sie sich über eine solche Lappalie schon wieder so unnötig aufregen … wieso es immer Ihnen passiert …
Beobachten Sie genau, was dabei geschieht, wenn Sie sich sehr genau und sorgfältig dabei zusehen, wie Sie ärgerlich werden. Verändert sich das Gefühl? Wird der Ärger anders? Tauchen noch andere Gedanken, Gefühle und Körperempfindungen auf?

Das war eine retrospektive Übung. Wenn Sie sich das nächste Mal ärgern, machen Sie diese Übung währenddessen: Schauen Sie sich beim Sich-Ärgern zu. Beobachten Sie sich sorgfältig dabei, so als würden Sie von einem Hochsitz aus einem Reh beim Grasen zusehen. Und dann beobachten Sie, was passiert. Um solche Übungen mit Klienten zu machen, ist es nämlich manchmal ganz nützlich, sie ausprobiert zu haben.

Ich bin 2019 kurz vor Weihnachten auf diese Übung gestoßen. Der Briefträger hatte ein etwas größeres Buchpaket für mich dabei, das aber nicht in den Schlitz des Briefkastens passte. Offenbar war er zu beschäftigt oder zu faul, zu uns in den vierten Stock zu kommen – ich war auf jeden Fall da, denn ich hatte sogar die Tür aufgemacht (deswegen war der Vorfall ja so ärgerlich). Aber er kam eben nicht hoch, sondern warf mir einen jener beliebten gelben Zettel in den Briefkasten, die einen am nächsten Tag auf die Post zitieren, um die Sendung zu holen. Ich wusste sogar, was es war: ein Buch, auf das ich gewartet hatte. Ich war etwas belastet, weil sich vor Weihnachten immer noch viele Dinge anhäufen, die zu erledigen sind. Und so bin ich anderntags am Nachmittag auf die Post, um meine Briefsendung abzuholen. Wie es vor Weihnachten so ist, vor allem in Berlin: eine lange Schlange, bis auf die Straße (das war noch vor Corona-Abstandsmaßnahmen), was bedeutete, dass ich mindestens 20, eher 30 Minuten warten musste, je nachdem, wie viele Leute an den Schaltern arbeiteten. Wenn alle vier Schalter besetzt wären, würde es gehen. War aber von draußen nicht zu sehen. Und da stand ich. Und ärgerte mich: über den Briefboten, der mir das aufgebrummt hatte, weil er zu faul war hochzukommen oder zu beschäftigt, im Endeffekt egal. Über die Post, die vor Jahren die näher liegende und größere Filiale geschlossen hatte, sodass sich alles hier staute. Über den Kapitalismus, der zu solchen Personalentscheidungen führte.

Über mich, weil ich vergessen hatte, eine Zeitung oder ein Buch mitzunehmen, damit das Warten nicht so langweilig würde. Über all die Leute, die sich ihre Kleider in doppelten Größen online kaufen, und das, was sie nicht brauchen, zurückschicken und damit die Postwege blockieren, Schlangen verursachen … Und so ging es weiter, immer mehr. Bis es mir auffiel, dass und wie ich mich ärgerte. Ich beschloss aus Langeweile, eine kleine Übung aus der Situation zu machen, und sah mir beim Mich-Ärgern zu. Da fiel mir auf, wie sich schon durch das reine mir beim Mich-Ärgern Zusehen der Ärger veränderte. Es schlich sich ein leichtes Gefühl der Neugier ein, das fast etwas Verschmitztes mit sich brachte. Ich stellte etwas selbstironisch fest, wie leicht ich doch aus der Fassung zu bringen sei, wie witzig. Dann sah ich mir die Leute in der Schlange an – das war noch ohne Mundschutz, als man die Gesichtsausdrücke erkennen konnte. Ich sah, wie genervt die meisten schauten. Aha, dachte ich mir, denen geht es vermutlich genauso wie mir. Wir sitzen hier alle im gleichen Boot. Ich sah die türkisch aussehende Frau mit ihrem quengelnden Kind an der Hand und bewunderte sie, mit wie viel Liebe und Geduld sie es immer wieder fertigbrachte, den Kleinen mit irgendeinem Wort zu beruhigen oder auch mal zum Lachen zu bringen. Ich bemerkte, wie mein Ärger verflogen war, ohne dass ich irgendetwas dazu beigetragen hatte. Ich sah an den Schaltern, dass dort nur zwei Leute arbeiteten, drei Tage vor Weihnachten, mitten am Nachmittag. Ich sah ihnen zu und nahm wahr, wie ruhig und professionell sie in diesem Trubel ihre Arbeit machten, und fand das bewundernswert. Mir fiel auf, wie ungerecht meine Haltung diesen Angestellten gegenüber war, die ich vorher noch in mir trug. Als ich schließlich an die Reihe kam, war mein Ärger verflogen und hatte einer inneren Verbundenheit mit diesen Leuten um mich herum und hier am Schalter Platz gemacht. Als ich meine Sendung in Empfang genommen hatte, sagte ich zu der Dame am Schalter: *»Warum müssen Sie eigentlich vor Weihnachten mit so wenig Leuten so viele Menschen bedienen?«* Darauf antwortete sie: *»Ja, da haben Sie ja so recht. Wir sagen das unserer Personalverwaltung immer wieder, dass man hier im Wedding nicht mit so wenig Personal arbeiten kann, weil viel zu viel Betrieb ist. Aber keiner hört auf uns. Schreiben Sie denen ruhig mal.«*
Und damit war ich um eine wichtige Erfahrung reicher.

Wir sehen an diesem kleinen Beispiel: Die Beobachtung unserer Gefühle und der damit verbundenen Gedanken und Impulse, ohne auf sie zu reagieren, ist ein extrem mächtiges psychologisches Instrument. Denn es baut das auf, was wir in unterschiedlichen Disziplinen und Traditionen das *»Beobachterbewusstsein«* nennen. Mir fiel es in dieser speziellen Situation leicht, weil ich durch meine Beschäftigung mit dem Thema von selbst darauf gekommen bin. Aber man kann dieses Bewusstsein natürlich auch bewusst üben und fördern. Es führt in der Essenz zu mehr Freiheitsgraden. In meinem konkreten Fall führte es dazu, dass sich ein grundlegendes Gefühl von Verbundenheit mit den Menschen einstellen konnte und dass mir ein verbindendes Wort einfiel statt einer ärgerlichen Äußerung. Es verändert damit auch Handlungs- und Reaktionsoptionen und entzerrt die anscheinend automatische Autobahn zwischen spontan auftauchenden Gedanken, Gefühlen und Handlungen.

Das ist eigentlich genau das, was die kognitive Therapie anstrebt. Daher ist es überhaupt nicht verwunderlich, dass sich die Achtsamkeitsmeditation mit der kognitiven Therapie verbinden lässt. Ich gehe auf sie gleich noch ein. Vorher noch abschließend zu den unterschiedlichen, vielleicht sogar differenziellen Effekten von Sammlung und Achtsamkeit.

Sammlung, wie ich schon sagte, ist die Übung, die den Geist auf eine Sache konzentriert. Wenn sie gut gelingt, dann führt dies zu einer Beruhigung des Geistes. Die Gedankenflucht nimmt ab und man kommt in einen Zustand der inneren Ruhe. Hin und wieder tauchen ein paar Gedanken auf. Manchmal auch Gefühle und Empfindungen. Insgesamt kann man sich dieser Ruhe hingeben und dieses Gefühl der vollen Stille genießen.

Achtsamkeitsübungen hingegen fokussieren auf das je Gegenwärtige. Das können alltägliche Handlungen sein. Das können aber auch der Inhalt des Geistes oder Körperempfindungen sein. Ihr Ziel ist gerade nicht, irgendetwas zu verändern, sondern das, was vorhanden ist, in aller Ruhe und Sorgfalt zu betrachten. Zum Beispiel die Flüchtigkeit von Gefühlen und die Veränderbarkeit von Gedanken. Oder die wechselnde Charakteristik eines Schmerzes. Oder die Qualität eines bestimmten Gefühls von Ärger, oder Liebe, oder Trauer. Oder die verschiedenen Farbschattierungen von Grün in einem Wald im Frühling. Oder die unterschiedlichen Gesichtsausdrücke in den Gesichtern von Menschen in einer Schlange. Oder die Ungeduld, die mich beim Warten auf einen verspäteten Zug überkommt. Wir sehen: Achtsamkeit kann man in der Tat auf alles und jedes anwenden. Ihr Sinn ist auch, die Gegenwärtigkeit des Geistes in allem zu üben. Denn nur so gewinnen wir einen Sinn für die Fülle der Gegenwart.

Aber um Achtsamkeit üben zu können, benötigen wir eine minimale Fähigkeit, den Geist zu sammeln. Und umgekehrt führt die Sammlungsübung dazu, dass wir Achtsamkeit in den Alltag bringen und auf alle Bereiche anwenden und ausdehnen können.

Insofern sind Achtsamkeit und Sammlung komplementär aufeinander bezogen: Sie scheinen Gegenteiliges zu bewirken und erfordern eine je andere Art der Übung, sind aber beide nötig, um einen wachen, präsenten Geist zu beschreiben.

Ich stelle das in einer Cartoon-Serie (Abb. 9-3 bis Abb. 9-5) dar.

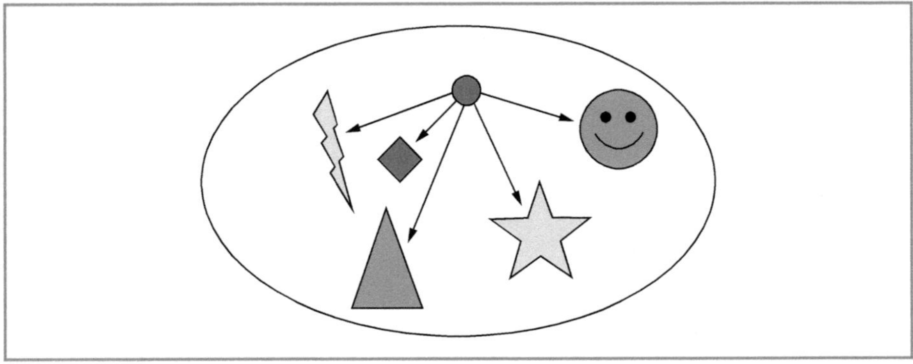

Abb. 9-3 Modell unseres alltäglichen Bewusstseinszustandes: zerstreut und auf vieles gleichzeitig gerichtet.
Der Kreis oben symbolisiert das Bewusstsein, die anderen Elemente symbolisieren Bewusstseinsinhalte.

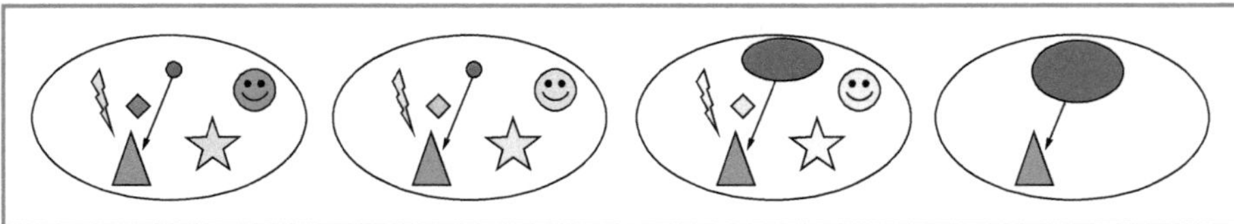

Abb. 9-4 Der Prozess der Sammlung: Das Bewusstsein (Kreis oben) richtet sich vor allem auf ein Element (z. B. den Atem oder ein Mantra). Dadurch vergrößert sich der Bereich des bewussten Gewahrseins, andere Elemente verblassen oder verschwinden und es kehrt Ruhe ein.

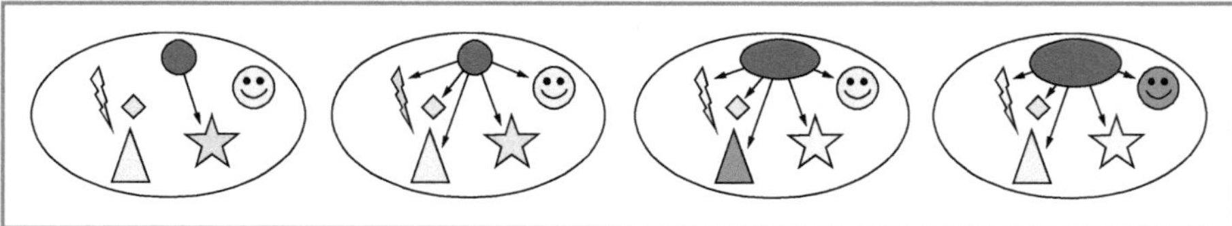

Abb. 9-5 Der Prozess der Achtsamkeit: Das Bewusstsein (Kreis oben) richtet sich auf das je im Vordergrund stehende Bewusstseinselement der Reihe nach. Dadurch vergrößert sich der Bereich des bewussten Gewahrseins und ein meta-kognitives Bewusstsein (*meta-cognitive awareness*) entsteht.

Diese Unterscheidung ist wichtig. Denn alle Übungen haben bei Menschen mit verschiedenen Problemen einen jeweils anderen Effekt. Es fiel z. B. bald auf, dass Achtsamkeitsprogramme für Menschen mit depressiven Problemen offenbar hilfreich, bei Angstpatienten aber weniger erfolgreich waren (Craigie et al. 2008; Koszycki et al. 2007). Mir fiel in unseren Gruppen auf (▸ Abschn. 9.3.2, Fallbeispiel 9-2), dass Angstpatienten stärker von meiner Arbeit profitierten als Depressionspatienten. Das liegt vermutlich daran, dass ich stärker auf Sammlungsübungen fokussiere, weil das meiner eigenen Praxis näherliegt und weil ich es vor allem für Anfänger wichtig finde. Angstpatienten sind mit ihrer Aufmerksamkeit in der Regel sehr stark im Draußen und weniger bei sich. Dann hilft eine sammlungsbasierte Arbeit offenbar besser, die den Fokus auf die inneren Prozesse und die Sammlung legt. Depressionspatienten sind ohnehin sehr stark mit ihren inneren Prozessen beschäftigt und gleichsam in sie eingesogen. Ihnen fällt es nicht leicht, einen Unterschied zwischen der grübelnden Selbstbezogenheit und einer fokussierten Sammlung aufzubauen. Dann sind achtsamkeitsbasierte Übungen – Wahrnehmung des Körpers, distanzierte Betrachtung von Gedanken und Bewusstseinsinhalten, achtsame Wahrnehmung in der Welt und im Alltag – hilfreicher.

Es macht aus meiner Sicht auch keinen Sinn, diese beiden grundlegenden Prozesse gegeneinander auszuspielen; denn sie gehören zusammen. Es geht lediglich darum, für die je vor uns sitzende Person den je besten Zugang zu finden. Möglicherweise ist nämlich ein rein körperbezogener Übungsweg, wie ihn etwa Yoga, Tai Chi oder Chi Gong anbieten, für viele Menschen sogar der beste Einstieg (Ott 2013). Sammlung befördert Achtsamkeit, Achtsamkeit erleichtert Sammlung.

Ohne Übung der Sammlung und Konzentrationsfähigkeit ist Achtsamkeit schwer möglich. Ohne Übertragung der Sammlung in den Alltag in Form von Achtsamkeit ist es schwer, in die Sammlung zu finden. Daher hilft regelmäßige Übung der Sammlung dabei, die achtsame Gegenwart im Alltag zu schulen, und wer seinen Alltag achtsamer gestaltet – Ablenkungsquellen ausschalten, Multitasking und Informationsüberflutung beenden, sich sorgfältig je einer Sache widmen –, der findet auch wesentlich rascher in die Sammlung. Beide Prozesse sind also komplementär aufeinander bezogen. Ich kenne Menschen, die ihr Leben lang *»Achtsamkeit«* üben, aber keinen kohärenten Satz aussprechen können, weil sie offenkundig mit ihrem Geist nicht länger als eine Sekunde gegenwärtig sein können, ohne sich sofort auf den nächsten Inhalt zu stürzen. Ich kenne auch das Gegenteil. Menschen, die stundenlang in Sammlung ausharren können, es aber nicht bemerken, wenn jemand neben ihnen etwas braucht.

Die Fähigkeit zur Sammlung verändert unsere Zeitwahrnehmung und auch unseren Gegenwärtigkeitssinn (Wittmann 2015; Wittmann et al. 2015b). Wir finden leichter in die Gegenwart und empfinden in ihr dann auch Sinn, egal was wir tun. Das kann eine sehr befreiende, ja, für manche sogar lebensrettende Erfahrung sein. Da unser Lebensstil mit seiner Flut an Informationen, Notwendigkeiten und schneller Taktung nicht dazu angetan ist, uns in der Gegenwart zu halten, benötigen wir ein Gegengewicht. Das ist aus meiner Sicht eine regelmäßige Kultivierung unseres Bewusstseins, die uns hilft, je in der Gegenwart zu verweilen, mit ihren Aufgaben und Freuden. Im Prinzip ist dies vermutlich für alle nützlich, aber besonders für viele Patienten und vor allem ihre Therapeutinnen. Dazu kommen wir gleich.

Wir haben vor einiger Zeit eine kleine Studie gemacht, in der wir Menschen mit und ohne Meditationserfahrung einen Necker-Würfel am Computer gezeigt haben (Abb. 9-6) (Sauer et al. 2012).

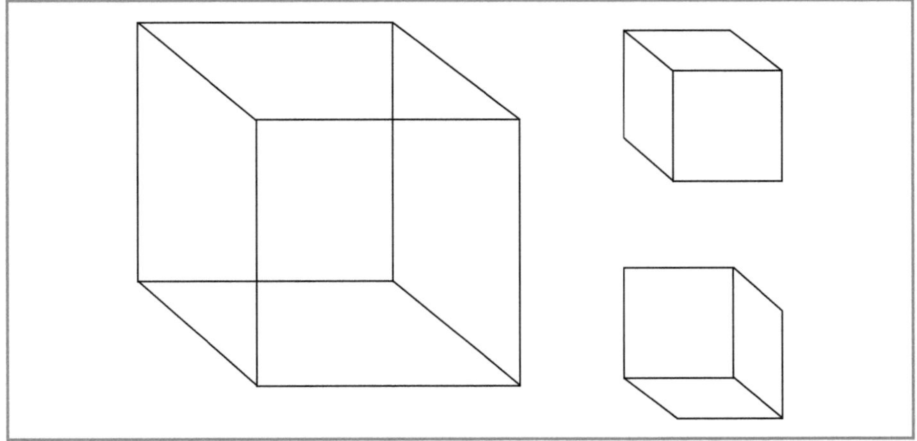

Abb. 9-6 Necker-Würfel in der Darbietung (links) und den möglichen Varianten (rechts).

Die Versuchsteilnehmer hatten die Aufgabe, den Würfel zu betrachten. Wenn man das tut, dann bemerkt man, dass der Würfel in der Wahrnehmung kippt; denn es ist ein »*bistabiles Bild*«, das interne Konstruktionsprozesse erfordert, um es zu stabilisieren. Neurophysiologisch finden diese Prozesse relativ früh in der optischen Verarbeitung statt, auf der Ebene der Vierhügelplatte. Diese Prozesse sind willkürlich durch Top-Down-Prozesse nur schwer zu beeinflussen. Das ist auch der Grund, weswegen das Bild irgendwann kippt, in der Regel nach etwa dreieinhalb bis viereinhalb Sekunden. Das ist das »*Naunyn-Fenster*« der empfundenen Gegenwart. Danach kommt sozusagen ein neues Moment ins Spiel und unser Wahrnehmungsstrom setzt sich aus diesen »*gepixelten*« Momenten von drei bis fünf Sekunden zusammen.

In unserer Untersuchung hatten die Teilnehmer die Aufgabe, auf einer Tastatur eine Taste zu drücken, wann immer sie wahrnahmen, dass das Bild kippt. Sie taten das unter der Instruktion, einfach zu beobachten oder eine Ansicht so lange wie möglich zu halten. Die 38 Teilnehmer mit Meditationserfahrung – im Durchschnitt hatten sie etwas mehr als 15 Jahre Erfahrung – konnten unter der Instruktion eine Ansicht länger halten und den Kippmoment deutlich länger hinauszögern, im Durchschnitt auf etwas mehr als acht Sekunden, verglichen mit den Menschen ohne Meditationserfahrung, die natürlich nach Alter und Geschlecht vergleichbar waren. Diese konnten die »*Gegenwartswahrnehmung*« nur auf etwa sechs Sekunden strecken. Bei den Meditierenden waren auch solche dabei, die den Kippprozess auf beinahe eine Minute strecken konnten.

Was lehrt uns diese experimentelle Erfahrung? Offenkundig ist das »*Jetzt*« für Menschen mit Meditationserfahrung länger, wenn Sie sich auf das konzentrieren, was jetzt ist. Das führt zu einer deutlichen Entzerrung von Ereignissen, verhindert subjektiv das Gefühl des Gehetztseins und des Rennens von einem zum anderen (Wittmann et al. 2015b) und meine Vermutung wäre, dass sich dadurch auch das Wohlbefinden steigert. Denn, ich wiederhole, der einzige Moment, der uns wirklich zur Verfügung steht, ist jetzt. Und das Jetzt ist psychologisch gesehen nicht der flüchtige, physikalische Augenblick, sondern die innere, erfüllte Zeit. Diese kann unter Umständen sogar sehr lange dauern. In mystischen Zuständen der Versenkung ist dies das *stehende Jetzt*, die ewige Zeit. In solchen Zuständen verweilen wir selbstverständlich nicht, wenn wir im Alltag leben. Aber die Übung der Präsenz führt dazu, dass sich uns diese Momente verlängern und dadurch phänomenologisch, in unserer subjektiven Erfahrung, das »*Jetzt*« länger wird.

9.3.4 Mindfulness-based Cognitive Therapy (MBCT)

Wenden wir uns nun zwei Beispielen zu, wie Meditation und Achtsamkeit therapeutisch wirken können. Ich habe im Abschnitt 9.3.2 unsere Erfahrungen mit den Achtsamkeitsgruppen für Patienten des Primary Mental Health Care Trusts in Northampton kurz geschildert. Dies war natürlich kein isoliertes Ereignis. Nebenan in Oxford hatte, inspiriert von John Teasdale, Mark Williams mit einigen Kollegen die »*Mindfulness-based Cognitive Therapy (MBCT) for Depression*

Relapse Prevention« entwickelt und wissenschaftlich untersucht (Segal et al. 2002; Teasdale et al. 1995; Williams et al. 2007).

Das MBCT-Programm ist ein gutes Beispiel für die Anwendung einer Meditationsmethode als Therapie in Verbindung mit Prinzipien der kognitiven Therapie. Es wurde entwickelt auf der Folie des MBSR-Programms und übernimmt dessen grundlegende Prinzipien:

- Gruppentreffen von ca. 2,5 Stunden Dauer und Austausch
- Erlernen und Üben von unterschiedlichen Meditationsformen (Körperachtsamkeit, Atemachtsamkeit, Yogaübungen, Mitgefühlsmeditation)
- Informationen zu kognitiven und anderen Zusammenhängen bei der Depressionsentstehung
- Hausaufgaben, die Meditationsübungen (40 Minuten täglich), aber auch andere Übungen einschließen

Dieses Programm wurde speziell für Menschen entwickelt, die bereits mehrmals einen Rückfall in Depressionen erlebt haben. Denn diese kennen bereits die Anzeichen, wie sich ein solcher Rückfall ankündigt. Sie lernen in dem Programm, durch den Prozess der Achtsamkeit auf diese subtilen Warnzeichen zu achten. Sie lernen durch die Beobachtung ihrer kognitiven Prozesse ein *Beobachterbewusstsein – »meta-cognitive awareness«* – aufzubauen (Teasdale et al. 1995). Dieses Beobachterbewusstsein ist ein entscheidendes therapeutisches Instrument. Es hilft nämlich dabei, sich von den emotionalen und kognitiven Prozessen zu distanzieren, denen sich solche Patienten oftmals hilflos ausgeliefert fühlen. Sie machen dabei z. B. die wichtige Erfahrung, dass sie nicht identisch mit diesen kognitiven oder emotionalen Prozessen sind, dass bestimmte Gedankenkarusselle auch angehalten werden können, dass sie trotz einer emotionalen Verstimmung ein wertvoller Mensch sind oder wie ein subtiler Auslöserreiz, der völlig unscheinbar ist – ein Kollege, der einen übersehen hat –, eine ganze Kaskade von automatischen Prozessen in Gang setzt. Und vor allem lernen sie dabei, diesen Auslöserreizen etwas Konstruktives entgegenzusetzen, vielleicht den entsprechenden Kollegen aktiv anzusprechen.

Die Fachfrau sieht: Dies hat sehr viel Ähnlichkeit mit guter kognitiver Therapie, die ja auch kognitive Schemata infrage stellt, vor allem dann, wenn sie dysfunktional sind. Der Unterschied ist aber der, dass in den MBCT-Trainings der Schwerpunkt weniger auf direkte Veränderung gelegt wird, sondern dass sich Veränderungen durch Bewusstheit von selbst einstellen, wenn alles gut geht.

Die MBCT-Programme sind sehr erfolgreich. Denn gerade Patienten, die schon drei oder mehr Depressionsrückfälle hinter sich haben und standardmäßig mit Psychopharmaka behandelt werden, die eben auch nicht sonderlich nachhaltig wirken (Kirsch et al. 2018; Pigott et al. 2010), haben sehr schlechte Prognosen. Genau für diese Patienten wurde das MBCT-Programm entwickelt. Es gibt eine Reihe von sorgfältigen Einzelstudien und mittlerweile auch Meta-Analysen, die zeigen: Dieses Programm ist wirksamer als *»treatment as usual«* (TAU), aber auch wirksamer als aktive psychopharmakologische Therapie oder andere Formen der aktiven Kontrolle. Dazu gibt es eine *»individual patient data meta-analysis«* von 1258 Patienten, in der nicht nur die Daten auf Studienebene aggregiert werden, sondern die aller neun Studien, von denen Daten verfügbar waren, gemeinsam verrechnet werden. Die Hazard Ratio (HR), also das Verhältnis der Rückfallquoten der Behandlungs- gegenüber der Kontrollgruppe, beträgt in dieser Analyse HR = 0.69 gegenüber TAU, HR = 0.79 gegenüber aktiver Kontrolle und HR = 0.77 gegenüber Psychopharmakologie in einem Follow-up-Zeitraum von 60 Wochen. Alle diese Effektgrößen waren signifikant. Mit anderen Worten: Patienten in der MBCT-Gruppe haben gegenüber TAU 31 % weniger Rückfälle, gegenüber anderen aktiven Kontrollbehandlungen 21 % weniger Rückfälle und gegenüber mit Medikamenten behandelten Patienten 23 % weniger Rückfälle (Kuyken et al. 2016).

Mark Williams hat in Oxford Achtsamkeitsgruppen auch speziell im Hinblick auf Suizid-Prävention aufgebaut und mir in einigen privaten Begegnungen erzählt, dass er dies in dem Zusammenhang für die wirksamste Präventionsmethode hält. In der Tat zeigt eine Nachanalyse von randomisierten Studien, die auf die Suizidalität fokussiert, dass sich über die Studie hinweg die Korrelation zwischen Depression und Suizidalität löst und suizidale Gedanken abnehmen (Barnhofer et al. 2015). Ein Überblick kommt zu dem Ergebnis, dass achtsamkeitsbasierte Verfahren eine vielversprechende Möglichkeit bei der Prävention von Suizid sind, wenngleich hier die Forschung noch am Anfang steht (Chesin et al. 2016).

9.3.5 Andere achtsamkeitsbasierte Verfahren

Das MBCT-Programm ist historisch sekundär zum bereits erwähnten MBSR-Programm, das Jon Kabat-Zinn entwickelt hat. Es ist nicht mehr möglich, die Fülle der Studien zu überblicken, die in die Tausende gehen und bei diversen Gruppen von mehr oder weniger leidenden Menschen mit diesem oder ähnlichen Programmen durchgeführt wurden. Sucht man in der Datenbank PubMed nach *»Achtsamkeit«* im Titel oder Abstract, erhält man allein für das Jahr 2020 1617 Titel. Als wir die erste Meta-Analyse zu den wenigen, damals vorhandenen Studien rechneten und 2004 publizierten, fanden wir Effektstärken von etwa einer halben Standardabweichung (Grossman et al. 2004). Seither ist eine Fülle von neuen Meta-Analysen publiziert worden. Aber im Grunde hat sich an dieser Einschätzung wenig verändert.

Ich gebe in Tabelle 9-2 die Ergebnisse der wichtigsten Meta-Analysen wieder.

Tab. 9-2 Meta-Analysen von MBSR-Effekten und verwandter Programme bei verschiedenen Patienten- und Zielgruppen (chronologisch nach Autoren geordnet)

Autoren	N (Studien)	Ziel	Effektgrößen	Kommentar
Grossman et al. (2004)	20	achtsamkeitsbasierte Verfahren zur Verbesserung der Gesundheit in allen möglichen Bereichen	• Mental health d = 0.54 • Physical health d = 0.53	kein Unterschied zwischen randomisierten und nicht randomisierten Studien
Giluk (2009)	32	Korrelation von Achtsamkeit mit Big Five und Affekt	Achtsamkeit korreliert signifikant mit • Neurotizismus r = –.58 • Gewissenhaftigkeit r = .44 • positivem Affekt r = .41 • negativem Affekt r = –.39	die anderen Korrelationen sind schwach positiv, aber nicht signifikant
Ledesma & Kumano (2009)	10	MBSR bei Krebspatienten	• Mental health d = 0.48 • Physical health d = 0.18	randomisierte und Beobachtungsstudien gemischt; Effekte randomisierter Studien etwas kleiner
Powers et al. (2009)	18	Acceptance and Commitment Therapy (ACT)	gepoolt: d = 0.42 • warten d = 0.68 • TAU d = 0.42 • aktiv d = 0.18, n. s.	nur randomisierte Studien
Bohlmeijer et al. (2010)	6	Wirksamkeit von Achtsamkeit bei Patienten mit chronischen Krankheiten	• Depression d = 0.26 • Angst d = 0.47	nur randomisierte Studien; Studiengüte mit Effektgröße korreliert

Tab. 9-2 *(Fortsetzung)*

Autoren	N (Studien)	Ziel	Effektgrößen	Kommentar
Piet et al. (2012)	9 RCTs, 13 nicht randomisiert	Wirksamkeit von MBSR und Achtsamkeit bei Krebs	prä-post ES, nicht randomisiert • Angst g = 0.60 • Depression g = 0.42 • Achtsamkeit g = 0.44 kontrollierte ES, randomisiert • Angst g = 0.37 • Depression g = 0.44 • Achtsamkeit g = 0.39	sorgfältige Suche, unterschiedliche Studientypen
Khoury et al. (2013)	209 Studien	alle möglichen Achtsamkeitsinterventionen bei unterschiedlichen Krankheitsbildern	• prä-post g = 0.57 • Angst g = 1.0 • warten g = 0.53 • TAU g = 0.44 • aktiv g = 0.33 • kein Unterschied zu CBT oder pharmakologischer Behandlung	sehr umfangreiche Analyse mit robuster Statistik; Trainingsdauer des Therapeuten und Länge der Studie positiv mit Effekt assoziiert, Übung der Teilnehmer nicht
Lauche et al. (2013)	6	MBSR bei Fibromyalgie	TAU • Lebensqualität d = 0.35 • Schmerz d = 0.23 aktive Kontrolle • Lebensqualität d = 0.32 • Schmerz d = 0.44	nur kurzzeitige Effekte, nicht robust gegenüber Selektion

Autoren	N (Studien)	Ziel	Effektgrößen	Kommentar
Zainal et al. (2013)	9, davon 2 RCTs	MBSR bei Brustkrebs	• Stress d = 0.71 • Depression d = 0.57 • Angst d = 0.73	
Gotink et al. (2014)	23 Reviews von 186	Meta-Analyse über systematische Reviews und Meta-Analysen	• Depression g = 0.37 • Angst g = 0.48 • Stress g = 0.51 • Lebensqualität g = 0.39 • physische Funktionen g = 0.27	Meta-Überblick, der dem Verfahren Wirksamkeit, aber auch Probleme bei der Langzeitdokumentation bescheinigt
Goyal et al. (2014)	47	Achtsamkeitsprogramme bei stressbezogenen Krankheiten (Angst, Depression, Sucht, Essprobleme, Schlaf)	nach 8 Wochen • Angst d = 0.36 • Depression d = 0.30 • Schmerz d = 0.33 nach 3–6 Monaten • Angst d = 0.22 • Depression d = 0.23	nur RCTs gegen aktive Kontrollen; andere Maße oder Krankheiten keine Effekte bzw. nicht besser als Standardbehandlungen
Zenner et al. (2014)	24	Achtsamkeit bei Kindern und Jugendlichen in der Schule	• alle Effekte g = 0.40 • kognitive Effekte g = 0.80 • emotionale Probleme g = 0.19 • Stress g = 0.39 • Resilienz g = 0.36 • Frembeobachtung g = 0.25	Effekt deutlich abhängig von der Praxiszeit innerhalb der Studie: je mehr, desto größer; keine klinischen Populationen

Tab. 9-2 *(Fortsetzung)*

Autoren	N (Studien)	Ziel	Effektgrößen	Kommentar
Khoury et al. (2015)	29	Effekte von MBSR bei Gesunden	gesamt: g = 0.54 aktive Kontrolle: g = 0.15, n. s. • Depression g = 0.80 • Angst g = 0.64 • Stress g = 0.74 • Burn-out g = 0.26 • Lebensqualität g = 0.53	die Effekte sind gegenüber aktiven Kontrollen nicht signifikant
Kuyken et al. (2016)	9 RCTs	MBCT zur Verhinderung von Depressionsrückfall	HR 0.69 gegen TAU • 0.79 gegen aktive Kontrolle • 0.77 gegen Pharmazeutika	Meta-Analyse individueller Patientendaten
Hilton et al. (2016)	38 RCTs	Achtsamkeit bei chronischen Schmerzen	• Schmerz d = 0.32 • Depression d = 0.15 • Lebensqualität psychisch: d = 0.49 physisch: d = 0.34	weniger Schmerzmittelverbrauch, kein Unterschied zwischen verschiedenen Achtsamkeitsformen
Hilton et al. (2017)	10 RCTs	Meditation bei post-traumatischem Stress (PTSD)	• PTSD-Symptome d = 0.41 • Depression d = 0.34 • Angst, Lebensqualität n. s.	umfasste Studien mit MBSR, Yoga und anderen Interventionen

Autoren	N (Studien)	Ziel	Effektgrößen	Kommentar
Li et al. (2017)	42, davon 34 RCTs	Achtsamkeit bei Abhängigkeit und Substanzmissbrauch	gemittelt: d = 0.33 • Opioide d = 0.51 • Probleme d = 0.40 • Missbrauch d = 0.22 • Zigaretten OR = 1.78 n. s. • Verlangen d = 0.68	
Parsons et al. (2017)	43 und 28 für Korrelation	Durchführung von Hausaufgaben und Zusammenhang mit Outcome	• 64 % der Hausaufgaben werden gemacht • r = .26 Korrelation mit Outcome	
Haller et al. (2017)	10 RCTs	Achtsamkeit bei Brustkrebs	• Lebensqualität g = 0.21 • Erschöpfung g = 0.28 • Schlaf g = 0.23 • Stress g = 0.33 • Angst g = 0.28 • Depression g = 0.26	Effekte gegen Normalbehandlung; keine klinisch relevanten Unterschiede; Effekte gegen aktive Kontrolle signifikant nur bei Depression und Angst
Gu et al. (2018)	10, davon 9 RCTs	Achtsamkeit bei Kopfschmerzen	• Intensität g = 0.89 • Häufigkeit g = 0.67 • Selbstwirksamkeit g = 1.15	kein signifikanter Effekt auf Dauer und Lebensqualität

Tab. 9-2 *(Fortsetzung)*

Autoren	N (Studien)	Ziel	Effektgrößen	Kommentar
Lomas et al. (2019)	35	Achtsamkeits-programme im Arbeitskontext	• Angst d = 0.57 • Burn-out d = 0.36 • Mitgefühl d = 0.42 • Depression d = 0.48 • Ärger, Distress d = 0.56 • Gefühls-regulation n. s. • Gesundheit d = 0.63 • Job performance d = 0.43 • Achtsamkeit d = 0.39 • Stress d = 0.60 • Befinden d = 0.36	alle Effektgrößen sind positiv bzw. alle Veränderungen in positiver Richtung (negative Vorzeichen ignoriert); Studienqualität sehr heterogen
Rusch et al. (2019)	18 RCTs	Achtsamkeit bei Schlaflosigkeit	• kein Effekt gegen Standard • Schlafqualität d = 0.33 • nach 5–12 Monaten: d = 0.54 gegenüber unspezifischer Kontrolle	

CBT: Cognitive Behavioral Therapy, Kognitive Verhaltenstherapie
d: Cohen's d, standardisierte Mittelwertdifferenz, i. d. R. berechnet mit gepoolter Standardabweichung
ES: Effect Size, Effektgröße
g: Hedge's g, also vergleichbar mit d, aber bereinigt um Small Sample Bias (Verzerrung durch kleine Stichproben)
HR: Hazard Ratio (Proportion der Rückfallquoten in den Gruppen)
n. s.: nicht signifikant; alle anderen Effektgrößen sind signifikant
OR: Odds Ratio (Proportion der Erfolgschancen in den Gruppen)
RCT: Randomized Controlled Trial, randomisiert-kontrollierte Studie
TAU: Treatment As Usual

Achtsamkeitsbasierte Therapie oder ihre Prinzipien werden mittlerweile auf alle möglichen Bereiche angewandt: von Essstörungen (Baer et al. 2005; Daubenmier et al. 2012) bis zur Suchtbehandlung, von Kindererziehung (Sheinman et al. 2018) bis zur Altenpflege (Acevedo et al. 2016; Gard et al. 2014b; Morone et al. 2016) und Hospizarbeit (Bruce & Davies 2005), von der Lehrerfortbildung (Rupprecht et al. 2017) bis zur Verbesserung der Leistungsfähigkeit von Mitarbeitern in Betrieben (Kersemaekers et al. 2018; Rupprecht et al. 2019). Nicht überall gibt es ausreichende Wirksamkeitsstudien. Und im Kapitel 8.1.4 hatte ich schon darauf hingewiesen, dass es sich bei diesem Prozess wohl weniger um reine Wirksamkeit handelt, sondern vor allem um den kulturellen Faktor, dass durch diese Arbeit »*Spiritualität*« und die damit verbundene Kultur des Bewusstseins in einen gesellschaftlich und wissenschaftlich akzeptablen Raum eintritt.

9.3.6 Zen als Therapieprinzip: Die dialektische Verhaltenstherapie für Borderline-Patienten

Götz Mundle, der ehemalige Leiter der Oberbergkliniken, erzählte mir einmal, wie Marsha Linehan, die Begründerin der *Dialektisch-Behavioralen Therapie (DBT)* für Borderline-Patienten, zur Bezeichnung für ihre Therapie gefunden hat. Sie ist eine Schülerin des kürzlich verstorbenen Zen-Lehrers Willigis Jäger und hat die wesentlichen Therapie-Prinzipien aus ihrer Zen-Erfahrung entwickelt. Ursprünglich wollte sie daher ihre Therapie »*Zen-Therapie für Borderline-Patienten*« nennen. Davon haben ihr gute Freunde und Kollegen dringend abgeraten. Wenn sie das täte, dann könne sie davon ausgehen, dass sie niemand ernst nehmen werde. So kam es zu der Bezeichnung »*Dialektisch-Behaviorale Therapie*« oder »*dialektische Verhaltenstherapie*« (Linehan 1993, 1994, 2014). Dies ist eine Therapie für Borderline-Patienten. Ihre Grundprinzipien stammen eigentlich aus der Zen-Tradition und werden völlig säkular vermittelt. Vor allem eines: *radikale Präsenz*. Radikale Präsenz bei der Therapeutin, aber auch bei der Patientin.

> Ich pflegte meinen Studenten in Northampton eine kurze Sequenz aus einem Vortragsvideo von Marsha Linehan zu zeigen, um das Prinzip zu verdeutlichen. Marsha Linehan beschreibt einen Patienten, der auf das Dach eines Wolkenkratzers gestiegen ist, sich von dort hinunterstürzen wollte und am Rande des Abgrundes stand. Er hatte vorher ein paar Prinzipien von ihr gelernt, trat dann zurück und nahm sich nicht das Leben. Marsha Linehan sagt an dieser Stelle des Videos, übertragen und übersetzt: »*Wenn Du da oben stehst, vor dem Abgrund, und springen willst, das fokussiert Dich komplett. Dann bist Du vollständig präsent.*« Sie verwendete das Beispiel als ein drastisches dafür, wie wichtig Gegenwärtigkeit und Präsenz sind und dass der Mangel an Präsenzgefühl und Gegenwärtigsein oftmals die Antriebsfeder bei Borderline-Patientinnen ist, sich selbst zu verletzen. Es lenkt ab von den inneren Schmerzen und führt gleichzeitig radikal in die Gegenwart.

Daher ist diese Form der Therapie besonders stark auf zwei Dinge ausgerichtet, neben allem anderen: auf die Fokussierung in der Gegenwart und auf die Beachtung und Wahrnehmung der schnell wechselnden Emotionen und ihrer Auslöser. Letzteres ist natürlich im Grunde eine Funktion der meta-kognitiven Aufmerksamkeit, also der Fähigkeit, sich als Betrachter gegenüberzutreten. Denn dies vermittelt die nötige Distanz und Freiheit. Sie entsteht in diesem Kontext vor allem durch die Sammlung, durch die Fokussierung auf die Gegenwart (► Abb. 9-5).

Borderline-Patienten werden ja bekanntlich von sehr rasch wechselnden, sehr heftigen Emotionen geflutet, die sie häufig nur dadurch in den Griff bekommen, dass sie starke Spaltungsprozesse vornehmen, oft auch solche, die als Projektion in die Außenwelt wirken (Jansen 1990). Das bedeutet, sie fliehen vor ihren starken Gefühlen in der Gegenwart. Durch dieses Verweilen im Niemandsland der Nichtgegenwart verlieren sie auch den Kontakt zu sich selbst und zu anderen. Die starken Emotionen sind zwar für den Moment gebannt, weil sie anderswo isoliert sind. Aber kaum kommt wieder ein Anlass, kehren sie zurück und das Karussell dreht sich von Neuem. Sind solche Menschen in engen Beziehungen, können die negativen Gefühle an den Rand treten, weil das wohlwollende Aufgehobensein im Vordergrund steht. Aber wehe, der Liebste oder die Geliebte sagen ein falsches Wort, kochen den falschen Kaffee, lassen eine stinkende Socke liegen, putzen das Klo nicht ordentlich, dann kommt der Hass zurückgeflutet, der die Beziehung zu zerstören droht. Völlig überzogene Vorwürfe und Hasstiraden, oft assoziativ verknüpft mit alten Kränkungen und Verletzungen, sei es aus dieser oder einer anderen Beziehung, setzen dem geliebten Partner zu, und wenn es dumm geht, zieht dieser nach kurzer Zeit seiner Wege, falls der betreffende Patient ihn nicht gleich vor die Tür setzt (Rösel 2013).

Diese emotionale Dynamik ist therapeutisch nicht leicht zu kontern. Klassische psychoanalytische Konzepte stützen sich auf geduldige Analyse der Spaltung bei gleichzeitiger Spiegelung zur Unterstützung des brüchigen Selbstgefühls, wohl mit einigem Erfolg (Kernberg 1978, 1993; Kohut 1987; Masterson 1980; Rohde-Dachser 1991). Linehans Konzept übernimmt aus der Zen-Tradition die Einsicht, dass in der Gegenwart vergangene Kränkungen vergessen und zukünftige Bedrohungen nicht vorhanden sind (Linehan 1994). Daher richtet sich die DBT vor allem darauf, den Patientinnen zu zeigen, wie sie im Bedrohungsfall in die Gegenwart flüchten können, statt in die Vergangenheit oder antizipierend in die Zukunft (Linehan 2014). Diese Flucht in die Gegenwart geschieht durch *radikale Präsenzübungen*: zum einen den Wechsel der Gefühle wahrnehmen, vor allem die Geschwindigkeit, dann auch den Ruhepunkt in der Gegenwart und die Einsicht, dass man Gefühle und Impulse haben kann, ohne ihnen nachgehen zu müssen. Der konventionelle Begriff dafür ist *Freiheit*. Denn wenn wir lernen, zwischen uns und unseren Bewusstseinsinhalten zu unterscheiden – etwa Hassgefühlen, Ärgerimpulsen, dem Wunsch, etwas zu zerstören oder sich zu verletzen –, dann können wir irgendwann diesen Impulsen widerstehen.

Ich kann hier aus einem ganz anderen therapeutischen Kontext, nämlich einer Achtsamkeitsgruppe für Fibromyalgie-Patientinnen, die Paul Grossman bei uns am Klinikum in Freiburg durchgeführt hat, einen kurzen Fall beschreiben, welcher das verdeutlicht (Grossman et al. 2007).

Fallbeispiel 9-3

Freiheit
Eine Patientin mit Fibromyalgie, einer chronischen Erkrankung mit schmerzenden Muskeln und Sehnen, die von dem achtwöchigen MBSR-Kurs offenkundig profitiert hatte, sagte im Abschlussinterview: *»Die Schmerzen sind nach wie vor da, so wie früher. Aber früher hatte ich immer das Gefühl, ich müsse in der Nähe eines Arztes sein, falls sich die Schmerzen wieder verschlimmern würden. Und jetzt fahre ich in den Urlaub, zum ersten Mal seit langer Zeit.«* Soweit ich erinnere, buchte sie eine mehrwöchige Schiffsreise.

Dieser Fall stammt nicht aus einer Borderline-Therapie, sondern aus einer Gruppenarbeit für chronische Schmerzpatientinnen. Aber Fibromyalgie-Patientinnen leiden enorm an ihren Schmerzen und sehr häufig steht, ähnlich wie bei Borderline-Patientinnen, auch eine Misshandlungsgeschichte im Hintergrund. Was wir hier sehen, ist die Fähigkeit, durch die sich entwickelnde meta-kognitive Aufmerksamkeit sich zu sich und den erlebten Inhalten – hier Schmerzen und Angst, dass sie sich verschlimmern könnten – ins Verhältnis zu setzen. Diese wachsende Fähigkeit führte bei dieser Patientin dazu, dass sie erkannte, dass sie nicht mit ihren Schmerzen identisch ist, dass sie sich auch nicht von ihnen tyrannisieren lassen muss, und so nutzte sie ihre neu gewonnene Freiheit und fuhr in den Urlaub.

Bei der DBT geschieht etwas Ähnliches. Die Übungen und das therapeutische Arbeiten führen dazu, dass die Patienten erfahren, dass sie sich nicht von ihren Impulsen tyrannisieren lassen müssen. Die starken Gefühle, etwa wenn sie sich gekränkt oder verletzt fühlen, werden dadurch nicht unbedingt weniger. Aber der Impuls, eine destruktive Handlung zu setzen – etwa sich zu verletzen, Alkohol oder Drogen zu nehmen, aggressiv zu reagieren –, kann dann im Zaum gehalten werden. Und der erste Erfolg befestigt die Fähigkeit und führt zu einem positiven Zirkel.

DBT ist eine erfolgreiche Therapie. Zwar kommt ein neuerer Review zu der Einschätzung, dass noch mehr Forschung nötig ist (Peprah & Argáez 2017), und eine randomisierte Studie aus dem englischen NHS-Kontext sieht keine Überlegenheit gegenüber Standardbehandlung (Feigenbaum et al. 2012). Aber eine große Langzeitstudie (die größte bislang, wenn ich das recht sehe) an 101 Borderline-Patientinnen, die über zwei Jahre nachbeobachtet und entweder von guten Therapeuten mit einer Standardtherapie oder mit DBT behandelt wurden, hatte nach zwei Jahren zweieinhalbmal weniger Suizidversuche (Hazard Ratio = 2.66) und weniger psychiatrische Hospitalisationen nachweisen können (Linehan et al. 2006). In einer kontrollierten Pilotstudie (Bohus et al. 2004) und bei verschiedenen Evaluationsstudien in Deutschland hat sich das Programm als erfolgreich erwiesen (Bohus et al. 2000; Höschel 2006; Probst et al. 2019; Richter et al. 2014).

Vermutlich hängt auch hier der Erfolg sehr stark von der eigenen Erfahrung und Kompetenz der Therapeuten ab.

9.3.7 Sammlung als Therapieprinzip: Transzendentale Meditation und Meditationsformen aus dem Vedanta

Historisch erzeugte bei uns in Europa und in den USA die Transzendentale Meditation (TM), die Maharishi Mahesh Yogi in den Westen brachte, die erste große Meditationswelle, die in den 1960er-Jahren aus Indien kam. Die Transzendentale Meditation ist eine konzentrative Art der Meditation, die darauf ausgerichtet ist, über die Sammlung auf ein Mantra möglichst direkt einen »transzendenten« Bewusstseinszustand zu erreichen. Ich habe diesen im ersten Teil bereits charakterisiert. Es ist der Zustand der Gedankenfreiheit, im Zen *»Zanmai«* genannt, was sich vom Sanskrit-Wort *»Samadhi«* ableitet (▸ Kap. 3.2). Meine Cartoon-Serie in Abbildung 9-4 (▸ Abschn. 9.3.3) verdeutlicht diesen Prozess schematisch. Generisch wird ein solches Vorgehen in vielen Traditionen verwendet. In der Vedanta-Tradition Indiens werden Mantras oder einfache Silben aus der dortigen spirituellen Tradition verwendet. In der Tradition des Zen, zumal in der des Rinzai-Zen oder der Sanbo-Kyodan-Linie, wird mit sog. Watos, also einsilbigen Bestandteilen von Koans, eine Sammlungshilfe angeboten, meistens mit der Silbe *»Mu«* selbst. Bei der Transzendentalen Meditation besteht das Mantra offenbar aus mehr oder weniger personalisierten Silbenfolgen, die zumindest in der Anfangszeit gegen Gebühr ausgegeben wurden. Das war es wohl auch, was der Gruppierung u. a. den Sektenvorwurf einbrachte. Daher hat damals Herbert Benson ein Anti-Programm entwickelt, das mit einer Sinnlos-Silbe operierte und ähnliche Effekte produzierte, die er dann unter dem Namen *»Relaxation Response«* populär machte (Benson 1975; Carrington et al. 1980).

In der orthodox-christlichen Tradition des hesychastischen Gebetes – *Hesychasmus* leitet sich vom griechischen Wort *hesyche – Ruhe* ab – werden christliche Worte wie *kyrie eleison, Christos, Jesus, Maria* oder Kernsätze von Psalmen verwendet, um die Aufmerksamkeit zu fokussieren (Ammann 1986).

Die Transzendentale Meditation hat in Europa und den USA einen relativ fixen Stamm von Gefolgsleuten gefunden. Nach dem Tod von Mahesh Yogi scheint sich die Bewegung auch deutlich stärker pragmatisch zu positionieren. In den USA gibt es sogar eine entsprechende Universität; in Deutschland und Europa sind solche Versuche gescheitert.

Aber es gibt in Deutschland durchaus Zentren, ja, sogar Kliniken, sowie niedergelassene Psychotherapeuten, die solche oder verwandte Methoden in ihr Konzept integrieren. Bei manchen Menschen scheint eine Meditationspraxis allein therapeutisch zu wirken. Möglicherweise ist es nämlich keine Frage der *»Störung«* oder der *»Symptomatik«* oder der *»Diagnose«*, ob eine Meditationsmethode als Therapie infrage kommt, sondern hängt vom Menschen und seiner Grundthematik ab, unabhängig von der *»Diagnose«*.

Ich gebe im Folgenden einen Fallbericht wieder, den ich von Dipl. Psych. Theo Fehr bekommen habe, einem psychologischen Psychotherapeuten, der zu einem in Transzendentaler Meditation und anderen indischen und buddhistischen Meditationstechniken ausgebildeten Therapeuten der ersten Stunde in Deutschland gehört. Mittlerweile hat er sich, wie viele andere, von der offiziellen Bewegung der Transzendentalen Meditation abgewandt, verwendet aber noch entsprechende Meditationstraditionen, die er als *»independent TM – TMi«* bezeichnet, sowie stärker aus der buddhistischen Tradition kommende. (Dieser und alle weiteren Fälle anderer Therapeuten, die ich präsentiere, sind in der Sprache der Präsentierenden gehalten und nur leicht redigiert – meistens durch Auslassungen entbehrlicher Teile oder Kürzungen, selten durch sprachliche Veränderungen.)

Fallbeispiel 9-4

Neurodermitis und vedische (TMi) Meditation

(Fall von Dipl. Psych. Theo Fehr)

Der Patient – Feinoptiker, 19 Jahre, männlich – kam zu einem Erstgespräch in die Praxis. Er leide unter schwerer Neurodermitis und sein behandelnder Arzt, der selbst seit Langem Meditation (TM) praktiziere, habe ihm empfohlen, diese Meditationsform bei mir zu lernen …

Zehn Jahre lang bleibt es bei der Betreuung und Überprüfung der vedischen Meditation, falls nötig. Der Meditierende besucht auch Meditationskurse, meist an Wochenenden. 2003 beginnt der Patient eine Psychotherapie. Er hat bis dahin regelmäßig weiter meditiert.

In der nun folgenden Therapie geht es um die traumatische Erfahrung der Scheidung seiner Eltern im achten Lebensjahr, durch die bei ihm »eine Welt zusammenbrach«. Ein Elternteil versuchte sich zu erhängen. Der Patient lebte fortan mit Vater und Oma auf dem Bauernhof. Nach der Trennung sieht er die Mutter erst ein Jahr später wieder. Da der Vater arbeitet, ist der Patient auf dem Hof viel alleine, fühlt sich einsam und isoliert, sackte in der Schule ab. Der Vater heiratet neu, der Patient ist nun 13 und verträgt sich nicht mit der neuen Frau des Vaters. Er wechselt daher zur Mutter und »verabschiedet sich« vom Vater.

Bei der Mutter und deren neuem Partner kam er sich vor wie »das fünfte Rad am Wagen«, der zog seine leiblichen Kinder vor. Er schottete sich von ihm ab und stellte sich zunehmend auf die eigenen Füße, wurde selbstständiger, nahm die Dinge selbst in die Hand.

Er schlug eine Zeit lang »über die Stränge« und hatte schlechten Umgang, auch mal mit dem Gericht zu tun, fing sich aber dann wieder. Er beendete die Schule mit sehr gutem Zeugnis, machte eine Lehre im elterlichen Geschäft, stand dort zwischen den Verkäuferinnen und mütterlicher Leitung, sozusagen zwischen den Stühlen, sich niemandem zugehörig fühlend. Mit der Zeit entwickelten sich Depressionen und Neurodermitis. Er kratzte sich nachts blutig, der Hautarzt schickte ihn zweimal in die Klinik, dort wurde er mit Cortison-Stoßtherapie behandelt. *Der Arzt* hatte Zeit für ihn. Und sein Freundeskreis war für ihn Ersatzfamilie. Seinen Stiefvater ließ er bald nicht mehr an sich heran. Er hatte mit Karate-Training (später auch Kung Fu, Kenpo) begonnen, das gab ihm einen Schub in Selbstbewusstsein. Der Stiefvater war prinzipiell gegen alles, gegen Moped, gegen Kleidung für den Kampfsport, später gegen Auto, gegen Meditation usw. Letztlich war es wieder der eigene Vater, der ihm das Motorrad kaufte und beim Autokauf half. Seine Mutter übersah das Fehlverhalten des neuen Partners aus Harmoniesucht. Später brachte er seine Freunde mit auf den Hof, stellte sie dem Vater vor, was den freute. Er entwickelte zu ihm schließlich mehr innere Nähe als zur Mutter …

Am 05.12.2003 Bericht an Arzt, verbunden mit der Bitte, einen ärztlichen Konsiliarbericht zur Beantragung einer Psychotherapie an die PKV zu erstellen.

- Aktuelle Beschwerden, psychischer Befund: Herabgestimmtheit und Affektlabilität, Anspannung, sozialer Rückzug, Antriebshemmung

- Kurze Zusammenfassung der relevanten anamnestischen Daten: akutes Belastungssyndrom vor dem Hintergrund längerfristiger beruflicher Belastung/Überforderung
- Diagnosen: F43.01 mittelgradige akute Belastungsreaktion in jüngster Vergangenheit, gefolgt von F43.25 Anpassungsstörung mit gemischter Störung von Gefühlen und Sozialverhalten, F45.8 psychosomatische Magenbeschwerden (sonstige somatoforme Beschwerden) sowie F54 psychische Faktoren und Verhaltenseinflüsse bei andernorts klassifizierten Krankheiten
- Relevante Vor- und Parallelbehandlungen: ärztl. Therapie der Magenbeschwerden Juni bis Juli 2003

2011 und später nahm er ab und zu am Kohärenten Atmen teil, mit dem er gute und tief gehende Erfahrungen machte, die seine Meditation unterstützten.
Beruflich war er sehr erfolgreich und äußerte in jenen Jahren einmal, er habe inzwischen alles erreicht, was er sich eigentlich erst für Jahrzehnte später erhofft und als Ziel gesetzt hatte. Der Patient ist inzwischen seit einigen Jahren verheiratet und hat eine Tochter …

Retrospektiver Bericht Patient (2020)
»[…] folgende Erfahrung und damit verbundene Erinnerungen schildere ich Dir hiermit gerne.
Als ich ca. 17 Jahre alt war, begann sich eine bis dahin eher leichte Neurodermitis immer mehr zu verschlechtern. Mit ca. 18 Jahren begann eine ›Reise‹ von Arzt zu Arzt, weiter über Heilpraktiker, Ernährungsumstellung und alles, was man so ausprobieren kann. Zu einem späteren Zeitpunkt hatte ich zwei Krankenhausaufenthalte in der Kölner Hautklinik. Dies war auch der absolute Höhepunkt meiner Hautkrankheit, mit dem Ergebnis und Aussage des Chefarztes, dass ich damit leben müsse und er keine Möglichkeit einer Heilung sehe.
Mein Hautarzt, der mich über die ganze Zeit begleitet hat, gab mir kurz nach diesem ›Höhepunkt‹ die Empfehlung, es mal mit Meditation zu versuchen, und gab mir Deine Kontaktdaten. Zu diesem Zeitpunkt hatte ich fast täglich und vor allem nachts so schlimme Juck- und Kratz-Attacken, dass ich mir mein Gesicht, die Kopfhaut und andere Stellen meines Körpers immer wieder blutig gekratzt habe.
Schon bei der Einführung in die TM konnte ich die tiefe Ruhe und Entspannung dieser Technik deutlich spüren. Nach ca. drei bis vier Monaten (da bin ich mir zeitlich nicht ganz sicher) sehr strikter und regelmäßiger Meditation hatte ich in vier folgenden Tagen in jeder Meditation tiefe und sehr schmerzhafte Erfahrungen. In jeder dieser Meditationen kamen Erinnerungen aus meiner Kindheit hervor, die mir bis zu diesem Zeitpunkt nicht mehr bewusst waren, wie als wären sie nicht vorhanden. Das Schlüsselerlebnis war, dass ich ein traumatisches Erlebnis eins zu eins wiedererlebt habe. Ich habe also ALLES in diesen Meditationen wiedererlebt, so als wäre ich wieder dieses neun oder zehn Jahre alte Kind. Alle Erinnerungen und Gefühle kamen zum Vorschein, also auch wieder in mein Bewusstsein […] Ich weiß noch genau, wie ich Dich angerufen habe und Du mir erklärt und geraten hast, egal wie ›fürchterlich‹ diese Meditationen sind, weiter zu meditieren und dass jede Meditation eine gute Meditation ist […] Das Ergebnis nach diesen vier Tagen war, dass sich meine Haut innerhalb weniger Tage vollkommen regeneriert hat. Es waren keine Narben noch andere Hautverletzungen mehr zu sehen.
In den darauffolgenden Wochen und Monaten haben sich während der Meditationen auch noch weitere Gedächtnislücken wieder geschlossen […] Seit diesem Erlebnis ist meine Haut bis heute frei von Neurodermitis! Ein weiterer Effekt der TM war es, dass ich mich wieder an Träume erinnern konnte, dies war bis dahin über Jahre nicht möglich […]«

Wir sehen an diesem Beispiel mehrere für unser Thema wichtige Zusammenhänge. Zum einen hat aus der Sicht des Patienten vor allem die Meditation zu seiner Heilung beigetragen, einer sehr hartnäckigen Neurodermitis. Wir wissen, dass Neurodermitis, oder atopische Dermatitis, eine Erkrankung ist, die aufgrund einer Überreaktion des Immunsystems zustande kommt und daher auch sehr empfindlich auf psychischen Stress reagiert (Gieler et al. 1993; Stangier et al. 1996). Daher ist es durchaus nachvollziehbar, dass sich eine atopische Dermatitis, wie hier, offenbar nicht aufgrund einer Nahrungsmittel- oder sonstigen Überempfindlichkeit entwickelt, sondern als psychische Reaktion auf eine Belastung. Und deswegen ist es auch einsichtig, dass eine tiefe Entspannung, wie sie bei dieser Form der Meditation typisch und auch angezielt ist, einen solchen Prozess wieder umkehrt.

Wir sehen auch, dass dies nicht automatisch geschieht. Offenbar ist eine aktive Bewältigung, im Sinne einer Aufhebung der Verdrängung und Wiedererinnerung an das Ursprungstrauma, den Selbstmordversuch eines Elternteils und die Trennung der Eltern, mit allen dazugehörigen emotionalen Konsequenzen von Bedeutung für den Prozess. Jedenfalls stellt es der Patient aus der Retrospektive so dar. Diese Sicht stützt andere Berichte informeller Natur, die bei intensiven Meditationstagen immer wieder zu hören sind: dass durch das stille Sitzen im Schweigen und die Sammlung dem Inneren Zeit gegeben wird, sich selbst zu reinigen, und zwar in der Zeit, die es braucht, um eine organische Verarbeitung zu ermöglichen. Das Bild, das mir dazu immer einfällt, ist das eines Teiches im Frühjahr. Dort kann man oft beobachten, wie sich Teile des alten Bodensatzes lösen, an die Oberfläche kommen und so zur Säuberung beitragen. So etwas ist offenbar hier geschehen. Dieser Prozess hat anscheinend das Heilungspotenzial des Patienten angeregt.

Dies führt mich zur zweiten Beobachtung: Bei aller Belastung und allen traumatischen Erfahrungen dieses Patienten spricht die Diagnostik dafür, dass es sich nicht um einen entwicklungs- oder persönlichkeitsgestörten Patienten gehandelt hat. Er war offenbar in seiner Struktur und in seinen Funktionen so gut strukturiert, dass er mit etwas Hilfe von außen durch den Meditationsprozess angeregte Erinnerungen und schwere Gefühle eigenständig verarbeiten und integrieren konnte.

Das dürfte der differenzialdiagnostische Schlüssel sein, den es sicherlich noch in Untersuchungen zu festigen gilt. Meditation und spirituelle Praxis als hauptsächliches therapeutisches Prinzip dürfte vor allem dann gut funktionieren, wenn die Persönlichkeitsstruktur intakt ist und keine tief greifenden Entwicklungsstörungen vorhanden sind.

Ich gebe noch ein zweites Fallbeispiel aus dieser Praxis wieder. Die therapeutische Betreuung übernahm Dipl. Psych. Theo Fehr, die Meditationsschulung seine Frau, Anke Beumann. Ich finde den Fall deshalb interessant, weil wir hier offenkundig eine relativ rasche Besserung durch die Meditation sehen. Jedenfalls sieht es der Patient so.

Fallbeispiel 9-5

Hyperkinetisches Syndrom und Schlaflosigkeit und Therapie durch vedische Meditation (TMi)
(Fall von Dipl. Psych. Theo Fehr und Anke Beumann, Meditationslehrerin)

Bericht Theo Fehr
Der Patient – Handwerksmeister, 51 Jahre, männlich – suchte telefonisch um einen Termin nach. Im *ausführlichen Telefonat* schildert er sein Anliegen und die Symptomatik:
Er fühle sich getrieben, unruhig, leide unter Gedankenkreisen; er hatte vor acht Jahren Burn-out wegen beruflicher Überlastung. Vor sechs Monaten erfolgte eine Krankschreibung mit Kurmaßnahme, er erhielt dort einige Anregungen zu Entspannung und Sport. Unter Stress verspürt er Druck auf der Brust, Kribbeln im Kopf. Er kann nicht abschalten, wacht nachts schweißgebadet auf, Gedanken kreisen um die Arbeit. Er läuft dann in der Wohnung herum, kommt aber nicht zur Ruhe. Seit anderthalb bis zwei Wochen nun Verschlimmerung aller Beschwerden. Er erlebt verstärkte Belastung am Arbeitsplatz.
Nach langer Wartezeit positive Testung auf ADHS […] Verordnung von Medikinet 20 mg, nach einer dreiviertel Stunde »wurde der Kopf klar«; das hielt drei Stunden an. Ärztliche Empfehlung: 2 x 20 mg tgl.; nach vorübergehender Besserung kehren die Symptome zurück.
Vorher verordnete Medikamente: Mirtazapin 30 mg 0–0–1 (2008–2015), 20 mg (seit 2015).
In der *Erstkonsultation* berichte der Patient darüber hinaus, dass er sich bei seinem Psychiater nicht mehr richtig aufgehoben fühlt, der könne mit ihm therapeutisch »nicht so recht« etwas anfangen. Als Ziel der eventuell einzuleitenden Verhaltenstherapie äußerte der Patient, er »wolle besser mit den Dingen umgehen, nicht gleich immer losrennen«.
Verdachtsdiagnosen: F90.8 sonstige hyperkinetischen Störungen; F51.0 nicht organische Insomnie […]
Wegen der langjährigen, im Endeffekt letztlich unbefriedigenden Vorbehandlungen empfehle ich das Erlernen einer Meditation (vedische Meditation, »TM«) als alternativen Versuch, da es genügend Forschungsergebnisse gibt, die einen Versuch mit dieser Technik sinnvoll erscheinen lassen […] Ich empfahl dem Patienten, die Medikation zunächst wie bisher beizubehalten. Der Patient setzte jedoch unmittelbar nach dem Erstgespräch entgegen dieser Empfehlung auf eigene Veranlassung spontan seine Medikamente ab.
Vor dem Erlernen der TM ist ein Besuch eines unverbindlichen Informationsvortrags durch die Meditationslehrerin und außerhalb der Praxis (außervertragliche Leistung) bindend. Ich habe den Patienten seither nicht mehr gesehen.

Bericht Anke Beumann, HP
Der 51-jährige Patient nahm im April 2019 Kontakt mit mir auf, mit der Empfehlung und dem Wunsch, Meditation zu erlernen […] Er machte einen stark angespannten, unruhigen Eindruck und war entschlossen, so rasch wie möglich Meditation zu erlernen, obwohl er bisher mit diversen anderen Entspannungsverfahren (Autogenes Training, PMR) keine zufriedenstellenden Erfahrungen gemacht und keine Regelmäßigkeit im Alltag erreicht hatte.
Anfang Mai 2019 nahm der Patient an einem Kurs zum Erlernen der Transzendentalen Meditation bei mir teil und übt diese seitdem zweimal täglich – morgens und abends – für 25 Minuten aus. Der Einführungskurs findet an vier aufeinanderfolgenden Tagen statt, gefolgt von einem Treffen 14 Tage später und der Möglichkeit, auf Dauer an den vierwöchentlich stattfinden Meditations-Seminaren zur Betreuung und Begleitung der Meditationstechnik teilzunehmen.

Schon bei der ersten Meditation hatte der Patient eine ihn tief berührende Erfahrung tiefer Stille, Entspannung und ein Gefühl der Verbundenheit. Am zweiten Tag erzählte er, dass er nach dem Erlernen in seinem Auto eine viertel Stunde weinen musste – mit einem Gefühl des Glücks und der Dankbarkeit (seit vielen Jahren hatte er nicht mehr geweint). Die weiteren Erfahrungen in den folgenden Tagen waren für ihn beeindruckend und tief gehend. Ich konnte ihm das an seiner entspannten, freudigen und positiven Ausstrahlung ansehen. Sein täglicher Umgang mit Stress und Herausforderungen hat sich seither grundlegend geändert. Er nimmt die Dinge leichter, macht sich nicht mehr so viele Gedanken, kann sich klarer abgrenzen und das auch ansprechen. Sein Schlaf ist wieder erholsam und seine ehemals ständigen Angstgefühle haben sich »von 100 % auf 10 %« reduziert. Er sieht seiner Zukunft und dem Leben insgesamt positiv entgegen und erlebt in den letzten 16 Monaten eine deutliche Veränderung der Wahrnehmung seines Umfeldes, der Natur und der Menschen. Er sieht vieles klarer und kann z. B. die Natur in einer Intensität erleben, die ihm vorher nicht möglich war. Einmal musste er auf dem Weg zur Arbeit an einer Kirschbaumallee, die er seit Langem wöchentlich befährt, anhalten, um die Schönheit der blühenden Bäume anzuschauen, die ihn tief berührte.
In regelmäßigen Abständen nimmt der Patient an den Meditations-Seminaren teil und tauscht gerne seine Erfahrungen mit anderen Meditierenden aus. Für ihn ist Meditation zu einem entscheidenden Teil seines Lebens geworden. Eine weitere Psychotherapie war und scheint auch in näherer Zukunft zunächst nicht notwendig. Er ist mit seinem Leben zufrieden und kann mit den Herausforderungen in einer positiven Weise umgehen. – Nach wie vor führt der Patient die Meditation zweimal täglich für 25 Minuten durch und freut sich darauf, auch wenn er dafür morgens deutlich früher aufstehen muss.
Damit hat ihm die Meditation, wie ich es hier regelmäßig erlebe, einen zentralen Zugang zu den »inneren Ressourcen« und einen Heilungsprozess ermöglicht, der im Vorfeld durch verschiedene Mainstream-medizinische »Maßnahmen« eher verschlechtert – verschüttet – worden war.

Bericht Patient

Nach der ersten Meditation verspürte ich schon ein Gefühl in meiner Brust von Freiheit sowie ein einfaches freies Atmen. Sonst war immer dieser Druck in meiner Brust und diese Beklommenheit. Auch dieses Kribbeln in meinem Kopf war während der Meditation weg und nach und nach verschwand es ganz. Schon am Tag der ersten Meditation […] wusste ich, dass es das sein wird, um von den Tabletten (Mirtazapin und Medikinet) wegzukommen, irgendwie spürte ich dies! […] In der Meditation spüre ich immer dieses Gefühl von tiefer Ruhe und Entspannung und in der Ruhe lässt es mich auch oft sehr lange nicht atmen, ca. 30–45 Sekunden.
Auch morgens für die Meditation eine halbe Stunde früher aufzustehen macht mir nichts, da ich mich sehr darauf freue und es mir einen guten Start in den Tag ermöglicht. Nach der Meditation bin ich immer sehr entspannt und sage mir: »Wo seid ihr Kleinen Probleme!« Die Meditation hilft mir sehr, eine gewisse Ruhe und Gelassenheit zu haben, und vor allem bin ich den Druck in der Brust und meinem Kopf los, dieser war zum Schluss nicht mehr zu ertragen (als wenn man in einem Schraubstock eingespannt wurde).

Wir sehen auch an diesem Beispiel: Meditation kann manchmal besser funktionieren als Psychopharmakologie. Eine Diagnose *»ADHS«* bei Erwachsenen ist aus meiner Sicht sowieso extrem fraglich. Der Patient setzte seine Medikamente auf eigene Veranlassung ab, obwohl ihm sein Therapeut zu vorsichtigem Ausschleichen geraten hatte. Offenbar hat er in der Meditation die Ruhe und Erfüllung gefunden, die ihm vorher gefehlt haben, ohne es zu merken. Wir finden in der Beschreibung des Patienten viele Elemente wieder, die ich als charakteristisch für spirituelle Erfahrung beschrieben habe: die Verbundenheit mit sich und der Natur, die offenbar ausreichten, um die Symptomatik zu beheben. Genauer gesagt: Die Symptomatik war anscheinend Ausdruck eines Mangels, der eben nicht pharmakologisch zu beheben ist, sondern durch die entsprechende Erfahrung. Diese lässt sich offenbar in einem solchen Fall leicht durch Meditation vermitteln. Auch hier sehen wir wieder: Es liegt keine besonders tief greifende Störungsstruktur vor, auch wenn die angegebenen Diagnoseziffern der Anfang einer lang dauernden Medikamentenkarriere mit allen entsprechenden Folgen hätten sein können. Nicht, dass man medikamentöse Therapie immer durch Meditation ersetzen könnte, aber anscheinend durchaus häufiger, als man denkt.

Konzentrative Meditationsformen sind nicht nur in der Transzendentalen Meditation grundlegend, sondern auch anderswo. Aber hier sind sie besonders gut erforscht. Ich gebe in Tabelle 9-3 Zusammenfassungen von Forschungsergebnissen zu diesem Meditationsstil wieder. An diesen sehen wir: Auch Transzendentale Meditation und ähnliche konzentrative Meditationsformen sind therapeutisch wirkungsvoll.

Tab. 9-3 Forschungsbefund – Meta-Analysen zu Transzendentaler Meditation und konzentrativer Meditation (chronologisch nach Autoren geordnet)

Autoren	N (Studien)	Ziel	Effektgrößen	Kommentar
Eppley et al. (1989)	35	Angst	d = 0.7	unterschiedliche Studientypen
Alexander et al. (1991)	42	Selbstaktualisierung	d = 0.55	
Schneider et al (2005)	2 RCTs	Mortalität bei kardiovaskulären Patienten	RR = 0.77	Mortalität bei jeder Ursache nach ca. 18 Jahren
Anderson et al. (2008)	9 RCTs	Blutdruckreduktion bei Borderline-Hypertonie	signifikante Reduktion von • 4,7 mmHg syst. • 3,2 mmHg diast.	Effekt größer bei höherem Ausgangsblutdruck

Autoren	N (Studien)	Ziel	Effektgrößen	Kommentar
Sedlmeier et al. (2012)	163 RCTs	psychologische Effekte	Gesamteffekt von r = .28, der von Entspannung verschieden ist	kaum ein Unterschied zwischen TM und anderen Meditationsformen; TM wirkt stärker auf Angst und emotionale Maße
Orme-Johnson & Barnes (2014)	16 RCTs	Angst	• aktive Kontrolle d = 0.5 • TAU d = 0.62	je höher das Ausgangsniveau, umso höher der Effekt
Bai et al. (2015)	12 RCTs	Blutdruck	• 4,26 mmHg syst. • 2,33 mmHg diast.	höhere Reduktion bei höherem Blutdruck
Shi et al. (2017)	12 RCTs	Blutdruck bei TM und anderer Meditation	• 2,49 syst. AMBP • 4,26 diast. AMBP	bei TM nur diastolisch, signifikant bei AMBP
	7 RCTs		• 3,77 syst. AMBP • 2,18 diast. AMBP	bei anderer Meditation beide
Gathright et al. (2019)	9 RCTs	Blutdruck bei kardiovaskulären Patienten	kein signifikanter Effekt auf Blutdruck und Depression	signifikante Prä-post-Effekte bei kardiovaskulären Patienten

AMBP: ambulatorische Blutdruckmessung
diast: diastolisch
mmHg: Millimeter Quecksilber
RR: Relatives Risiko
syst.: systolisch
TAU: Treatment As Usual; Standardbehandlung

Gerade an den Studien zu Bluthochdruck sehen wir allerdings: Die Studien aus der Anfangszeit der Transzendentalen Meditation waren deutlich effektiver und die Blutdruckreduktion nimmt ab, je jünger die Studien und je besser die Messung sind. Allerdings sind die Effekte bei Angst und bei verschiedenen psychologischen Persönlichkeitsvariablen durchaus robust.

9.4 Therapiebegleitende Meditation

Für praktisch-therapeutisch arbeitende Psychologinnen und Therapeuten dürfte die Anwendung von spirituellen Techniken, wie verschiedenen Meditationstechniken, alleine selten ausreichend sein. Aber die Daten und Fälle, die ich im vorigen Abschnitt präsentiert habe, zeigen, dass Prinzipien, die aus spirituell-meditativen Traditionen abgeleitet sind, sehr wohl therapeutisch sein können. Daher liegt der Gedanke nicht fern, dass man solche Techniken und Praktiken auch therapiebegleitend einsetzen kann. Das kann geschehen, indem, wie im Fallbeispiel 9-5, eine Patientin zu einer bekannten Meditationslehrerin überwiesen wird oder dass man einem Klienten rät, therapiebegleitend einen Meditationskurs oder ein entsprechendes Wochenende zu besuchen. Manchmal kommen Klienten auch mit einer eigenen Methode, die man dann verstärkt nutzen oder auf die man verweisen kann.

Ich habe in meiner eigenen begleitenden Praxis erlebt, wie mich eine Patientin gegen Ende der Therapiezeit, als sich die psychologischen Früchte der gemeinsamen Arbeit abzeichneten, gebeten hat, ob wir nicht gemeinsam meditieren könnten. Sie wusste, dass ich eine solche Praxis habe, weil wir einmal darauf zu sprechen kamen bzw. ich hin und wieder Zen-Geschichten verwendet habe, um etwas zu illustrieren. Ich war zuerst etwas zögerlich, weil ich dachte, das sei ja jetzt nicht sonderlich *»therapeutisch«*, aber weil die Klientin immer wieder auf diese Bitte zurückkam, entsprach ich ihrem Wunsch, nicht ohne vorher das Bedürfnis genauer besprochen zu haben. Aber es war für mich klar, dass der Wunsch genuin war: Die Klientin sagte, sie habe schon einmal solche Kurse besucht; sie hätten ihr gutgetan, aber sie fände es schwierig, für sich alleine zu meditieren. Also bauten wir gegen Ende einer jeden Therapiestunde immer eine gewisse feste Zeit für eine gemeinsame Meditation ein, die wir nicht weiter besprachen, sondern einfach als gemeinsame Stille teilten. Ich habe gegen Ende unserer gemeinsamen Arbeit rückgefragt und von der Patientin erfahren, dass ausgerechnet diese Zeiten der gemeinsamen Stille für sie sehr wertvoll gewesen seien. Denn sie hätten sie wieder dazu geführt, auch zu Hause für sich selbst vermehrt solche Sequenzen einzubauen. Und diese, das ist meine Erfahrung auch mit anderen Menschen, unterstützen in der Regel den therapeutischen Prozess auf mehrfache Weise.

Zum einen helfen sie den Menschen, das, was in der Therapiestunde geschehen ist, zu verankern und zu erden. Zum anderen zeigen sie oft, welcher Schritt als nächster dran ist. Außerdem öffnen sie Menschen ganz einfach für die Dimension der inneren Ressourcen, einem eigenen Erfahrungszugang zu transzendenten Dimensionen der Sinnerfahrung, oder für die Intuition, welche Schritte im Leben die nächsten sind. Suzuki Roshi pflegte vom *»Big Mind«* zu sprechen, in den wir eintauchen, indem wir uns in der Stille versenken (Suzuki 2000). Ich würde diesen Prozess in ähnlicher Weise als einen Zugang zu inneren Quellen bezeichnen. Daraus können wir schöpfen und empfangen oftmals genau das, was im Moment nötig und verdaubar ist. Insofern können sich therapeutische Prozesse in einer formellen Psychotherapie, egal welcher Schulrichtung, und der persönliche spirituelle Weg im Rahmen einer meditativ-kontemplativen Praxis gegenseitig stützen. Manchmal finden Klienten, wenn sie ohnedies eine solche Praxis hatten oder haben, dadurch Hilfe. Und wenn sie wissen, dass ihre Therapeutin, auch wenn sie selbst auf diesem Gebiet keine eigene Erfahrung hat, dies mindestens mitträgt und wohlwollend begleitet, dann können Patienten ihre Einsichten aus ihrer meditativen Praxis in die Therapie einbringen und umgekehrt ihre therapeutischen Erfahrungen in der spirituellen Praxis vertiefen.

Menschliche Entwicklung ist in meiner Optik wie eine Leiter mit zwei Holmen: Der eine ist die psychologische Entwicklung, der andere die spirituelle. Meistens kann man eine gewisse Höhe im Sinne von innerer Gesundheit, Freiheit und Erfüllung dann besser erreichen, wenn die Holme parallel geführt werden, wenn sich also eine psychologische Entwicklung in einer spirituellen spiegelt, und umgekehrt, wenn eine spirituelle Entwicklung auch in einer psychologischen aufgegriffen wird. Manchmal ist es nötig, dafür den Schwerpunkt auf die psychologische Arbeit zu legen, vor allem dann, wenn langjährige spirituelle Aktivität keinen Fortschritt zeitigt. Manchmal ist es aber auch erforderlich, den Schwerpunkt auf die spirituelle Arbeit zu legen, vor allem dann, wenn Gefühle der existenziellen Leere, der Sinnentfremdung und des Zweifels an der Welt nicht vergehen, trotz psychotherapeutischer Arbeit. Idealerweise geht die Entwicklung parallel. Und meditativ-spirituelle Vertiefung kann dazu verhelfen.

Ich will das im Folgenden an einem weiteren interessanten Fall demonstrieren, der mir von Dr. Holger C. Bringmann, Oberarzt in den Diakonie Kliniken Zschadraß, einem sächsisch-psychiatrischen Landeskrankenhaus unter der Leitung von Prof. Dr. Stefan Brunnhuber, überlassen wurde. Die Klinik in Zschadraß hat, seitdem Prof. Brunnhuber vor einigen Jahren die Leitung übernahm, ein integrativ-naturheilkundliches Konzept und arbeitet auch mit spirituellen Elementen. Das bedeutet, dass zur psychiatrischen Standard-Versorgung und Diagnostik auch Elemente aus der Naturheilkunde, z. B. Ernährung und Diätetik, Elemente der Ordnungstherapie, aber auch integrative Konzepte der Mind-Body-Medizin hinzukommen. Das können individuell sehr unterschiedliche Bausteine sein, die von Yoga bis zu Achtsamkeitsübungen oder anderen Formen der Gruppenarbeit reichen. Was und wie genau dies angewandt wird, hängt selbstverständlich von den Patienten ab und wofür sie offen sind. Aber angeboten werden diese Maßnahmen und in der Regel nehmen Patienten diese Angebote gerne an.

Fallbeispiel 9-6

Yoga und spirituelle Übungen als Teil eines integrierten psychiatrischen Behandlungskonzeptes in einer stationären Einrichtung der Diakonie Kliniken Zschadraß

(Fall von Holger C. Bringmann, Stefan Brunnhuber und Oliver Somburg: Meditationsbasierte Lebensstilmodifikation bei rezidivierender Depression komplexer Genese)

Dieser Fallbericht illustriert die Anwendung einer psychotherapeutisch-spirituell ausgerichteten Mind-Body-Therapie bei einer Patientin mit rezidivierender Depression komplexer Genese, die sich in ambulanter Behandlung an unserer Klinik für Psychiatrie, Psychosomatik und Psychotherapie befand. Da es sich um eine neu entwickelte therapeutische Intervention handelt, beschreiben wir sie eingehender […] Die Intervention wurde im Rahmen einer klinischen Studie durchgeführt, daher liegen sowohl quantitative als auch qualitative Daten vor, die mit in den Bericht einfließen. Spiritualität begreifen wir in dieser Darstellung als ein ganzheitliches Bezogensein auf eine über das eigene Ich und seine Ziele hinausreichende und damit transzendente Wirklichkeit (Walach et al. 2011).

Anamnese

Frau T. ist 59 Jahre alt. Sie ist gelernte Bürokauffrau, hatte lange im öffentlichen Dienst gearbeitet und ist aufgrund ihrer chronischen psychischen Erkrankung seit sechs Jahren berentet. Sie ist in erster Ehe verheiratet und hat drei erwachsene Kinder, von denen zwei ebenfalls an einer chronischen psychischen Erkrankung leiden. Zum ersten psychiatrischen Kontakt war es vor acht Jahren an unserer Klinik gekommen, nachdem Frau T. sich zunächst in unserer neurologischen Klinik vorgestellt hatte. Dort wurde konsiliarisch eine chronische Schmerzstörung mit psychischen und somatischen Faktoren diagnostiziert und es folgte ein stationärer psychiatrischer Aufenthalt, bei dem zusätzlich eine schwere depressive Episode festgestellt wurde. Anamnestisch zeigten sich schwere, als bedrohlich erlebt Erlebnisse in der Kindheit, unter anderem der Tod eines Bruders im Kleinkindalter, sowie der Tod eines weiteren Bruders in der Präpubertät und der damit in Verbindung stehende Suizid der Mutter. Im stationären Setting konnte Frau T. durch eine pharmakologische und psychotherapeutische Behandlung stabilisiert werden, um anschließend eine hochfrequente und multimodale Behandlung an unserer Institutsambulanz fortzusetzen. Dort erhielt Frau T. in den folgenden Jahren eine störungsspezifische Kognitive Verhaltenstherapie und weitere, dem klinischen Verlauf angepasste therapeutische Elemente wie achtsamkeitsbasierte Körpertherapie, soziales Kompetenztraining, psychoedukative Verfahren, Entspannungstechniken sowie serielle Ohrakupunktur im Rahmen unseres naturheilkundlich-integrativen Gesamtbehandlungskonzeptes. Eine antidepressive Medikation war während der ersten Behandlungsjahre notwendig, konnte jedoch im Zuge der therapeutischen Fortschritte im Bereich der Selbstfürsorge und verbesserten Fähigkeit zur Selbstregulation dauerhaft beendet werden. In der therapeutischen Arbeit zeigten sich, neben den bereits genannten Belastungsfaktoren, weitere entwicklungs- und reifungsrelevante Bedingungen wie die Aufdeckung eines sexuellen Missbrauchs im Kindesalter (der sich trotz ausführlicher initialer Diagnostik erst im Rahmen der achtsamkeitsbasierten Körpertherapie demaskierte), die wachsende Belastung durch die Pflege einer zunehmend an Demenz erkrankenden Stiefmutter und finanzielle Sorgen. So ergab sich in der Zusammenschau ein komplexer, chronischer Verlauf mit wiederholten, schweren depressiv-ängstlichen Dekompensationen vor dem Hintergrund mehrerer traumatischer Ereignisse in der frühen Biografie.

Befund

Zu Beginn der im Folgenden beschriebenen Therapie litt Frau T. weiterhin unter einer mittelgradigen depressiven Symptomatik mit Konzentrationsstörungen, gedrückter Stimmung, generalisierten Ängsten, Freudlosigkeit, Antriebslosigkeit, Schuldgefühlen, unter einem negativem Selbstbild, Schlafstörungen und phasenweise auftretenden Suizidgedanken. Es zeigte sich in der jüngsten Zeit ein zunehmendes Überforderungserleben bei der Pflege der Stiefmutter, aber auch in den vielschichtigen familiären Konflikten. Aus dem Kontext ihrer Biografie heraus gelang es ihr nicht, sich ausreichend zu schützen und abzugrenzen. Im Beck-Depressions-Inventar (BDI) erreichte sie 37 Punkte, was einer schweren depressiven Symptomatik in der Selbstbeschreibung entspricht [...] Vorerfahrungen im Bereich Yoga oder Meditation bestanden nicht, sie war jedoch bei nachvollziehbarer Grundskepsis bereit, sich diesen Bereichen zuzuwenden. Sie gab an, konfessionslos zu sein, bezeichnete ihr eigenes Interesse an spirituellen Themen als mäßig und konnte sich nicht erinnern, einmal eine spirituelle Erfahrung gemacht zu haben. Sie bete zwar manchmal für andere, jedoch aufgrund von Minderwertigkeitserleben nicht für sich selbst.

Therapeutische Intervention
Die *Meditationsbasierte Lebensstilmodifikation (MBLM)* wurde als neues Therapiekonzept an der Klinik für Psychiatrie, Psychosomatik und Psychotherapie des Diakoniewerks Zschadraß entwickelt (Bringmann et al. 2020) und bahnt, neben anderen Wirkfaktoren, individuelle spirituelle Erfahrungen als Ressourcen in der Krankheitsbehandlung und als Katalysator der eigenen Entwicklung. Spiritualität als Wirkfaktor steht im psychotherapeutischen Kontext auf einer robusten Basis wissenschaftlicher Erkenntnis: Spiritualität oder Religiosität stellen überwiegend positive Prädiktoren für psychische und körperliche Gesundheit dar (Koenig 2015). Andererseits kann insbesondere eine spirituelle Praxis wie Meditation Erfahrungen hervorbringen, die Hoffnung, Vertrauen und Glauben vertiefen. Zwischen spiritueller Erfahrung, Praxis und ganzheitlicher Gesundheit bestehen reziproke und rekursive Beziehungen. So können die regelmäßige Verfeinerung der eigenen Praxis und die Vertiefung der Erfahrung langfristig eine Entwicklung bahnen, bei der die Krankheitsbewältigung in einen Gesundungsprozess übergeht und sich zunehmend und anhaltend eudaimonisches Wohlbefinden einstellt. Bis zu dem Punkt, wo sich das traditionell formulierte Ziel langjähriger spiritueller Praxis – die *visio dei* oder *unio mystica* – eröffnet.
Hier bietet die Meditationsbasierte Lebensstilmodifikation neue Ansätze, um eine tiefere Meditationspraxis zu ermöglichen und diese in einen der inneren Einsicht zugänglichen ganzheitlichen Kontext zu stellen. Ähnlich wie das erfolgreiche MBSR-Programm von John Kabat-Zinn besteht die Meditationsbasierte Lebensstilmodifikation aus acht wöchentlichen Modulen mit gruppen- und erfahrungsbasierten Inhalten, die durch tägliches, individuelles Training vertieft werden. Die Module zielen auf eine nachhaltige Änderung des Lebensstils hin. Grundlage dabei ist der achtgliedrige Pfad des klassischen Yoga nach Patanjali, eines spirituellen Weges, bei dem sowohl die altbewährten und inzwischen so populären körperlichen Yoga-Übungen eine Rolle spielen als auch eine an ethischen Prinzipien ausgerichtete Lebenspraxis, ein gesunder Lebensstil und Meditation mit spirituellen Mantras aufeinander aufbauen und sich gegenseitig ergänzen. Gemäß der Yoga-Philosophie behandelt die Meditationsbasierte Lebensstilmodifikation die »Tugenden« Gewaltlosigkeit, Wahrhaftigkeit, Nicht-Stehlen, Maßhalten, Nicht-Festhalten, Reinheit, Zufriedenheit, Selbstdisziplin, Selbststudium und Hingabe mit dem Ziel, selbst herauszufinden und zu entscheiden, welche Verhaltens- oder Sichtweisen im eigenen Leben zu innerer und äußerer Harmonie führen können. Dabei werden die Themen in der Gruppe vorgestellt, diskutiert und lebensnah individuell aktualisiert. Zwischen den wöchentlichen Gruppensitzungen erhalten die Teilnehmer themenbezogen zur Vertiefung Achtsamkeitsübungen. So werden beispielsweise zum Thema Gewaltlosigkeit Alltagsübungen bereitgestellt, die die Wahrnehmung eigener körperlicher Grenzen fördern, für negative Selbstattributionen sensibilisieren (intrapsychische Gewalt) und eine friedvollere Kommunikation durch den Ausdruck eigener Bedürfnisse unterstützen. Zum Bereich des gesunden Lebensstils gehört das Erlernen einer spezifischen Sequenz von Yogaübungen, die wirksam für die Behandlung von depressiven und ängstlichen Symptomen sind (de Manincor et al. 2015) und die zugleich ohne Verletzungsgefahr täglich zu Hause praktiziert werden können. Als Atemtechnik wird eine tiefe, gelenkte Bauchatmung (Ujjaii-Atmung) vermittelt. Zudem wird ein auf den Prinzipien der Traditionellen Indischen Medizin basierender Lebensrhythmus von Nachtruhe, Arbeits-, Übungs- und Mahlzeiten empfohlen (ordnungstherapeutischer Aspekt). Bei der Mantra-Meditation können die Teilnehmer ein Mantra aus einer Liste mit verschiedenen Mantras aus den fünf Weltreligionen auswählen. Bei der Meditation wird der Fokus zunächst auf die stille Rezita-

tion des Mantras gelegt, um den Strom von automatischen negativen Gedanken und Ruminationen zu entkräften. Mit zunehmender Meditationspraxis kann das Mantra in eine innere, tiefe Stille des Geistes ausklingen, die dann als transzendente Wirklichkeit Zentrum des Aufmerksamkeitsfokus wird. Auch während des Alltags kann die stille Rezitation zur Anwendung kommen, etwa zur Selbstregulation in belastenden Situationen. Aus Sicht der Yogatheorie dienen all diese aufeinander aufbauenden Techniken Folgendem: 1. Harmonisierung der intra- und interpsychischen Beziehungen durch ein tugendhaftes Leben, 2. Harmonisierung des Körpers und Rhythmik des Atmens durch Ernährung, Tagesrhythmus und achtsame Bewegung, 3. Harmonisierung des Geistes durch mentale Übungen mit einem klar definierten Ziel. In einem Prozess der Verfeinerung werden die Bewegungen des Geistes zur Stille gebracht als notwendige und hinreichende Bedingung zur Selbstrealisation.
Aus wissenschaftlicher Perspektive lassen sich anhand der einzelnen Komponenten der Meditationsbasierten Lebensstilmodifikation neben den spirituellen auch biologische, psychologische und soziale Wirkfaktoren für die Behandlung einer Depression identifizieren. So legen neue Studienergebnisse nahe, dass Meditation depressiogene epigenetische Prozesse positiv beeinflusst (Kaliman 2019). Auf neurophysiologischer Ebene erhöht Meditation sowohl lokale als auch systemische Biomarker der Neuroplastizität (Tang et al. 2015), reduziert autonome und endokrine Stressreaktionen und zerebrale Regionen der Affektregulation und Aufmerksamkeitskontrolle (Acevedo et al. 2016). Auf psychologischer Ebene wird Mantra-Meditation als eine Aufmerksamkeitstechnik interpretiert, die Selbstregulierung und Metabewusstsein fördert (Dahl et al. 2015). Dies ist hilfreich, um die bei Depressionen häufigen emotional-kognitiven Stressmuster wie Rumination, negative Kognitionen und Angstzustände zu lindern. Übersichtartikel und Metaanalysen haben in den letzten Jahren belegt, dass körperorientiertes Yoga eine wirksame Behandlungsoption für Patienten mit depressiven Störungen darstellt (Cramer et al. 2017; Klatte et al. 2016). Physiologische Mechanismen sind hier stimmungsverbessernde Prozesse, die im Zusammenhang mit einer stressreduzierenden und entzündungshemmenden Modulation des autonomen Nervensystems und der beteiligten neuroendokrinen Regelkreise stehen (Pascoe et al. 2017). Auch hier werden epigenetische Mechanismen diskutiert (Kanherkar et al. 2017).
Auf psychologischer Ebene wirkt sich körperorientiertes Yoga unter anderem positiv auf das Körperbewusstsein aus, erhöht die Achtsamkeit und führt zu Gefühlen der Verbundenheit, zu flexibleren Neubewertungen von Wahrnehmungen und verbessertem Coping (Caplan et al. 2013; Kishida et al. 2018). Die auf (zwischen-)menschlichen Tugenden beruhende Lebensethik des Yoga wird in der Meditationsbasierten Lebensstilmodifikation in einen psychotherapeutischen Kontext übersetzt, der für intra- und interpsychische Konflikte sensibilisiert, die so bearbeitet werden können. Tugendbasierte Behandlungen haben in den letzten Jahren vermehrt Einzug in den Fokus von Psychotherapie erhalten (Proctor 2018) und erweisen sich sowohl bei der Förderung von eudaimonischem Wohlbefinden als auch bei der Behandlung von Depressionen als wirksam (Jankowski et al. 2020; Ruini 2017). Aus Sicht des integrativen neurophysiologischen Modells von Gard et. al (2014) wirken in der Meditationsbasierten Lebensstilmodifikation verschiedene neuronale Mechanismen der Selbstregulation: Kognitive Funktionen, wie die Zielsetzung und der Handlungsabgleich von Tugenden, stellen cerebrale Top-down-Prozesse höher-hierarchischer Netzwerke dar, die negative Selbstbewertung, emotionale Überreaktionen und Rumination inhibieren. Körperorientiertes Yoga und Meditation hingegen hemmen als Bottom-up-Prozesse basale Netzwerke: vaso-pulmonale Gefäßkonstriktion, Entzündungsprozesse, Muskelspannung und Schmerzreaktionen.
Zusammenfassend geht die Meditationsbasierte Lebensstilmodifikation in ihrem Ansatz über die sogenannte Dritte Welle der Verhaltenstherapie (Achtsamkeit, bewusste Lenkung

der Aufmerksamkeit auf die Erfahrung des gegenwärtigen Augenblicks) hinaus und sieht sich als Vertreter neuerer Entwicklungen, die insbesondere die Förderung (zwischen-)menschlicher Tugenden zum Kern haben, die Stärken und Resilienz im Sinne der Positiven Psychologie fördern (Loslassen anhaltend belastender Erfahrungen), den Körper in den individuellen Bewusstwerdungsprozess miteinbeziehen (Embodiment) und ausdrücklich spirituell sind (Meinlschmidt & Tegethoff 2017; Van Gordon & Shonin 2020).

Verlauf
Bei Frau T. sahen wir die Meditationsbasierte Lebensstilmodifikation (MBLM) als eine sinnvolle Erweiterung der bisher erfolgten Therapien indiziert. Insbesondere sollte den komplexen traumatischen Erfahrungen in ihrer Biografie im Rahmen eines auf Lebensstiländerung ausgerichteten, strukturierten Therapieprogramms mit den genannten Wirkfaktoren ein tragfähiger Gegenpol in der Lebensgegenwart und für die Zukunft erschlossen werden. Frau T. nahm regelmäßig an den Gruppensitzungen des MBLM-Programms teil und entwickelte während des achtwöchigen Kurses eine sehr regelmäßige, intrinsisch motivierte Übungspraxis in allen […] Bereichen. Zugleich war sie zeitweilig überfordert, wenn durch die Aktualisierung biografischer Inhalte eine hohe emotionale Intensität entstand, sowie anfangs bei der Meditation durch Konzentrationsstörungen und intrusive Gedanken. Hier musste therapeutisch in den ersten Wochen eine aktive Entlastung vorgenommen werden, sodass Frau T. ihr eigenes Tempo fand und nur innerhalb ihrer eigenen Möglichkeiten die Übungen und Inhalte zwischen den Gruppenterminen vertiefte. Trotz ihrer langjährigen Therapieerfahrung führte die Teilnahme an MBLM zu einer grundlegenden, teils für sie erschütternden Reflexion ihrer Lebensweise *(»ich stelle vieles infrage, was ich jetzt, […] ja eigentlich mein ganzes Leben so durchlebt habe«)* und einer Suche nach neuen Antworten *(»habe dadurch auch immer mehr Fragen an mich und an mein Rundherum, also es hat mich auch sehr verunsichert, muss ich sagen, aber nicht unangenehm«)*. Mehr Gelassenheit war ein zentrales Thema der selbst berichteten, therapiebedingten Veränderungen und beruhte einerseits auf einem gestiegenen Gefühl der inneren Ruhe (»das einfach bei mir bleiben, ruhig bleiben«), andererseits auf bewusster Abgrenzung *(»habe mich auch bewusster zurückgezogen, habe auch selbst Termine abgesagt, die ich zugesagt habe«)* und Akzeptanz *(»Und jetzt ist es eben so, dass ich ihr sage: ›Mutti, dann habe ich das wahrscheinlich falsch verstanden‹, ich weiß zwar, dass es nicht so ist, aber ja, ich merke, da geht es ihr besser«)*. Ein weiteres, von Frau T. genanntes Thema war ein bewussteres Erleben des Alltags in Bezug auf sich selbst *(»Ich höre jetzt noch mehr in mich hinein«)*, der eigenen Präsenz im Moment *(»Ich war dann fertig [mit dem Meditieren] und musste Blumen gießen und ich habe meine Blumen anders gegossen«)* und im Umgang mit anderen *(»wo früher vieles abgestumpft war, so dieses nebenher. Man geht bewusster aufeinander zu«)*. Durch die Beschäftigung mit den lebensethischen Empfehlungen des Yoga konnte sie die Übereinstimmung zwischen Gefühlen und Anschauungen mit dem Handeln und Verhalten als wichtige Voraussetzung für inneren Frieden als neues Ziel formulieren *(»ja, dieses mit mir im Reinen sein, mit mir im Frieden sein, das ist für mich eine ganz wichtige [Sache] … das wird für mich eine Lebensweisheit. Mit mir endlich in Frieden sein!«)*.
Wie sich bereits in den genannten Beispielen andeutet, bezog sich durch die Erfahrungen in den acht Wochen das Thema der »friedvollen Harmonie«, nicht nur auf egozentrierte Inhalte. Beispielsweise fand eine intensive Auseinandersetzung mit dem eigenen Verzehr von Fleisch statt, in der auf das Tierwohl ausgerichtete kognitive *(»man verbindet das eigentlich mit diesem: Leben und leben lassen«)* und affektive Komponenten *(»ich sehe immer diese Tiere vor mir, […] ja, dieses Lebewesen«)* zu einer vegetarischeren Ernährungsweise führten *(»das ist innerhalb kürzester Zeit so geschrumpft […], ich will das eigentlich gar nicht mehr«)*.

Dabei ist anzumerken, dass eine vegetarische Kost keine Empfehlung innerhalb der Therapie war, sich diese aber unter Umständen aus den Themen der Gewaltlosigkeit oder des Nicht-Stehlens (z. B. des natürlichen Lebens des Tieres; der übermäßigen Ressourcen, die für die Tierhaltung aufgewendet werden) als sinnstiftend darstellt. Eine weitere spirituelle Entwicklung zeigte sich im Bereich der Akzeptanz und Achtung gegenüber anderen Menschen. Hier führte Frau T. die Beziehung zur demenziell erkrankten Stiefmutter an, bei der es in der Beziehung auf beiden Seiten zu einer Entlastung kam, indem Frau T. nicht mehr auf eigene Bedürfnisse (z. B. die Anerkennung der eigenen Wirklichkeit, wie im oben angeführten Beispiel) beharrte, sondern die veränderte Persönlichkeit ihrer Stiefmutter im Rahmen der Erkrankung zunehmend akzeptieren konnte. Auch in der Beziehung zu ihrem Ehemann konnte Frau T. durch die ethischen Prinzipien des Yoga mehr Achtung entwickeln *(»ich denke mal, das hat mit Ethik zu tun. Das ist diese Achtung voreinander«)*. Dadurch erlebte sie weniger impulsives Verhalten, größere Gelassenheit bei sich selbst und anderen gegenüber und mehr Humor in der Kommunikation mit ihrem Partner *(»es ist ein anderes Miteinander. Man lacht mehr gemeinsam, als was vorher war«)*.

Angeregt durch die Therapie bewegte Frau T. auch die eigene Glaubensfrage *(»da habe ich [mir] gesagt: Glaubst du an Gott?«)*. Sie beschrieb, dass durch die schweren Erfahrungen ihres eigenen Lebens und der Gewalt, die von bestimmten Glaubensrichtungen ausgingen, ihrerseits Zweifel bestünden. Andererseits machte sie in der Meditation neue Erfahrungen, die sie aufgrund ihres transzendenten Charakters teilweise nur schwer in eigenen Worten ausdrücken konnte. Zum einen besaßen die von ihr erlebte Desidentifikation *(»also die [Suizid-]Gedanken habe ich ja öfter, […] da habe ich gesagt: Stopp, da konnte ich eben schon auf dieses Mantra zurückgreifen«)* und die Zentrierung durch die Meditation *(»dieses Mantra ist für mich stimmiger, also das bringt mich irgendwie mehr zur Ruhe, als in die Kirche gehen und zu beten«)*, keine religiöse oder spirituelle Färbung. Zum anderen beschrieb sie angesichts eines Symbols, das ihr vor dem inneren Auge erschien, die Erfahrung von großer Weite *(»Ich sehe das Symbol und ich sehe Weite […] das Symbol ist inbegriffen wirklich mit Sternen im Universum, wo ich sage, dieses Laufen, die Weite, dieser Weitblick, also das hält mich richtig fest«)*. Diese Erfahrung von »symbolisierter Weite« spiegelte sich in ihrem Inneren wider und erzeugte die präverbale Erkenntnis, dass diese Weite des inneren Raumes in ihr selbst war oder aus ihr selbst heraus entstand *(»das kommt ja von innen her, dieses … dieses … diesen Weitblick, dieses … diese Ausstrahlung … dieses bei sich bleiben … hat eine Bedeutung«)*. Die Erfahrung einer sprachlich kaum fassbaren Weite in der Spiegelung ihres eigenen Bewusstseins schrieb sie nicht verbal einer Göttlichen Präsenz zu, wohl aber dem unbestimmten Gefühl, dass *»da ja irgendwo irgendetwas sein muss«*.

In der quantitativen Auswertung zeigte sich eine deutliche Reduktion der selbst eingeschätzten Depressivität: Im Beck-Depression-Inventar ergab sich nach vier Wochen noch eine Punktezahl von 20 und nach acht Wochen eine Punktezahl von 15 gegenüber dem Ausgangswert von 37. Dieser Wert blieb auch sechs Monate nach Beginn der Intervention konstant und entspricht einer leichten Depression in der Selbstbeschreibung, die im Gegensatz zum Ausgangsbefund auch mit der klinischen Einschätzung übereinstimmte. In einem Fragebogen zu verschiedenen Aspekten von Spiritualität (Büssing et al. 2007b, 2016) zeigte sich nach acht Wochen in zwei Subskalen eine Steigerung der Ausgangswerte, die sich bis zur Nachuntersuchung nach sechs Monaten noch weiterentwickelte (religiöse Orientierung: 35,7 %, 50,0 %, 64,3 %; Suche nach Einsicht/Weisheit: 66,7 %, 70,9 %, 75,0 %).

Die klinische Beurteilung durch die Therapeuten deckte sich in wesentlichen Punkten mit der im vorigen Abschnitt beschriebenen subjektiven Darstellung von Frau T. Es waren mehr Lebensfreude und ein deutlicher Rückgang der Depressivität vor dem Hintergrund des Erwerbs neuer Kompetenzen und Ressourcen im Bereich Selbstregulation und Selbstwirksamkeit zu beobachten. Darüber hinaus stellten die neuen Inhalte der Therapie eine inspirierende Kraft im Leben von Frau T. dar, die sie zu einer kontinuierlichen Praxis von Yoga, Meditation und der Lebensethik weit über den achtwöchigen Zeitraum hinaus motivierte. Dabei beeindruckte angesichts der Komplexität des Krankheitsbildes die große Offenheit und Konsequenz in der Umsetzung, die wir nicht zuletzt der Neuartigkeit und der Tiefe der gemachten Erfahrungen zuschreiben.

Diskussion
Anhand dieses Falles wird deutlich, wie eine regelmäßige ganzheitliche spirituelle Praxis einerseits gesundheitsfördernde Wirkungen entfaltet und andererseits auch zu spirituellen Erfahrungen führen kann, die wiederum die Praxis selbst positiv beeinflussen und z. B. für anhaltende Motivation und tiefere Auseinandersetzung mit sich selbst sorgen. Bemerkenswert an diesem Fall ist die Tatsache, dass trotz langjähriger, störungsspezifischer Therapie noch einmal eine neue und andere grundmenschliche Ressource im therapeutischen Prozess erreicht werden konnte. Hier zeigt sich die Kraft des integrativen Ansatzes in der Meditationsbasierten Lebensstilmodifikation (MBLM), in der neben der körperlichen, kognitiv-emotionalen und sozialen Ebene die spirituelle Ebene einen gleichwertigen Schwerpunkt darstellt und in einem alltagsnahen Konzept mit kontinuierlicher Übungspraxis umgesetzt wird. Bemerkenswert ist, dass dieses Behandlungskonzept bei Frau T. trotz nachvollziehbarer anfänglicher Zweifel und mäßigem Interesse an Spiritualität zur Wirkung kam. Angesichts eines spirituellen Weges sind Untersuchungszeiträume von acht Wochen bzw. sechs Monaten zu kurz, um zu beurteilen, ob und wie der gesetzte Impuls sich in eine eigenständige Bewegung fortsetzt oder ob seine Kraft bei ausbleibender regelmäßiger Praxis allmählich verblasst. Die eigenständige Motivation von Frau T. zu Yoga und Meditation ist jedoch ein gutes prognostisches Zeichen. Ebenfalls wird an diesem Fall deutlich, dass eine spirituelle Öffnung auch zu einer großen Verunsicherung im Bezugsrahmen des bisherigen Lebens führen kann und daher ein feinsinniges therapeutisches Augenmerk erforderlich ist, um auf ungünstige psychopathologische Entwicklungen rechtzeitig zu reagieren.

Wir sehen an diesem konkreten Fall, wie eine meditativ-spirituelle Praxis, in diesem Fall ein Yoga-Programm mit regelmäßiger Übung, zusätzlich zu einem therapeutischen Ansatz Vertiefungen und Einsichten ermöglicht, die durch Therapie alleine nicht so leicht erreicht werden können. Manchmal beschleunigt eine parallele Meditationspraxis einfach den therapeutischen Prozess. Vor allem finde ich sehr beeindruckend, wie ein Mensch, der eigentlich kein besonderes intrinsisches Interesse an diesen Themen hat, durch eine konsequente Praxis, die durch ein ambulantes Programm angeboten wird, plötzlich neue Bereiche, Themen und Einsichten für sich entdeckt, ohne dass irgendein missionarisches Anliegen oder Bekehrungselement dahinterstehen würde, da das Programm von der Klinik ausschließlich unter therapeutischen Gesichtspunkten entwickelt und angeboten wurde.

Der Fall illustriert, was die therapeutische Erfahrung vielfach lehrt und was ich bereits skizziert habe: Meditativ-kontemplative Praxis parallel zu einer Psychotherapie, oder in diesem Fall im Anschluss an eine Therapie, kann sehr hilfreich sein, den therapeutischen Prozess zu vertiefen oder beschleunigen.

Das können wir ebenfalls in folgendem Fallbeispiel 9-7 sehen. Der Fall stammt, ebenso wie die Fallbeispiele 9-4. und 9-5, aus der Praxis von Dipl. Psych. Theo

Fehr. Diesmal ist es aber der Selbstbericht eines Patienten. Die Vorgeschichte raffe ich hier in eigenen Worten.

Es handelt sich um den Partner einer Patientin, die in der Praxis früher schon erfolgreich behandelt wurde. In der Partnerschaft kriselte es. Der Partner erlaubte sich einen Seitensprung, was ihn in psychische Bedrängnis und in die Therapie zu Theo Fehr brachte, den er schon durch die Behandlung seiner Partnerin kannte. Dieser diagnostizierte eine Belastungsstörung, eine generalisierte Angststörung, Zwangsgedanken und Zwangshandlungen sowie eine Essstörung, da der Patient durch extrem starke sportliche Aktivität – mehrmalige Marathon-Läufe pro Woche – und die damit verbundene zwanghafte Achtung auf Nahrung aufgefallen war. Er fühlte sich in seinem Job unwohl und der Seitensprung belastete ihn. Der Therapeut empfahl dem Patienten, die vedische Meditation zu erlernen, was dieser auch tat. Anschließend, so der Bericht des Therapeuten, ging die Therapie rasch voran, die sich nach der Erledigung der akuten Belastung den Entwicklungsthemen zuwandte, die Grundlage des Perfektionismus sind. Im Laufe der Therapie verbesserten sich sowohl seine Situation in der Firma als auch die Partnerschaft entscheidend. Nach etwa einem Jahr wurde die Therapie erfolgreich und einvernehmlich beendet. Aus Sicht des Therapeuten hatte die Meditation einen entscheidenden Anteil an der zügigen und positiven Entwicklung des Klienten. Hier nun die Geschichte.

Fallbeispiel 9-7

Eigenbericht eines Patienten
(Fall von Dipl. Psych. Theo Fehr)
Vor rund neun Jahren ist meine Partnerin seelisch erkrankt. Geplagt von Angstzuständen und Panikattacken hat sie sich in eine Therapie begeben. Hier hat sie die ersten Berührungen zur vedischen Meditation (Transzendentale Meditation) gehabt […] Sie hatte neue Lebensfreude und Ausgeglichenheit für sich gewonnen. Immer und immer wieder wollte sie mich ebenfalls dazu bewegen, dass die Meditation ein Teil in meinem Leben wird. Ich verneinte jedoch strikt und fragte mich: »Warum sollte ich es auch tun? Es ist alles in Ordnung.« Ich habe mich zu jedem Zeitpunkt der folgenden Jahre als Alphatier der Familie empfunden. Mittlerweile hatten wir zwei Kinder und ich war derjenige, der für das Wohl unserer vierköpfigen Familie sorgte, übereifrigen Einsatz auf der Arbeit zeigte, sich in einem Abendstudium weiterbildete und zu guter Letzt durch ein Marathontraining körperlich stark gefühlt hat. Mein Umfeld bewunderte meine Leistung und damit fühlte ich mich zufrieden […] Um unseren engmaschigen Alltag zu meistern, entwickelten meine Partnerin und ich ein hervorragendes Zusammenspiel […] Doch mehr und mehr spürte ich, dass ich von meinem Leben getrieben war. Es bestand keine Zeit zum Durchatmen geschweige denn für die Partnerschaft sowie Zweisamkeit. Von meiner Partnerin wurde ich schon lang nicht mehr als liebender Ehemann empfunden, gegenseitig herrschte Zorn und Kühle. Wir haben uns aus den Augen verloren, verstummten und versteinerten. Schlussendlich verschloss ich mein Herz in einem Tresor. Jede Entscheidung wurde emotionslos, rational, verkopft entschieden. So auch der Wille, mich einer anderen verheirateten Frau zuzuwenden, bis hin zum Austausch von Körperlichkeit und Empfindungen von Zuneigung aufflammen zu lassen. Der Versuch, Emotionen hervorzurufen, gelang mir, ich fühlte mich in ihrer Gegenwart wohl und als Mensch – nicht als Maschine – gesehen. Der Kontakt zu dieser Frau wurde

weniger bis hin zur einvernehmlichen Verabschiedung, so lautete unser Deal. An einem schönen Sommermorgen, der Seitensprung lag drei Monate zurück, wachte ich durch Nervosität, Unruhe, Panik und Herzrasen auf. Ich richtete mich auf, atmete durch und erzählte meiner gerade wachgewordenen Partnerin von dem Seitensprung. Für meine Ehefrau und mich brach die Welt zusammen [...] Ich war mit einem Mal emotional im Chaos, voller Schuldgefühle und körperlich schwach. Von dem großen »EGO« war keine Spur mehr. Ich empfand mich zart und hilfebedürftig. Der ganze familiäre sowie berufliche Druck, immer mehr Leistung zu erbringen [...] ließen mich von jetzt auf gleich in ein tiefes Loch fallen. Starker Gewichtsverlust, wenig, unruhiger Schlaf, Herzrasen, Ruhelosigkeit, Angstzustände waren mein neues Dasein. Meine Partnerin, welche trotz des Seitensprungs zu mir hielt, empfahl mir nun, professionelle Hilfe zu suchen. Ich rief in der uns vertrauten Praxis an und bat um einen Termin. Meine erste Wahrnehmung in der Praxis waren Ruhe und Geborgenheit. Ich öffnete mich binnen Minuten und weinte Wasserfälle. Die Schuldgefühle haben mich zerrissen und zugleich beschämt. Sehr schnell wurden mir neben der psychologischen Therapie, welche erst aus Einzel- und dann aus Gruppengesprächen bestand, das Erlernen der vedischen Meditation und das »Coherent Breathing« empfohlen. Nach einem ersten einführenden Vortrag zur Meditation war mir klar, dass ich mir dies zusätzlich als Methodik (so sah ich es anfänglich) aneignen möchte. Bereits beim zweiten Termin des Meditationskurses und einigen durchgeführten Meditationen erlangte ich Stück für Stück Klarheit und beschloss als Erstes, meinen damaligen stressgeplagten und nicht zufriedenstellenden Job hinter mir zu lassen. Ich ging mit diesem Tag nie mehr dorthin. Es folgte die Kündigung. In kleinen Schritten »ent-wickelte« ich mich aus den von mir straff geschnürten Seilen. Die drei für mich zusammenhängenden Bausteine dieser Therapieform ließen meine Entwicklung voranschreiten und mich auf verschiedenen Ebenen wachsen. Die Gruppengespräche verhalfen mir im regen Austausch mit den Teilnehmern [...] innige Unterhaltungen zu führen. Hierbei haben wir offen, transparent und unverblümt über unsere Gefühle, Erfahrungen, Ängste und Beschwerden gesprochen [...] Hier konnte ich durch die unterschiedlichen Blickwinkel und Ansätze auf meine Situation meine Gedankengrenzen aufbrechen und loslassen. Das waren tolle bereichernde Abende und vor allem habe ich mich sehr geborgen und immer warmherzig empfangen gefühlt.

Die Einzelgespräche hatten ebenfalls einen intensiven Charakter. Wir durchleuchteten hier einige meiner Lebensbereiche und haben für mich geeignete Bewältigungsstrategien angewendet.

Wie bereits erwähnt, hatte die regelmäßige Meditation vorerst eine körperlich und seelisch heilende Funktion. Ich konnte besser schlafen, meine Ruhelosigkeit veränderte sich in Ausgeglichenheit und meine Fröhlichkeit kehrte zurück. Doch aus heutiger Sicht hat die Meditation einen viel größeren Effekt für mich, sodass es nicht nur ein Werkzeug, sondern eine Lebensphilosophie geworden ist. Meine Betrachtung auf das Leben, die Menschen und die Natur ist offen, uneingeschränkt und vorurteilsfrei. Ich lasse die Dinge einfach auf mich zukommen und plane nicht immer alles im Detail. Meine erste tief gehende Erfahrung in der Meditation war an einem Wintermorgen, an dem ich die Meditation wie gewohnt praktizierte. Ich war wie ausgeschaltet, transzendierte. Ein Gefühl von Raum- und Zeitlosigkeit, wie ich hinterher feststellte. Ich saß über einen längeren Zeitraum einfach nur da [...] Im Anschluss fühlte ich mich so energetisch, dass ich hätte Bäume ausreißen können. Ich suchte mir sofort einen neuen Job, einen, der mich mit Freude erfüllt und mir Spaß macht. Am Ende hatte ich drei Jobangebote und war in der Position, wählen zu dürfen. Diesmal entschied nicht meine Vernunft, meine Rationalität, sondern mein Herz. Super Gefühl. Mit der Zeit erschlossen sich neue Richtungen für mich, dabei schaue ich stets nach links, nach rechts, nach vorne und nach hinten und wähle dann die Richtung. Vergleichbar mit einem

> Lebenswegweiser ohne Ziel. Dabei erhalte ich kleine Zeichen, die ich wahrnehme und für mich interpretiere. So auch die Mitteilung auf meinem Handy über ein neues Lied, welches ich mir anhören sollte. Der Titel lautete »Movement« (Bewegung). Ich hörte mir den Song an und konnte mich mit einigen Aussagen, wie »You're movin' without movin« identifizieren [...] Am gleichen Tag fuhr ich mit dem Auto, um unsere Kinder von Freunden abzuholen. Ich stand an einer roten Ampel und betrachtete das Autokennzeichen des vor mir stehenden Fahrzeugs.
> MO-VE-1005. Das Kennzeichen zeigte mir wieder das Wort »move« und die Zahl war das Datum, an dem meine Partnerin und ich uns kennengelernt hatten. Ich erzählte erstaunt meiner Partnerin davon und daraus resultierten viele offene Gespräche, in denen wir uns neu kennengelernt haben, wir viel lachten, uns neu entdeckten, unsere Wünsche und Bedürfnisse äußerten und zeitgleich beschlossen, Erwartungshaltungen uns gegenüber abzulegen. Wir verstanden, dass wir unser Glück nicht vom anderen erwarten können, sondern jeder Einzelne selbst dafür sorgen muss.
> [...] Ich bin sehr dankbar dafür, dass ich diese Entwicklung in dem Unternehmen erleben darf. Ich arbeite weiterhin mit viel Engagement, doch mit Spaß. Meinen krankhaften Ehrgeiz habe ich hinter mir gelassen.
> Inzwischen führen meine Ehefrau und ich ein liebevolles und wertschätzendes Miteinander. Wir akzeptieren und respektieren unsere Individualität. Unser Alltag ist immer noch sehr strikt und organisiert, dennoch haben wir unseren Umgang damit verändert und betrachten es als Chance. Wir nehmen uns Auszeiten zu zweit oder genießen unsere Familienzeit. Zudem räumen wir uns (jeder für sich) unsere eigene Freizeit für Aktivitäten wie Sport, Treffen mit Freunden oder einfach auch nur Ruhephasen ein.
> Ich bin dankbar dafür, die Erfahrung auf spiritueller Ebene erleben zu können und auch die Art der psychologischen Therapie durchlebt zu haben. Hier ist eine Balance zwischen Rationalität und Emotionalität entstanden [...]

Dieser Patientenbericht enthält einige bemerkenswerte Details. Wir sehen, wie aus Sicht des Patienten aus der Retrospektive die Meditation und die Erfahrungen mit ihr an Bedeutung gewinnen, aber auch, wie wichtig die Unterstützung durch die Meditationsgruppe war. Das ist, nebenbei gesagt, in allen Traditionen von großer Bedeutung. Spiritualität ist nicht nur Privatsache, sondern zeigt sich in und für eine Gemeinschaft, die gleichzeitig auch wieder unterstützend ist. Das wird in diesem Bericht sehr deutlich. Außerdem zeigt sich die Bedeutung vertiefter spiritueller Erfahrungen. Sie haben das Potenzial, Menschen zu verwandeln, vor allem dann, wenn der Wandlungsprozess auf psychologischer Ebene unterstützt wird. Für jemanden, der sich anfangs selbst als stark zwanghaft, leistungsorientiert und kontrolliert beschreibt, ist die Wandlung hin zu mehr Offenheit, Fluidität und der Fähigkeit, das Leben zu nehmen, wie es kommt, bemerkenswert. Was ich an diesem Bericht interessant finde, ist das Entdecken einer *Synchronizität.* Wir werden im Kapitel 10.2.2 noch ausführlicher darauf zu sprechen kommen, daher hier nur kurz: Offenkundig ist das »*zufällige*« Sehen eines Autokennzeichens, die Wortbedeutung »*move – bewege*«, die vorher durch ein »*zufälliges*« Entdecken eines gleichnamigen Liedes vorbereitet wurde, von besonderer Bedeutung. Denn der zweite Teil des Autokennzeichens enthält »*zufällig*« die Bestandteile des Kennenlerndatums. So entsteht Bedeutung, die Beziehung neu zu ordnen: »*Bewege die Beziehung*«, könnte man vielleicht übersetzen.

Ein solches Zusammentreffen von äußeren, physikalischen Ereignissen, die an sich zufällig sind, mit inneren, psychologischen Situationen, die das äußere Ereignis dann mit Bedeutung versehen, hat C. G. Jung als »*Synchronizität*« bezeichnet, als ein regelhaftes, aber nicht kausales Entsprechen der äußeren Wirklichkeit mit einer inneren Situation. Solche synchronistischen Ereignisse sind in Psychotherapien häufig. In einer empirischen Untersuchung hat sich gezeigt, dass sie oft entweder einen fortgeschrittenen Zustand anzeigen oder an einem Engpass zu einer nötigen Veränderung und einem neuen Schritt Anlass geben (Reefschläger 2018). Es scheint auch eine Konsequenz vertiefter spiritueller Praxis zu sein, dass sich die »*Ordnung*« der Außenwelt entsprechend innerer Nöte und Bedürfnisse konstelliert. Manche Autoren sehen so etwas gerne als Zufall und Hyperselektion unserer Wahrnehmung. Andere wiederum sehen darin Spuren oder Botschaften des Transzendenten oder Fingerzeige Gottes oder des Heiligen Geistes. Und am Ende ist die Jungsche Analyse einer Synchronizität ein erster Schritt hin zu einer eher spirituellen Naturbetrachtung, die aber dann gleichzeitig zu einer Naturalisierung der Religion führt, wie ich anderweitig ausführlicher dargestellt habe (Walach 2020b).

Wir haben in diesem Abschnitt einen weiten Bogen geschlagen. Er hat hoffentlich gezeigt, dass spirituelle Praktiken, vor allem aus der Meditationstradition kommende – Achtsamkeit, fokussierende Meditation, Mantra-Meditation – therapeutisch in unterschiedlicher Weise hilfreich sein können. Zum einen wurden eigenständige Therapiekonzepte entwickelt, etwa die achtsamkeitsbasierten Trainings. Zum anderen wurden eigene therapeutische Konzepte entwickelt, wie das DBT-Programm für Borderline-Patientinnen. Meditation kann außerdem parallel und ergänzend zu psychotherapeutischen Verfahren eingesetzt werden. Wie das konkret geht, haben Fallgeschichten illustriert.

Wir übersehen bei der Nützlichkeit solcher Praktiken für die Therapie gerne, dass sie möglicherweise auch eine wichtige Ressource für Therapeuten sein können. Diesem Thema will ich mich nun zuwenden.

9.5 Spiritualität als Ressource für Therapeuten

9.5.1 Burn-out bei Therapeuten und Prävention durch Achtsamkeit und Meditation

Burn-out gehört mittlerweile sowohl zu den anerkannten Berufskrankheiten und psychischen Störungen im Allgemeinen (Braun et al. 2019) sowie bei Psychotherapeuten im Speziellen (Burisch 2006; Zarbock et al. 2015). Wesentliche Elemente dieses Syndroms sind vor allem emotionale Erschöpfung, aber auch eine Unfähigkeit, für sich selbst ausreichend zu sorgen, die bis zu einer kompletten Derealisation reichen kann, zu Zynismus, Ablehnung und harten Gefühlen gegenüber Klienten und Patienten und nicht zuletzt sich selbst gegenüber. Das resultiert meistens in körperlichen Symptomen wie Schlaflosigkeit, einer Überaktivierung der Stressachse bis zu deren Erschöpfung, an deren Ende dann die Unfähigkeit steht, überhaupt noch irgendetwas zu tun. Bei Psychotherapeuten spielt vor allem die emotionale Erschöpfung, auch »*Compassion Fatigue – Mitgefühlserschöpfung*« eine Rolle, also die Unfähigkeit, sich innerlich dazu aufzuraffen, nochmals jemandem zuzuhören, ihm Mitgefühl oder Empathie entgegenzubringen.

Mitgefühl, Mitleid und Empathie – Eine wichtige Unterscheidung

Wir differenzieren in der Regel kaum zwischen Mitgefühl, Mitleid und Empathie. Aber diese Unterscheidung ist zentral für eine gute Prävention von Burn-out und emotionaler Erschöpfung. *Empathie*, die Fähigkeit, sich in einen anderen Menschen einzufühlen und gewissermaßen dessen Innenleben mitzuerleben oder mitzufühlen, ist ein wichtiger Schlüssel zum Verständnis anderer Menschen. Wenn dies vor allem kognitiv geschieht, sprechen wir auch oft von Perspektivenübernahme (Steins & Wicklund 1996): Wir übernehmen die kognitive Sicht der anderen und sehen die Welt mit ihren Augen. In diesem Sinne haben auch bestimmte psychopathische Persönlichkeiten »Empathie«, nämlich die Fähigkeit, innere und äußere Schritte anderer Menschen zu antizipieren und diese manipulativ in ihre eigenen Ziele zu integrieren. Einer solchen rein kognitiven Empathie oder Perspektivenübernahme fehlt aber das Gefühl. Gute Psychotherapeuten zeichnen sich oft dadurch aus, dass sie eben auch die Gefühle der Fragmentation, der Entfremdung, der Verzweiflung in sich nachempfinden können, ja sogar selbst empfinden, als würde ein Ton, der anderswo angeschlagen wurde, an einem Instrument Resonanz auslösen und dort die entsprechende Saite zum Schwingen bringen. Diese emotionale Resonanz wird in unserer Sprache häufig als *Mitleid* bezeichnet. Sie kommt zum Tragen, wenn wir uns etwa vom Bild eines hungernden Kindes im Fernsehen rühren lassen und eine Geldspende veranlassen oder wenn wir einem Bettler aushelfen, weil uns sein elender Zustand rührt. In all diesen Fällen spüren wir in uns etwas von dem Gefühl oder dem Elend, das den anderen befallen hat, zumindest ansatzweise. Und diese Fähigkeit ist eine wichtige Basis therapeutischer Arbeit: Sie ermöglicht inneres Verständnis und bildet so die Grundlage für eine Beziehung besonderer Art. Sie hilft uns, auch diagnostisch zu verstehen, was im Bewusstseinsfeld der Klientin geschieht.

Diese Fähigkeit äußert sich nun in zwei sehr unterschiedlichen psychologischen Prozessen: Zum einen geschieht sie auf eine Art, in der wir selbst diese Gefühle in uns richtiggehend erleben. Wir sind dann eben auch elend, traurig, wütend, verlassen. Was immer eben beim Klienten passiert, geschieht auch in uns. Das ist emotionale *Empathie*, oder vielleicht besser *Mitleiden*. Wir erleben und erleiden, was die Klientin erlebt und erleidet. Vielleicht in abgeschwächter Form, aber eben auch ähnlich. Hingegen ist *Mitgefühl* ein offenes Aufnehmen des Leidens der anderen, ohne dass wir selbst in dieses Leiden gestürzt werden. Wir bleiben in einer inneren Ruhe, sehen, »*bezeugen*« das Leid der Klienten, wissen auch, wie es um sie bestellt ist, weil wir es an uns heranlassen. Wir tun dies aber in einer Art und Weise, die uns selbst nicht mit ins Leiden stürzt. Wir können also durchaus unser Verständnis, unser Mitgefühl empfinden und kommunizieren, ohne selbst vom Gefühl der Klientin überwältigt zu werden.

Ich will im Folgenden ein Beispiel und ein paar Forschungsbefunde verwenden, um das zu illustrieren.

Mitleid lässt sich vergleichen mit einem Rettungsschwimmer, der einem Ertrinkenden zu Hilfe kommen will, aber sowohl seine Fähigkeiten überschätzt als auch die Strömung und die Verzweiflung des Ertrinkenden unterschätzt. Er kommt dem Ertrinkenden mit viel Enthusiasmus entgegen, wird aber in dessen Nähe von der Panik des Ertrinkenden erfasst, verliert seine eigene Kompetenz und wird entweder vom Ertrinkenden so behindert, dass er mit ihm untergeht, oder dass er sich aggressiv von diesem distanzieren muss, um nicht selbst unterzugehen. Mitgefühl lässt sich vergleichen mit einem Rettungsschwimmer, der sehr wohl die Gefahr sieht, aber auch um seine Kompetenz weiß und der darum auch aus einer überschauenden Perspektive die verzweifelten Anklammerungsmanöver des Ertrinkenden kennt, antizipiert und, ohne sich und dem Ertrinkenden zu schaden, so ausschaltet, dass er dem Ertrinkenden Sicherheit gibt, sodass sich dessen Panik legt und er auch selbst kompetent zu dessen Rettung beitragen kann.

Tania Singer hat in ihrer großen Ressource-Studie den Unterschied zwischen diesen Modi zeigen können. In dieser Studie lernten Personen ohne Meditationserfahrung verschiedene Formen der Meditation in unterschiedlicher Reihenfolge. Eine Meditationsform war dabei die *Metta-Meditation* oder die *Meditation der liebenden Güte*. Diese Meditationsform, die aus der buddhistischen Tradition kommt, hat das Ziel, Mitgefühl zu entwickeln und zu stärken. In dieser Studie zeigte sich, dass sich Mitgefühl neurophysiologisch von Empathie oder Mitleid trennen lässt. Während Empathie oder Mitleid eher selbstbezogene Emotionen und neuronale Strukturen aktiviert, die mit Schmerzwahrnehmung verbunden sind, aktiviert Mitgefühl eher Gefühle und Gehirnareale, die mit Liebe und verbindenden Regungen assoziiert sind (Klimecki et al. 2013; Singer & Klimecki 2014). Ein zentrales Element beim Mitgefühlstraining ist es, zum einen positive Gefühle bei sich selbst zu erzeugen und zu halten und sich zum anderen nicht von negativen Emotionen überschwemmen zu lassen, sondern die wohlwollend beobachtende Position beizubehalten. Während die Mitleids-Komponente von Empathie tendenziell gefährlich ist, ist Mitgefühl hilfreich.

Empathie ist vielleicht der Überbegriff und ein allgemeiner Ausdruck unserer menschlichen Fähigkeit, uns in andere einzufühlen, deren Welt zu verstehen und uns von deren Leiden und Freuden berühren zu lassen. Sie ist die Basis für die eminent soziale Seite von uns Menschen. Sie erscheint in zwei unterschiedlichen Formen: Eine Form ist tendenziell für Therapeuten gefährlich, weil sie zur Aktivierung schmerzbezogener, negativer Emotionen führt. Alltagssprachlich zeigt sich dies im Begriff des »*Mitleids*«. Die andere Ausprägung ist sowohl menschlich als auch therapeutisch hilfreich. Wir bezeichnen sie hier als »*Mitgefühl*«. Sie regt eher positive, fremdbezogenen Gefühle des Wohlwollens und der Liebe an. Ich habe das in Abbildung 9-7 schematisch dargestellt.

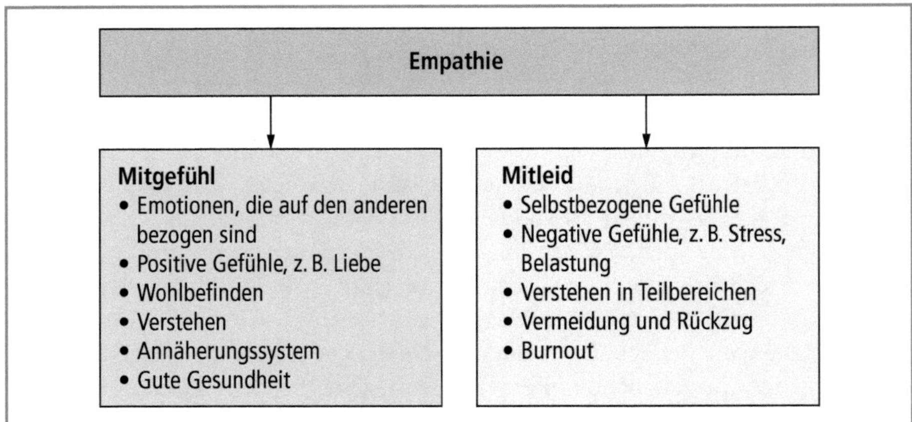

Abb. 9-7 Empathie, Mitgefühl und Mitleid (nach Singer & Klimecki 2014).

Metta-Meditation

Eine typische Übung, um Mitgefühl zu entwickeln, ist die Metta-Meditation, die Meditation liebender Güte. Ich verwende sie manchmal in meinen Gruppen als eine der Möglichkeiten, Meditation zu üben, und habe sie persönlich als sehr hilfreich empfunden, wenn es darum geht, mit schwierigen Menschen oder in schwierigen Situationen zurechtzukommen. Ein Äquivalent aus dem westlich-christlichen Kontext stammt aus dem Exerzitienbuch des Ignatius und ist dort als *»Übung zur Erlangung der Liebe«* bekannt und relativ ähnlich in der Intention, wenn auch der Übe-Modus ein anderer ist (Loyola 1967). Ich gebe hier zwei Skripte wieder, eines für die Metta-Meditation (Übung 9-6) und eines für die »Übung zu Erlangung der Liebe« (Übung 9-7). Sie sind vor allem zur eigenen Arbeit an sich selbst für Therapeuten hilfreich. In der Arbeit mit Klienten würde ich sie allenfalls sehr spät im therapeutischen Prozess einsetzen, wenn sie angezeigt sind. Hier bringe ich sie als Beispiele, wie spirituelle Arbeit für Therapeuten als Ressource genutzt werden kann.

Übung 9-6

Mitgefühls- bzw. Metta-Meditation

(vor allem zur Selbstanwendung für Therapeuten und für Patienten in einem sehr späten Stadium der Therapie)
Voraussetzung für diese Übung ist die stabile Fähigkeit der Sammlung. Man sollte also diese Übung nur dann anwenden, wenn man bereits etwas Erfahrung in der Sammlung hat, oder idealerweise eine Periode der Sammlung, etwa des Achtens auf den Atem, davorschalten.

Schließen Sie die Augen in einer bequemen, aufrechten Sitzposition. Stellen Sie sich einen Menschen vor, der Ihnen nur und ausschließlich wohlgesonnen und hilfreich war. Das sind für manche Menschen die Großeltern oder Eltern oder ein Lehrer, eine Lehrerin, ältere Freunde und Unterstützer der Familie aus Jugendtagen, manchmal auch Liebespartner. Manchmal können es sogar Tiere sein, wie ein Hund oder eine Katze. Wichtig ist, dass Sie zu diesem Gegenüber Liebe empfinden können, weil Sie von ihm selbst viel Liebe erfahren haben. Suchen Sie sich also ein solches Gegenüber und stellen es jetzt vor ihr inneres Auge. Lassen Sie das Bild sehr lebendig und klar werden. Empfinden Sie, wie Ihnen diese Person, dieses Gegenüber Wohlwollen und Liebe entgegengebracht hat, und öffnen Sie Ihr Herz für diesen Strom von Wohlwollen und Liebe, sodass Sie förmlich spüren, wie Liebe von diesem Gegenüber zu Ihnen strömt. Nun lassen Sie zu, dass sich auch von Ihnen zu diesem Bild ein Strom von Liebe und Wohlwollen bewegt, wie in einer Kreislaufbewegung, ein Strom, der immer stärker und wärmer wird. Empfinden Sie dieses Strömen, die Liebe und alle anderen Gefühle und Empfindungen, die dadurch in Ihrer Herzgegend entstehen, sehr genau und deutlich, und begleiten Sie dieses Strömen mit inneren Wünschen. Eine Möglichkeit dafür ist der folgende Dreischritt:

Mögest Du glücklich sein …
Mögest Du Frieden haben …
Mögest Du frei sein von Leid …

Erneuern Sie dieses Gefühl von Liebe immer wieder, lassen Sie es gegenwärtig sein und Ihr ganzes Wesen durchdringen und sprechen Sie immer wieder innerlich diese Sätze.
Wenn Sie den Eindruck haben, dass Sie ganz in diesem Strom von Liebe und Wohlwollen stehen und es in Ihrem Herzen aktivieren können, dann lassen Sie das Bild dieses Gegenübers langsam entschwinden, behalten aber den Gefühlsstrom von Liebe bei.
Nun stellen Sie sich selbst als Ihr Gegenüber vor. Das kann ein Bild von Ihnen in Ihrer jetzigen Situation sein, das kann aber auch ein Bild von Ihnen selbst als Kind oder jüngerer Mensch sein, ganz wie es sich in diesem Moment ergibt. Lassen Sie nun von Ihrem Herzen diesen Strom von Liebe und Wohlwollen weiterströmen, auf dieses Bild von sich selbst. Erfüllen Sie sich gewissermaßen selbst mit Wohlwollen und Liebe, die aus Ihrem Herzen zu sich selbst hinströmen. Und begleiten Sie auch hier dieses Strömen mit den Worten:

Mögest Du glücklich sein …
Mögest Du Frieden haben …
Mögest Du frei sein von Leid …

Behalten Sie dieses Strömen von Liebe und Wohlwollen auf sich selbst so lange bei, wie Sie es hilfreich finden. Begleiten Sie es immer wieder mit diesen Wünschen.

Die Übung kann nun noch erweitert werden; diese Erweiterung hängt von der Absicht und der Zielsetzung sowie den Möglichkeiten ab. Wenn Sie die Übung erweitern wollen, dann lassen Sie in einem nächsten Schritt das Gefühl weiterströmen, aber das Bild von sich verblassen, und ersetzen Sie es z. B. mit einem Bild einer Ihnen lieben Person, dem Partner, der Partnerin, einem Kind oder Verwandten, einem Freund oder einer Freundin oder auch einer Klientin oder einem Klienten, die Hilfe benötigen können, und folgen Sie den obigen Anleitungen durch diesen nächsten Schritt. Auch hier ist es hilfreich, wenn Sie diese drei Wünsche immer wieder in Ihrem Herzen tragen.
Sie können, das ist die Oberstufe, als nächsten Schritt auch einen Menschen, mit dem Sie in Ihrem Leben Schwierigkeiten haben, an die Stelle dessen setzen, dem Sie Liebe entgegenbringen: Ihr Lieblingsfeind, ein lästiger Nachbar, wen auch immer Sie im Moment für Ihre Probleme verantwortlich machen, egal. Auch hier ist es wieder wichtig, dass Sie den Strom der Liebe und des Wohlwollens gegenüber dem Bild Ihrer Problemperson beibehalten und die drei Wünsche aktiv immer wieder sprechen, während Sie das Wohlwollen strömen lassen.

Wenn Sie diese beiden komplexeren Schritte nicht durchführen wollen, dann schließen Sie die Übung damit ab, dass Sie sich die ganze Welt vorstellen, als Erdkugel z. B., aus dem All gesehen, und lassen Ihre wohlwollenden Wünsche sich auf die ganze Erde ausbreiten:

Mögen alle Wesen glücklich sein …
Mögen alle Wesen Frieden haben …
Mögen alle Wesen frei sein von Leid …

Zum Schluss ist es wichtig, dass Sie die Übung sorgsam beenden, indem Sie die Imagination langsam ausblenden, das aktive Strömen ausgleiten und noch etwas nachklingen lassen.
Diese Übung verlangt vor allem starke Präsenz und Imaginationsfähigkeit. Sie können das Gefühl des Strömens unterstützen, indem Sie den Strom lebhaft imaginieren, als Lichtstrom oder wie es sonst passend erscheint. Wichtig ist, dass Sie dann, wenn Sie das Gefühl des Wohlwollens und der Liebe verlieren, sich als Anker wieder die Ausgangsperson vorstellen, bei der Sie es leicht haben, das Gefühl zu erzeugen. Manchen Menschen fällt es schwer, diese Übung auf sich selbst anzuwenden. Das ist, glaube ich, Diagnostik genug und sollte Anlass dazu sein, sie oft zu wiederholen.
Der Schritt mit der schwierigen Person im Leben sollte nur dann vollzogen werden, wenn man die Schritte davor problemlos machen kann. Dann bewirkt diese Übung kleine Wunder. Sie kann sehr hilfreich sein im Umgang mit schwierigen Zeitgenossen, bei persönlichen Beziehungskonflikten mit Partnern, Wohngenossen oder in der Familie, aber auch mit Patienten, bei denen sich anscheinend nichts tut.

Übung 9-7

Erlangung von Dankbarkeit und Liebe

Voraussetzung für diese Übung ist ebenfalls Sammlung. Man tut gut daran, etwa zehn Minuten auf eine gute Sammlung zu verwenden. Die Übung ist eine Imaginationsübung, die man am besten mit geschlossenen Augen durchführt. Man kann sie im Prinzip auch als Schreibübung durchführen, z. B. Schreiben einer kurzen Autobiografie.

Stellen Sie sich vor, wie Ihr eigenes Leben begonnen hat, mit dem Geschlechtsakt Ihrer Eltern. Wie wohl das emotionale Verhältnis Ihrer Eltern zueinander war? Was für ein Zufall es war, dass ausgerechnet diese beiden Keimzellen aufeinandertrafen, mit genau dieser Genetik, die zu dem Menschen Anlass gab, zu dem Sie später heranwuchsen. Gehen Sie dann langsam und Schritt für Schritt durch Ihr Leben. Manches davon werden Sie nur aus den Erzählungen Ihrer Eltern kennen. Manches kennen Sie vielleicht aus dem familiären Fotoalbum. Manches werden Sie noch erinnern … Und gehen Sie dann durch die Zeit Ihrer kindlichen Entwicklung. Welche Menschen waren da um Sie? Wie kam es, dass Sie versorgt wurden? Wer war dafür verantwortlich? Wenn warme Erinnerungen an den einen oder anderen Menschen aufsteigen, geben Sie diesen Raum. Wenn es Fotos von diesen Menschen gibt, die Sie erinnern, dann schauen Sie sich diese Bilder genau vor Ihrem inneren Auge an. Sie können auch ein Fotoalbum zu Hilfe nehmen, wenn Sie die Übung z. B. in mehreren Schritten machen.
Und so gehen Sie allmählich durch die Stufen Ihres Lebens. Achten Sie dabei darauf, dass Sie die Menschen vor Ihrem inneren Auge haben, denen Sie es verdanken, dass Sie wachsen und gedeihen konnten. Nicht immer wird alles rosig gewesen sein und manchmal werden Ihnen Menschen auch Leid zugefügt haben. Auch das darf gegenwärtig sein. Vergessen Sie aber bei allem Leid nicht: Ohne die Hilfe von wohlwollenden Menschen oder glücklichen Umständen

wären Sie nicht zu dem herangewachsen, der Sie heute sind. Geben Sie daher den Menschen, die Sie unterstützt haben, ausreichend Raum in Ihrer Vorstellung. Wenn es sich ergibt, nehmen Sie auch in einem inneren Dialog Kontakt mit diesen Menschen auf. Bedanken Sie sich oder sagen Sie ihnen das, was Sie ihnen sagen wollen.

Gehen Sie auf diese Weise Schritt für Schritt durch die wichtigen Phasen Ihres Lebens. Spielen Sie die wichtigen Begegnungen in Ihrer Imagination wieder durch. Lassen Sie die Menschen und Ereignisse, die in Ihrem Leben wichtig waren, wieder plastisch werden. Und geben Sie Gefühlen des Staunens, der Dankbarkeit und allen anderen Gefühlen, die dabei entstehen, Raum.

Machen Sie das so lange, bis Sie beim heutigen Tag angekommen sind. Wenn Sie merken, dass das zu lang dauert, dann verteilen Sie die Übung auf mehrere Sitzungen oder konzentrieren Sie sich auf die wesentlichen Begegnungen und Zeiten.

Am Ende der Übung oder einer Übungsperiode blicken Sie am besten nochmals wie aus der Vogelflugperspektive über alles, was Sie erlebt und erfahren haben, und registrieren Sie die Körperempfindungen, Gefühle und Gedanken, die Ihnen dabei kommen.

Typischerweise entsteht dadurch ein tiefes Gefühl von Dankbarkeit und Liebe.

Burn-out bei Psychotherapeuten und Ärzten

Ein Überblick über die Literatur zeigt, dass Psychotherapeuten, wie alle Menschen in helfenden Berufen, von Burn-out bedroht sind. Eine jüngere Umfrage unter Psychotherapeuten und klinischen Psychologen im englischsprachigen Raum ergab, dass bis zu 49 % aller 443 befragten Therapeuten über emotionale Erschöpfung klagen. Es zeigt sich, dass frühe Schemata der fehlgeleiteten Entwicklung bei den Therapeuten sowie schlechte Arbeitsbedingungen mit einer solchen Erschöpfung assoziiert sind. Interessanterweise ist die Fähigkeit zu einer distanzierten Betrachtung einer Situation einer der wichtigsten Protektiv- und Copingfaktoren (Simpson et al. 2019). Letzteres haben wir bereits kennengelernt: Es ist die »*Meta-Cognitive Awareness*« (Abb. 9-5) oder das *Beobachterbewusstsein*, das sich durch meditative Techniken aufbauen lässt (▶ Abschn. 9.3.4).

Dieser Befund steht nicht allein. Eine systematische Übersichtsarbeit fand insgesamt 40 Studien, die sich dem Thema Burn-out bei Psychotherapeuten widmeten (Simionato & Simpson 2018). Mehr als die Hälfte aller Psychotherapeuten beklagen mäßige bis hohe Niveaus emotionaler Erschöpfung. Als wichtiger Präventivfaktor gilt, neben den organisationalen Faktoren wie Arbeitsplatzgestaltung, ausreichende soziale Vernetzung mit Kollegen, gute professionelle Repräsentanz in der Öffentlichkeit und einem guten Präventionstraining, vor allem »*Selbstfürsorge*« (Simionato et al. 2019). Das sollte für Psychotherapeuten eigentlich ein Leichtes sein, da sie ja andere professionell darin anleiten, gut für sich selbst zu sorgen. Dummerweise scheinen sie es aber nicht in ausreichendem Maße für sich selbst gelernt zu haben oder anzuwenden. Und die Literatur ist aus meiner Sicht nicht sonderlich reichhaltig, um Psychotherapeuten darin konkrete Handlungsanweisungen zu geben. Mittlerweile gibt es mindestens einen spezialisierten Fragebogen, mit dem man Burn-out bei Psychotherapeuten messen kann (Puig et al. 2014). Daran sieht man: Vor allem die emotionale Erschöpfung ist ein wichtiges Thema und das Niveau emotionaler Erschöpfung ist in verschiedenen Ländern sehr unterschiedlich, wohl auch in Abhängigkeit von professionellen Rahmenbedingungen. Es ist sicherlich wichtig, diese professionellen Bedingungen, also die sozial-politischen Umstände, nicht aus dem Blick zu verlieren. Das ist ja ein Vorwurf, der der Achtsamkeitsbewegung und der Spiritualität im Allgemeinen gerne gemacht wird: dass sie Leid und seine Bewältigung individualisieren statt auf die politisch-sozialen Rahmenbedingungen zu achten. Ich glaube allerdings nicht, dass der Vorwurf zutreffend ist. Denn eine gesunde Selbstfürsorge ist die Basis dafür, dass man auch – z. B. in professionellen berufspolitischen Kontexten – effektiv aktiv werden und sich um andere kümmern kann.

In einem epidemiologischen Survey der deutschen Bevölkerung, in welchem mit professionellen Diagnosen gearbeitet wurde, liegt die Prävalenz von Burnout bei 4,2 % (Maske et al. 2016), wohingegen sie bei Lehrern (Unterbrink et al. 2007), Ärzten (Heinke et al. 2011; Kealy et al. 2016; Shanafelt et al. 2012) und Psychotherapeuten weit höher liegt. Auch wenn die Daten nicht ganz vergleichbar sind, weil in der bevölkerungsbasierten Untersuchung von Maske et al. (2016) formelle diagnostische Interviews verwendet wurden und in den anderen Fällen typischerweise Fragebögen, so ist der deutliche Unterschied sicher nicht zufällig, da auch die diagnostischen Kriterien der Diagnosemanuale auf den Items beruhen, welche die Fragebögen abfragen und umgekehrt.

Daher kann man vermutlich, als robuste Schätzung, davon ausgehen, dass die Burn-out-Häufigkeit und die Gefahr bei Psychotherapeuten und Menschen in helfenden Berufen um den Faktor 5 höher ist als in der allgemeinen Bevölkerung. Burn-out-Schätzungen bei Menschen in helfenden Berufen liegen mindestens bei ungefähr 20 % oder mehr.

Deswegen ist es ein nachvollziehbarer Schritt, wenn wir nun die beiden Elemente zusammenbauen und der Frage nachgehen, inwiefern Spiritualität und Achtsamkeit zur Burn-out-Prophylaxe beitragen können. Ich glaube, das geschieht auf mehrfache Weise: Zum einen können sich Psychotherapeuten durch meditative Praktiken, so wie andere Menschen auch, stärker in ihrer eigenen Tiefe verwurzeln. Sie können die oben skizzierte Unterscheidung zwischen Mitgefühl und Mitleid stärker für sich verwirklichen und vielleicht durch größere therapeutische Effizienz und Resilienz die Gefahr der eigenen Minderwertigkeitsgefühle reduzieren. Und sie können im therapeutischen Prozess spirituell basierte Interventionen nutzen. Alles drei sind Ressourcen, die bislang noch weitgehend ungenutzt sind.

Spezielle Studien zur Burn-out-Prävention oder Burn-out-Therapie durch Achtsamkeit für Psychotherapeuten sind mir nicht bekannt. Unsere medizinischen Kollegen sind bereits etwas weiter, was die Erkenntnis betrifft, dass Burnout ein Problem der Profession darstellt und dass Achtsamkeit dabei helfen könnte. Das könnte auch für Psychotherapeuten interessant sein.

Das *Journal of the American Medical Association (JAMA)* ist eines der vier großen Flaggschiff-Journale der internationalen Medizin. Es publiziert eigentlich so gut wie nie einfache Beobachtungsstudien, außer etwas ist von eminenter Bedeutung (oder ein Autor hat eine spezielle Beziehung zum Herausgeber). Daher war es eigentlich ein Paukenschlag, dass das Journal 2009 die meines Wissens erste Studie zum Outcome eines Achtsamkeitsprogramms für Ärzte zur Prävention von Burn-out publizierte (Krasner et al. 2009), ein Faktum, das mit einem Editorial kommentiert wurde, in dem der Autor die Bedeutung des Wohlbefindens von Ärzten für die Versorgung der Patienten hervorhob (Shanafelt 2009). Allein schon das spricht Bände. Die Studie von Krasner und Kollegen beobachtete den Effekt eines Achtsamkeitstrainings an 70 niedergelassenen Ärzten aus Rochester in Upstate New York, bei denen nach 15 Monaten deutliche Verbesserungen in Burn-out-Maßen zu sehen waren. Die Effektstärken lagen bei $d = 0.62$ für Erschöpfung, $d = 0.45$ für die Verbesserung der Empathie und $d = 0.69$ bei der Verbesserung der Stimmung. Dass sich auch die Achtsamkeit mit $d = 1.12$ verbesserte, ist eigentlich nichts Besonderes, zeigt aber vielleicht indirekt, dass die Effekte nicht nur allgemeinen Faktoren zuzuschreiben waren.

Das war in dieser Studie mangels Kontrolle natürlich nicht definitiv zu sagen, konnte aber durch eine andere Studie geklärt werden, die aus dem Mayo-Klinik-System kam, das ja in den USA eine Vorreiter-Rolle spielt, wenn es um medizinische Innovationen geht. Dort erhielten Ärzte alle zwei Wochen entweder eine bezahlte Stunde frei und konnten in der Freistunde tun und lassen, was sie wollten, oder sie nahmen an einem Achtsamkeitstraining teil, das ein spezielles Gruppentraining mit Achtsamkeits- und Unterstützungselementen war. Die Intervention ging über neun Monate und enthielt für die Behandlungsgruppe 19 Sitzungen. Gleichzeitig wurde noch eine repräsentative Befragung bei anderen Ärzten aller Mayo-Kliniken mit den gleichen Instrumenten durchgeführt. Die Ergebnisse nach einem Jahr nach Ende der Intervention zeigten eine deutliche Abnahme der Depersonalisation, also einer wichtigen Burn-out-Dimension, und eine deutliche Zunahme des Engagements bei der Arbeit. Andere Skalen zeigten keine signifikanten Unterschiede, aber es war ein gegenläufiger Trend der beiden Interventionsgruppen gegen den nationalen Durchschnitt zu sehen: Während die Burn-out-Maße der Behandlungsgruppen abnahmen, nahmen sie in der repräsentativen Nichtbehandlungskohorte, die nur befragt wurde, deutlich zu. Da die Studie mit 35 Ärzten gegen 37 in der Kontrollgruppe relativ geringe statistische Mächtigkeit aufwies, sind die kleinen Unterschiede in den anderen Maßen nicht statistisch auffällig, zeigen aber insgesamt einen klaren gegenläufigen Trend gegenüber der allgemeinen Entwicklung. Vermutlich sind aktive Behandlungen von akutem Burn-out, also dann, wenn er aufgetreten ist, nicht das optimale Vorgehen; denn dann sind die Effekte eher klein (Panagioti et al. 2017).

Das zweite Gesetz der Thermodynamik, das immer mehr Unordnung und Strukturlosigkeit vorhersagt, außer man tut etwas dagegen, zeigt sich auch hier: Das professionelle Leben nutzt die Ressourcen ab, wenn man sie nicht kontinuierlich erneuert. Daher plädieren immer wieder einzelne Autoren und Ärzte dafür, dass man über Maßnahmen wie Achtsamkeit etwas gegen den häufigen Burn-out in der Profession der helfenden Berufe tun sollte (Korones 2010; Krohn 2018).

9.5.2 Achtsamkeit als Ressource für Therapeuten

Die klassische Studie von Ludwig Grepmair habe ich in der Einleitung schon erwähnt. Sie hat gezeigt: Therapeuten, die regelmäßig meditieren, sind wesentlich effizienter (Grepmair & Nickel 2008; Grepmair et al. 2007). In dieser Studie wurden je neun Verhaltenstherapeuten in Ausbildung in der Psychotherapie-Klinik in Simbach am Inn zufällig auf eine Gruppe aufgeteilt, die morgens mit einem Soto-Zen-Meister eine Stunde lang meditierte, oder auf eine Kontrollgruppe, die das nicht tat (Abb. 9-8). Die Patienten wussten nichts von der Praxis der Therapeuten, die ansonsten ganz normal nach Manual Therapie in der Klinik betrieben. Gemessen wurde der Therapieerfolg der 63 Patientinnen der meditierenden Therapeutinnen und verglichen mit den 61 Patienten der nicht-meditierenden Therapeuten. Die meisten Patienten litten unter Stress, affektiven Störungen und bei etwa einem Fünftel der Patienten kamen auch noch Persönlichkeitsstörungen hinzu, das typische Klientel einer deutsches Psychotherapie-Reha-Klinik, könnte man sagen.

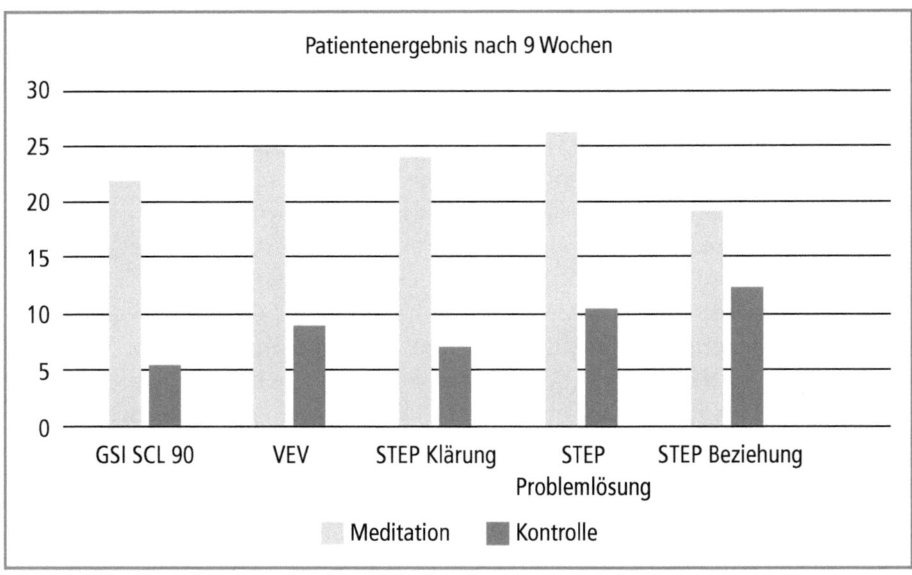

Abb. 9-8 Ergebnis der Studie von Grepmair et al. (2007) der 63 Patienten meditierender Psychotherapeuten (hellgrau) und 61 Patientinnen nicht-meditierender Psychotherapeuten (dunkelgrau): Differenzwerte von vorher zu nachher im Global Severity Index (GSI) der SCL-90, im Fragebogen des Erlebens und Verhaltens (VEV; minus 200 Punkte je Gruppe zur optischen Normalisierung) und im Stundenfragebogen nach Krampen (2002); alle Unterschiede bis auf STEP Beziehung sind signifikant und sehr deutlich.

Wir sehen an dieser Studie, die bereits die Replikation einer Vorgängerstudie war, dass sich die Meditation der Therapeuten deutlich auf das Therapieergebnis bei den Patienten auswirkte. Da die Patienten nicht informiert worden waren, ist es unwahrscheinlich, dass das Ergebnis auf Verzerrungseffekte beim Ausfüllen der Fragebögen zurückzuführen ist. Interessant finde ich, dass sich der Global Severity Index (GSI), ein relativ robustes Maß der Symptomenbelastung, um den Faktor 4 stärker verbessert bei den Patienten der meditierenden Therapeuten. Der Fragebogen des Erlebens und Verhaltens (VEV) ist ein Messinstrument, das nur einmal am Ende der Therapie verwendet wird. Ich habe in der grafischen Abbildung aus Gründen der optischen Normalisierung 200 Punkte je Gruppe abgezogen; die Verbesserung ist hier also nicht um den Faktor 4 größer, aber mit 225 gegenüber 209 Punkten immer noch hochsignifikant. Die Daten des »Stundenbogens für die Allgemeine und Differenzielle Einzel-Psychotherapie (STEP)« nach Krampen (2002) sind wiederum in der originalen Metrik wiedergegeben. Wir sehen hier: Auch die Beziehungen zu den Therapeuten, die meditieren, werden von ihren Patienten etwas besser eingeschätzt, selbst wenn dieser Unterschied von allen der geringste ist und auch nicht signifikant. Angesichts der Tatsache, dass die therapeutische Beziehung ein wichtiger Beitrag zum therapeutischen Geschehen ist (Flückiger et al. 2012; Norcross & Lambert 2011; Norcross & Wampold 2011), scheint mir das ein bemerkenswerter Befund zu sein. Denn Achtsamkeit ist mit der Güte der Beziehung des Therapeuten zu sich selbst und zu seinen Klienten assoziiert (Ryan et al. 2012).

Offensichtlich konnten die meditierenden Therapeuten ihren Patienten auch bessere Lösungsperspektiven anbieten. Vielleicht waren sie weniger in die Probleme der Patienten verstrickt? Anscheinend hilft innere Klarheit auch dabei, bei Patienten mehr Klarheit zu erreichen, wie die Daten nahelegen. Das könnte daran liegen, dass die Achtsamkeit von Psychotherapeuten zum einen die kognitiven Kapazitäten verbessert, aber auch den Umgang mit eigenem Ärger verändert, wie eine andere Studie gezeigt hat, bei der 60 Psychotherapeuten in Ausbildung ein MBSR-Training durchlaufen haben und gegen eine Wartegruppe getestet wurden (Rodriguez Vega et al. 2014).

Vielleicht waren die Therapeuten kreativer und hatten ein paar unkonventionelle Einfälle mehr oder waren weniger auf sich zentriert? Die Psychotherapieforschung zeigt, dass das sture Festhalten an Vorgaben wie Manualen und eine eher narzisstische Selbstbezogenheit nicht hilfreich sind (Norcross & Wampold 2011). Außer den beiden hier erwähnten Studien ist mir nicht bekannt, dass es spezielle Untersuchungen zu Achtsamkeits- oder Meditationstrainings bei Psychotherapeuten gibt. Aber allein diese beiden Studien zeigen, dass Achtsamkeit, Sammlung und eine entsprechende Praxis wichtige Ressourcen für Psychotherapeuten sein können.

Psychotherapeuten haben eine bekannte *déformation professionelle*: Sie kümmern sich öfter darum, was den anderen gut bekommt, als sich selbst. Daher wollen wir uns nun auch darauf konzentrieren, wie Psychotherapeuten von Achtsamkeit selbst profitieren können. Ich würde das unter den Rubriken *»Kultivierung und Kultur des Bewusstseins«* sowie *»Selbstfürsorge«* einordnen.

9.5.3 Achtsamkeit und Kultur des Bewusstseins als Methode der Selbstfürsorge für Therapeuten

Von der Notwendigkeit einer Kultur und Hygiene des Bewusstseins

Die wichtigste medizinische Maßnahme in der Geschichte der Menschheit, die die meisten Leben gerettet hat, war die Hygiene. Keine Arznei, keine andere medizinische Erfindung war so erfolgreich. Dadurch sank – und sinkt noch immer, etwa in Ländern Afrikas – die Kinder- und Müttersterblichkeit und steigt die Lebenserwartung. Das kann man sehr gut an den Daten sehen, die Thomas McKeown, einer der bekanntesten englischen Sozialmediziner, aus den Statistiken für Wales zusammengetragen hat. Ich gebe in Abbildung 9-9 die Daten für den Sterblichkeitsverlauf durch Tuberkulose in Wales wieder (McKeown 1976, 1982 [1976]).

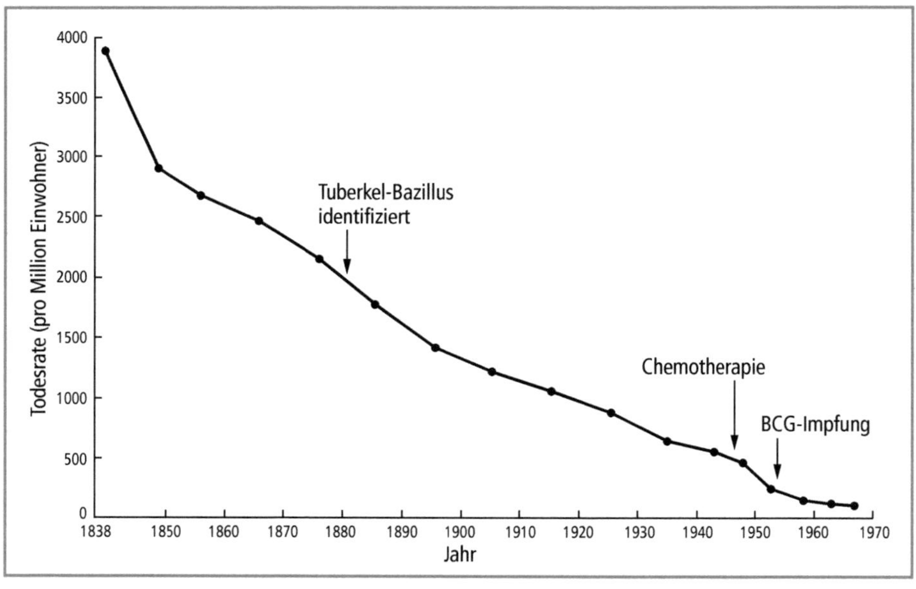

Abb. 9-9 Sterblichkeitsverlauf durch Tuberkulose in Wales (nach McKeown 1976; mit freundlicher Genehmigung des Nuffield Trust).

Man sieht, wie die Sterblichkeit durch Tuberkulose Jahr für Jahr abnimmt. 1848 hatte Rudolf Virchow seinen Bericht über die Typhusepidemie in Oberschlesien vorgelegt und auf die Bedeutung der Hygiene hingewiesen (Virchow 2006 [1848]). Danach wurde Hygiene zum Politikum. Dies und die Verbesserung der allgemeinen Lebensumstände und der Ernährung, weniger der Fortschritt in der medizinischen Versorgung, trugen zum Rückgang der Todesfälle durch epidemische Krankheiten bei.

Körperliche Hygiene – Händewaschen vor dem Essen, nach dem Toilettengang, häufiges Baden oder Duschen – ist aus dem täglichen Leben nicht mehr wegzudenken und uns zur zweiten Natur geworden. Wenn wir nun Hygiene nicht nur als physisch-körperliches Phänomen verstehen, sondern auch als geistig-mentale Praxis, dann würde es naheliegen, dass wir genauso viel Zeit auf das Pflegen unseres Geistes verwenden, also ca. 30 Minuten am Tag. In diesem Sinne ist Spiritualität eine wichtige Vorbeugungsmaßnahme und Ressource für Therapeuten.

Wenn wir uns vorstellen, wie eine mittelalterliche Menschenansammlung in einer Kneipe wohl gerochen hat oder eine volle Straßenbahn in Berlin um 1850, dann glaube ich nicht, dass wir diese Gerüche mit unserem heutigen Sauberkeitsempfinden gut vertragen würden. Schmutzige Körper riechen. Unaufgeräumter Geist stinkt (leider) nicht; man kann ihn höchstens an den Folgen erkennen, die wir täglich im Leben sehen können: unnötige Hässlichkeiten im Umgang mit anderen; unglaubliche Raffgier in der ökonomischen Arena, die die Welt schon einmal aus den Angeln zu heben drohte; Rücksichtslosigkeit und mangelndes Einfühlungsvermögen im Umgang mit Kindern, die uns eine Menge von Folgeschäden bescheren werden, die dann die Psychotherapeutenprofession beschäftigen; Sinnleere und Entfremdung von sich und anderen. Die Liste könnte beliebig verlängert werden.

Wenn wir uns nun vorstellen, welche Fortschritte im wahrsten Sinne des Wortes durch die Hygiene, und zwar durch die weitgehend allgemeine Verbreitung der Hygiene, gemacht wurden und dies extrapolieren: Welche Fortschritte würden wir wohl machen – als Gesellschaft, als Art –, wenn wir mit vergleichbarer Selbstverständlichkeit geistige Hygiene, oder Kultur des Bewusstseins, in unser Leben installieren würden? Eventuell wäre das eine gute Präventionsmöglichkeit, um den grassierenden Epidemien der Depression, der Sinnentfremdung, der Verbreitung von Gewalt und dem Raubzug der Gier Einhalt zu gebieten? Diese Probleme töten zwar nicht so offensichtlich wie Tbc, aber sie tragen indirekt zur Destabilisierung von Gesellschaften und zum Verlust an Lebensqualität bei. Depression, hat die WHO vor einiger Zeit orakelt, wird ab dem Jahr 2020, also ab jetzt, zur zweitwichtigsten Ursache von Langzeitbehinderung werden (Chisholm et al. 2004; Moussavi et al. 2007).

Was wäre also der nächste Schritt, wenn wir uns überlegen, wie wir Fortschritt und Wohlbefinden am einfachsten sichern können? Ich meine, das wäre das Bewusstsein dafür, dass wir geistige Hygiene als regelmäßige Maßnahme gegen die Informationsverschmutzung unseres Geistes benötigen, genauso wie wir körperliche Hygiene brauchen. Auf die Ursachen dieser geistigen Verschmutzung will ich jetzt gar nicht groß eingehen. Die kennt jeder zur Genüge: die Fülle von Information, die uns täglich überfluten; die Schwierigkeit, zu entscheiden und auszuwählen; die schnelle Taktung unseres Alltags; die Notwendigkeit, durch fremdbestimmte Auflagen – Qualitätssicherung, Dokumentation, nötige Kommunikation mit Geldgebern und Krankenkassen – Dinge zu tun, von deren Sinn man nur marginal überzeugt ist; die Zeitverschwendung bei vielen kleinen Anlässen des postmodernen Lebens, ob es jetzt das Abholen eines nicht zugestellten Paketes oder die Sichtung der E-Mails ist. Jede neue Erfindung zur *»Erleichterung«* des Lebens scheint dieses nicht nur zu erleichtern, sondern auch zu beschleunigen und uns in zentrifugale Fluchtlinien von unserem Kern zu bringen.

Für Therapeutinnen ergibt sich aus dem, was ich schon erwähnt habe, eine verschlimmerte Situation: Durch die Notwendigkeit, sich anderen zuzuwenden, kommt nicht selten die eigene Bedürfnislage ins Hintertreffen. Die berühmte »*Compassion Fatigue*«, die Erschöpfung durch zu freizügig verströmtes Mitfühlen, ist eine immer drohende Gefahr (▶ Abschn. 9.5.1).

Daher scheint mir gerade für die therapeutische Zunft die Notwendigkeit einer geistigen Hygiene oder einer Kultur des Bewusstseins ein Gebot der Stunde zu sein. So ähnlich wie Skilehrer und Bergführer durch Übung auch in ihrer Freizeit die professionelle Kompetenz bewahren müssen, müssen vermutlich auch Psychotherapeutinnen in ihrer Freizeit Zeit dafür aufwenden, psychisch-emotional fit zu bleiben. Idealerweise sollte diese Zeit aus meiner Sicht sogar bezahlt sein, aber das ist vermutlich im Moment Zukunftsmusik.

Diese geistige Hygiene oder Kultur des Bewusstseins dürfte eine tägliche Notwendigkeit sein, genauso wie körperliche Hygiene eine körperliche Notwendigkeit ist. Ich kann mir nur schwer einen erfolgreichen Therapeuten vorstellen, der mit dem Schweiß von vorgestern im Hemd und am Körper seine Klienten betreut. Genauso schwer sollte aus meiner Sicht ein Therapeut vorstellbar sein, der mit einem Gewimmel der Gedanken der letzten Woche vor seinen Klienten sitzt. Gute Therapeutinnen tun das auch nicht. Sie können abschalten und dann ganz für ihre Klientinnen präsent sein. Wenn sie aber keine regelmäßige Praxis der geistigen Hygiene praktizieren, dann wird es schwer sein, im Ernstfall – etwa dann, wenn eine richtig schwierige Sitzung an einem Tag stattfindet, an dem privat eine belastende Auseinandersetzung mit dem Partner stattgefunden hat – diese Präsenz ohne viel Kraftaufwand zu halten.

Es ist aus meiner Erfahrung mit der Präsenz und der Fähigkeit, abzuschalten, ein bisschen so wie mit einer körperlichen Fertigkeit, sagen wir der Fähigkeit, ein Musikinstrument gut zu spielen, oder einen Bewegungsablauf zu beherrschen: Man muss es üben, wenn man es nicht braucht; regelmäßig, hingebungsvoll und mit voller Aufmerksamkeit. Dann kann man ein Musikstück auch unter Druck gekonnt präsentieren oder einen Bewegungsablauf auch unter Wettbewerbsbedingungen reproduzieren. Daher muss man Präsenz genau dann üben, wenn man sie nicht zu brauchen scheint: täglich, regelmäßig, hingebungsvoll.

Die Übung dazu heißt Meditation. Ich sagte schon, die deutschen Indologen des 18. und 19. Jahrhunderts, die den Pali-Kanon übersetzt haben, verwendeten das Wort »*Meditation*«, um das Pali-Wort »*dhyana*« wiederzugeben (▶ Abschn. 9.3.1). Das hat wohl eine tiefere Bedeutung und markiert eine Kultur oder Kultivierung des Bewusstseins um Stufen der Sammlung und Gegenwärtigkeit. Es ist eine Haltung, eine Einstellung, die unser Bewusstsein als etwas betrachtet, um das wir uns kümmern müssen wie um einen Garten. Wer ein bisschen Erfahrung mit Gärtnern hat, der weiß, man muss eigentlich immer etwas tun: gießen, jäten, sähen, unerwünschte Pflanzen ausrupfen oder versetzen, erwünschte hegen und entsprechend düngen, das alles zur rechten Zeit. Mit unserem Bewusstsein ist es in etwa ähnlich: Man muss es kultivieren wie einen Garten. Dazu gibt es sehr viele Methoden, aber die grundlegende Methode ist wohl die der Sammlung, der Meditation.

Denn regelmäßige, tägliche Sammlung hilft, den Geist zu reinigen und Raum zu schaffen für Neues – für Ideen, Eingebungen, Kreativität, ja, auch Freude, Lebensfreude, Heiterkeit. Im täglichen Raum der Stille können diejenigen Fragen auftauchen, um die wir uns für uns selbst kümmern müssen. Dort können die lauten oberflächlichen Gedanken verstummen, sodass die leiseren, inneren Ideen auftauchen können. Diese Praxis hilft auch dabei, in einer Therapiestunde maximal präsent zu sein. Dann steigen in verdichteten Momenten plötzlich gute Ideen auf, sozusagen aus dem gemeinsamen Untergrund. Sind es die Ideen, die die *Therapeutin* dann hat? Oder die unbewussten oder vorbewussten Gedanken, die die *Klientin* hat, aber nicht ausspricht? Spielt dieser Unterschied dann überhaupt noch eine Rolle?

Ich glaube, dass durch eine regelmäßige und vertieftere Meditationspraxis Therapeuten und Therapeutinnen dieses gemeinsame therapeutische Feld zu nutzen vermögen, von dem Psychoanalytiker wie Wilfred Ruprecht Bion (Safran & Reading 2008; Witte 2010) genauso gesprochen haben wie Gruppentherapeuten (Imel et al. 2008a; Lewin 1951; Powell 1991) oder andere. Zum Beispiel indem sie Ideen aufgreifen, die ihnen dann kommen. Zum Beispiel indem sie sich über sture Regeln hinwegsetzen und einmal Dinge tun, die sie sonst nicht täten, weil sie gerade menschlich oder sachlich naheliegen. Zum Beispiel indem sie Empfindungen in Worte fassen, die sie *»im Raum spüren«*, vielleicht stellvertretend für die Patientin. Dadurch schärft sich etwa die therapeutische Intuition oder vermehren sich kreative Einfälle. Der therapeutische Prozess orientiert sich stärker an der je eigenen Dynamik. Vorschnelle Interventionen unterbleiben vielleicht, der rechte Zeitpunkt, um ein Wort zu sagen, eine Übung anzubieten, eine Hausaufgabe zu empfehlen, ein Bild oder eine Geschichte zu nutzen, wird leichter erkennbar. Der Mut, etwas völlig Unkonventionelles zu sagen oder zu tun, wird größer. Und ich würde vermuten, dass dadurch die therapeutische Effizienz steigt. Die Studie von Grepmair et al. (2007) scheint das zu belegen.

Wir sollten jedoch nicht alles auf professionelle Effizienz orientieren. Manchmal geht es einfach um uns selbst, als Menschen. Dass wir einfach so präsent sein dürfen, ohne für Klienten effizienter zu werden. Dass wir unserer eigenen Lebenslinie nachspüren mögen, ohne daraus irgendetwas für andere zu gewinnen, zumindest nicht direkt. Ja, und dass wir unsere eigene innere Verbundenheit mit der Welt, mit unseren Nächsten und Liebsten, mit uns selbst immer wieder je neu spüren und befruchten. Denn das ist schließlich auch die Quelle professioneller Freude und Kompetenz.

Aus all diesen und vielen anderen Gründen halte ich eine regelmäßige spirituelle Praxis oder Meditationspraxis für Psychotherapeutinnen und Psychotherapeuten als dringend geboten. Man beginnt, wenn man selbst überhaupt keine Erfahrungen hat, am besten mit einem Kurs. Diese gibt es mittlerweile überall, als MBSR-Kurse (Lehrhaupt & Meibert 2010), in Bildungshäusern und Meditationszentren. Wichtig ist aus meiner Sicht, dass man sich entschließt, der Sache einen bestimmten Zeitrahmen von sagen wir acht Wochen zu geben, währenddessen man sich darauf einlässt. Das ist ein bewährter Rahmen, den die strukturierten Kurse vorgeben. Ich pflege meinen Studenten, denen ich Achtsamkeitskurse anbiete, zu sagen: Man benötigt vier Wochen, um eine schlechte Gewohnheit loszuwerden, und vier Wochen, um sich eine gute Gewohnheit anzueignen. Daher nehmen wir uns acht Wochen, denn es dauert vielleicht ein bisschen, bis sie installiert ist, und dann bleibt noch etwas Zeit, sie zu vertiefen. Wer dann nach diesen acht Wochen keine positiven Effekte bemerkt, kann sie ja wieder ablegen. Wer sie nach dieser Zeit bemerkt, kann die Gewohnheit weiterpflegen. Gottfried Wilhelm Leibniz hat klugerweise einmal bemerkt, dass unsere Freiheit darin besteht, uns gute Gewohnheiten zuzulegen. Denn die Gewohnheiten steuern in der Regel relativ automatisch unsere täglichen Handlungen.

Daher ist es wichtig, sich für eine bestimmte Zeit, etwa vier bis acht Wochen, zu einer gewissen Regelmäßigkeit zu verpflichten. Wir haben in unsere Kurse immer nur Menschen aufgenommen, die bereit waren, sich auf die tägliche Übungsnotwendigkeit einzulassen. Zu dieser Verpflichtung gehören auch die Milde sich selbst gegenüber, wenn es mal aus irgendwelchen Gründen nicht geklappt hat, und die Konsequenz, es immer wieder neu zu probieren.

Schritt Nummer eins ist, sich eine gute, zu sich selbst passende Praxis zu wählen. Dabei ist eine gute Heuristik, dass man am besten das tut, was man am wenigsten gut kann. Wenn jemand z. B. in seiner Persönlichkeit sehr ordentlich und zwanghaft ist, dann ist Zen mit seiner starken Strukturiertheit und seinen festen Vorgaben keine gute Idee. Dann wäre wahrscheinlich eher eine andere Form der Praxis geeignet. Wenn jemand ohnedies dauernd auf irgendwelchen Turnmatten und Sportplätzen unterwegs ist, dann muss die persönliche spirituelle Praxis nicht auch noch aus Power-Yoga bestehen. In diesem Sinne empfiehlt es sich, eine eher komplementäre Praxis zu suchen, die der persönlichen Situation entspricht.

Manchmal kann es wichtig sein, eine Praxis zu suchen, die stark mit inneren Bildern arbeitet. Manchmal kann es besser sein, eine zu verwenden, die bilderlos arbeitet. Manchmal ist der Focus auf den Körper wichtig, wie etwa bei Yoga, Tai Chi oder Chi Gong. Manchmal ist es gerade nötig, die körperliche Stille zu erlernen. Es gehört ein bisschen Experimentierfreude und Ausprobieren dazu, bis man das Richtige findet, und oft ist es auch so, dass sich dies im Laufe der Zeit verändert.

Wichtig ist es aus meiner Sicht, dass man sich täglich Zeit nimmt, etwa 20 bis 30 Minuten, soviel Zeit eben, wie wir uns auch für die körperliche Hygiene nehmen, und dies mit einer gewissen Regelmäßigkeit tut. Ich habe Menschen erlebt, die gerne am Abend, bevor sie schlafen gehen, Meditationsübungen machen, und ich kenne solche, die sagen, wenn sie das nicht am Morgen als Allererstes tun, dann kommen sie nicht mehr dazu. Ich selbst pflege morgens eine halbe Stunde zu meditieren und wenn ich sehr unter Stress stehe, dann schließe ich noch eine halbe Stunde am Abend an. Man kann auch morgens eine formale Meditationszeit einbauen und am Abend eine kurze Reflexionszeit, in der man dankbar auf den Tag zurückblickt.

Oder man kann den täglichen Morgenspaziergang mit dem Hund so nutzen.

Dann ist es aber wichtig, dass man sich dazu verpflichtet, ganz gegenwärtig zu sein, ohne Musik und Kopfhörer, nicht innerlich den Tag plant, sondern einfach nur geht, den Körper spürt, die Natur, das Wetter wahrnimmt, das Tier und seine Regungen … Man kann alles zu einer kleinen Achtsamkeits- und Meditationsübung umgestalten.

Ich hatte fünf Jahre lang die Verantwortung für einen weiterbildenden Masterkurs für Ärzte und Menschen aus Gesundheitsberufen. Dort hatten wir ein Modul *»Kultur des Bewusstseins«* eingeführt, das frei wählbar war. Wir vermittelten basale Meditationstechniken und Forschungsbefunde zum Thema. Als Leistungsnachweis konnten sich die Studierenden eine noch so kleine regelmäßige Praxis suchen, sollten darüber ein Tagebuch führen und dann über ihre Erfahrungen ein reflektierendes Essay schreiben. Eine unserer Studierenden, eine Osteopathin, machte daraus gleich eine ganze Masterarbeit mit erstaunlichem Erfolg. Sie wählte sich eine sehr einfache, aber regelmäßig durchzuführende Übung. Da sie zwischen jedem Patienten ohnedies Hände waschen und desinfizieren musste, wählte sie diese ungefähr zwei Minuten zwischen jedem Patienten zur Übung. Sie desinfizierte die Hände sehr sorgfältig; spürte die Kälte des alkoholischen Desinfektionsmittels, wie es langsam verdunstete. Sie wusch sich ihre Hände sehr aufmerksam und nahm die Empfindungen zur Kenntnis, die Wärme des warmen Wassers, die Seife, die allmähliche Veränderung des Gefühls, wenn die Seife abgewaschen wird, und schließlich das Trocknen der Hände. All das mehrmals am Tag, einen Monat lang. Abends reflektierte sie über die Erfahrungen und schrieb sie auf. Am Ende war daraus ein etwa 40-seitiger Text mit extrem detaillierten Erfahrungsberichten und vor allem erstaunlichen Veränderungen in der Praxis geworden. Patienten fühlten sich plötzlich besser gesehen. Schwierig erscheinende Patientinnen wurden plötzlich zugänglicher. Sie selbst fühlte sich weniger ausgeblutet durch ihre Arbeit. Es war erstaunlich, was eine derart unscheinbare Übung an Veränderungen in Bewegung setzte.
Unsere Kursteilnehmer waren größtenteils niedergelassene oder angestellte Ärzte und Ärztinnen mit sehr wenig freier Zeit. Die meisten Niedergelassenen im medizinischen Sektor haben 60-Stunden-Wochen oder arbeiten noch länger, jedenfalls bevor sie eine Meditationspraxis installieren. Man kann solchen Menschen nicht mit der Idee kommen, siebenmal 30 Minuten von ihrer ohnehin spärlichen Freizeit für *»unproduktives Dasitzen«*, wie sie das sicher am Anfang sehen würden, zu verwenden. Daher haben wir ihnen empfohlen, mit sehr kleinen Schritten zu beginnen: vielleicht fünf Minuten am Morgen oder Atemzählen im Stau oder einmal bewusst ein- und ausatmen, bevor sie die Sprechzimmertür öffnen und einen neuen Patienten hereinbitten oder bevor sie den Telefonhörer für ein Gespräch abnehmen – derlei kleine Dinge. Das half vielen sehr und führt zu erstaunlichen Veränderungen. Vor allem erleichtert es den Einstieg. Es ist in aller Regel besser, jeden Tag fünf Minuten auf eine kleine Meditationsübung zu verwenden, als einmal in der Woche eine Stunde. Diese fünf Minuten kann man dann ausbauen.

Meine Vermutung wäre: Wenn jemand in den Alltag regelmäßig eine 30-minütige meditative Sendepause einbaut, wird die Praxis effizienter werden und das persönliche Leben reicher. Die Gefahr des Ausbrennens wird reduziert und die Lebensfreude wächst.

Wissenschaftliche Belege

Es gibt eine Fülle wissenschaftlicher Belege für den Vorteil und die Veränderungen durch Meditation, die es geraten erscheinen lassen, dass auch für Psychotherapeutinnen und Psychotherapeuten eine solche Praxis hilfreich ist. Ausführliche Zusammenstellungen von Befunden kann man mittlerweile in vielen Texten finden (Banzhaf & Schmidt 2015; Piron 2020; Sedlmeier 2016; Sedlmeier et al. 2012) und ich will hier nicht durch das Herunterleiern von Studienbefunden langweilen. Daher beschränke ich mich auf ein paar wichtige Befunde.

Neurophysiologisch zeigen sich klare Veränderungen in wichtigen Gehirnstrukturen. Fox et al. (2014) konnten in einer ersten Meta-Analyse, in welcher 21 Studien verarbeitet waren – sowohl longitudinale als auch Einpunktmessungen von erfahrenen Meditierenden und alters- und geschlechtsvergleichbaren Kontrollen – zeigen, dass Meditation Gehirnveränderungen hervorruft. Strukturveränderungen in der grauen Masse waren zu sehen im linken Inselcortex, im rechten rostrolateralen präfrontalen Cortex, im rechten mittleren cingulären und im somatosensorischen Cortex, im inferioren temporalen und im fusiformen Gyrus links sowie im rechten Hippocampus. Die Faserbündel des Balkens und der Verbindung zwischen okzipital-parietalen Assoziationszentren und den frontalen Zentren rechts, das superiore, longitudinale Faszikel waren dicker. Die Effektstärken sind groß, d = 0.77 für die Veränderungen bei den stärksten Aktivierungen. Ich finde den Befund der Faserbündel-Verdickung sehr interessant, denn er belegt, was ich zu Beginn des Kapitels 8.2.1 geschrieben habe: Es geht vor allem auch um einen besseren Zugriff auf unsere rechtshemisphärischen Verarbeitungsprozesse. Die Faserbündel, die rechtshemisphärisch die sekundären assoziativen Areale parietal und okzipital mit denen frontal verbinden, sowie die Verdickung des Balkens sind neurophysiologische Signaturen hierfür. Außerdem sieht man eine Veränderung des Inselcortex, der für die Entstehung von Körperbewusstsein und Bewusstsein überhaupt zentral ist (Craig 2009). Der rechte Hippocampus ist wichtig für Gedächtnis- und Emotionsverarbeitungsprozesse (Acevedo et al. 2016; Davidson et al. 2000; Gray 1991; Leskin & Kaloupek 1998; van Praag et al. 2004) und die fusiformen und inferior-temporalen Gyrus-Formationen werden mit den Zuständen von erhöhtem Wohlbefinden in Verbindung gebracht. Schließlich sieht man noch, dass die Areale, die zum exekutiven Aufmerksamkeitsnetzwerk gehören, verstärkt sind. Das ist nicht sonderlich verwunderlich, denn Meditation ist in jeder Hinsicht eine Aufmerksamkeitsübung. Aber man sollte dabei daran denken: Die Aktivitäten der Aufmerksamkeitsnetzwerke blockieren durch Top-Down-Aktivität die automatischen Verarbeitungsprozesse z. B. von Panik-Emotionen in der Amygdala (Al-Khazraji & Shoemaker 2018; Beissner et al. 2013; Calhoon & Tye 2015; Thayer & Friedman 2002). Daher ist diese Signatur ein Zeichen für die verbesserte Emotionsregulation, die für erfahrene Meditierende typisch ist.

In einer weiterführenden Analyse wurden 78 funktionelle MRI- und PET-Studien verarbeitet (Fox et al. 2016). Diese Analyse zeigte, dass vier grundlegende Typen von Meditation – fokussierende Aufmerksamkeit, Mantra-Rezitation, offenes Monitoring oder Achtsamkeit und liebende Güte – unterscheidbar waren. Die Aktivierungs- und Deaktivierungsmuster für jeden dieser Meditationstypen sind konsistent mit der psychologisch-phänomenologischen Beschreibung; einige Aktivierungen bzw. Deaktivierungen sind auch allen gemeinsam, etwa diejenigen, die Aufmerksamkeitsnetzwerke beschreiben. Aber insgesamt zeigen sich jeweils andere Formen, je nach Meditationstyp.

Diese Befunde legen nahe, dass Meditationsprozesse durchaus unterschiedliche Funktionen des Gehirns rekrutieren, weswegen es wichtig ist, dass man sich diejenige Praxis sucht, die zu seiner eigenen Situation passt. Die Befunde zeigen auch, dass einige Funktionen und Strukturen zuverlässig gestärkt werden: Verbindungen, Aufmerksamkeits-, Gedächtnis- und Emotionsregulationsprozesse.

Sedlmeier und Kollegen legten 2012 eine umfassende Meta-Analyse von 163 Studien vor, die *psychologische Effekte* von Meditation erfassten (Sedlmeier et al. 2012). Sie fanden über alle Studien hinweg einen Effekt von r = .28, der von Entspannung verschieden, also ein genuiner Effekt der Meditation selbst ist. Die größten Effekte fanden sich für den Bereich der zwischenmenschlichen Beziehungen, der Angst, der negativen Emotionen und des Neurotizismus (r = .44 bis r = .30). Effekte auf Stress- und kognitive Variablen waren mittelgroß. Unterschiede zwischen Transzendentaler Meditation und Achtsamkeit waren gering.

Weitere Befunde zur Meditationsforschung habe ich bereits in Tabelle 9-1 (▸ Abschn. 9.1) und Tabelle 9-2 (▸ Abschn. 9.3.5) zusammengefasst. All dies mag genügen, um meine Ansicht zu unterstreichen: Es ist auch für Therapeuten hilfreich, sich eine regelmäßige Meditationspraxis zuzulegen. Denn es wird ihnen dabei helfen, in ihrem Beruf effizienter zu sein und in ihrem Leben mehr Freude und Ausgeglichenheit zu erleben. Die großen narzisstischen Kränkungen des Lebens können wir nicht verhindern: dass unsere lieben Freunde, Geliebte, Verwandte, Kinder oder Eltern sterben, dass wir nicht die durschlagenden Erfolge haben, die wir uns wünschen, dass wir nicht zum Therapeuten des Universums gekürt werden. Aber wir können unser inneres Gerüst so stärken, dass uns diese Kränkungen nicht die Lebensfreude nehmen.

Einige Notfallschirme

Man kommt in der Therapie des Öfteren in schwierige Situationen – man fasst eine Klientin zu wenig einfühlsam an, und eine Dekompensation droht, oder ein Selbstmordversuch hängt dauernd über einer therapeutischen Arbeit, derlei Dinge. Und man weiß nicht, was man tun soll. In dieser Situation hilft es, wenn man zum einen durch eigene Praxis die Möglichkeit hat, sich zu des-identifizieren, also inneren Abstand zu gewinnen, um nicht selbst zu sehr in die Mühlen der Finsternis zu geraten. Aber es gibt auch ein paar nützliche Übungen, die ich kurz erwähnen will; beherrscht man sie, können sie sehr hilfreich sein.

Ich hatte schon die *Mitgefühls- bzw. Metta-Meditation* (Übung 9-6, Abschn. 9.5.1) erwähnt, die man in schweren Situationen anwenden kann. Eine etwas abgewandelte Form ist das *tibetische Tonglen* (Übung 9-8). Yesche Udo Regel machte diese Praxis in Deutschland bekannt, nachdem er sie selbst über viele Jahre in Klöstern Tibets gelernt hat (Regel 2016, 2017). In einer ersten Pilotstudie wurde sie im Rahmen eines Programms für Mitarbeiter einer Palliativstation in einem Krankenhaus untersucht, was meines Wissens die erste Untersuchung dieser Art ist (Orellana Rios 2020). Die Erfahrung zeigte, dass die Praxis nicht für alle Teilnehmerinnen gleichermaßen hilfreich war, aber bei denen, die sie gut umsetzen konnten, sehr wohltuend wirkte. *Tonglen* ist eine Praxis, die im weitesten Sinne den *Mitgefühlspraktiken* zugerechnet werden kann. Wenn man sie anwendet, dann sollte man vorher gut gesammelt sein. Anschließend nimmt man in einem Atemzug Schwieriges, Schlechtes, Bedrohliches beim Einatmen in sich auf und gibt es als Mitgefühl und Liebe beim Ausatmen wieder zurück. Nicht alle finden das hilfreich und ich weiß auch von Meditationslehrern, die diese Praxis eher ablehnen. Aber sie kann für manche hilfreich sein, daher will ich sie in einem kurzen Skript vorstellen.

Übung 9-8

Verwandlungsübung, angelehnt an das tibetische Tonglen

Machen Sie diese Übung nur, wenn Sie sich damit wohlfühlen, wenn Sie ausreichend Erfahrung darin haben, sich gut zu sammeln, und wenn Sie sie als wohltuend empfinden. Beginnen Sie auf jeden Fall mit ca. zehn Minuten Sammlung, z. B. durch sorgfältiges Beobachten oder Zählen des Atems oder einfach so lange, bis Sammlung eingekehrt ist.

Stellen Sie sich die Herausforderung, das Übel oder Problem, das verwandelt werden soll, konkret vor. Es kann sich um ein persönliches Problem handeln oder das eines anderen Menschen, ein ganz allgemeines grundlegendes Problem, eine schwierige Situation mit einem Patienten, was auch immer. Es ist nützlich, sich dies visuell als etwas Konkretes, z. B. eine dunkle Wolke, vorzustellen. Es ist auch gut, sich diesem Dunklen in mehreren Schritten zu nähern.
Nun nehmen Sie es beim Einatmen auf – Sie können dazu innerlich die Worte sprechen: *»Ich nehme Dich auf/an«* – und geben dann beim Ausatmen Licht und Mitgefühl, Wärme und Liebe ab. Sie können dazu innerlich Worte sprechen: *»Ich gebe Dir Licht/Wärme/Liebe.«*
Machen Sie diese Übung in einem ersten Schritt bezogen auf sich selbst: Suchen Sie sich etwas bei sich selbst, das Sie schwierig und problematisch finden. Stellen Sie es sich konkret vor. Atmen Sie es dann, konkret und visuell vorgestellt, ein, indem Sie innerlich sprechen: *»Ich nehme Dich an.«* Atmen Sie dann sich selbst Mitgefühl und Liebe zu, indem Sie innerlich sprechen: *»Ich gebe Dir Licht und Liebe.«* Erst wenn Sie diesen ersten Schritt sich selbst gegenüber gut verinnerlicht haben, wenden Sie sich einem Problem bei einem Patienten zu.
Wichtig bei dieser Übung ist, dass Sie das Aufnehmen des Dunklen nicht selbst in eine üble Situation bringt. Daher ist es von Bedeutung, dass Sie sich vorher gut erden und zentrieren. Falls Sie merken, dass das nicht gelingt und das Dunkle Sie beginnt selbst zu betreffen, brechen Sie die Übung sofort ab und schließen Sie einige Minuten der freien Atmung an, indem Sie alles Dunkle abatmen.
Wenn es Ihnen möglich ist, dieses Dunkle einzuatmen und als Licht und Wärme, Mitgefühl und Liebe wieder auszuatmen, dann müsste sich bei Ihnen ein gutes Gefühl einstellen. Oft verwandelt sich dann auch das Dunkle visuell.
Diese Übung kann man machen, wenn man merkt, dass man mit einer Situation nicht weiterkommt oder überfordert ist.

Manchmal ist die Metta-Meditation (Übung 9-6) in einer solchen Situation einfacher. Dann schließt man nach dem Schritt, der Mitgefühl gegenüber einer geliebten Person und dann sich selbst beinhaltet, als dritten Schritt den schwierigen Patienten oder die problematische Klientin ein oder was auch immer dann das Problem ist.

Eine andere Variante ist die *Lichtübung* (Übung 9-9) in Anlehnung an verschiedene Übungen, wie sie von Anna Gamma publiziert wurden (Gamma 2005, 2008) oder auch als *Heilmeditation* von Wolfgang Maly gelehrt wird (Maly 2012).

Diese Übung kann man sowohl für sich selbst anwenden, wenn man z. B. den Eindruck hat, dass im eigenen Leben oder in der professionellen Arbeit etwas schiefläuft und man etwas Erleichterung und Hilfe gebrauchen kann. Man kann sie aber auch für andere machen, wenn man das Gefühl hat, man kann jemand anderem nicht ausreichend helfen, entweder weil einem dazu die Möglichkeiten fehlen oder weil er oder sie sich nicht helfen lässt.

Übung 9-9

Licht- und Heilmeditation

Bringen Sie sich in einen gesammelten Bewusstseinszustand, z. B. indem Sie für eine Weile eine Sammlungsmeditation machen, etwa Atemzüge zählen. Dann stellen Sie sich vor, sie seien eine Art Leuchtturm. Lassen Sie in Ihrer Vorstellung Licht von oben in sich einströmen, etwa durch ihren Scheitel. Wenn Sie in irgendeiner Form religiös gebunden sind, dann stellen Sie sich vor, dieses Licht kommt von … Buddha, Jesus, Allah, …, ansonsten lassen Sie es einfach heilendes Licht sein. Lassen Sie sich mit jedem Einatemzug von diesem Licht erfüllen und stellen Sie sich vor, dass durch jeden Ausatemzug alles Dunkle, Schwierige, Belastende aus Ihnen entweicht, z. B. mit dem Atem oder durch alle Poren Ihrer Haut.
Wenn Sie selbst das Gefühl haben, Sie seien nun ganz mit diesem heilenden Licht erfüllt, dann können Sie beginnen, es auch auszustrahlen, z. B. aus Ihrem Herzen hin zu einem Menschen, dem Sie helfen wollen, oder einem Problem, das Sie lösen müssen. Diesen Menschen oder dieses Problem müssen Sie sich natürlich bildlich vorstellen, entweder konkret oder als Symbol. Machen Sie das so lange, wie Sie es als angenehm empfinden und anstrengungslos durchführen können.

Bei allen Übungen, die man für andere macht, ist es sehr wichtig, sich vorher gut zu zentrieren und sofort aufzuhören, wenn sich bei einem selbst schlechte Gefühle untermischen. Es besteht die durchaus reale Gefahr, dass man Probleme übernimmt. Daher ist es wichtig, dass man in sich selbst, in seinem eigenen Bewusstseinsfeld einen klaren positiven Fokus behalten kann.

Falls man den Eindruck hat, man habe aus einer Therapie- oder anderen Begegnung etwas mitgenommen, was nicht zu einem selbst gehört, dann eignet sich der erste Teil der Lichtübung (Übung 9-9) dazu, es wieder loszuwerden: Licht einatmen bzw. beim Einatmen einströmen lassen und alles Dunkle beim Ausatmen ausströmen lassen.

Manche Menschen sind psychologisch porös. Sie haben allzu durchlässige Grenzen. Der Baseler Psychiater Klaus Blaser hat sich dieser Thematik sehr kompetent angenommen und dazu sowohl Praxis- als auch Übungsbücher sowie ein Erfassungsinstrument, das »Interpersonelle Aufmerksamkeitsmanagement-Inventar« (IAMI), publiziert (Blaser 2008, 2011, 2012, 2014; Blaser et al. 2014a, b): Wenn Grenzen zu flüssig und durchlässig sind, dann landen anderer Leute Inhalte in unserem eigenen Bewusstseinsfeld, ohne dass wir es merken. Die psychoanalytische Literatur kennt diesen Sachverhalt als *»Übertragung«* (Ferenczi 1988; Goncharov 2012; Hayes 2004; Heimann 1950). Wenn Grenzen zu starr sind, dann merken wir nicht, wie es anderen geht. Was in die eine Richtung funktioniert – vom Klienten zur Therapeutin –, das funktioniert auch in die andere Richtung – vom Therapeuten zur Klientin. Das ist ein weiterer Grund, nebenbei bemerkt, weswegen Bewusstseinskultur für Therapeuten wichtig ist.

Im konkreten Falle kann man mit Übungen wie den oben beschriebenen eben durchaus auch heilende und wohlwollende Intentionen transportieren. Denn – kleine logische Denkübung – wenn ein Patient mit seinen belastendenden, noch nicht bewusstseinsfähigen Erfahrungen durch den Übertragungsprozess im Therapeuten unwillkürliche und nicht steuerbare Reaktionen auslöst, dann kann umgekehrt auch die Therapeutin in ihrer Klientin solche Reaktionen auslösen, idealerweise nun mit vollem Bewusstsein und absichtsvoll.

Ich habe einmal in einer Arbeit mit einer Patientin, die an sehr starken paranoiden Intrusionen litt und der ich eigentlich nur zuhören konnte, weil sie für keine Intervention zugänglich war, die ich anzubieten hatte, konkret das erlebt, was Ralf Zwiebel den *»Schlaf des Analytikers«* nennt (Zwiebel 1992). Ich hatte mich bis dahin immer, wie das in akademischen Kreisen Mode war, über diese Übertragungsreaktionen lustig gemacht, bis ich es selbst erlebt habe: Ich bin faktisch für eine halbe oder eine ganze Minute, manchmal auch kürzer, eingeschlafen; nicht im Liegen, sondern im Sitzen. Ich habe dafür regelmäßig Schelte von meiner Patientin bekommen; ich konnte nichts, aber auch gar nichts dagegen tun. Ich habe alles probiert: extra in der Nacht mal neun Stunden geschlafen, damit ich auch garantiert ausgeschlafen war; Zeiten verlegt; extra viel Koffeinzufuhr. Nichts hat geholfen. Wenn ich nicht einschlief, so hatte ich innerhalb kürzester Zeit bleierne Müdigkeit in mir. Als ich dann zu Zwiebels Buch griff, habe ich die Reaktion verstanden: Es war eine sehr heftige Gegenübertragungsreaktion auf die starken abgespaltenen Aggressionen der Patientin, mit denen ich nichts weiter anfangen konnte.

Eine solche Gegenübertragungsreaktion ist sicher extrem und in diesem Falle halfen mir auch all meine Übungen nichts. Aber manchmal können sie eben sehr wohl hilfreich sein. Der Punkt ist: Wenn es möglich ist, dass Patienten ihre Innensicht der Welt auf diesem Wege auf Therapeuten übertragen, dann fährt der Zug auch in die umgekehrte Richtung. Dann können Therapeuten durch Kultivierung eines bestimmten Bewusstseinszustandes auch – neben allen wohlwollenden, beziehungsaufbauenden, kognitiven und expliziten Interventionen – implizit und ohne explizite Botschaft und Steuerung heilend Einfluss nehmen. Der Schlüssel dazu dürfte die bewusste *Kultivierung eines inneren Zustandes des wohlwollenden Gleichmutes* sein, dem solche Übungen wie die oben beschriebenen dienen können.

Manchmal wird das nur gelingen, indem man die Übungen für sich selbst, außerhalb des therapeutischen Kontextes, macht, weil man dazu eben etwas Zeit und Sammlung braucht. Manchmal, so jedenfalls meine Erfahrung, kann man sie auch als *Blitzübungen* während einer Therapiestunde anwenden, ohne dass Patientinnen das merken und ohne dass man seine Interventionen oder Kommunikationen dafür unterbrechen muss. Das ist mitunter in schwierigen Situationen die einzige Möglichkeit, wenn man nichts zu sagen weiß oder wenn man den Eindruck hat, dass alles, was man tun oder sagen könnte, im Moment unpassend wäre.

Ich habe einmal eine Heilerin, Ursula Kress, besucht und interviewt, weil ich wissen wollte, wie sie eigentlich arbeitet. Sie war damals schon eine alte Dame, mittlerweile ist sie verstorben. Ich habe sie kennengelernt, weil sie mir seinerzeit all ihre Dokumentationen, zwei Ordner, geschickt hat in der Hoffnung, ich könne sie gebrauchen. Sie waren interessant, aber wissenschaftlich gesehen zu unsystematisch. Frau Kress hat in ihren Büchern sehr viele Fälle publiziert und war ohne Zweifel eine begnadete Heilerin (Kress 1986, 2001). In ihren letzten Lebensjahren hatte sie sich darauf verlegt, Elternpaaren mit Kinderwunsch, die unfruchtbar waren, zu helfen, offenbar mit relativ gutem Erfolg, und Kinder zu behandeln, die behindert auf die Welt kamen, etwa mit Klumpfuß oder anderen schweren Deformationen. Auch mit über 80 Jahren hatte sie eine Praxis, die ausgebucht war. Menschen kamen von überallher zu ihr nach Romanshorn an den Bodensee, wo ich sie besuchte. Ich fragte sie also, was sie eigentlich mache. Und sie sagte einen Satz, der für mich seither absolut zentral geworden ist: *»Ich stelle mir vor, wie es sein soll, und genauso wird es dann.«*

Ich habe nicht überprüft, bei wie vielen der von ihr behandelten Fälle das dann genauso funktioniert hat. Aber die Fälle, die ich gesehen habe und die sie in ihren Büchern schildert, sind aus meiner Sicht interessant genug, um ein grundlegendes Prinzip zu illustrieren: Unsere innere Vorstellungswelt, unser Bewusstseinsfeld als Therapeuten ist absolut zentral für alles, was wir bei Klienten erreichen wollen. Wenn wir uns nicht vorstellen können, dass ein Mensch aus seiner misslichen Lage herausfindet, wird es schwer werden für diesen Menschen. Wenn wir uns ein geglücktes Leben für diesen Menschen vorstellen können und diese Vorstellung stellvertretend aufrechterhalten, dann kann es sein, dass sich die Chance für diesen Menschen vergrößert. Ich würde sagen: völlig unabhängig von unserer konkreten, fachlichen Kompetenz und der Brauchbarkeit unserer Interventionen.

Das ist aus meiner Sicht sowohl die Basis als auch die Rechtfertigung dafür, weswegen es hilfreich und nützlich ist, auf unseren eigenen Bewusstseinszustand zu achten und ihn unter Umständen auch als Vehikel für wohlwollende Wünsche und hilfreiche Intentionen zu nutzen.

Falls aber unsere eigene Haut zu porös ist und schwieriges Material von Patienten uns zu bedrängen droht, dann hilft es, sich dieser Zusammenhänge bewusst zu sein und eine Übung zu machen. Wir merken diesen Sachverhalt meistens an unserer eigenen Reaktion, der Gegenübertragung. Ich habe oben das Beispiel meiner eigenen Müdigkeit als Reaktion auf eine schwierige Patientin erwähnt. Manchmal kann es nützlich sein, diese Reaktionen als Warnung ernst zu nehmen und z. B. einen therapeutischen Auftrag gar nicht erst anzunehmen oder dann eben auch zu beenden. Manchmal handelt es sich auch nur um ein temporäres Geschehen, das z. B. dann auftritt, wenn man sich im therapeutischen Prozess einem zentralen Thema nähert. Dann können solche Lichtübungen, wie oben beschrieben, auch als kurze Blitzübungen während einer Intervention sehr hilfreich sein.

Wenn man sich hingegen zu viel aufgeladen hat, dann kann es nötig sein, eine Abgrenzungsübung zu machen: Man stellt sich vor, man sei in einen Kokon von Licht gehüllt oder man würde seine Poren nach außen abschließen.

Wir haben gesehen: Spiritualität und spirituelle Praxis können auf vielfältige Weise eine Ressource für Therapeuten sein. Man kann die eigene spirituelle Praxis als notwendige Hygiene verstehen. Man kann aber auch konkrete Übungen in den therapeutischen Prozess einbauen. Manchmal wirken Meditation und spirituelle Praxis alleine oder in therapeutischer Begleitung hilfreich und heilend. Für Therapeuten ist Meditation auf jeden Fall eine Ressource, die man nicht unterschätzen sollte. *Ohne* Meditation und spirituelle Praxis funktioniert Psychotherapie auf jeden Fall, wenn man sie richtig macht. Aber *mit* ihr funktioniert sie besser und die Gefahr, dass man etwas falsch macht, ist geringer. Außerdem hat man dann, wenn man etwas falsch macht, einen gewissen Sicherheitsanker, um nicht selbst ins Bodenlose zu fallen und von Patienten nicht in deren Tiefen mitgerissen zu werden. Daher ist aus meiner Sicht eine regelmäßige spirituelle Praxis für Therapeuten aus psychohygienischen Gründen, aber auch wegen der größeren therapeutischen Effizienz eine wichtige Option.

10 Integration von Spiritualität und Psychotherapie in den therapeutischen Prozess – Spiritualität im Dienst unserer Klienten

Ich habe im vorigen Kapitel schon einmal das Bild einer Leiter mit zwei Holmen verwendet (▸ Kap. 9.4), um zu illustrieren, dass Entwicklung mindestens zwei Stränge hat: Einer der Holme versinnbildlicht die psycho-sexuell-soziale Entwicklung, der andere die spirituelle. Man könnte auch die psycho-sexuell-soziale Entwicklung noch einmal auseinandernehmen und müsste dann wohl eine Hohlleiter mit insgesamt vier Holmen visualisieren, wie sie manchmal auf Kinderspielplätzen steht. Aber das tue ich jetzt nicht. Vielmehr gehe ich jetzt davon aus, dass die Förderung psycho-sexuell-sozialer Entwicklung das Standardgeschäft der Erziehung, und wo sie fehlgeht, der Psychotherapie ist, verbinde diese drei Dimensionen in eine und verwende dafür das Kürzel *»psychologische Entwicklung«*. Davon getrennt und im Moment nicht Bestandteil der akademisch-psychologischen Betrachtung ist der Bereich der *spirituellen Entwicklung*.

Auch dieser Bereich kennt eine Entwicklung, wiewohl sie nicht innerhalb der akademischen Psychologie beheimatet ist, genauer gesagt, obwohl die akademische Psychologie sich ihrer kaum angenommen hat. Wir finden hin und wieder schüchterne Anklänge, etwa wenn von der Entwicklung der *»Weisheit«* die Rede ist, die zur kognitiven Entwicklung hinzu käme (Ardelt 2004). Damit sei eine *»ganzheitlichere«*, eine *»intuitivere«* Form des Wissens gemeint. Diese Vorstellung kommt einer spirituellen Entwicklung schon relativ nahe. Oder wenn in der Positiven Psychologie davon gesprochen wird, dass es wichtig wäre, *»Tugenden«* zu entwickeln, wie *»Dankbarkeit«*, die *»Fähigkeit zu verzeihen«*, *»Heiterkeit«* und *»Gelassenheit«* (Esch 2012; Jankowski et al. 2020; Proctor 2018). All diese Tugenden oder »höheren« Formen der Emotionalität sind an und für sich Reflexe einer spirituellen Entwicklung, deren Systematisierung noch aussteht.

Im Grunde war bis zum Beginn des 19. Jahrhunderts die *»spirituelle Entwicklung«* identisch mit der *»religiösen Entwicklung«* und damit in der Hand des zuständigen Pfarrers oder geistlichen Begleiters. Dadurch, dass die Kirchen im Laufe der industriellen Entwicklung und der Verbreitung aufklärerischen Denkens an Einfluss verloren haben, ist diese Identität zerbrochen. So wie es heute eine Vielzahl von Möglichkeiten gibt, sich als spirituell, aber nicht-religiös zu definieren, oder gar als spirituell und agnostisch, so gibt es auch eine Vielzahl von Wegen spiritueller Entwicklung. Gibt es den einen, richtigen Weg? Ich wage es zu bezweifeln. Vielleicht gibt es so viele Wege, wie es Menschen gibt, und vielleicht führen auch alle Wege irgendwie zum gleichen Ziel, aber auf sehr unterschiedlichen Pfaden und in verschiedenen Richtungen. Es wäre mindestens Sache der

Psychologie, die Wege, ihre Zielrichtungen, ihre Freuden und Leiden zu kartografieren. Vielleicht ergibt sich dann irgendwann einmal eine Systematik.

Vorderhand bleibt uns nichts anderes übrig, als zu konstatieren, dass es eine solche spirituelle Entwicklungslinie vermutlich gibt, dass sie in ihrer Verantwortung immer mehr aus den Händen ihrer einstmals designierten klerikalen Verwalter gleitet und Menschen sie irgendwie selbst in die Hand nehmen.

Dass dies so ist, dass Menschen trotz einer scheinbaren Auflösung religiöser Zugehörigkeiten das Interesse an Spiritualität nicht verlieren, hatten wir im theoretischen Teil dieses Buches bereits gesehen. Ich will das hier nochmals an einem für unser Thema typischen Datensatz illustrieren.

Liane Hofmann hat in ihrer Doktorarbeit eine repräsentative Gruppe deutscher Psychotherapeuten, fast 900 an der Zahl, befragt, zum einen nach ihrer Selbsteinschätzung, zum anderen nach spirituellen Erfahrungen und noch einigen anderen Themen (Hofmann & Walach 2011). Ich fasse die Ergebnisse in Tabelle 10-1 zusammen.

Tab. 10-1 Religiöse Zugehörigkeit, spirituelle Orientierung und spirituelle Erfahrung bei einer repräsentativen Stichprobe von 895 deutschen Psychotherapeuten (nach Hofmann & Walach 2011)

Religiöse Zugehörigkeit		**Glaube an eine höhere Wirklichkeit**	
Katholisch	19 %	ja	65 %
Evangelisch	36 %	nein	13 %
Anders	3 %	unsicher	21 %
Keine	41 %		
Weltsicht		**Hatte eigene bedeutende spirituelle Erfahrungen**	
Religiös	21 %	nie	35 %
Spirituell	36 %	ein-, zweimal	26 %
Spirituell & Religiös	2 %	mehrere Male	26 %
Atheistisch	11 %	oft	11 %
Agnostisch	4 %	keine Angabe	2 %
Unentschieden	17 %		
Keines davon[1]	9 %		

[1] enthält 0,8 % fehlende Antworten

Psychotherapeuten sind eine gute Auswahl an akademisch gebildeten Menschen unserer Zeit. Sie haben ein durchaus am naturwissenschaftlichen Weltbild orientiertes Studium durchlaufen und werden während ihres Studiums nicht unbedingt in tiefer gehenden philosophischen Reflexionen geschult. Wir sehen in Tabelle 10-1: Etwas mehr als die Hälfte, 55 %, fühlen sich religiös zugehörig. Aber etwa zwei Drittel, 65 %, glauben an eine höhere Wirklichkeit. Die Weltsicht ist aber nur bei 21 % religiös; nimmt man die Spirituellen *und* Religiösen hinzu, sind es 23 %, also weniger als ein Viertel, wohingegen mehr als ein Drittel sich als spirituell bezeichnen. Nimmt man Atheistische und Agnostische zusammen, so sind das 15 %, also eine deutliche Minderheit. Das spiegelt sich in den Angaben zur Häufigkeit spiritueller Erfahrungen: Ein Drittel, 35 %, berichtet, nie solche Erfahrungen gemacht zu haben. Die anderen kennen solche Erfahrungen zumindest einmal oder auch häufiger.

Das stimmt im Übrigen ziemlich gut mit den Daten überein, die Smith und Orlinsky (2004) in den USA, Kanada und Neuseeland erhoben haben, wo sie insgesamt 975 Psychotherapeuten befragten. 21 % werden mit *»secular morality«* beschrieben: niedrig in traditioneller Religiosität und Spiritualität. 51 % sind spirituell, aber nicht religiös, 2 % religiös, aber nicht spirituell, und 27 % sowohl religiös als auch spirituell. Wir sehen: Im angelsächsischen Sprachraum kommt der Religion noch etwas mehr Bedeutung zu als bei uns, aber hier ist dafür die *»säkulare«* Fraktion, die also entweder agnostisch oder atheistisch ist, relativ gesehen, stärker als bei uns.

An diesen beiden Daten-Vignetten wird deutlich: Die Säkularisierung des Spirituellen greift um sich. Daher ist es verständlich, dass die einstmals religiöse Domäne der spirituellen Entwicklung derzeit freischwebend in die Hände der einzelnen Menschen gelegt ist, sofern sie nicht religiös gebunden sind, und wie wir sehen, ist das die Minderheit.

Daher scheint es mir nicht nur sinnvoll, sondern sogar nötig, dass sich die Psychologie als die Disziplin, die sich mit der Entwicklung des Menschen übers Lebensalter hinweg beschäftigt, auch auf diese Facette der Entwicklung einlässt, vielleicht zunächst qualitativ-idiografisch beschreibend. Aber möglicherweise wird sie auch einmal zu stärkeren Aussagen kommen, ganz im Sinne der Modelle von Jean Piaget für die kognitive und Erik H. Erickson für die psychosoziale Entwicklung.

Weil dies so ist, weil die spirituelle Entwicklung von der Domäne der religiösen Begleitung in einen freischwebenden Bereich der individuellen Verantwortung hinübergeglitten ist, darum muss sich auch keiner wundern, wenn sich Menschen in einer Psychotherapie, vielleicht implizit und ohne es selbst zu bemerken, auch manchmal Orientierung im Bereich der Spiritualität erhoffen. Jedenfalls kommen oftmals Menschen in eine Psychotherapie, denen ihr Leben in verschiedenen Bereichen entglitten ist, so eben auch im spirituellen Bereich. Ich sagte schon: Es ist eine nicht ganz einfache diagnostische Aufgabe, zu unterscheiden, ob ein anscheinend psychologisches Problem eine existenziell-spirituelle Krise ist. Möglicherweise kann dann eine spirituelle Intervention alleine, die man auch delegieren kann an einen Meditationslehrer oder eine spirituelle Begleiterin, das

Problem lösen. Ich denke aber, dass das der Ausnahmefall sein wird. Denn Menschen wissen in der Regel intuitiv selbst ganz gut, was sie brauchen. Und wenn sie den Eindruck haben, dass sie eine spirituelle Verankerung benötigen und sonst nichts, dann kommen sie nicht zur Psychotherapeutin, sondern gehen in einen Meditations- oder Exerzitienkurs.

Daher können wir davon ausgehen: Wenn ein Mensch in die Psychotherapie kommt, egal wie komplex die Situation ist, dann spielen Probleme der psychologischen Entwicklung eine wichtige Rolle, aber vermutlich auch die der spirituellen Entwicklung. Auch wenn sich professionelle Stellen, Psychotherapiekammern und Forschungsausschüsse dagegen wehren: Die kulturelle Gewichtsverschiebung von der verfassten Religion hin zur klinisch-praktischen, psychologischen Betreuung hat schon längst begonnen und ist nicht rückgängig zu machen durch Dekrete und Willensbekundungen. Daher täten professionelle Praktiker gut daran, diese Tatsache zur Kenntnis zu nehmen. Man kann sich dann immer noch dagegen abgrenzen und sagen, dass man mit diesen Themen nichts zu tun haben will, sondern einfach nur die Angststörung oder Depression, die Sucht oder die Persönlichkeitsproblematik behandeln wird.

Das ist aus meiner Sicht etwa so – man verzeihe mir den etwas kruden Vergleich – wie wenn ein Arzt sagt: *»Ja, die Herzklappe tausche ich schon aus, das ist mein Metier, aber ihre Geschichten über ihre missratene Ehe, die tragen Sie mal besser anderswohin.«* Wir mokieren uns als Psychologen gerne darüber, dass unsere medizinischen Kollegen die *»Ganzheitlichkeit«* in der Betrachtung von Krankheit missachten, und die gesamte professionelle Teildisziplin der Psychosomatik kümmert sich seit mehr als hundert Jahren darum, dass medizinische Probleme nicht nur materiell-mechanisch, sondern auch psycho-logisch betrachtet werden.

Im selben Sinne scheint mir wichtig zu sein, psychologische Probleme nicht nur psycho-mechanisch, sondern psychospirituell zu betrachten. Dass das nicht immer und überall nötig sein wird und dass das auch nicht jeder tun kann oder will, versteht sich von selbst. Aber so ähnlich wie ein weitsichtiger Herzchirurg für den Herzpatienten mit einer Eheproblematik nach einer Operation das psychosomatische Konsil in seiner Klinik anfordert oder ihm eine psychotherapeutisch orientierte Reha-Maßnahme empfehlen wird, so ähnlich könnte ein psychologischer Therapeut, der sich mit einer spirituellen Situation überfordert sieht, auch eine Kollegin einschalten, die darin besser geschult ist.

Jedenfalls scheint es mir wichtig zu sein, diese Debatte innerhalb der Psychologie zu eröffnen und darüber nachzudenken, wie wir die psycho-spirituelle Entwicklung thematisieren und systematisieren können. Jedoch ist das in diesem Buch nicht mein Thema, daher will ich es bei diesen Bemerkungen belassen; sie haben aber vielleicht gezeigt: Es ist überhaupt nicht abwegig, im Rahmen einer Psychotherapie diese Entwicklung mitzudenken. Wenn jemand dies kann und wenn es gelingt, so wäre dies aus meiner Sicht eine spirituell integrierte Psychotherapie, ein psychotherapeutischer Prozess, bei dem die persönliche spirituelle Entwicklung des Patienten berücksichtigt und idealerweise implizit, manchmal auch explizit, thematisiert wird.

Gibt es eine *»ideale«* spirituelle Entwicklung, so wie es einen Idealtypus von kognitiver Entwicklung gibt, seit Piaget dies demonstriert hat, oder so, wie es einen Idealtypus von psychosozialer Entwicklung gibt, seit Erickson dies kodifiziert hat? Vielleicht gibt es sie, aber ich glaube nicht, dass wir sie bereits in gleicher Weise kennen, wie wir die Phasen der kognitiven Entwicklung kennen. Es gibt aus unterschiedlichen Traditionen verschiedene Modelle der Entwicklung. In der Vedanta-Tradition gibt es solche Modelle, in der Zen-Tradition – ich erwähnte die zehn Ochsenbilder als eine idealtypische Reihe. Es gibt sie auch in verschiedenen Modellen der christlich-mystischen Tradition. Aber diese Modelle können nicht als Blaupause übereinandergelegt werden. Die Gefahr ist groß, dass man Modelle, nur weil sie gut ausgearbeitet und klar sind, als selbstverständlich annimmt und alles andere ignoriert. Das ist aus meiner Sicht *spirituelle Kolonialisierung*. Ken Wilber hat das aus meiner Sicht getan, indem er einen Mix aus Vedanta-Tradition und einigen anderen östlichen Modellen zusammengeschweißt hat und daraus eine vermeintlich verbindliche Entwicklungslinie festlegte (Wilber 2000a, b). Ich habe das mit den Kunstwerken von Jean Tinguely verglichen: verspielt, eindrucksvoll und sehr kreativ. Ist es Wissenschaft? Ich glaube nicht. Ich glaube, es kann Anregungen geben für wissenschaftliche Untersuchungen. Diese müssten sich dann tatsächliche Entwicklungen vornehmen und diese mit sorgfältiger Methodik dokumentieren und nach Gemeinsamkeiten, aber auch Unterschieden forschen. Das hat etwa Abraham Maslow getan (Maslow 1978). Vermutlich müsste man derartige Untersuchungen mit sehr vielen verschiedenen Menschen aus sehr unterschiedlichen Traditionen durchführen, um mögliche Idealtypen, vielleicht auch unterschiedliche Idealtypen in verschiedenen Traditionen herauszulösen.

Ich glaube, das ist ein Jahrhundertprojekt der Psychologie, wenn sie erst einmal begonnen hat, sich dieser Aufgabe anzunehmen. Es ist das Kennzeichen wissenschaftlicher Arbeit, dass sie ergebnisoffen ist und dass auch etwas dabei herauskommen darf, was allem bisher Gewussten widerspricht oder es auf ungeahnte Weise ergänzt. Daher bin ich immer sehr skeptisch, wenn Leute mit der Bemerkung *»das haben wir ja immer schon gewusst«* zur Tagesordnung übergehen.

Ich schließe dies mit einer kleinen beispielhaften Illustration ab: Bis vor Kurzem galt die Doktrin, von Piaget aufgestellt, dass die rationale Entwicklung des Menschen mit dem rationalen Denken abgeschlossen sei. Dieses sei linear, kausal fähig, mit Invarianzen umzugehen, und basiere auf den Regeln der Logik, was auch sehr vernünftig klingt, weil wir alle meistens so operieren. K. Helmut Reich hat nun in einer Reihe von empirischen Studien gezeigt, dass es noch eine weitere Entwicklungsstufe des logisch-operationalen Denkens gibt. Er nennt es *relational-kontextbezogenes Denken*; früher nannte er es *komplementaristisches Denken* (Reich 2003). Denn sein Kennzeichen ist, dass diejenigen, die es anwenden, mit der Integration, und manchmal auch nur mit dem Vorhandensein von Gegensätzen, umgehen können, anstatt diese aufzulösen. Es zeigt sich darin, dass Menschen, die diese Denkart beherrschen, Konflikt- und Dilemma-Situationen eben nicht in die eine oder andere Richtung auflösen, wie es der Satz vom ausgeschlossenen Dritten verlangen würde. Vielmehr können sie sehen, dass es eben Situationen gibt, in denen dieser Satz keine Anwendung findet. Das Leben ist komplexer als die Logik. Daher gilt es, in solchen Situationen andere Sichtweisen zu finden; zu verstehen, dass etwas unter einer Hinsicht und in einem Kontext so aussieht, in einem anderen aber anders. Darum können eben die einen Kernkraft gut finden und fördern wollen, während die anderen sie schlecht finden und abschaffen wollen. Wer hat recht? Ist es ein einfaches, klares Ja oder Nein, das man logisch-empirisch ableiten kann? Eben nicht. Denn es hängt von einer Fülle von Faktoren ab: von Voraussetzungen, von Schwerpunktsetzungen, von Wertsetzungen, von Prioritäten und von Stilen des Denkens und Lebens. Die Einsicht ist in diesem Falle: Es gibt kein einfaches »*Wahr*« oder »*Falsch*« und in den meisten Lebensbereichen wird es das nicht geben.

Diese wesentlich komplexere Denkweise entwickeln auch nicht alle Menschen, hat Reich gezeigt, sondern nur manche, und dies meistens zum Ende der Pubertät oder zu Beginn der Adoleszenz. Auf jeden Fall müsste der empirische Aufweis dazu führen, dass die Lehrbücher der kognitiven Entwicklungspsychologie umgeschrieben werden. Und im gleichen Sinne könnte es sein, dass sorgfältige Forschung dazu führt, dass spirituelle Entwicklungslinien gezeichnet werden, die in keiner der vorhandenen Traditionen vorkommen.

Daher wird es im individuellen Umgang mit Klientinnen für professionell sauber arbeitende Therapeuten keine allgemeine Richtschnur geben, außer der üblichen, dass wir unseren Patienten und Klientinnen folgen müssen. Denn im Zweifelsfall hat die Klientin recht, auch im Bereich der psychospirituellen Entwicklung, zumindest dann, wenn sie in Kontakt mit ihrer tieferen Wirklichkeit steht. Und die Aufgabe einer spirituell integrierten Psychotherapie wäre es aus meiner Sicht, Menschen dazu in die Lage zu versetzen, mit dieser ihrer Wirklichkeit Kontakt aufzunehmen.

Menschen, die psychisch leiden, leiden häufig auch spirituell, und umgekehrt. Menschen, die psychische Wunden erlitten haben, haben auch oft spirituelle Narben, und umgekehrt. Manchmal kann man aber auf spirituelle Ressourcen bei Patienten zurückgreifen, um den Entwicklungsprozess auf der psychischen Ebene zu erleichtern oder psychische Not zu lindern. Das hängt sehr davon ab, ob Klienten einen Zugang zu ihrer spirituellen Dimension haben und wie sie insgesamt dazu stehen. Daher empfiehlt es sich, dieses Thema zu Beginn anamnestisch zu klären und zu erfragen, wie Klienten dazu stehen, wenn im Rahmen einer Übung etwa spirituelle Elemente eingebracht werden. Man kann dies in Form von Imaginationen tun, und zwar durchaus sehr neutral und religiös offen, sodass Klientinnen Erfahrungen mit ihrer eigenen Bedeutung füllen können.

10.1 Patienten mit ihren spirituellen Ressourcen in Verbindung bringen

Ein wichtiges Element einer spirituell-integrieren Therapie ist beispielsweise, dass wir Klienten relativ früh im therapeutischen Prozess mit ihren eigenen inneren Ressourcen in Verbindung bringen können. Wir haben bereits diskutiert, in welcher Form spirituelle Praktiken wie Meditation, Yoga, Tai Chi, kontemplative Gebete und Ähnliches helfen können. Dies kann man, wenn es sich nahelegt, Patienten unabhängig vom therapeutischen Prozess empfehlen und sie einladen, die dort gemachten Erfahrungen einzubringen, sofern Patienten dies wünschen. Allein das Signalisieren von Offenheit ist schon für viele Menschen hilfreich. Man kann es ihnen natürlich absolut freistellen, es zu tun. Meine Erfahrung ist, dass Patienten dann, wenn sie Offenheit spüren, diese Bereiche auch ansprechen, und es vermeiden, wenn sie diese Offenheit vermissen.

Dies wird von einer Geschichte illustriert, die Pim van Lommel erzählte, der die erste systematische, prospektive Studie zu *Nahtoderfahrungen* in der Kardiologie in Holland durchführte (van Lommel et al. 2001). 41 der von ihm dokumentierten 344 Patienten mit Herzstillstand hatten eine solche Nahtoderfahrung mit Kernelementen. Als van Lommel diese Studie zum ersten Mal auf einem Kardiologenkongress vorstellte, stand ein berühmter Kardiologe auf und sagte, er fände das völlig unglaubwürdig. Er habe seine ganze professionelle Laufbahn noch nie einen solchen Patienten getroffen, obwohl er schon viele Hunderte Patienten mit Herzstillstand wiederbelebt habe. Da stand eine Frau auf und sagte, sinngemäß: *»Ich war eine dieser Patientinnen und ich hatte eine solche Erfahrung. Aber Sie wären der Letzte gewesen, dem ich sie erzählt hätte.«*

Manchmal kann es nützlich sein, spirituelle Ressourcen direkt im therapeutischen Prozess zu integrieren. Dies geschieht in verschiedenen therapeutischen Disziplinen, etwa in der *Katathymen Imaginativen Psychotherapie* nach Hanscarl Leuner (Cöppicus Lichtsteiner 2019; Leuner 1980, 1982, 1987) oder der *Psychosynthese* nach Roberto Assagioli (Assagioli 1986, 2004, 2008, 2010) als integrierter Bestandteil. Andere therapeutische Disziplinen, wie etwa das *Focusing*, machen dies implizit (Gendlin 1981, 1997; Kersig 2014)

Spirituelle Ressourcen können aber aus meiner Sicht mit Vorteil in alle möglichen therapeutischen Vorgehensweisen integriert werden. Hier folgen nun ein paar einfache Übungen (Übungen 10-1–10-4). Sie lassen sich in die Einzelarbeit zu passenden Zeitpunkten integrieren; sie können auch in Gruppenübungen eingeflochten werden. Auf jeden Fall empfiehlt es sich, bei all diesen Imaginationsübungen zunächst selbst in Workshops ausreichend Erfahrung mit Imaginationsarbeit gesammelt zu haben, damit man weiß, was dabei geschieht. In der Einzelarbeit habe ich es immer nützlich gefunden, mir im Dialog von Patienten Rückmeldungen geben zu lassen, also nachzufragen, was sie gerade erleben, wo sie sich in ihrer Vorstellung befinden. Man kann dann Fragen verwenden, um zu vertiefen, z. B. die Nachfrage, wie es dort gerade aussieht, wie es riecht, ob dort etwas zu hören ist. Durch das Erfragen des körperlichen und psychischen Befindens lässt sich relativ rasch erschließen, ob etwas positiv oder negativ affektiv getönt ist. Je nach Temperament und Stil kann man sehr offene Vorgaben machen. Dann zeigt sich bei der Klientin das, was dort im Moment möglich ist. Das lässt sich auch diagnostisch gut nutzen. Wenn man stärkere Vorgaben macht, also z. B. die zu imaginierenden Inhalte vorgibt im Sinne einer geleiteten Meditation, dann ist die Gefahr größer, dass sich Widerstand einstellt. Stärkere Vorgaben empfehlen sich eher für Gruppenarbeit. In der Einzelarbeit scheint mir ein offeneres Vorgehen besser geeignet zu sein, weil dadurch dem inneren Prozess der Patientin mehr Raum bleibt. In diesem Sinne mache ich hier Vorschläge und gebe meine Ideen zum Besten. Sie sollen anregen, seinen je eigenen Stil zu finden.

Übung 10-1

Licht als Symbol für spirituelle Ressourcen

Diese Imaginationsübung kann ganz einfach an jede Arbeit angeschlossen werden, die etwas komplexer ist oder schmerzhafte Erfahrungen und Probleme zum Gegenstand hatte. Man muss dafür allerdings noch etwa 20 Minuten zusätzliche Zeit einrechnen. Bei geübten Klienten geht es durchaus auch schneller. Bei allen Imaginationsübungen empfiehlt es sich, mit einem sicheren und unkomplizierten Ort zu beginnen und dorthin wieder zurückzukehren. Denn die Art, wie dieser Ort in der Imagination auftaucht, kann ein guter diagnostischer Hinweis auf die Bereitschaft sein, sich auf einen weiteren Schritt einzulassen. Ich verwende gerne die Wiese als Ausgangspunkt, aber manche Patienten haben ihre eigenen sicheren Orte; man kann eine eigene Stunde darauf verwenden, einen oder mehrere solcher sicheren Orte zu etablieren und diese dann zu verwenden. Hier kommt das Skript, bei dem der Ausgangspunkt eine Wiese ist.

Stellen Sie sich vor, Sie befinden sich zu einer angenehmen Jahreszeit, bei schönem Wetter und zu einer passenden Tageszeit auf einer schönen Wiese. Vielleicht liegen Sie, vielleicht stehen Sie. Schauen Sie sich um, was es dort zu sehen gibt … Sehen Sie all die Bäume, Pflanzen, Blumen … die Landschaft, den Himmel, die Wolken … Lauschen Sie auf die Töne und Klänge, vielleicht von Vögeln oder Insekten … Spüren Sie die Temperatur … vielleicht einen Windhauch auf der Haut, vielleicht die Sonne … Möglicherweise gibt es auch Gerüche dort … Nehmen Sie sie wahr … Und lassen Sie es sich auf dieser Wiese wohl ergehen, etwa indem Sie sich auf den Boden legen … oder etwas herumschauen …
Dann lade ich Sie ein, sich einfach dort auf der Wiese in die Sonne zu stellen … Falls der Himmel bewölkt ist, lassen Sie den Himmel sich leicht öffnen, sodass ein Sonnenstrahl hindurchdringt … Stellen Sie sich in dieses Licht und lassen sie es als heilendes, wärmendes, erfüllendes Licht auf sich und um sich herum strömen. Lassen Sie sich ganz in dieses Licht einhüllen, sodass es angenehm und wohltuend ist … Wenn Sie wollen, können Sie sich auch vorstellen, dass dieses Licht richtig in Sie einströmt, Sie vom Scheitel bis zur Sohle ganz erfüllt und ausfüllt … lassen Sie sich richtig durch dieses Licht erfüllen … und lassen sie seinen heilenden, wärmenden Glanz ganz in sich ein … Beobachten Sie dabei, wie sich Ihr Körper anfühlt, welche Gefühle in Ihnen aufsteigen und vielleicht auch welche Gedanken kommen … Lassen Sie dieses Lichtbad so lange währen, wie es Ihnen gefällt und guttut … Sie können es immer wieder, zu jedem Zeitpunkt, zu dem Sie es nötig haben, wiederholen, an jedem Ort … Und in diesem Wissen schlage ich nun vor, dass Sie allmählich aus diesem Lichtstrahl heraustreten … Nehmen Sie so viel Licht in Ihrem Inneren mit, wie Sie brauchen … Und dann stellen Sie sich langsam darauf ein, mit Ihrer Aufmerksamkeit wieder zurückzukommen … Vielleicht zuerst die Wiese zur Kenntnis nehmen, auf der Sie stehen oder liegen … Dann allmählich Ihre Finger und Zehen, Hände und Füße, Arme und Beine bewegen, tief ein- und ausatmen und dann wieder Ihre Augen öffnen.

Im individuellen Fall kann man das Skript natürlich anpassen, sich Rückmeldungen holen und die Übung vom Zeitverlauf her so gestalten, wie es gut ist. Wenn man die Übung als Gruppenübung macht, empfiehlt es sich, anschließend etwas Zeit zum Aufschreiben von Notizen zu

lassen und eine oder zwei Mitteilungsrunden durchzuführen, zunächst zu zweit, dann in der größeren Gruppe, oder, wenn die Gruppe nicht zu groß ist bzw. die Zeit zu knapp, eine Austauschrunde in der ganzen Gruppe.
Im Einzelkontext ist es ebenfalls wichtig, die Erfahrung zu reflektieren. Manchmal haben Klienten Probleme, sich Licht überhaupt vorzustellen oder sich hineinzustellen. Das könnte auf Schwierigkeiten hindeuten, sich solchen spirituellen Ressourcen zu öffnen, und würde für mich signalisieren, sehr langsam und sehr sorgfältig damit umzugehen, evtl. diese Widerstände oder Hemmungen sorgsam zu explorieren. Nicht selten steht eine toxische Form religiöser Erziehung im Hintergrund (▸ Kap. 11). Sehr häufig ist diese einfache Übung aber sehr wohltuend. Daher kann man Menschen, die sich leicht damit tun, auch empfehlen, sie im Alltag immer mal wieder anzuwenden; viele tun das und sind dankbar dafür.

Man kann das Licht als Symbol für spirituelle Wandlungskraft übrigens auch qualifizieren. Das empfiehlt sich bei Menschen mit klarer religiöser Orientierung, die das im anamnestischen Gespräch deutlich gemacht haben. Dann kann man das Licht ein *»heilendes Licht von … [Christus, Jesus, Buddha, Allah, dem Höchsten, der Mutter, Maria …]«* nennen, je nachdem, was für die Klientin hilfreich ist. Aber man muss das keineswegs tun; denn die Lichtsymbolik ist für die meisten Menschen intuitiv klar. Daher kann man sie auch verwenden, um Probleme zu transzendieren. Das erreicht man nicht immer, aber ziemlich oft mit der nun folgenden Übung 10-2.

Übung 10-2

Probleme ins Licht stellen

Wir beginnen wie bei Übung 10-1 mit der Imagination der Wiese oder eines sicheren Ortes. Dann ändert sich das Skript.

… Ich lade Sie nun ein, sich auf den Weg zu machen. Wenn Sie von Ihrem Platz aufstehen und sich umsehen, bemerken Sie vielleicht einen Weg oder einen Pfad. Gehen Sie diesen Pfad entlang und schauen Sie sich genau um … Denn irgendwo auf diesem Pfad werden Sie über kurz oder lang ein Symbol finden, das Ihr derzeitiges Problem symbolisiert …
[Man kann, wenn es klar ist, dieses Problem auch benennen, z. B. »… für Ihre Angst«, »… für Ihre Traurigkeit«, »… für Ihre Schmerzen«, »… für Ihren Hass/Ärger«. Manchmal sträuben sich Patienten aus naheliegenden Gründen und sehen kein Symbol. Manchmal erwarten Sie einen riesigen Elefanten und übersehen den kleinen Stein oder die kleine Eierschale am Boden; dann muss man sie sorgfältig hinsehen lehren.]
… Schauen Sie sich genau um. Vielleicht springt Ihnen dieses Symbol gleich in die Augen. Vielleicht ist es irgendwo versteckt. Vielleicht ist es am Boden, möglicherweise auch oben in den Bäumen oder Büschen. Manchmal ist es auch etwas ganz Unerwartetes … Schauen Sie sich um und lassen Sie sich überraschen von dem Symbol, das Ihr Problem *[allenfalls benennen]* symbolisiert. Wenn Sie es gefunden haben, schauen Sie es sich genau an … Wie geht es Ihnen damit? Welche Gefühle und Körperempfindungen löst es aus? … Nun lade ich Sie ein, dieses Symbol zu nehmen …
[Nicht immer ist dieser Schritt hilfreich und möglich; wenn jemand z. B. eine sehr giftige Schlange sieht, würde ich auf jeden Fall erst explorieren, ob man sie aufgreifen kann; wenn

etwas sehr schwer ist, würde ich vorschlagen, es trotzdem aufzugreifen, denn »in der Fantasie ist alles möglich«; das ist der Zaubersatz der Arbeit mit Imaginationen. Wenn all das nicht geht, ist es auch nicht schlimm, dann lassen wir das Symbol am Boden liegen und das Licht eben einfach so darauf scheinen.]

… und sich vorzustellen, dass allmählich, an der Stelle, an der Sie sich befinden, zunächst ganz leicht und schwach, dann immer stärker und heller, heilendes Licht von oben *[evtl. qualifizieren]* hereinstrahlt. Wenn es stark genug geworden ist, dann halten Sie Ihr Symbol für Ihr momentanes Problem langsam und sorgfältig in dieses Licht … Lassen Sie das Licht das ganze Symbol umfließen … Wenn Sie wollen und es sich passend anfühlt, dann können Sie auch mitsamt ihrem Symbol in den Lichtkegel treten; wichtig ist, dass Ihr Symbol ganz vom Licht umströmt ist … Und nun halten Sie dieses Symbol ins Licht mit dem Wunsch, dass es sich wandeln möge oder was auch immer für Sie an dieser Stelle passend ist … Lassen Sie das Licht langsam seine heilende Arbeit verrichten und betrachten Sie, was geschieht … Schauen Sie einfach zu und beobachten Sie dabei, wie Sie sich fühlen, welche Körperempfindungen in Ihnen geweckt werden, vielleicht auch, welche Gedanken sich regen … Und lassen Sie das Symbol so lange im Licht, wie es für Sie gut ist … Tun Sie dann, was auch immer Ihnen richtig erscheint … Vielleicht will sich das Symbol ins Licht hineinbewegen, dann lassen Sie es zu … Vielleicht wollen Sie es an dieser Stelle ablegen, dann tun Sie es … Vielleicht ergibt sich noch eine andere Handlung oder ein anderer Schritt für Sie, dann lassen Sie ihn zu …

Schließlich lassen Sie das Licht langsam weniger werden … falls es passend ist, lassen Sie das Symbol an dieser Stelle zurück oder tun mit ihm das, was für Sie jetzt sinnvoll und nötig ist … und kehren dann allmählich wieder an unseren Ausgangspunkt auf der Wiese zurück …

[Anschließend ausreichend Zeit geben, um sich wieder zu lösen.]

Eine Alternative oder Ergänzung zu den eben beschriebenen Lichtübungen ist der Weg zur Quelle (Übung 10-3). Diesen kann man auch sehr gut diagnostisch verwenden, entweder in der Gruppe oder einzeln, um zu sehen, wie rasch und schnell jemand Zugang zu seinen inneren, tieferen Ressourcen erhält. Wenn man die Übung in der Einzelarbeit anwendet, dann sieht man sehr rasch – etwa an der Farbe des Wassers im Fluss, an der Länge des Weges, an Hindernissen wie Wasserfällen, Stauwerken, unüberwindbar scheinenden Klippen, Sümpfen –, wie leicht oder wie schwierig der Zugang zur Quelle ist. Wenn man diese Übung im Gruppenkontext durchführt, muss man natürlich einfache, klare Vorgaben machen.

Man kann die Übung selbstverständlich vereinfachen, indem man etwas klar vorgibt, z. B. den Bach am Anfang sehr klein macht, sodass irgendwie klar ist, dass die Quelle in der Nähe sein muss, oder eine Quelle in der Nähe der Wiese. Das vereinfacht den Prozess, reduziert aber die diagnostischen Möglichkeiten. Wie man die Übung gestaltet, hängt natürlich von der Zielsetzung ab.

Übung 10-3

Der Weg zur Quelle

Der Anfang der Übung ist der generische Anfang des sicheren Ortes oder der Wiese.

... Stehen Sie nun von Ihrem Platz auf der Wiese auf und sehen Sie sich um. Irgendwo in der Nähe ist ein fließendes Gewässer, ein Fluss oder Bach. Gehen Sie zu seinem Ufer und schauen Sie sich dort um. Betrachten Sie das Wasser; wenn Sie mögen, halten Sie Hand oder Füße hinein. Schauen Sie sich das Wasser genau an, wie sauber es ist, ob es wohl trinkbar wäre ... Nehmen Sie wahr, was Sie empfinden ... Und dann lade ich Sie ein, dem Gewässer stromaufwärts bis zu seiner Quelle zu folgen. Falls es ein großer Fluss ist, wird der Weg etwas weit sein, aber in der Fantasie ist alles möglich; dann können Sie hinfliegen oder mit Siebenmeilenstiefeln große Schritte machen ... Und so lade ich Sie ein, dem Gewässerlauf stromaufwärts zur Quelle zu folgen ... Machen Sie sich auf den Weg, in Ihrem Tempo und entsprechend der Distanz, die Sie vermuten, die zwischen Ihnen und der Quelle liegt ... Betrachten Sie die Landschaft, durch die sich das Gewässer windet ... Irgendwann merken Sie, dass Sie der Quelle näherkommen ... Bis Sie die Quelle sehen ... Manchmal sind Quellen ja klar gefasst und das Wasser kommt aus einem klaren Ort aus der Erde ... Manchmal ist es eher vage und die Quelle hat mehrere Ursprünge ... Betrachten Sie Ihre Quelle, wie sie aussieht, wie das Wasser aus der Erde strömt ... Wenn Sie mögen und es sich anbietet, dann trinken Sie aus der Quelle oder füllen ein Trinkgefäß auf ... Und bleiben Sie an diesem Ort, so lange Sie mögen ...
Sie wissen ja jetzt, wo sich dieser Ort der Quelle befindet, und können jederzeit wieder zurückkehren, auch ohne meine Anleitung. Und in diesem Sinne lade ich Sie ein, sich an dieser Stelle von der Quelle zu verabschieden auf die Art und Weise, wie Sie das jetzt als angemessen empfinden ... Und kehren Sie dann wieder zurück zu Ihrem Ausgangspunkt ...

Die Übung wird dann wie üblich beendet.

In einem vierten Typ von Übung geht es darum, eine innere Repräsentanz von tieferem Wissen und Weisheit imaginativ zu erzeugen. Spirituell ausgerichtete therapeutische Disziplinen, wie die Psychosynthese, sehen darin gerne eine Repräsentanz unseres Höheren Selbst, einer säkularisierten Form unseres tieferen, inneren Seelenfunkens, den ich im ersten Teil diskutiert habe. Man muss aus meiner Sicht in keiner Weise eine Hypostasierung oder Verdinglichung vornehmen, sondern kann ganz einfach auf der imaginativ-phänomenologischen Ebene bleiben. Für manche Klienten ist es vielleicht hilfreich, eine solche Verbindung zu ziehen. Ich glaube aber nicht, dass es nötig oder zweckdienlich ist, eine solche kognitive Benennung vorzunehmen. Die imaginativ-phänomenologische Repräsentanz einer inneren Weisheit entfaltet auch so ihre Wirkung.

Diese kann man auf unterschiedliche Art und Weise versinnbildlichen. Man kann sie als personifizierte Figur eines *»alten Weisen«* auftreten lassen oder als Krafttier bzw. Helferfigur. Manchmal empfiehlt es sich auch, in Stufen vorzugehen und erst Helferfiguren aufzubauen, die sich Patienten dann oft auch im Alltagsleben imaginativ vorstellen können. So kann es z. B. für eine Klientin, die Angst vor Auseinandersetzungen hat, nützlich sein, sich ihre eigene Durchsetzungskraft als eine Helferfigur, z. B. ein Tier, vielleicht einen Tiger, Bären oder

Wolf, vorzustellen und in einer aktuellen Situation, die Durchsetzungskraft verlangt, etwa einer Auseinandersetzung mit dem Chef, sich vorzustellen, dieses Krafttier sei an ihrer Seite.

Diese Art der Symbolisierung verbleibt noch relativ stark auf der Ebene der psychischen Kräfte und Fähigkeiten. Die Symbolik des »*alten Weisen*« oder der »*alten weisen Frau*« greift meistens tiefer und bringt uns in Kontakt mit einer spirituellen Seite von Wissen und Intuition, ohne dass man sie immer genauer benennen muss. In diesem Sinn folgt hier ein generisches Skript (Übung 10-4), das man im Einzelfall und vor allem in der Einzelarbeit durch Rückmeldung unbedingt anpassen sollte an das, was sich in der einzelnen Imagination abzeichnet.

Übung 10-4

Begegnung mit dem alten Weisen/der alten weisen Frau

Die Übung beginnt wie alle anderen auf der Wiese oder dem sicheren Ort.

… Erheben Sie sich nun und schauen Sie sich um. Sie werden bemerken, dass in nicht allzu weiter Ferne ein Weg oder Pfad beginnt, der bergaufwärts führt, auf einen Berg oder Hügel ganz in der Nähe. Diesen Pfad lade ich Sie nun ein zu gehen … Machen Sie sich auf den Weg … Schauen Sie sich um, wie es in der Landschaft, durch die dieser Pfad führt, aussieht … Achten Sie darauf, wie sich Ihr Körper anfühlt, welche Gefühle in Ihnen gegenwärtig sind … Wie geht es Ihnen beim Aufstieg? Nehmen Sie wahr, wie es langsam steiler wird, wie der Weg ansteigt und Ihnen mehr Kraft abverlangt … Wenn Sie mögen, halten Sie einmal inne und blicken zurück …
Dort oben wohnt irgendwo, in einer Hütte oder an einem speziellen Ort, ein alter, weiser, sehr liebevoller Mensch. Den wollen wir jetzt besuchen und uns eine Weile mit ihm oder ihr unterhalten. Daher lade ich Sie ein, jetzt weiter nach oben zu steigen und sich umzusehen … Vielleicht können Sie ja den Wohnort dieser Person sehen? Vielleicht kommt Ihnen diese Person entgegen? … Manchmal muss man auch etwas Geduld aufbringen und warten, bis sie sich zeigt … Manchmal sieht man sie auch nicht, sondern spürt oder hört sie … Achten Sie darauf, wie das jetzt bei Ihnen ist … Lassen Sie sich Zeit und wenn Sie sehen, wo diese weise, liebevolle Person wohnt, dann nähern Sie sich diesem Ort langsam und klopfen an und warten. Vielleicht müssen Sie nirgendwo anklopfen, weil die Person schon da ist und in Ihrer Nähe … Blicken Sie sie an und begeben Sie sich in Ihre Nähe … Achten Sie dabei auf Ihr Befinden … Wie es Ihnen geht … Welche Gefühle und Körperempfindungen in Ihnen aufsteigen … Wenn Sie schließlich in der Nähe dieser Person sind, in ihrer Gegenwart, dann genießen Sie es einfach, da zu sein … Vielleicht findet einfach eine schweigende Begegnung statt … Vielleicht haben Sie Fragen und wollen diese Fragen vorbringen … Vielleicht ist es sinnvoll, einfach genau hinzuhören oder hinzusehen, was Ihnen diese weise Person zu sagen oder zu geben hat … Vielleicht handelt es sich um ein Wort, eine Geste, einen Gegenstand oder ein Symbol …
Tun Sie an diesem Ort in dieser Begegnung das, was Ihnen jetzt am wichtigsten ist und am Sinnvollsten vorkommt, und lassen Sie sich Zeit dafür …
[In einem Einzelsetting kann man natürlich die Übung gestalten, je nachdem, welche Rückmeldungen die Klientin gibt und je nach den Bedürfnissen, die sie äußert. Manchmal wollen Menschen nur still in der Gegenwart dieser Person sein. Manchmal entspinnt sich ein Dialog. Manchmal kommen sie mit Fragen, die sie stellen wollen.]

… Möglicherweise wollen Sie zum Abschluss noch etwas sagen … Oder erhalten etwas geschenkt, einen Gegenstand, ein Symbol, ein Bild … Dann nehmen Sie es dankbar entgegen, betrachten es sehr genau und nehmen es dann zu sich … Bedanken Sie sich für die Begegnung auf ihre Weise und tun Sie das, was Sie zum Abschied tun wollen … Gehen Sie dann langsam zurück, den Berg hinunter, zurück zur Wiese … Sie wissen jetzt, wo die weise Person wohnt, und können jederzeit, wenn Sie es wollen, hierher zurückkommen und den Dialog wieder aufnehmen …

Die Übung wird langsam und sorgfältig auf die übliche Weise beendet.

Diese Übung kann man in Variationen durchführen. Man kann die weise Person einfach auf einer Straße entgegenkommen lassen, dann spart man sich den Aufstieg. Die Aufstiegsmetapher hat natürlich einen symbolischen Wert: Man begibt sich nach oben, in die »*Höhe*«, und das ist manchmal sehr hilfreich. Wenn man den Kontakt zu einer solchen »*weisen Person*«, die weiblich oder männlich sein kann, einmal etabliert hat, dann kann man sie bei anderen Gelegenheiten leicht auf einem Weg oder auf der Straße oder auch auf der Wiese in eine Begegnung einbinden.

Wichtig sind aus meiner Sicht folgende Elemente:

- Man sollte die Person unbedingt von Anfang an als liebevoll, gütig und weise qualifizieren, damit die richtige Spur gelegt ist.
- Man sollte eine bildhafte, aber auch eine abstrakte Repräsentation, z. B. als Gespür, als Wort, ermöglichen und dafür die Freiheit lassen. Denn manche Menschen sind nicht visuell, sondern stärker auditiv oder kinästhetisch. Sie fühlen sich dann rasch enttäuscht, wenn sie nichts »*sehen*«.
- Es ist hilfreich, wenn man den Aufenthalts- oder Wohnort nicht spezifiziert; es könnte eine Kirche sein oder eine Hütte, eine Höhle oder der Wald. Daher würde ich in der Einzelarbeit immer danach fragen, wie der Wohnort aussieht, und dann alle weiteren Schritte (klopfen, rufen, warten, Glocke läuten …) dieser Situation anpassen.
- Ich würde auf jeden Fall genügend Zeit für eine Begegnung lassen. Wenn es das erste Mal ist, dann benötigt man ausreichend Zeit für die Exploration von Gefühlen, Körperempfindungen und Gedanken.
- Manchmal ist es sehr nützlich, Klienten eine Frage formulieren zu lassen, die sie beschäftigt. Das kann mit der therapeutischen Thematik zu tun haben, aber auch etwas ganz anderes sein.
- Die Antworten sind oft sehr ungewöhnlich. Sie bestehen manchmal in verbalen Äußerungen. Manchmal sind es aber auch Gesten, Lieder, Gedichte, Zeichen, Symbole. Man muss Klienten oftmals etwas helfen, diese ungewöhnlichen Aspekte zu sehen.
- Oft ist der allererste Impuls die passende Antwort, die aber weggestoßen wird, weil sie einem zunächst nicht passt.
- Manchmal ist die Antwort symbolischer Art und es benötigt einen zweiten Schritt, sie zu entziffern. Dann hilft es, wenn man anschließend an die Imagi-

nation ein Symbol malen lässt oder Klientinnen empfiehlt, sich eine entsprechende Bildkarte zu besorgen und auf den Schreibtisch zu stellen oder zu Hause ein Bild zu malen.
- Manchmal erhalten Patienten zusätzlich zur Antwort auch noch etwas geschenkt: ein Bild oder ein Symbol. Oft muss man sie ermuntern, diese Geschenke anzunehmen.

Die Begegnung mit der weisen Person ist manchmal sehr witzig und humorvoll. Wenn die Übung gelingt und die Begegnung fruchtbar ist, dann ist das Gefühl, von dem Klienten berichten, praktisch ausnahmslos heiter und wohltuend. Wenn das nicht der Fall ist, dann ist etwas faul. Es kann vorkommen, dass sich eine destruktive innere Instanz dieser Symbolik bemächtigt, wenn diese Instanz sehr stark und dominant ist. Das können etwa sehr aggressive Introjekte sein bei Patientinnen mit Missbrauchserfahrung, bei Patienten mit sehr starker väterlicher Aggressivität oder bei Menschen mit toxischer religiöser Sozialisation. Dies ist nicht immer leicht zu erkennen, äußert sich aber fast immer in sehr ambivalenten Gefühlen, von denen die Klienten während der Übung berichten, oder aber in sehr starken, negativen Gegenübertragungsgefühlen. Man merkt dann als Begleiter, irgendetwas stimmt nicht, ohne es klar benennen zu können.

Ich kann mich noch gut an eine derartige Situation erinnern, bei der eine Klientin, nennen wir sie Wiltrud, eine anscheinend sehr freundliche Gestalt sah, die ihr aber merkwürdige Dinge sagte: sie müsse sich stärker im Beruf engagieren, sich mehr um ihren Mann kümmern usw. Die ganze Situation wurde immer eigenartiger. Als ich Wiltrud fragte, wie sie sich fühle, sagte sie auch prompt: schlecht und minderwertig, sie habe es wieder falsch gemacht. Ich empfahl ihr, sich das Gesicht dieser Person nochmals genauer anzusehen. Daraufhin sagte Wiltrud, es komme ihr vor, als würde die Person gar nicht ihr Gesicht zeigen, sondern eine Maske tragen. Als wir die Maske abgenommen hatten, zeigte die Gestalt ihr wahres Gesicht: Es war das der verurteilenden, kritischen Mutter.
Die Übung hatte also nicht zum Kontakt mit der liebevollen, gütigen weisen Person geführt, sondern die übermächtige Mutter-Über-Ich-Gestalt, die Topdog-Figur in Gestalt-Terminologie, ein verfolgendes Introjekt hatte sich der Symbolik bemächtigt, um seine Dominanz auszuspielen.
Man erkennt diese feindlichen Übernahmen in der Regel an der unangenehmen Gefühlssituation und an unangemessenen Äußerungen der Symbolfigur. Dann muss man sie am besten entmachten und die Übung bei anderer Gelegenheit wiederholen. In diesem konkreten Fall haben wir der imaginären *»Bösen-Mutter«-Repräsentanz* Hausverbot erteilt. Wir haben ihr gemeinsam verboten, im Innenleben von Wiltrud weiter herumzuspuken und sie nach Hause geschickt, in ihre eigene Wohnung, wo sie herumkommandieren könne, so viel sie wolle, aber nicht hier. Das funktioniert natürlich nicht nach einer einzigen Übung, hat aber in diesem Falle die Situation akut entschärft. Es bedurfte noch einiger Male, bis auch Wiltrud zu ihrer inneren Weisheit Kontakt fand.

Die Antworten und Gesten der weisen Person sind nicht immer die, die man möchte. Sehr oft erhält man sofort eine Antwort – eine Geste etwa oder ein Wort, das einem aber nicht gefällt und das man daher nicht zur Kenntnis nimmt.

Richard Bach, ein Psychotherapeut aus New York, hielt einmal einen Workshop, an dem ich teilnahm. Er machte diese Übung mit der Gruppe und erzählte dann zum Thema *»Antworten, die mir nicht gefallen«* eine nette Geschichte:
Ein Klient habe als Antwort auf die Frage, was er tun solle, eine symbolische Geste als Antwort erhalten: Der alte Weise nahm eine Flasche und entkorkte sie. Dem Klienten gefiel diese Antwort nicht oder er wusste nichts damit anzufangen. Er fragte nochmals. Der alte Weise nahm wieder eine Flasche und entkorkte sie. Beim dritten Mal machte er das Ganze in Zeitlupe. Offenbar hatte der Klient die Aufgabe, irgendwo im Leben etwas zu *»entkorken«*, etwas zu öffnen, und daran schien kein Weg vorbeizuführen.
Ich kann mich noch gut an eine Zeit in meinem Leben erinnern, in der ich mir einbildete, ich müsse, um effizienter in meiner Arbeit zu sein, irgendwie lernen, mit weniger Schlaf auszukommen. Ich nutzte diese Übung in Richard Bachs Workshop, um von meiner inneren Weisheit zu erfahren, wie ich das schaffen könnte, und stellte genau diese Frage. Die Antwort kam prompt: Sie war die Melodie aus Claudio Monteverdis Marienvesper, Musik, Worte, alles gemeinsam, wo er den Psalms 126 (*»Nisi dominus«*) vertont: *»Vanum est vobis ante lucem surgere. Surgite, postquam sederitis, qui manducatis panem doloris. Cum dederit dilectis suis somno.«* (Umsonst steht ihr früh auf, ihr steht auf und setzt euch spät zur Ruhe und esst Euer Brot unter Tränen. Denn denen, die er liebt, gibt's der Herr im Schlaf.) Die Musik kannte ich natürlich, den Text im Prinzip auch. Ich habe sie oft gehört und auch selbst gesungen. Aber nicht in der unmittelbaren Umgebung des Workshops. Und der Kontext der Botschaft war klarerweise neu. Mein Inneres hatte Verbindungen hergestellt, die ich in meiner bewussten Haltung (noch) nicht gesehen hatte.
Ich fand diese Antwort, die ich förmlich musikalisch hörte, sehr witzig und treffend. Das hat mich damals sofort und dauerhaft von meiner verrückten Vorstellung geheilt.

Richard Bach hat damals noch eine andere lustige Geschichte erzählt, die illustriert, dass es eigentlich völlig egal ist, in welcher Gestalt man sich diese Repräsentanz unserer inneren Weisheit vorstellt.
Er erzählte, er habe einen Kurs in Kalifornien gegeben. Er, der New Yorker, sprach von einem *»wise bein'«*, einem weisen Wesen, das man treffen solle. Irgendwelche Leute verstanden aber *»wise bean«*, eine *»weise Bohne«* (vermutlich hätte es sogar mit einer weißen Bohne geklappt …), und unterhielten sich mit ihrer imaginären weisen Bohne. Sie seien bass erstaunt gewesen, welche Weisheit eine solche Bohne von sich geben könne, und waren sehr beglückt über die tiefen Einsichten. Bis es ihm im Laufe der Auswertung dämmerte, dass sie tatsächlich das weise Wesen als weise Bohne imaginiert hatten …

Jedenfalls kann es sehr heilsam sein, in Patientinnen und Klienten einen Zugang zu ihren inneren spirituellen Ressourcen zu wecken. Denn diese können bei der Verarbeitung psychischer Probleme und bei der Überwindung von Klippen auf dem psychischen Entwicklungswege helfen. Klientinnen gewinnen auf diese Weise eine Instanz, unabhängig von ihrer Therapeutin, aber auch unabhängig von ihren Introjekten der Vergangenheit, von der sie Weisung oder Richtung erhalten können. Therapeutinnen können sich dieser Instanz bedienen, wenn es einmal nicht mehr weitergeht. Man kann sich dann gemeinsam darauf verständigen, das weise Wesen zu befragen, um zu sehen, was der nächste Schritt ist.

Mit etwas Übung können Therapeuten auch unabhängig von ihren Klienten Kontakt mit deren innerer Weisheit aufnehmen. Das klingt nun extrem esoterisch, ich weiß. Es ist aber eigentlich weniger außergewöhnlich, als es klingt. Es ist nur außergewöhnlich von einem konventionell-ontologischen Standpunkt aus, der davon ausgeht, dass Menschen voneinander geschiedene Entitäten sind, die sich allenfalls über Sprache und non-verbale Kommunikationen miteinander über ihre Innenzustände verständigen können. In dieser Sicht ist der andere ein verschlossenes Buch, in dem wir nur lesen können, wenn dieser es für uns aufschlägt und etwa eine Mitteilung darüber macht, wie es um ihn bestellt ist, sei es durch eine verbale oder eine non-verbale Äußerung.

10.2 Eine alternative Konzeption zum Verständnis spiritueller Phänomene in einer spirituell integrierten Psychotherapie

10.2.1 Ritual und Grenze

Wenn wir eine andere Konzeption bemühen, eine andere Sicht der Welt, dann ist es vielleicht sogar wahrscheinlicher, dass wir auch ohne diese Mitteilungen Zugang zum Innenleben der anderen haben, vor allem in einem ritualisierten, therapeutischen Kontext. Mit *Ritual* meine ich hier die simple Tatsache, dass durch einen therapeutischen Kontrakt und feste äußere Umstände eine *Grenze* gezogen wird zwischen der normalen und der therapeutischen Zeit und dem gewöhnlichen und dem therapeutischen Raum. Dadurch wird die therapeutische Begegnung in einen anderen Kontext gestellt. Der therapeutische Raum – im örtlichen und übertragenen Sinn – wird zu einem besonderen, ja vielleicht sogar heiligen Raum. Die therapeutische Dyade, manchmal auch Triade, wenn es um Paartherapie geht, wird zu einer eigenen Entität.

Daher ist die therapeutische Abgrenzung von Bedeutung, im Sinne eines formellen Kontraktes; dieser kann natürlich auch rein verbal und in einem bürgerlich-juristischen Sinne durch »*Handschlag*«, also durch eine Abmachung, besiegelt sein, aber auch im Sinne einer räumlichen Abgrenzung. Wenn der therapeutische Raum, der sprichwörtliche Therapieraum, zu einem eigenen Ort wird, in dem Dinge sagbar und möglich sind, die an anderen Orten, zu anderen Zeiten und unter anderen Umständen nicht möglich sind. Daher ist es nicht klug, eine solche Arbeit in Multifunktionsräumen durchzuführen, in denen auch zu anderen Zeiten Mitarbeiter an anderen Arbeiten sitzen; aber das nur nebenbei.

Alle Umstände der therapeutischen Beziehung – feste Zeiten und Räume, Abmachungen über zeitliche Begrenzung, finanzielle Umstände, Ziele und Vorgehensweisen – dienen letztlich als rituelle Grenzziehungen. Im Sinne des allgemeinen Wirksamkeitsmodells von Jerome D. Frank (Frank 1981) sind das Rituale, die allgemeine Wirkfaktoren verstärken. Sie sind aber noch in einem anderen Sinn »*wirksam*«: Sie grenzen das Innen des therapeutischen Raumes vom Außen der Alltagsbeziehungen und des normalen Lebens ab.

Innerhalb dieses Innenraums können nun komplett neue Erfahrungen gemacht werden. Plötzlich – und das ist der Raum des therapeutischen Wunders – kann man sich vorstellen, dass alles anders ist. Die Therapeutin wird währenddessen zur Sachwalterin der Möglichkeit des therapeutischen Wunders. Solange sie sich diese Möglichkeit vorstellen, ja, sie in ihrem eigenen Bewusstseinsraum zulassen kann, so lange ist es auch möglich.

Aber es geschieht noch etwas anderes. Innerhalb dieses Raumes wird, phänomenologisch gesehen, aus zwei verschiedenen und getrennten Individuen zumindest für den Zeitpunkt der therapeutischen Begegnung etwas Neues: eine therapeutische Dyade, in der die Grenzen teilweise aufgehoben sind. Ich habe das Konzept der *flexiblen Grenzen* von Klaus Blaser bereits angeführt (▶ Kap. 9.5.3, Einige Notfallschirme). Das meine ich hier ganz konkret: Innerhalb des therapeutischen Kontextes werden Grenzen teilweise suspendiert. Patientinnen machen dies oft unwillkürlich und unbewusst, einfach weil sie gar nicht anders können und weil dies auch die therapeutische Dynamik bewirkt. Therapeutinnen können das zumindest teilweise bewusst steuern.

10.2.2 Verschränkung und Übertragung

Der Schlüsselbegriff für dieses Phänomen ist der Begriff der »*Verschränkung*«. Man muss vorsichtig damit umgehen, um ihn nicht zu entwerten und auch nicht zu einer Allerweltserklärung für alles, was man nicht versteht, zu machen. Ich meine, er hat eine sehr gut definierte, wissenschaftlich begründete Bedeutung und Funktion. Wir haben sie aus dem von uns entwickelten Konzept einer *Generalisierung der Quantentheorie* abgeleitet (Atmanspacher et al. 2002). Diese haben wir deswegen entwickelt, weil wir der Meinung waren, dass das Grundprinzip einer quantentheoretischen Betrachtungsweise auch außerhalb der Physik, insbesondere in der Psychologie, von Bedeutung sein könnte (Walach & Stillfried 2011).

Wann ist eine quantentheoretische Betrachtung nötig?

Vorweg ein wichtiges Wort der Klärung. Wenn ich den Begriff »*quantentheoretisch*« verwende, dann nicht, niemals und unter keinen Umständen als »*physikalisches*« oder »*physikalistisches*« Modell. Ich rede also nicht und niemals von einer Anwendung der Quantenphysik auf andere Seinsbereiche, auch wenn manche das behaupten, sondern ich rede davon, dass es phänomenale Gegebenheiten oder Umstände innerhalb eines Gegenstandsbereiches notwendig machen, eine quantentheoretische Betrachtung anzuwenden, so ähnlich wie damals, als die Quantenmechanik entwickelt wurde, die empirischen Befunde es nahelegten, eine quantenphysikalische Betrachtung vorzunehmen.

Das, was ich also vorschlage, ist eine quantenanaloge oder quantentheoretische Betrachtung unter Umständen, die eine solche nahelegen, weil höchstwahrscheinlich eine klassische Betrachtung nicht ausreicht oder nicht gut genug ist. Was kennzeichnet eine klassische Betrachtung? Vor allem die Vorstellung, dass zwei Elemente oder Bereiche getrennt sind und dass eine Zustandsmessung eines der beiden Bereiche oder Elemente weder das Element selbst noch den anderen Bereich in irgendeiner Form verändert.

Wann ist eine quantentheoretische Betrachtung nötig? Einfach gesprochen immer dann,

- wenn innerhalb eines Systems inkompatible oder komplementäre Größen vorhanden sind.
- wenn eine Messung den Zustand des Systems verändert.
- wenn nicht-kommutierende Operationen nötig sind, um ein System zu beschreiben.

Dies sind innerhalb der Physik die Gegebenheiten, die eine quantenmechanische Beschreibung eines Systems erfordern. Ich meine, dass diese Situationen auch innerhalb der Psychologie eine Rolle spielen. Das ist der Grund, weswegen eine klassische Betrachtung oft nicht ausreichend ist.

Innerhalb einer klassischen Betrachtung kann ich z. B. den Ort und das Moment einer abgeschossenen Kanonenkugel unabhängig voneinander bestimmen, ohne dass die Momentmessung den Ort der Kanonenkugel verändert, und umgekehrt. Innerhalb der Quantenbetrachtung, z. B. bei einem sich schnell bewegenden Elektron, geht das nicht mehr. Da wird die Ortsmessung den Impuls beeinflussen oder verändern, und umgekehrt. Natürlich wird auch die Impulsmessung der Kanonenkugel, z. B. mithilfe eines Laserstrahls, deren Ort infinitesimal verändern. Aber die Veränderung ist so gering, dass wir sie ignorieren können. Daher ist die klassische Physik auch ein Sonderfall der Quantenphysik, bei der man Feinheiten einfach ignorieren kann.

Wann immer aber die Messung den gemessenen Gegenstand verändert, haben wir eine andere Situation vor uns. Dann müssen wir davon ausgehen, dass wir »*inkompatible*« Größen vor uns haben, durch die z. B. die Messoperationen repräsentiert werden. Inkompatible Operationen oder Größen sind solche, die wir nicht aufeinander reduzieren können, etwa indem wir sie durch ihr Gegenteil ausdrücken würden. »*Heiß*« und »*kalt*« sind beispielsweise kompatible Gegensätze. Ich kann »*heiß*« durch »*nicht-kalt*« ausdrücken und den Grad der Hitze durch eine Funktion bestimmen. Bei nicht-kompatiblen Größen oder Gegensätzen geht das nicht. »*Ort*« und »*Moment*« sind in der Physik Beispiele für nicht-kompatible Größen. Ich kann das eine nicht durch eine Funktion oder Negierung des anderen ausdrücken. Gleichzeitig benötige ich beide, um eine Situation oder eine Wirklichkeit, in diesem Fall ein Quantenobjekt, beispielsweise ein Elektron, zu beschreiben.

Inkompatible Größen werden formal, also in der mathematisch-algebraischen Sprache der Physik durch zwei nicht-kommutierende Operatoren ausgedrückt, die auch in einer speziellen Algebra, einer nicht Abelschen Algebra, der C*-Algebra, ausgedrückt werden. Nicht-kommutierende Operationen sind solche, bei denen die Reihenfolge der Messungen nicht egal ist. Um dies formal auszudrücken, benötigen wir eben eine andere Algebra als die Abelsche.

Die Abelsche Algebra ist die, die wir in der Schule alle gelernt haben. Dort kann ich $3 \times 2 = 2 \times 3 = 6$ schreiben. Ich kann die beiden Größen »*2*« und »*3*« in beliebiger Reihenfolge in einer Multiplikation aneinanderreihen. Das Ergebnis ist immer das gleiche: »6«. Dies ist ein Beispiel für kommutierende Größen oder Operationen.

Die Algebra, die man benötigt, um nicht-kommutierende Größen oder nicht-kompatible Gegensätze zu handhaben, funktioniert anders. Hier ist $a \times b$ nicht gleich $b \times a$. Oder, formal: $a \times b - b \times a <> 0$. Die Differenz der beiden Produkte ist ungleich Null. Wie merkwürdig das ist, sehen wir daran, wenn wir für »a« und »b« »2« und »3« einsetzen. Dann wäre eine solche Aussage in der Abelschen Algebra eindeutig Unfug. Denn dort ist $3 \times 2 - 2 \times 3 = 0$. Nicht aber in der C*-Algebra der Quantentheorie. Dort ist die Differenz der Produkte ungleich Null. In der physikalischen Quantentheorie ist dies der Ausdruck der Heisenbergschen Unschärferelation. Dort sind dann die Terme p*q Streuungsterme für die statistische Erfassung der Orts- und Impulsobservablen. Und der sog. Kommutator, also das, was rechts vom Ungleichheitszeichen steht, »$\hbar/2$«, wobei »h-quer« das Plancksche Wirkungsquantum, geteilt durch 2pi, ist. Wir sehen: Das ist eine merkwürdige Situation, die mit unserer klassischen Welt nicht in Übereinstimmung zu bringen ist.

Damit ist formal erfasst, was ich oben versucht habe, verbal auszudrücken: Wenn wir Größen haben, die miteinander inkompatibel sind, dann sind diese nicht simultan beliebig scharf erfassbar; das führt in der Physik zur Formulierung der Heisenbergschen Unschärferelation. Eine andere Form des Ausdrucks wäre: Wenn wir solche inkompatiblen Größen vorliegen haben, dann ist die Reihenfolge der Messung nicht egal. Dann führt eine Messung, die erst *»a«*, dann *»b«* erfasst, zu einem anderen Ergebnis als eine Messung, die erst *»b«*, dann *»a«* erfasst. Das bezeichnet man als das Nicht-Kommutieren oder die Nichtvertauschbarkeit der Operationen.

Das kennen wir ja aus der Psychologie sehr gut: Wer einen Menschen erst nach seinen Ressourcen fragt und dann nach seinen Schwächen, wird einen anderen psychischen Zustand erzeugen – und vermutlich auch andere Ergebnisse erhalten – als jemand, der die umgekehrte Reihenfolge verwendet. Wir meinen genau das gleiche, wenn wir sagen: Die Messung verändert den Zustand des Systems.

Also, noch einmal anders ausgedrückt: Wann immer wir eine Situation haben, in der die Messung einer Größe den Zustand eines Systems verändert, liegen nicht-kommutierende Operationen vor. Diese müssen mit nicht-kompatiblen Größen operationalisiert werden. *Und dies ist präzise die Definition einer quantentheoretischen Betrachtung.* Wann immer eine solche Situation vorliegt, benötigen wir – eigentlich, strenggenommen und wissenschaftlich sauber – eine quantentheoretische Betrachtung.

Wir sind nun in der Lage, den Stiefel umzudrehen: Wann immer eine solche Situation auftritt, ist eine quantentheoretische Beschreibung nötig. Weil dies in der Physik so klar und deutlich wurde, hat die Physik als Erstes richtig reagiert und für diese Situationen den Formalismus der Quantenmechanik eingeführt. Aber solche Situationen kommen auch anderswo vor, genauer gesagt, sie kommen in der Psychologie sogar sehr häufig vor. Und überall dort wäre eine quantentheoretische Betrachtung eigentlich angesagt. Kognitionspsychologen haben das bereits verstanden. Dort sind z. B. affektive Einstellung und Wiedererkennung in einer Priming-Aufgabe inkompatible Größen. Und die Verwendung eines quantenähnlichen Formalismus für die quantitative Modellierung von Ergebnissen spiegelt die Wirklichkeit besser wider als die linear-klassische Modellierung (Busemeyer & Bruza 2012; Germann 2019; Pothos & Busemeyer 2013).

Ich habe das Beispiel der verschiedenen Typen von Fragen bereits erwähnt. Man kann es auch auf Positionseffekte von Fragebogenitems anwenden. Meine Kollegen haben gezeigt, dass hier unser verallgemeinerter quantentheoretischer Formalismus angesagt ist und die Situation besser beschreibt als ein klassischer (Atmanspacher & Römer 2012). Man kann auch die Parameter von visuellen Kippfiguren verwenden. Ich hatte unser kleines Experiment mit dem Necker-Würfel beschrieben (▶ Kap. 9.3.3, Abb. 9-6). Wenn man die verschiedenen Zeitparameter dieses Modells – die Zeit, die man in einem Bild verweilt, die Frequenz des Wechsel usw. – beschreiben will, dann kann man sie mit einem generalisierten Quantenformalismus besser beschreiben als mit einem klassischen (Atmanspacher et al. 2004, 2008; Wernery et al. 2015).

Die Forschung zu diesem Thema hat erst begonnen. Aber ich glaube, diese Beispiele genügen, um zu signalisieren: Es kann durchaus nützlich sein, psychologische Prozesse ebenfalls mit einer erweiterten oder generalisierten Quantentheorie zu betrachten. Ja, es ist sogar nötig, dies immer dann zu tun,

- wenn eine Messung das gemessene System verändert und wir deshalb
- inkompatible Größen zur Modellierung benötigen, die
- nicht miteinander kommutieren.

Ich würde behaupten, dass das Bewusstsein ein solches System ist. Immer, wenn wir – durch eine »*Messung*« – den Zustand unseres Bewusstseins feststellen, dann verändert er sich, mindestens leicht. Darauf beruhen viele Interventionen der Psychotherapie. Wenn wir etwa unsere Klienten auffordern, ihren Zustand zu beschreiben, dann verändert er sich bereits. Wenn wir etwa morgens aufwachen mit einem vagen Gefühl der Unruhe, weil wir etwas geträumt haben, woran wir uns nicht mehr richtig erinnern, dann verändert sich das Gefühl der Unruhe, wenn wir ihm auf die Spur kommen, etwa indem uns der Traum wieder einfällt oder wir uns erinnern, dass wir gestern einen Krach mit dem Chef hatten. Dann wird vielleicht aus der Unruhe Entschlossenheit, weil wir beschließen, ihm zu sagen, dass wir diese Vorgabe nicht einhalten können, keine Überstunden übers Wochenende zu machen oder was auch immer.

Unser Bewusstsein, ja, ich würde vermuten, unser gesamter kognitiver Apparat, benötigt im Grunde eine theoretische Beschreibung, die diesen Inkompatibilitäten gerecht wird und der Tatsache, dass Messvorgänge den Zustand des Systems verändern. Ein anderes Beispiel stellt der Quanten-Zeno-Effekt dar (Atmanspacher et al. 2004; Balzer et al. 2000). Das ist ein Effekt, der die Tatsache bezeichnet, dass eine schnelle, wiederholte Messung an einem Quantensystem dessen Zustand stabilisiert und den Wechsel in einen anderen unwahrscheinlicher macht. Genau das passiert, wenn wir uns, etwa in der Meditation, auf den Zustand des Bewusstseins konzentrieren und Sammlung anstreben.

Ich hoffe, diese Beispiele und Argumente genügen fürs Erste, um plausibel zu machen: Um unser Bewusstsein – und vielleicht auch andere menschliche Situationen – zu beschreiben, überhaupt unserer Psychologie gerecht zu werden, benötigen wir höchstwahrscheinlich öfter eine quantenanaloge Beschreibung, als wir denken. Das bedeutet, wir benötigen eine formale Beschreibung, die den Umgang mit inkompatiblen Größen formalisieren kann. Anders ausgedrückt: Der Umgang mit inkompatiblen Größen ist die formale Entsprechung der Tatsache, dass wir es mit einem quantenähnlichen System zu tun haben. Unser Bewusstsein ist ein solches System. Und zwei unterschiedliche Bewusstseinsformationen in einer Psychotherapie – Therapeut und Klient – sind schon zwei solcher Systeme.

Inkompatibilität erzeugt Verschränkung

Nun kommt eine Besonderheit ins Spiel. In der physikalischen Quantenmechanik ist diese Besonderheit sonnenklar, mittlerweile empirisch bestens belegt und gut verstanden. In der generalisierten Fassung ist sie ebenfalls eine klare Konsequenz des Formalismus, aber weniger gut verstanden und noch nicht im gleichen Maße empirisch belegt, aus Gründen, auf die ich in diesem Text nur kursorisch eingehen werde. Diese Besonderheit ist die Verschränkung.

Verschränkung ist ein technischer Begriff, den Erwin Schrödinger schon 1935 eingeführt hat (Schrödinger 1935). Er hat das Phänomen am Formalismus für ein zusammengesetztes Quantensystem entdeckt. Er sah nämlich, dass die Beschreibung des Gesamtsystems dazu führt, dass sich die Elemente des Systems korreliert oder koordiniert verhalten, obwohl sie nicht miteinander in einer kausalen Beziehung stehen, also z. B. keine Signale austauschen können, weil sie räumlich und zeitlich getrennt sind. Dafür prägte er den englischen Begriff *»entanglement«*, der im Deutschen als »Verschränkung« wiedergegeben wird. Technisch gesprochen sagt man dann, dass sie nicht in einer lokalen Beziehung zueinanderstehen. Die *»lokale«* Beziehung meint damit eine, in der ein kausaler Informationsaustausch oder eine kausale Interaktion stattfinden kann. Genau das ist bei quantenverschränkten Systemen nicht der Fall. Das war Schrödingers Entdeckung, zunächst anhand des Formalismus.

Dies wurde lange Zeit kontrovers diskutiert. Einstein z. B. fand, das sei ein typisches Beispiel für die Unzulänglichkeit der Quantenmechanik, und nannte die Verschränkung eine *»spuk-artige Wirkung aus der Ferne«* (Einstein et al. 1935). Es dauerte eine Weile, bis der Physiker John Bell mit einer einfach anmutenden Überlegung seine berühmten Ungleichungen vorlegte (Bell 1987). Das sind im Grunde Überlegungen dazu, welche Zustände zwei nicht miteinander korrelierte Systeme getrennt voneinander annehmen können oder welche Kombinationen von Zuständen vorkommen können. Er zeigte, dass die Kombination von zwei Zuständen, die unabhängig sind, eine bestimmte numerische Grenze hat. Durch experimentelle Messungen konnte gezeigt werden, dass die tatsächlichen Kombinationen von vorkommenden Messpaaren in kombinierten Quantensystemen diese numerischen Grenzen überschritten (Aspect et al. 1982a, b).

Damit war bewiesen, dass im quantenphysikalischen Fall Verschränkung, also eine nicht-lokale Korrelation von Elementen eines Teilsystems, tatsächlich vorkommt. Das sind dort typischerweise z. B. die Polarisationswinkel bei Polarisationsmessungen eines Teilchens, das an einem Kristall in zwei aufgespalten wird. Misst man die Polarisationswinkel (oder andere relevante Größen, je nach interessierendem Teilchen), stellt man fest, dass sie überzufällig häufig korreliert sind.

Dieser Sachverhalt der nicht-lokalen Korrelation, auch *Einstein-Podolsky-Rosen(EPR)-Korrelation* oder *Verschränkungskorrelation* genannt, ist in der Physik mittlerweile völlig unbestritten und die Basis für technische Anwendungen wie den Quantencomputer oder die Quantenkryptografie. Solche Verschränkungszustände sind über weite Distanzen und auch in relativ großen Molekülen nachgewiesen worden. Sie sind höchstwahrscheinlich grundlegend und nicht abgeleitet von noch unbekannten tiefer liegenden Strukturen, obwohl auch das denkbar ist.

In der Quantenphysik sind freilich technisch besondere Umstände nötig, um solche verschränkten Zustände zu erzeugen. Die Systeme müssen stark gegen die Umwelt abgeschirmt sein, denn wenn sie mit der Umwelt interagieren, zerfallen Verschränkungszustände. Oftmals sind sie nur von sehr kurzer Dauer oder müssen in speziell zugerichteten Räumen aufgebaut sein, was Temperatur oder Sauberkeit angeht.

Aber man kann die formalen Bedingungen analysieren, unter denen Verschränkungen auftreten. Das haben wir getan. Tut man dies, dann erkennt man, dass, formal gesehen, Verschränkung eine besondere Form der Inkompatibilität oder der Komplementarität ist, nämlich der *Inkompatibilität* zwischen einer globalen Beschreibung eines Systems und den lokalen Beschreibungen von Teilsystemen.

Anders ausgedrückt: Wann immer wir ein System haben, das folgenden Bedingungen genügt, erwarten wir Verschränkungen innerhalb des Systems:

1. Das System hat eine klare Grenzen nach außen.
2. Das System enthält Teilsysteme.
3. Die Beschreibung der globalen Observablen, die wir verwenden, um das Gesamtsystem zu beschreiben, und die Beschreibung der lokalen Observablen, die wir verwenden, um die Teilsysteme zu beschreiben, sind miteinander inkompatibel.

Ich habe das in einer Grafik dargestellt (Abb. 10-1).

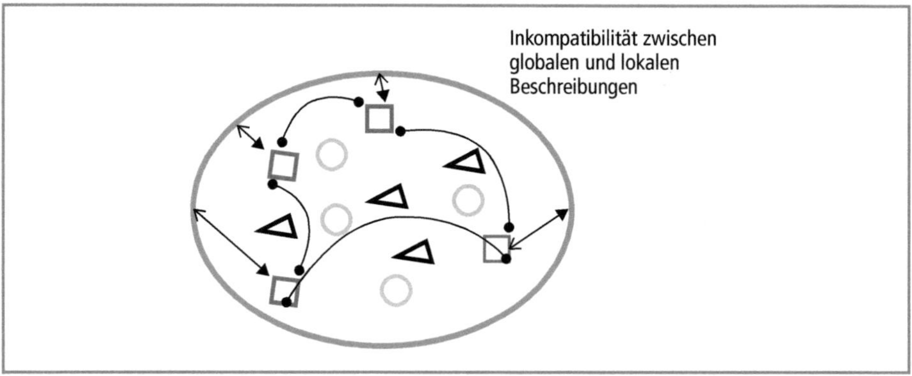

Abb. 10-1 Grafische Darstellung von Verschränkung: Inkompatibilität von globalen und lokalen Observablen.
Die grauen Kreise bezeichnen die Systemgrenze. Die verschiedenen Elemente seien Teilelemente des Systems. Wenn wir davon ausgehen, dass die Quadrate Systemelemente sind, deren Beschreibung zu der des Gesamtsystems inkompatibel ist (Doppelpfeile), dann würde sich aus dieser Konstellation eine nicht-lokale Korrelation (Verbindungsbögen) zwischen den Quadraten ergeben. Der Punkt hier ist Folgender: Diese Verbindungsbögen sind virtuelle, nicht-lokale Verbindungen, die nicht durch lokal-kausale Signale (z. B. sprachliche Zeichen, nonverbal beobachtbares Verhalten) vermittelt sind, sondern eben nicht-lokal, ohne kausale Verbindungen.

Damit wäre eine neue Form der Verbundenheit gegeben, die nicht kausal und dennoch regelhaft ist. Wir haben im ersten Teil bereits gesehen: Genau so etwas hatten Jung und Pauli im Blick, als sie von *Synchronizität* sprachen, nämlich eine regelhafte Verbindung zwischen psychischen und physischen Ereignissen, die nicht kausal und trotzdem regelgeleitet ist. Die entsprechende Quaternio bei Jung und Pauli gebe ich in Abbildung 10-2 wieder.

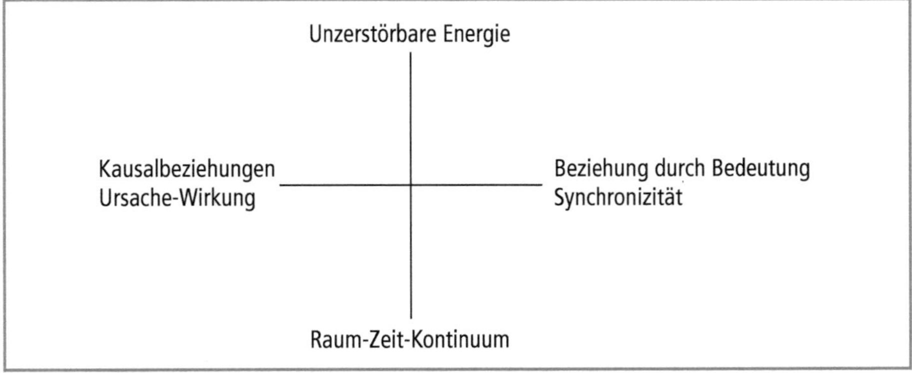

Abb. 10-2 Quaternio von Jung und Pauli: Die Beziehung zwischen Kausalität und Synchronizität entspricht der Beziehung zwischen dem Raum-Zeit-Kontinuum und der ursprünglichen, unzerstörbaren Energie (Meier 1992, S. 64).

Noch einmal anders ausgedrückt: Was ich hier über das Konzept einer generalisierten Verschränkungsbeziehung verdeutliche, ist im Grunde eine Neuformulierung dessen, was Jung und Pauli mit ihrer Idee der Synchronizität versucht haben, begrifflich zu fassen. Denn die generalisierte Verschränkungsbeziehung ist eine Korrelationsbeziehung zwischen Elementen von Systemen, die in einem Gesamtsystem zusammengefasst sind. Sie ist regelhaft, aber nicht kausal-signaltheoretisch oder, physikalisch gesprochen, nicht durch lokale Signale vermittelt.

Die Schlüssel sind die Begriffe »*System*« und »*Inkompatibilität*«. Was ist ein System? Alles, was ich sinnvoll von seiner Umgebung abgrenzen kann oder was sich selbst als solches abgrenzt. Ein Mensch z. B. wäre ein System. Aber auch ein Organ innerhalb eines Menschen oder ein Schema innerhalb einer psychologischen Konstitution eines Menschen wären ein System. Auch zwei Menschen, die durch einen therapeutischen Kontrakt und das entsprechende Ritual miteinander verbunden sind, wären ein System.

Wir sehen nun: Das *Ritual* bekommt in diesem Kontext eine systemkonfigurierende Funktion. Rituale ziehen Systemgrenzen und bauen Systeme, genauer gesagt das Innen eines Systems, auf, das sich gegen das Außen abgrenzt. Bekannte Beispiele für solche systemkonstituierenden Abgrenzungsrituale sind z. B. formale und informelle Paarbildungsrituale, in unserer Kultur die Eheschließung, oftmals auch noch in einem religiösen Kontext, auf jeden Fall aber in einem staatsrechtlichen Sinne. Manchmal erfinden junge Leute ihre eigenen Rituale: Früher schnitzte man Namen in Buchenrinden und umgab sie mit Herzen oder Ringen; heute hängen Menschen Schlösser an Brückengeländer und werfen die Schlüssel ins Wasser oder denken sich andere Rituale aus. Sterbe- und Beerdigungsrituale sind Abgrenzungsrituale, welche die Welt der Lebenden von derjenigen der Verstorbenen abgrenzen sollen, damit die Lebenden ihr Leben weiterleben können (und die Toten ihre Ruhe finden, würden manche sagen).

Das Fallbeispiel 10-1 beschreibt ein therapeutisches Ritual, das eine solche Abgrenzung nachgeholt hat, weil sie vermutlich ursprünglich nicht stark genug war.

Fallbeispiel 10-1

Wiltrud – Eine nachgeholte rituelle Abgrenzung gegenüber einem Toten

Wiltrud kam wegen starker Depression und einer suizidalen Tendenz. Sie hatte zwar noch nie einen Suizidversuch unternommen, hatte aber nach eigenen Angaben Angst, sie könne sich das Leben nehmen, wenn ihre Bedrängnis nicht abnehmen würde. Sie war eine Frau im mittleren Lebensalter; die Kinder hatten das Haus verlassen, mit ihrem Mann lebte sie in einer nicht gerade sonderlich erfüllenden Beziehung. Sie beschrieb ihn als eher dominant und wenig für sie zugänglich. Ich fokussiere hier vor allem auf einen Aspekt:

Im Verlauf der Arbeit, die verschiedene Schichten von Belastung wie bei einer Zwiebel zutage brachte, zeigte sich schon bald, dass es ein großes Problem war, dass in Wiltruds Leben mehrere Todesfälle wie Schicksalsschläge eingedrungen waren. Besonders schlimm war für sie der Tod einer Jugendliebe, eines jungen Mannes, den sie sehr geliebt und zu heiraten gehofft hatte. Irgendwie war mein Eindruck, dass sie diese Liebe und den Toten nie losgelassen und das auch ihr Leben verhindert hat. In einer Imaginationsübung zeigte sich das

Symbol eines bestimmten Schmuckstücks, das ihr einstmals ihr Jugendfreund schenkte. Weitere Explorationen ergaben, dass sie es vor Kurzem auf dem Dachboden in einer Kiste wiedergefunden hatte.
Wir entwickelten gemeinsam ein Ritual, wie sie sich von diesem Schmuckstück und ihrer Bindung an den toten Freund lösen konnte, nachdem klar war, dass dies der für sie nächste Schritt sein sollte. Sie vollzog in diesem Ritual die Loslösung von dem Toten, indem sie formell das Schmuckstück von sich gab. Soweit ich mich erinnere, vollzog sie das Ritual selbstständig auf einer Brücke und warf das Schmuckstück ins Wasser, indem sie Worte der Loslösung und der Dankbarkeit ihm gegenüber sprach.
Dieses Loslösungsritual war einer der entscheidenden Schritte in diesem therapeutischen Prozess. Es ermöglichte das Angehen weiterer Themen und schließlich eine Neuorientierung ihres Lebens. Von da an waren ein Teil der Trauer und die obsessiven Gedanken an den Tod verschwunden.

Dies ist ein Beispiel dafür, wie ein Freundschaftsritual – das Schmuckstück als Geschenk, als Zeichen der Liebe und Bindung – über den Tod hinaus Macht entfalten sowie eine Bindung an einen Toten aufrechterhalten kann und warum ein Trennungsritual, in diesem Falle das Weggeben des Schmuckstücks mit entsprechenden Worten und Wünschen, zentral ist. Es verdeutlicht vielleicht auch meinen Punkt, dass Rituale dazu dienen können, Systemgrenzen zu ziehen und das Innen eines Systems von einem Außen abzugrenzen.

Denn innerhalb des Systems kann es zu solchen nicht-lokalen Korrelationen kommen. Dann können Systemelemente miteinander korreliert sein, obwohl es keinerlei kausalen, lokalen Energieaustausch oder Interaktion geben kann.

Der zweite Schlüsselbegriff ist »*Inkompatibilität*«. Denn die Inkompatibilität zwischen globalen Observablen, die das Gesamtsystem beschreiben, und lokalen, die Teilsysteme beschreiben, treibt die nicht-lokale Verschränkung oder Korrelation. Was eine solche Inkompatibilität im physikalischen Sinne ist, wissen wir relativ gut. Ort und Moment oder Zeit und Energie sind solche kanonischen Variablen, die miteinander inkompatibel sind. Was aber sind sie in einem generalisierten, psychologischen Kontext? Ich gebe in Tabelle 10-2 ein paar denkbare Beispiele.

Diese Möglichkeiten sind nur einige Beispiele und das Feld ist noch lange nicht endgültig beackert; möglicherweise täusche ich mich auch in dem einen oder anderen Fall. Aber die Liste zeigt: Wir haben auf jeden Fall in allen Bereichen mit der einen oder anderen Inkompatibilität zu rechnen.

Und genau diese Inkompatibilität zwischen globalen und lokalen Beschreibungen von Systemen treibt die nicht-lokale Verschränkung innerhalb des Systems, zumindest theoretisch.

Ist dies auch »bewiesen«? Jein. Im physikalischen Bereich sind nicht-lokale Verschränkungen ein Tatbestand, an dem kaum mehr irgendwer zweifelt. Wir haben die formalen Bedingungen extrapoliert. Sind daher auch in anderen Systemen Verschränkungen zu erwarten? Kann man das beweisen?

Ich würde sagen, wenn wir von einer Isomorphie des Kosmos ausgehen, also davon, dass sich Strukturähnlichkeiten auf allen möglichen Ebenen abbilden, so wie die Systemtheorie dies postuliert, dann können wir erwarten, dass Ver-

Tab. 10-2 Beispiele für inkompatible Größen aus der Physik und anderen Bereichen

Domäne	Lokale Beschreibung	Globale Beschreibung
Physik	Teilchen	Welle
	Ort	Moment
	Energie	Zeit
Pädagogik	Struktur	Freiheit
	Versagung	Gewährenlassen
	Regeln	Offenheit
Psychologie	Vereinzelung	Verbundenheit
	Individualität	Gemeinschaft
	Bewährtheit	Neuigkeit
	Kognitiver Gehalt	Affektive Stimmung
	Bewusster Inhalt	Unbewusster Hintergrund
	Hass	Liebe
Justiz	Gerechtigkeit	Milde
Philosophie	Bestimmtheit/Akt	Möglichkeit/Potenz
Soziologie	Individualität	Gesellschaft
Geschichte	Faktizität, Handlung	Raum der Möglichkeiten und der Werte

schränkungsphänomene unter den gegebenen systemischen Bedingungen auch auf anderen Systemebenen, z. B. makroskopisch, auftreten. Und nochmals: Dies sind keine physikalischen EPR-Korrelationen, die irgendwie vergessen haben, ihren Hut am Nagel der Planck-Konstante abzugeben, sondern dies sind systemische Korrelationen, die den gleichen Gesetzmäßigkeiten folgen wie die physikalischen. Anders ausgedrückt: In dieser Konzeption ist die grundlegende Regel sowohl für die physikalischen als auch die anderen nicht-lokalen Korrelationen verantwortlich. Daher wäre die Tatsache, dass die physikalischen EPR-Korrelationen bewiesen sind, ein gutes Zeichen dafür, dass wir auf anderen Ebenen auch mit solchen Korrelationen rechnen können. Können wir sie auf diesen Ebenen nicht auch beweisen? Vermutlich nicht so leicht. Denn zum einen kommen sie in der Wirklichkeit nie rein vor und wir haben keinerlei Ahnung, wie man solche Korrelationen reindestillieren kann. Meistens existieren sie vermischt mit kausalen Korrelationen. Zum anderen können wir so strikte formale Bedingungen, wie sie etwa durch die Bellschen Ungleichungen beschrieben werden, im makroskopischen Sektor nicht so leicht erzeugen, weil die Theorie nicht formal strikt genug ist.

Wir können indirekt argumentieren. Wir können z. B. sagen, dass das Modell fruchtbar ist, um Sachverhalte verstehen zu lassen, die sonst schwer verstehbar wären. Wir können überlegen, wie wir wirksame oder hilfreiche Anwendungen erzeugen können. Viele medizinische Pseudo-Apparaturen basieren z. B. meines Erachtens auf diesem Prinzip und sind deswegen wirksam (Galle & Walach 2018). Die quasi-physikalistischen Erklärungen, die meistens angeführt werden, dienen höchstens dazu, das System zu verdichten. Die Bioresonanztherapie ist ein Beispiel dafür, aber auch die Homöopathie habe ich auf diese Art und Weise analysiert (Walach 2003). Man kann einen Großteil der parapsychologischen Phänomene mit diesem Modell verstehen, etwa außersinnliche Wahrnehmung, Hellsehen, Psychokinese und Spuk, und hätte sie damit in gewisser Weise »*naturalisiert*«, ohne seine Rationalität verraten zu müssen (Walach et al. 2014). Das Modell würde auch einige interessante Vorhersagen machen. Zum Beispiel, dass es innerhalb unseres Organismus nicht-lokale Koordinationsprozesse geben muss, die vielleicht für das Zusammenwirken aller Elemente im Rahmen unserer Wahrnehmung verantwortlich sind, oder für physiologische Koordinationsprozesse, etwa bei der immunologischen Abwehr. Die raschen, koordinierten Bewegungsabfolgen bei Kampfsportlern z. B., die oftmals so schnell sind, dass sie nur schwer klassisch physikalisch erklärbar sind, wären so relativ einfach verstanden.

All dies erfordert natürlich eine immense Sachkenntnis in der detaillierten Analyse, die ich nicht habe, und daher lasse ich es hierbei bewenden und will nur so viel konstatieren: Das Modell lässt sich vielleicht vor allem durch die Reichhaltigkeit der möglichen Erklärungs- und Anwendungssituationen als sinnvoll ausweisen. Vielleicht wird dadurch auch einmal die Theorie so reichhaltig, dass sie eine direkte Testung zulässt. Ein Analogon zu einer Bell-Ungleichung wurde von Thomas Filk bereits entwickelt (Atmanspacher & Filk 2010, 2011). Da die Testung aber eine invasionsfreie Messung erfordert, wird sie vermutlich nicht so bald möglich sein. Die Anwendungen, die bereits empirisch gut belegt sind, hatte ich genannt: die Modellierung bistabiler Wahrnehmungsprozesse, der Positionseffekt bei Fragebögen, die Modellierung kognitiver Befunde.

Das soll an dieser Stelle genügen, um plausibel zu machen: Das Modell ist mindestens vernünftig. Es gibt einige interessante Anwendungen. Man kann es zur Erklärung verschiedener Phänomene heranziehen und insofern erfüllt es ein wichtiges Kriterium eines guten wissenschaftlichen Modells: Es kann verschiedene Domänen vereinen und es dient der möglichen Vorhersage. Es gibt noch keinen direkten wissenschaftlichen Test und der Beleg für die Richtigkeit und Fruchtbarkeit des Modells ist indirekt.

Verschränkungsphänomene als Basis für das Verständnis von Spiritualität, Übertragung und Gegenübertragung

Wir sind nun soweit, dass wir wieder zurückkehren können zu unserem Ausgangspunkt am Anfang dieses Abschnittes. Mit einer neuen Konzeption, wie ich sie hier skizziert habe, können wir auch verschiedene Phänomene neu deuten. Durch das therapeutische Ritual – Kontraktierung, gemeinsamer Raum, gemeinsame Zeit, andere ritualisierte Elemente wie Bezahlung, feste Stundenzeit – wird eine neue Einheit geschaffen. Hier ist das Subjekt eben nicht eine Klientin und eine Therapeutin, sondern beide zusammen bilden eine Einheit, die zumindest manchmal und im Idealfall immer mal wieder verschränkt und korreliert ist. Das hat Vor- und Nachteile. Die Vorteile bestehen darin, dass sich durch diese Korrelation in einer wohlkoordinierten therapeutischen Beziehung die therapeutischen Schritte intuitiver gestalten und dass der Therapeutin Informationen zur Verfügung stehen, die sie sonst nicht hätte. Der Schlüsselbegriff dafür ist die Übertragung. Denn durch diese Verschränkung wird auch die Übertragung sehr leicht verständlich als das partizipative Anteilnehmen der Therapeutin am Innenleben ihres Patienten, zumindest manchmal und teilweise.

Ich stelle diesen Sachverhalt in Abbildung 10-3 schematisch dar.

Jedenfalls bietet das Verständnis der Therapeuten-Patienten-Dyade als ein durch ein Ritual konstituiertes System die Basis dafür, dass wir uns ein Kontinuum von Prozessen vorstellen können, durch welche die Therapeutin Einsicht und Zugang zum Innenleben ihres Patienten erlangt, vermutlich umso mehr, je unbewusster das Material im Patienten verankert ist.

Ich sagte schon: In die umgekehrte Richtung fährt auch ein Zug. Wenn das, was ich hier sage, sinnvoll ist, dann geht der gleiche Prozess auch in umgekehrter Richtung. Dann können bewusst kultivierte Bewusstseinszustände im Therapeuten auch heilsam für seine Klientin sein. Das stelle ich in Abbildung 10-4 schematisch dar.

Erinnern wir uns an die Aussage der Heilerin Ursula Kress: »Ich stelle mir vor, wie es sein soll, und genau so wird es dann« (▸ Kap. 9.5.3). Ich weiß, das ist jetzt eine professionelle Todsünde von mir: die wissenschaftlich wohlbegründete Profession der Psychotherapie auf den gleichen Rang zu stellen wie das Geistheilen, einer Profession, die gerne mal der Scharlatanerie beschuldigt wird. Aber lassen wir jetzt einmal professionelle und andere Vorurteile beiseite und betrachten diese Situation ganz nüchtern und phänomenologisch. Wenn meine Analyse der Übertragung stimmt – und sie ist nur eine Analyse, die sich an die bekannte Phänomenologie anlehnt –, dann kann kein Argument den umgekehrten Weg verhindern. Denn er wäre auch der Weg der Gegenübertragung, dass nämlich unliebsames oder unverarbeitetes Material des Therapeuten bei der Klientin ankommt und dort auf Resonanz trifft. Im gleichen Sinne kann auch bewusst kultiviertes Bewusstseinsmaterial – Wünsche, wohlwollende Bilder und Vorstellungen, Zukunftsprojektionen – positiv therapeutisch wirken ohne Sprache und ohne Übungen, aufgrund einer nicht-lokalen Verbundenheit.

Wir können dieses Modell sogar verwenden, um einen durchaus wissenschaft-

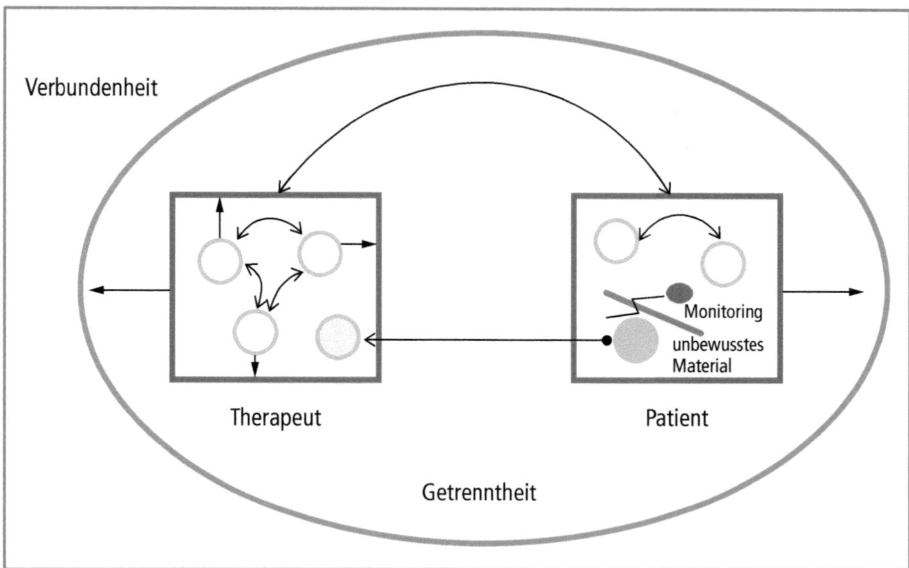

Abb. 10-3 Übertragung als Verschränkungsgeschehen.
Wir können die therapeutische Dyade als ein System sehen, das durch die Inkompatibilität bestimmt wird zwischen Verbundenheit, die das Gesamtsystem beschreibt, und Getrenntheit, welche die Teilsysteme beschreibt. Dadurch sind die beiden Teilsysteme Therapeut (links) und Patient (rechts) nicht-lokal miteinander verbunden (Pfeile). Wir müssen nun noch einen weiteren Schritt annehmen. Wir können auch die jeweiligen psychischen Systeme als nicht-lokal koordinierte Systeme sehen, in denen psychische Elemente miteinander verschränkt und im Idealfall gut koordiniert sind. Das sind die drei Elemente im linken Systemelement, das die Therapeutin symbolisiert. Patienten haben in aller Regel weniger gut koordinierte psychische Systeme; daher kommen sie in die Therapie. Dort werden Elemente entweder ausgestoßen, z. B. durch einen unbewusst aktiven Monitoring-Prozess der Zensur oder weil sie traumatisch oder sonst wie belastend sind. Das soll im rechten Element der etwas dunkel unterlegte Kreis sein, der durch eine Monitoring-Instanz vom Bewusstwerden abgehalten wird. Dieses unbewusste Material landet nun im Bewusstseinsfeld der Therapeutin. Dies wird durch den Pfeil symbolisiert. Technisch wäre dies vermutlich ein Analogon zu einem Teleportationsprozess, aber das spielt jetzt keine große Rolle. Phänomenologisch bedeutsam ist, dass dadurch Material, das zur Klientin gehört – eigentlich –, im Bewusstseinsfeld der Therapeutin auftaucht: im Falle einer massiven Übertragung als ein starkes Gefühl oder ein Impuls und im sanfteren Falle als Ahnung, Intuition, Idee.

lich fundierten Begriff von Spiritualität zu gewinnen. Dann nämlich, wenn wir Spiritualität als die Verbundenheit und Koordiniertheit eines Einzelnen mit dem Ganzen verstehen. Dies wäre eine nicht-lokale Verbundenheit mit allem, mit dem Ganzen, theistische Gemüter würden sagen: mit Gott.

Man könnte übrigens, das nur am Rande, mein hier vorgeschlagenes Modell indirekt empirisch testen. Denn die Vorhersage wäre, dass die nicht-lokale Verbundenheit am größten ist, wenn die Inkompatibilität maximiert wird. Das heißt, dass in all den Beziehungen am meisten nicht-lokale Verbundenheit herrschen sollte, in denen *sowohl* die Verbundenheit oder Gemeinschaft *als auch* die Indivi-

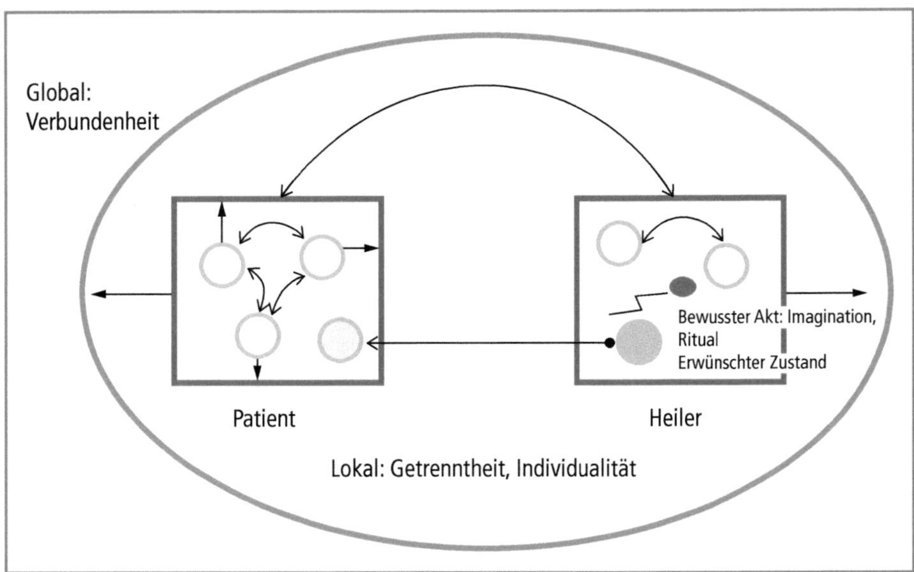

Abb. 10-4 Heilen als Akt nicht-lokaler Verbundenheit.
Wir sehen das gleiche Schema wieder: Zwei Personen sind durch das Ritual miteinander nicht-lokal verbunden. Ich habe nun links die Person »Patient – die zu heilende Person« und rechts »Heiler – die heilende Person« genannt. Der Prozess ist sehr ähnlich, einfach nur andersherum. Der Heiler, in unserem Fall die Psychotherapeutin, kultiviert durch einen bewussten Akt einen erwünschten Zustand. Das kann eine Imagination sein, das kann einfach eine heilende Intention sein. Nicht als Automatismus, aber als Möglichkeit könnte es sein, dass dieser Zustand sich auf ähnliche Weise im Patienten manifestiert wie im Beispiel in Abbildung 10-3 durch die Übertragung des Bewusstseinszustandes des Patienten in der Therapeutin, nur dass es diesmal der Bewusstseinszustand der Therapeutin im Patienten ist, der sich dort nicht-lokal manifestieren könnte. Dies ist sicherlich kein Automatismus, aber es wäre eine Möglichkeit, die unser Modell zulässt.

dualität oder Getrenntheit maximal sind. Systeme, die z. B. nur die Gemeinschaft betonen – das trifft auf viele Sekten und Gruppen zu –, brechen genauso zusammen wie solche, die vor allem die Individualität hervorheben. Das ist an sich eine Binsenweisheit. Aber es würde z. B. dazu führen, dass größere Systeme, therapeutische Einheiten, Betriebe, Gruppen, Firmen, die es fertigbringen, beides zu maximieren, z. B. durch Rituale der Verbundenheit, aber auch indem sie ihren Mitgliedern die nötige Freiheit lassen, einen größeren Zusammenhalt erzeugen. Das ließe sich mit geeigneten Instrumenten – Fragebögen, Beobachtungskategorien – erfassen und empirisch dokumentieren. Aber das wirklich nur am Rande, um zu zeigen, dass diese Ideen zwar auch, aber nicht nur spekulativ sind.

Ich will diesen Abschnitt mit einem konkreten, sehr drastischen Beispiel schließen, wie die Imagination eines Zukunftszustandes Wirklichkeit erzeugen kann. In diesem Fall war es die Imagination einer Klientin, die ich angeleitet habe. Der Effekt hat mich damals selbst enorm verblüfft.

Fallbeispiel 10-2

Imagination eines Zukunftszustandes
Gabriele war eine junge Frau in einem helfenden Beruf, mit der ich über längere Zeit arbeitete, weil sie an schweren Panikattacken litt und sich dabei als selbstmordgefährdet ansah. Es geht ihr jetzt, nach etwa 23 Jahren, sehr gut, wie sie kürzlich schrieb. Mit ihrem Mann hat sie zwei mittlerweile fast erwachsene Söhne.
Die Arbeit entwirrte in mehreren Schichten verschiedene Missbrauchserfahrungen. Als wir schon ein gutes Stück durch alle möglichen Höhen und Tiefen gegangen waren, ergab es sich, dass wir eine Zukunftsprojektion machten. Das finde ich zwischendurch hilfreich, wenn Menschen nicht genau wissen, wo es langgeht oder was sie als Nächstes tun sollen. Im Wesentlichen handelt es sich dabei um eine Imaginationsübung, in der man sich in einem erwünschten Zustand sieht, diesen Zustand konkretisiert, in der Imagination ausmalt und die dabei auftretenden Gefühle und Probleme spürt, sodass man damit konkret weiterarbeiten kann.
In diesem Fall führte die Zukunftsprojektion Gabriele vor ein konkretes Haus, wo sie sehr bildhaft einen Mann sah und traf, den sie bislang noch nicht gekannt hatte. Mit diesem Mann verband sie in der Imagination eine innige Liebe, die von ihm erwidert wurde. Sie besprachen in der Imagination verschiedene Dinge des zukünftigen gemeinsamen Lebens. Wir beendeten die Übung mit einem sehr angenehmen Gefühl ihrerseits. Ich hatte den Eindruck, dass sich dadurch therapeutisch eine neue Öffnung gegenüber Männern andeutete, nachdem wir Einiges an alter Missbrauchserfahrung durch Männer aufgearbeitet hatten.
Interessanterweise ergab sich einige Zeit später durch eine zufällige Begegnung eine Bekanntschaft mit einem Mann, der demjenigen in ihrer Imagination aufs Haar glich, sodass sie selbst sehr erschrocken war. Der Rest der Geschichte ist schnell erzählt: Sie verliebten sich ineinander, weil sie auch sehr viele Gemeinsamkeiten entdeckten, vom Musikgeschmack bis zu Details des täglichen Lebens, und wurden rasch ein Paar. Ich habe die Klientin aus den Augen verloren und im Zuge meiner Arbeit an diesem Text wieder Kontakt aufgenommen. Bei dieser Gelegenheit erfuhr ich, dass sie geheiratet und zwei gemeinsame Kinder großgezogen haben.

Die hier beschriebene Episode erfüllt die Jungschen Kriterien eines Synchronizitätsereignisses und lässt sich auch entlang der nicht-lokalen Verschränkungshypothese analysieren, die ich skizziert habe: Die junge Frau hatte ihre Probleme mit Männern weitgehend bearbeitet und war in einem aufnahmebereiten Zustand, in dem sie sich eine Paarbeziehung wünschte. Sie stellte sich eine ganz konkrete Person in ihrer Imagination vor – oder sollten wir sagen, die Person stellte sich in ihrer Imagination vor? Jedenfalls sah sie eine konkrete Person, die ihr bislang fremd war. Sie hatte diesen Mann noch nie gesehen und ich habe keinen Grund, an dieser Aussage zu zweifeln. Die Stadt, in der beide lebten, war sehr groß, die räumlichen Distanzen und die sozialen Kreise, in denen sich beide bewegten, waren weit auseinanderliegend. Durch einen Zufall trafen sie sich. Das Bemerkenswerte ist, dass sich das Bild, das sich die Klientin vor dem Treffen machte, und die Wirklichkeit des zufälligen Zusammentreffens deckten, sodass es rasch zur »*Zündung*« kam und eine offenkundig fruchtbare Beziehung daraus wurde. Hat die Imagination die Wirklichkeit verändert? Die Wirklichkeit die Imagination? Ist es überhaupt sinnvoll, solche Fragen zu stellen?

10.3 Konkrete Anwendungen

Ich habe ja den gesamten Abschnitt 10.2 deshalb integriert, weil ich zeigen wollte, dass es eben durchaus möglich und sinnvoll sein kann, aktiv Kontakt mit dem tieferen Wesenskern von Patienten aufzunehmen. Was ich darlegte, liefert eine mögliche theoretische Basis dafür; vielleicht gibt es noch andere und bessere, das würde ich gar nicht bezweifeln. Aber das Modell, das ich skizziert habe, zeigt, dass es durchaus wissenschaftlich rekonstruierbar und denkbar ist, auf intuitivem Wege Zugang zu Möglichkeiten, Trajektorien von Lebenslinien von Patienten zu erhalten und ihnen bei der Verfolgung dieser Lebenslinien zu helfen.

Der Kontakt mit dem tieferen oder höheren Selbst einer Klientin ist eine solche Möglichkeit. Eine andere Möglichkeit ist es, auf die Synchronizitäten zu achten, die sich in einem solchen Prozess ergeben. Samen positiver Wünsche und Bilder zu streuen, wie oben bereits kurz skizziert, ist eine weitere Möglichkeit.

Dieses Modell macht auch plausibel, warum »*Geister*« für manche Menschen durchaus realen Charakter haben können und wie wir mit ihnen ganz natürlich und angstfrei umgehen und kommunizieren, ohne dass wir zu ontologischen Spiritisten werden. Mein Kollege Walter von Lucadou hat einmal ein hübsches Buch mit dem sympathischen Titel »*Geister sind auch nur Menschen*« geschrieben (Lucadou & Poser 1997). Das fasst es gut zusammen. Eine weitere Möglichkeit, mit der ich jetzt fortfahren möchte, ist es, Patienten Anwendungen mitzugeben, die auf diesem Prinzip basieren. Die »*Quantenheilung*« ist eine solche Methode.

10.3.1 Visualisierung von Zielzuständen – »Quantenheilung«

Der Begriff »Quantenheilung« ist unglücklich gewählt und doch auch wieder nicht. Unglücklich deshalb, weil er ein Klischee bedient, dass wir es hier mit Physik oder mit »*Schnelligkeit*« wie in »*Quantensprüngen*« zu tun habe. Er ist aber auch in gewisser Weise stimmig, weil das oben skizzierte Modell der generalisierten Quantentheorie – die eben genau keine physikalische, sondern eine systemische Theorie ist, ich betone das nochmals – und die von ihr vorhergesagte generalisierte Form der Verschränkung möglicherweise nützlich sind, um die Effekte zu verstehen.

Manuela Pietza ist eine Verhaltenstherapeutin mit einer integrierten Form der Praxis, die diese Therapieform zum ersten Mal in ihrer Doktorarbeit empirisch untersucht hat (Pietza et al. 2018). Es gibt relativ viele Psychotherapie-Patienten, die auf einen Therapieplatz warten müssen. Solchen Patienten hat sie in einer randomisierten, wartegruppenkontrollierten Untersuchung entweder die Quantenheilungsmethode beigebracht, insgesamt 58 von ihnen, oder die restlichen 69 Patienten mussten eben warten und wurden nach den zwölf Wochen Wartezeit behandelt. Die Studiengruppe setzte sich aus einer gemischten Patientengruppe zusammen, alle Patienten hatten therapiepflichtige Probleme, von chronischen Schmerzen bis zu akuten Depressions- und Angststörungen; im Durchschnitt litten die Patienten seit fast vier Jahren an ihrer Symptomatik, bevor sie in diese Behandlung kamen.

Die Intervention war das einmalige Vorführen und Beibringen der Quantenheilungs- oder Zweipunkt-Methode, die die Patienten unter Anleitung der Therapeutin lernten und dann selbstständig zu Hause üben sollten. Diese Methode funktioniert folgendermaßen (Praxistipp 10-1):

Praxistipp 10-1

Quantenheilung (und verwandte Methoden der Visualisierung von Zielzuständen)

Das Prinzip besteht darin, dass man es schafft, eine Patientin dahin zu bringen, dass sie sich einen Zustand vorstellen kann, wie er ideal für sie wäre, außerdem wünschbar und mindestens in der Vorstellung realistisch. Es bedarf einiger Arbeit und Erfahrung, um mit Patienten einen solchen Zustand zu erarbeiten. Wenn er zu unrealistisch ist (*»ich will ein berühmter Bestsellerautor werden«* bei einem Menschen, der wenig Schreiberfahrung hat) oder zu nahe an der jetzigen Situation (*»ich will nicht jeden Tag weinen müssen, sondern vielleicht nur jeden zweiten Tag«*), dann funktioniert diese Methode nicht gut.

Vorausgesetzt, man hat einen solchen Zustand mit der Patientin erreicht, lässt man sie diesen Zustand sehr lebhaft imaginieren, möglichst konkret und als bereits erreicht. Also nicht: *»Wie wäre es, wenn …?«*, sondern: *»Wie ist es genau, nun, da dieser Idealzustand der Heilung [oder worum auch immer es geht] erreicht ist?«* Dabei helfen Fragen wie *»Wo genau ist das? Wie genau fühlt sich das an? Ist noch wer dabei oder wichtig?«* oder andere Konkretisierungsfragen. Wenn dieser Zustand gut visualisierbar ist, und zwar als bereits erreichter Zustand, wird er im Körper verankert. Man kann Patienten bitten, diesen Zustand in den ganzen Körper zu nehmen, mit dem ganzen Körper zu spüren, wie es sich anfühlt, und dann zwei Punkte zu benennen, an denen sie sich selbst berühren können, wo dieser Zustand maximal spürbar ist (also z. B. an der linken Schulter und am rechten Knie). Dann kann man der Patientin helfen, die Hände dorthin zu legen, sie eine Weile dort liegen zu lassen und dabei den Zustand maximal zu spüren und zu verinnerlichen. Man lässt sie eine Zeit lang dort innerlich verweilen und löst dann die Imagination wieder auf. Wenn die Patientin von sich aus Schwierigkeiten hat, diese Vorstellung der idealen Heilung oder des idealen Zustandes in Verbindung mit dem Körper zu imaginieren, dann ist es auch in Ordnung, wenn die Therapeutin einfach zwei Punkte wählt, welche die Patientin später für sich selbst berühren kann, und die Patientin an dieser Stelle deutlich spürbar berührt; Stirn und Herzgegend würden sich beispielsweise anbieten oder beide Knie.

Bei der körperlichen Verankerung kommt es nicht auf besonders exotische Kombinationen an (*»Hinterkopf und kleiner Zeh«*), sondern dass die Körperverankerung mit der Imagination passend gemacht werden kann, also die Punkte dort sind, wo sich das Bild im Körper maximal verdichtet oder wo die Patientin sich einfach und ohne viel Aufwand selbst berühren kann. Dann erhalten die Patienten die Hausaufgabe, diese Übung täglich für eine gewisse Zeit durchzuführen oder immer dann, wenn Bedarf ist. In unserer Untersuchung war dies maximal eine Drei-Monats-Periode. Offenbar hören viele schon vorher damit auf, weil sie oftmals relativ rasch funktioniert.

Man kann, wenn das Ziel zu komplex erscheint, dieses in kleinere Zwischenschritte herunterbrechen. Wichtig ist, dass sie konkret vorstellbar sein sollen. Innerhalb der Psychosynthese wird eine verwandte Übung gelehrt. In ihr wird der Zielzustand schließlich noch symbolisiert, also als konkretes oder abstraktes Symbol vorgestellt. Dieses kann man dann malen und ein bildhaftes Exemplar davon ins Zimmer stellen, um oft daran erinnert zu werden. Außerdem kann man das Symbol immer wieder imaginieren usw. Mir scheint aber, dass die effektivste Methode die ist, sich den Zielzustand konkret als bereits vollendet vorzustellen.

Die Patienten in unserer Studie verwendeten individuelle Erfolgsmaße, das »*Measure your own medical outcome profile – MYMOP*«, was eine vom »*Goal Attainment Scaling*« abgeleitete Methode ist (Paterson 1996, 2004; Paterson & Britten 2000). Dabei definieren Patienten die drei (oder mehr oder weniger) wichtigsten Problembereiche, in denen sie Veränderung sehen wollen, und skalieren dann die Veränderung auf einer visuellen Analogskala. Außerdem erfassten wir noch Wohlbefinden, Symptome mit dem Brief-Symptom-Index der SCL und die Lebensqualität mit dem EQ-5D, dem »Euroquol«-Instrument. Die Effektgrößen der Behandlungsgruppe gegen die Wartegruppe waren alle im Bereich zwischen d = 0.9 und zwei Standardabweichungen und alle Unterschiede waren hochsignifikant.

Man sieht: Auch mit einer derart simplen Methode, ohne viel psychologisch-diagnostischen Schnickschnack oder Manualisierung, lässt sich eine erstaunliche Verbesserung erzielen. Ich weiß, dass dies eine narzisstische Kränkung für alle ist, die Jahre hinweg in Supervisionen und Weiterbildungen gelitten haben. Aber ich finde, man sollte sich den Daten stellen. Diese zeigen offenbar: Man kann nicht immer, aber immer mal wieder, mit einer vergleichsweise einfachen Methode drastische therapeutische Erfolge erzielen. Der Clou ist hier: die gelungene Imagination des Zielzustandes, und zwar, das ist sehr wichtig, als *bereits erfolgt*! Phänomenologisch ist es so, dass kein Grashalm mehr zwischen das Ziel und die Wirklichkeit passen darf. Die Imagination muss das Ziel sozusagen in die Wirklichkeit holen. Mich erinnert dieses Vorgehen an das Wort im Neuen Testament: »Wenn Euer Glaube nur so groß wäre wie ein Senfkorn, dann könntet ihr Berge versetzen« (Mt 17,20). Es geht gewissermaßen um eine Operationalisierung des Glaubens an eine bessere Realität als die bereits stattgefundene oder statthabende Realität.

Man muss natürlich auch achtgeben, dass man nicht in ideologische Verfestigungen verfällt, so wie das aus der Christian-Science-Lehre von Mary Baker Eddy bekannt ist, die ja alle Krankheit und alles Leid als nur in der Vorstellung von uns Menschen residierend sieht. In dieser Vorstellung sind Krankheit und Leiden ein Versagen der inneren Peilungsmechanismen. Das ist sicher nicht der Zweck dieser Übung. Aber es gibt kaum eine Idee, die so abwegig wäre, dass sie nicht ein Quäntchen Wahrheit enthalten würde. Und das Quäntchen Wahrheit in Baker Eddys Idee ist eben, dass wir offenbar mit unserer Vorstellung – unserem »*Glauben*« – Wirklichkeit, zumindest in Grenzen, strukturieren können. Und, um fair zu sein: Diese Idee stammt nicht von Mary Baker Eddy, sondern von Jesus und war wohl auch schon früher kulturell weitverbreitet.

Der Prozess hinter dieser Zukunftsprojektion eines Idealzustandes ist vermutlich der, den ich schon im Rahmen des generalisierten Verschränkungsmodells skizziert habe (► Abschn. 10.2.2). Es ist ein quantenanaloger Teleportationsprozess, in dem ein imaginierter Zielzustand in die Gegenwart geholt wird.

Im wirklichen Leben werden solche Übungen in der Regel in eine komplexe therapeutische Begleitung eingebaut. Das macht auch Manuela Pietza so, die approbierte Verhaltenstherapeutin ist und solche Übungen Patienten einfach en passant erklärt und mitgibt. Überhaupt zeigt sich in der Empirie, dass wirkliche

Psychotherapeuten immer integrativ arbeiten, also auch Methoden aus anderen Schulen einsetzen, selbst wenn sie etwa vor allem verhaltenstherapeutisch arbeiten. Ich gebe daher einen Fall wieder, den mir Frau Pietza überlassen hat, der die Entwicklung einer Patientin zeigt, bei der eine Reihe von Methoden, u. a. Meditation, hypnotherapeutische Methoden, ein Reha-Aufenthalt in einer spirituell-orientierten Psychosomatik, und eben auch Quantenheilung eingesetzt wurden.

Fallbeispiel 10-3

Therapie einer komplexen depressiven Störung mit Missbrauchserfahrungen in der Entwicklungsgeschichte und Anwendung verschiedener therapeutischer Methoden, u. a. Quantenheilung

(Fall von Manuela Pietza)

Die sichtbar niedergeschlagene 60-jährige Prokuristin kommt auf Anraten ihres Hausarztes in meine Praxis mit starken Rückenschmerzen im HWS/LWS-Bereich, einem Bandscheibenvorfall und einer seit zehn Jahren bestehenden Hypertonie. Zunehmend leide sie unter Herzrasen, Kopfdröhnen, Ohrensausen und Schwindel. Die aufgezählten Symptome seien mit einem Brechreiz verbunden. Weiterhin berichtet die Patientin von Schlafstörungen, starker Erschöpfung, einem Morgentief, Interessen- und Libidoverlust. Sie zweifle an sich selbst, grübele ständig und finde keinen Ausweg. Ihr Selbstwertgefühl sei eingeschränkt, sie könne sich weder auf der Arbeit noch im Straßenverkehr konzentrieren. Sie erfahre keine Ruhe mehr, während sie permanent müde und erschöpft sei. Alles erscheine ihr sinnlos.

Sie habe zu nichts mehr Lust, am liebsten würde sie morgens nicht aufstehen wollen. Gefühle wie Freude könne sie im Moment nicht erleben. Außenaktivitäten und soziale Kontakte seien massiv eingeschränkt. Ihre Verstimmungen führe sie auf den beruflichen Druck und die Auseinandersetzungen mit dem cholerischen Juniorchef zurück. Die Patientin arbeitet seit 24 Jahren in einer Hoch- und Tiefbaufirma. Seit etwa zwei Jahren lasse der Vorgesetzte zunehmend seinen Stress an der Belegschaft aus und entwerte darüber hinaus ihre Arbeitsleistung, auch vor Kunden. Sie habe sich bislang mit der Arbeit identifiziert, diese geliebt und sorgfältig ausgeführt. Die ständige Kritik und der Vorwurf, inkompetent zu sein, belasten sie dermaßen, dass sie nach einer Eskalation vor vier Wochen sprichwörtlich zusammengebrochen sei. Seitdem sei sie arbeitsunfähig. Sie habe zuvor über ihre Belastungsgrenzen und Kraftreserven funktioniert.

Aus ihrer biografischen Anamnese erfahre ich, dass sie mit einem sieben Jahre älteren Bruder bei der Mutter und der Großmutter aufgewachsen sei. Ihren Vater kenne sie nicht, er habe die Mutter während der Schwangerschaft verlassen. Während die Mutter als Fabrikarbeiterin tätig war, habe die Großmutter sich um die Kinder gekümmert. Ihre Mutter habe sie als streng und häufig bestrafend erlebt. An liebevolle Zuwendung könne sie sich nicht erinnern. Stattdessen habe die Patientin ihre pflegebedürftige Mutter nach einem Schlaganfall noch zehn Jahre lang neben der Arbeit zu Hause gepflegt.

Erinnerungen an die Kindheit gebe es kaum. Unter Gleichaltrigen habe sie sich stets angepasst. Das Verhältnis zum Bruder sei in Ordnung.

Nach Beendigung der Mittleren Reife habe sie zunächst eine Ausbildung in einem Handwerksberuf absolviert und danach drei Jahre lang in einem Inneneinrichtungsgeschäft gearbeitet. Anschließend sei die Umschulung zur Bauzeichnerin erfolgt. Seitdem habe sie sich beruflich bis zur Prokuristin hochgearbeitet.

Mit ihrem Partner sei die Patientin seit 40 Jahren verheiratet. Sie haben keine Kinder, da sie sich beide dem Beruf verpflichtet gefühlt haben. Von ihrem Mann vermisse sie oftmals Zuwendung und Verständnis.
Zum Zeitpunkt des Therapiebeginns agiert die gepflegt erscheinende Patientin hilflos und ist beim Erzählen häufig dem Weinen nahe. Sie schildert ihre Lebenssituation so, als sei alles so belastend, dass es keinen Ausweg mehr aus diesem Zustand gebe. Die Patientin wirkt stark antriebsgestört bei gleichzeitiger innerer Unruhe. Sie ist voll orientiert, Hinweise auf Störungen der Aufmerksamkeit oder der Gedächtnisleistungen sind nicht gegeben. Kein Wahn, keine Störung des Ich-Erlebens.
Die Verhaltensanalyse zeigt: Vor dem Hintergrund einer beruflichen Belastungssituation und einer lebensgeschichtlich erworbenen Einstellung, sich über hohe Leistungsansprüche zu definieren, ist ein körperlicher und psychischer Zusammenbruch erfolgt, mit fehlenden Selbsthilfemechanismen und Zunahme depressiver Reaktionen. Auf der kognitiv-emotionalen Ebene überwiegen selbstabwertende Gedanken und Selbstvorwürfe, negative Zukunftssicht, Misserfolgserwartungen, Hoffnungslosigkeit, Traurigkeit und Leere. Auf der körperlichen Ebene liegen multimodale Beschwerden vor (Hypertonie, Rückenschmerzen, Herzrasen, Kopfdröhnen, Schwindel), hinzu kommen Schlafstörungen, Libidoverlust. Auf der Handlungsebene ist das Aktivitätsniveau niedrig, die Patientin zieht sich im sozialen Kontakt zurück. Die ehelichen Interaktionen kennzeichnen sich durch berufliche und häusliche Leistungserbringung. Der Partner schließt den emotionalen Austausch weitestgehend aus, signalisiert Zuneigung und Bestätigung nur indirekt … Die Patientin hat adäquate Handlungsmöglichkeiten lebensgeschichtlich nicht erworben. Stattdessen folgen in der Regel Selbstabwertung und Rückzug.
Die anfängliche Diagnose erfüllt die Kriterien einer mittelgradig depressiven Episode gemäß ICD-10, F32.1, vor dem Hintergrund einer massiven beruflichen Belastungssituation und einer eher selbstunsicheren Persönlichkeitsstruktur.
Neben verhaltenstherapeutischen Interventionen beziehe ich mich in diesem Fallbericht explizit auf die Anwendung methodenübergreifender Alternativen. Dazu zählen spirituelle Modelle aus der Systemaufstellung, der Transpersonalen Psychotherapie, der Einsatz von Meditationstechniken, Hypnotherapie, Quantenheilung sowie Heil- und Achtsamkeitsrituale.
Zu Therapiebeginn liegt der Fokus zunächst auf der grenzenlosen Überforderung im beruflichen Kontext und der damit einhergehenden Enttäuschung über die Abwertung des Vorgesetzten. Zu diesem Thema wird eine Systemaufstellung angeboten, in der auch abseits der berufsbezogenen Charaktere der Vater der Patientin einen entscheidenden Platz bekommt. Es wird neben ihrer überzogenen Leistungsorientierung und ihrem Autoritätsgehorsam deutlich, dass seine Wichtigkeit in ihrem Leben durch das Kontaktverbot, das die Mutter ausgesprochen hatte, verdrängt wurde. Erstmalig entschließt sich die Patientin, den Vater ausfindig zu machen. Sie findet den jetzt 90-jährigen Mann in einem naheliegenden Pflegeheim. Bedauerlicherweise verneint dieser seine Vaterschaft, obwohl die Patientin in seinem Aussehen sich selbst wiederfindet. Zwei Monate später verstirbt der Vater mit einem Bild der Patientin in seiner Hand. Die Patientin ist deutlich aufgeräumt, ihrem Vater zuvor begegnet zu sein. Beruflich entscheidet sie sich nach der Aufstellung, ihren weiteren Lebensinhalt zu verändern. Sie beschließt, sich zeitnah von der Firma zu trennen.
Eine allgemeine Zielformulierung wird der Begriff »Gelassenheit«. Um diese Fähigkeit in ihren Alltag zu integrieren, werden Meditationstechniken vermittelt. Am besten gefällt der Patientin das Angebot der Beobachtung ihres Atems. Durch die Aufmerksamkeitsverlage-

rung tritt das Kopfdröhnen deutlicher hervor. Zur Aktivierung ihrer Selbsthilfemechanismen wird der Patientin vorgeschlagen mit diesen Geräuschen bewusst in Dialog zu treten. Die Patientin gibt dem Kopfdröhnen den Namen Sam. Er weist sie fortan auf ihre Belastungsgrenzen hin und tritt in der Meditation mehr in den Hintergrund.
Entlang des diagnostisch-therapeutischen Prozesses zeigt sich immer noch die Notwendigkeit einer stationären Reha-Maßnahme. Aufgrund der gewachsenen therapeutischen Beziehung kann die Patientin das empfohlene Angebot für die Rosengarten Klinik, Heiligenfeld, wahrnehmen. Während einer Gruppensitzung kommt es dort zu flashbackartigen Erinnerungen kindlicher Missbrauchserfahrungen. Im Alter von acht Jahren wird sie von einem 16-jährigen jungen Mann in einer öffentlichen Dusche missbraucht.
Mit diesen traumatischen Erinnerungen kommt die Patientin zurück in meine Weiterbehandlung. Ihr depressiver Zustand ist rezidiv. Die Patientin ist traurig, wütend und erschüttert über die Erkenntnis, von ihrer Mutter damals bestraft statt getröstet und verteidigt worden zu sein. Über das Verhalten ihrer Mutter ist sie verzweifelt und fassungslos. Ich biete ihr den Raum für alles, was sich zeigt. Das wichtigste ist momentan die annehmende Präsenz, die Bestätigung, die Zeugenschaft! Für die Patientin kann sich das Fürchterlichste zeigen, weil es in Liebe und Akzeptanz gehalten wird. Unter Hypnose tauchen zusätzlich Bilder eines huttragenden Mannes auf. Erst im Gespräch mit einer Nachbarin erinnert sich die Patientin an einen früheren Freund ihrer Mutter. Dieser habe sie bis zu ihrem zwölften Lebensjahr bei seinen Besuchen an ihrem Unterleib befingert und dafür Geld in eine Spardose getan.
In der Einladung, sich an den Tätern zu rächen, ihrem eingefrorenen Trauma Ausdruck zu verleihen, ritualisieren wir ein Heilungs-Feld: Mit einem Tennisschläger in der Hand projiziert sie die Anwesenheit der Täter auf ein großes Kissen.
Anfänglich zitternd, unbeholfen, schlägt sie mit der Zeit kraftvoll darauf ein, schreit, würgt, ihr wird übel. Erschöpft sinkt die Patientin zu Boden. Ich halte sie im mitfühlenden Da-Sein. Die Patientin schluchzt und weint, dann seufzt sie erleichtert. Die Patientin wird mit all ihren Gefühlen angenommen und weiterhin gehalten. Entspannung und tiefe Ruhe stellen sich ein. In der Stille des Augenblicks werden Transformation und ein mystisches Gefühl der Vollkommenheit, des Göttlichen, spürbar.
Ich gebe ihr die »Emotional Freedom Technique« und die Zwei-Punkte-Methode, die sog. Quantenheilung, mit auf den Weg. Bei der ersten werden Akupressurpunkte stimuliert, bei der zweiten Methode werden gesundheitliche Vorstellungsübungen mit dem Berühren von frei gewählten Körperpunkten verbunden. Die Patientin visualisiert sich als kraftvolle, lebensbejahende Frau.
Weil sie immer noch an den Verletzungen in der Vergangenheit haftet, setzen wir in einem weiteren Heilungsritual das Schreiben von Briefen an die Täter ein. Hier wird die Patientin erneut aufgefordert, alle weiteren zurückgehaltenen Emotionen aufzuschreiben und die Täter so lange anzuklagen, bis sich ein Gefühl der inneren Stärke ausbreiten kann.
Bildlich nimmt sie ihr verletztes inneres Kind an die Hand und lässt ihr kein weiteres Leid mehr zufügen. Sie lernt sich endlich abzugrenzen, zu sich selbst zu stehen, »Nein« zu sagen, ihre Wut auszudrücken, nie getraute Schimpfwörter zu benutzen.
Die Briefe werden in einer Feuerzeremonie verbrannt. Es wird immer deutlicher, dass sie bereit ist, sich von ihren Verletzungen trennen zu können.
Als Symbol für ihr Loslassen und den einhergehenden Frieden malt sie das Profilbild eines menschlichen Kopfes, aus dem alles zuvor Belastende befreiend hinausströmt (Abb. 1).
In zwei Träumen sieht sie ihre eigene Beerdigung. Sie sieht ihren aufgebahrten Leichnam und die Trauer der Anwesenden. In ihrer Befürchtung eines baldigen Todes biete ich ihr die

Deutung von Phoenix aus der Asche an. Sie erkennt dabei ihren eigenen Transformationsprozess und die bereits stattgefundene Lebensveränderung. Zwei Bilder der Patientin reflektieren ihren Wandel von dem tiefsten Punkt ihrer traumatischen Erinnerungen (Abb. 2) und ihrem Auftauchen und Aufblühen (Abb. 3).
In Entspannungsübungen kann sie erstmalig wohlige Gefühle zulassen und bezeichnet diese als »Schnuddelgefühle«. Immer mehr bildet sich in ihr ein Bewusstseinszustand der Versöhnung und der reinen Präsenz, der Akzeptanz des Alltags, wie er ist.
Ihre Selbstabwertung ändert sich in Selbstakzeptanz. Der Identitätswandel vollzieht sich aus dem beruflichen Kontext zu einem kreativen Ausdruck. Die Patientin beginnt, ihrem Hobby des Malens intensiv nachzukommen. In ihrem kreativen Ausdruck empfindet sie eine spirituelle Verbindung, Gefühle von Zeitlosigkeit. Sie spricht von einer Sinnfindung. Die depressive Reaktionslage löst sich zusehends. Die Patientin entschließt sich nur noch zu Kontakten mit wohltuenden Freunden. Sie kann sich immer mehr abgrenzen und tritt in ihrem Verhalten selbstbewusster auf. Das Verhältnis zum Ehemann wird vertrauensvoller. Es kommt zu Gesprächen und Offenbarungen, die es seit vielen Jahren nicht mehr gegeben hat. Die körperliche Befindlichkeit verbessert sich, ebenso die Schlafqualität. Die Therapie wird nach 32 Einzelsitzungen beendet.

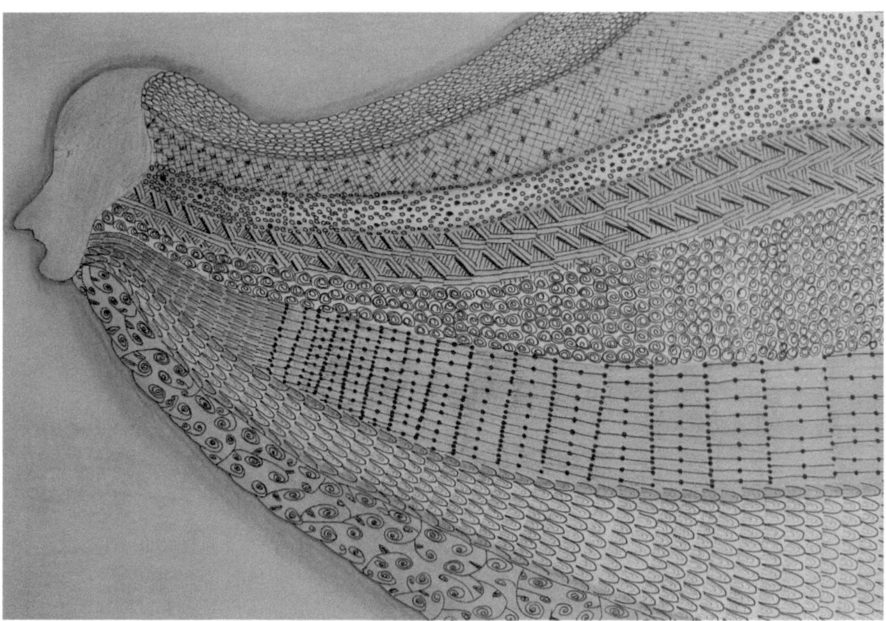

Abb. 1

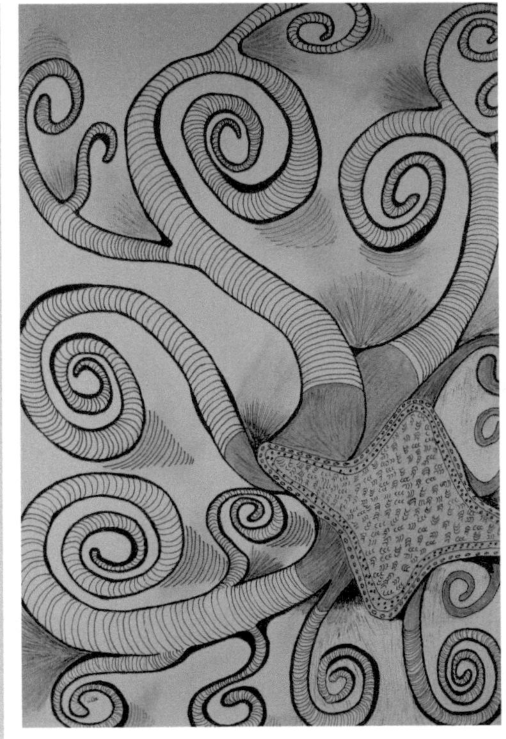

Abb. 2

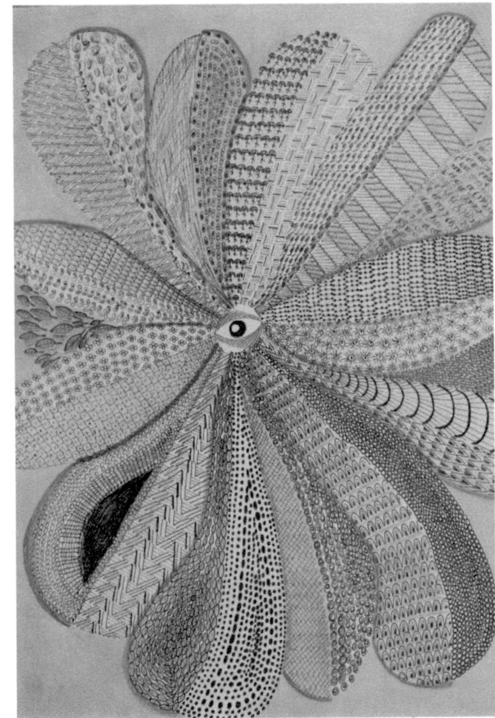

Abb. 3

Wir haben in den Fällen 10.2 und 10.3 gesehen, dass man Zielzustände in Patienten sehr bewusst imaginativ aktivieren und dadurch deren Wahrscheinlichkeit erhöhen kann. Das Modell, das ich im Abschnitt 10.2.2 skizziert habe, erlaubt noch einen weiteren Schluss und eine darauf aufbauende Anwendung.

10.3.2 Das Gefühl der Verbundenheit und seine konstruktive Nutzung: Intuition durch Verbundenheit und Heilung durch tiefes Gesehenwerden

Ich habe dieses Modell ursprünglich entwickelt, weil ich die Intuition hatte, dass wir einen wissenschaftlichen Begriff für eine Klasse von Regelmäßigkeiten brauchen, die nicht lokal-kausal, also durch bekannte Signale, übertragen werden, ja, vielleicht überhaupt nicht durch irgendwelche Signale vermittelt werden, sondern die einfach als korrelative Regelmäßigkeiten zu verstehen sind, a-kausal, wenn man so will. Philosophisch-formal verbergen sich dahinter die alten aristotelischen Kausalitätsbegriffe, die anscheinend von der Naturwissenschaft auf dem Müllhaufen der Geistesgeschichte entsorgt wurden: die finale und die formale *Ursache*. Die formale Ursache wird in der abstrakten Mathematik und der mathematischen Physik ja gerade noch hingenommen. Aber die finale Ursache – etwas geschieht, damit etwas anderes geschehen kann – ist wissenschaftliche Ketzerei, für die man auf dem zwar imaginären, aber dafür nicht weniger realen Scheiterhaufen der falschen Ideen landet. So war das auf jeden Fall, als ich begonnen habe, mich mit dem Begriff der Ursache während meines Philosophiestudiums auseinanderzusetzen.

Daher war mir schon bald klar: Wir benötigen theoretisch-konzeptionell ein solches Modell, das an die bestbegründete Theorie anschließen kann, die wir haben, und das ist nun mal die Quantentheorie. Ich habe gezeigt – dies war auch eine meiner Inspirationsquellen –, dass sich mit diesem Modell Übertragungsphänomene zwanglos rekonstruieren lassen (Walach 2007a). In der Regel wird ja Übertragung als etwas Unwillkürliches gewertet, ein Geschehen, das außerhalb des willentlichen Einflusses des Therapeuten angesiedelt ist. Aber möglicherweise lassen sich ja der Bewusstseinszustand und damit die Porosität der therapeutischen Grenze bis zu einem gewissen Grad steuern? Vielleicht verbirgt sich dahinter nicht nur diagnostische Information oder ein potenzieller therapeutischer Torpedo – dies alles sicher auch –, sondern eine konstruktive Möglichkeit? Wilfried Belschner und ich haben seinerzeit in einer Diplomarbeit dieses Thema empirisch untersucht.

Thorsten Kleinberens interviewte nach einer Vorstudie fünf Therapeuten, darunter vier Frauen, mit langjähriger therapeutischer Erfahrung sehr ausführlich (Kleinberens 2007): ob sie solche Erfahrungen kennen würden, wie sie diese Ereignisse interpretieren und ob sie fruchtbar für den therapeutischen Prozess seien.

Die Therapeutinnen hatten relativ viele solcher Erfahrungen – 120 Kodierungen wurden in diesen Interviews gefunden – und die meisten davon waren durchaus positiv. Sie beschrieben eine Art gemeinsamen »*Schwingens*« (»[…] dann stellt sich so etwas wie eine Interferenz mit meinem Gegenüber ein […] Es ist so eine Art von gemeinsamen Schwingen, oder auch synchron werden. So eine Art der Verschmelzung […]«; Kleinberens 2007, S. 111), ein Pendeln zwischen Vordergrund und Hintergrund (»Ich glaube das ist eigentlich […] wie Hintergrund und Vordergrund ist. Es ist gleichzeitig da, aber mal ist das, was im Hintergrund ist, im Vordergrund und umgekehrt […]«; Kleinberens 2007, S. 112).

Das Interessante ist für mich, dass die Therapeutinnen dies durchaus als konstruktiv und sehr bewusst erleben konnten: *»ich werde in der Situation zu einem Instrument, also ich stelle mich ganz, also mit allem, was ich bin oder wer ich bin in dem Moment, zur Verfügung für das, was sich dann auch immer im Raum zeigen möchte …«*. Es führt zu intuitivem Wissen, genauer gesagt, diese Erfahrung bzw. die nicht-lokale Verbindung ist aus meiner Sicht die Basis für intuitives Wissen. Normalerweise wird ja Intuition neuropsychologisch-reduktiv als Rückgriff auf zwar vorhandenes, implizites, aber nicht immer bewusst vorhandenes Wissen gefasst, und diese Bedeutungsebene ist auf jeden Fall wichtig. Ich habe sie selbst bemüht, als ich das Kuhlsche Modell vorgestellt habe (▶ Kap. 8.2). Ich würde nun behaupten – und die interviewten Therapeutinnen stützen dies empirisch –, dass es darüber hinaus auch noch eine vertiefte Form der Intuition gibt, nennen wir sie *»Intuition durch innere Verbundenheit«*, die darauf basiert, dass wir mit einem anderen Menschen in eine vertiefte Beziehung treten, in der die Grenzen zwischen Ich und Du teilweise porös werden, wo das Ich zum Du wird und umgekehrt. Martin Buber hat sehr schön beschrieben, wie durch diesen dialogischen Prozess idealerweise Menschwerdung geschieht (Buber 1983). Der therapeutische Prozess ist vielleicht ein Nachholen dieser dialogischen Begegnung und Therapeutinnen sind, wenn sie effizient sind, besonders gut darin, ihre Grenzen teilweise zu suspendieren, um ihre Klienten mitsamt ihrem Leiden, ihrer nichtgekannten Geschichte, ihren Hoffnungen in ihrem Bewusstsein zu halten. Dann gelingt es ihnen auch, in ihrem eigenen Bewusstseinsfeld Material zu ertasten, das für den Klienten vielleicht im Moment nicht tragbar ist. Dieses Ertastete kann dann die Spur für weitere Interventionen legen und manchmal auch nur für wohlwollende Intentionen. Diese Art der Intuition basiert eben genau auf einer solchen nicht-lokalen Verbundenheit und erlaubt es, therapeutisch Informationen zu gewinnen, die sonst sehr schwer zu gewinnen wären: »[…] und der lange Beziehungskontakt bringt dann wiederum eine andere Art von Austausch mit sich, oder eine andere Art dieser Wahrnehmungen. Wie so ein intuitives Wissen umeinander« (Kleinberens 2007, S. 117).

Man könnte diese Erfahrungen einordnen in ein Bewusstseinsspektrum, das von Trennung in Subjekt-Objekt/Ich-Du bis hin zu nicht-dualer Verbundenheit geht, wie Wilfried Belschner es einmal beschrieben hat (Belschner 2002, 2005). Ich habe dies in Abbildung 10-5 dargestellt. Die Basis dafür wurde bereits von Freud gelegt, als er erkannt hat, wie zentral der Bewusstseinszustand im therapeutischen Prozess ist. Was er mit *»gleichschwebender Aufmerksamkeit«* bezeichnet hat, ist im Grunde ein Zustand der Achtsamkeit, in dem die Aufmerksamkeit auf den Moment gelegt wird, auf Körperempfindungen, Geistesregungen und Gefühle im Bewusstseinsfeld des Therapeuten. Das dürfte Freud von seinem philosophischen Lehrer Franz Brentano übernommen haben, der in seinen Psychologievorlesungen davon gesprochen hat, wie wichtig das »Auffallen, sich merken, aufmerken« sei (Brentano 1982, S. 31). Dies sind genau die Begriffe, mit denen in der buddhistischen Tradition der Begriff *»sati – Achtsamkeit«* umschrieben wird. Verschiedene Autoren haben darauf hingewiesen (Zwiebel 2011). Durch diese Modulation des Bewusstseins weitet sich auf der einen Seite der Blick zu einem *»sowohl – als auch«* und bleibt auf der anderen Seite sehr präsent beim eigenen bewussten Erleben. Dies ist aus meiner Sicht die ideale Bedingung dafür, dass sich eine solche nicht-lokale Verbundenheit einstellen kann (Abb. 10-5).

Zusätzlich dazu eröffnet sich aber auch noch der nicht-klassische Weg: Durch eine Erweiterung des Bewusstseins hin zu einer solchen temporären Suspendierung der Grenze kann das, was oft unwillkürlich geschieht und dann als Übertragung oder Gegenübertragung bezeichnet wird, auch sehr absichtsvoll und delikat gesteuert werden. Wir erhalten dann Zugang zu Informationen, die scheinbar aus dem Nirgendwo kommen.

Die von Thorsten Kleinberens (2007) befragten Therapeuten geben sämtlich an, dass diese Erfahrungen für sie therapeutisch extrem wichtig sind, sozusagen das Mark der Therapie: »Ja, diese Erlebnisse sind, ich sage mal, der Saft der The-

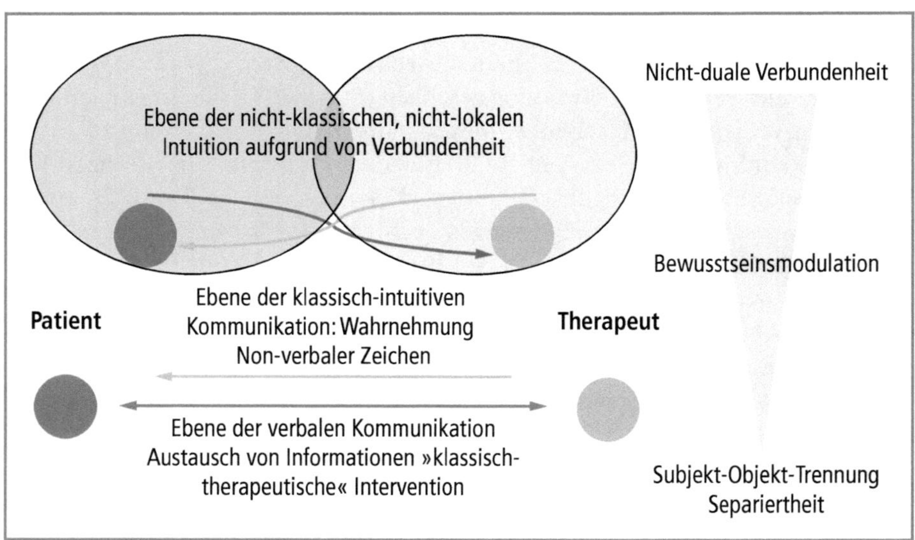

Abb. 10-5 Unterschiedliche Formen der Kommunikation und der Intuition durch Modulation des Bewusstseins: von unten (klassische Kommunikation) nach oben (Kommunikation durch nicht-duale Verbundenheit).
Man erkennt an diesem Schema: Durch die Modulation des Bewusstseins, mit dem auch eine Veränderung der inneren Grenzen einhergeht, lässt sich für Therapeuten ein Raum gewinnen, indem intuitiv Information »direkt«, also auf nicht-klassischem Wege, verfügbar wird. Das schließt all die anderen Möglichkeiten in keiner Weise aus. Man wird natürlich auch auf ganz klassische Weise durch Sprache kommunizieren oder non-verbale Signale wie Atmung, Mimik, Tonfall, Stimmspannung wahrnehmen, oft sogar unbewusst, und all diese Informationen, meistens unbewusst, zu einem ganzheitlichen Eindruck verarbeiten.

rapie. Sie sind ganz wichtig [...] Ich sehe das so, dass es keine heilsameren Momente gibt.« (Kleinberens 2007, S. 119) Warum? Nun, weil diese intuitive, tiefe Verbundenheit zum einen ein direktes Erspüren oder Erfühlen dessen ist, was für Patienten zentral ist. Damit fühlen sie sich gesehen und verstanden und allein dieses Gesehen- und Verstandenwerden ist ein zentrales heilendes Moment. Dadurch lässt sich auch im Rahmen einer therapeutisch-wohlwollenden Intention heilende Veränderung im Bewusstseinsfeld der Patientin säen. Ich spreche bewusst von *säen*, weil es sich vermutlich um sehr viele kleine Körner, immer wieder erneute Akte handelt, in denen die Therapeutin stellvertretend für den Patienten das scheinbar Untragbare trägt, das *»Zeugensein«*, von dem Manuela Pietza im Fallbeispiel 10.3 spricht, oder das, was verschiedene analytische Psychotherapeuten mit dem Begriff des *Auffangens* (*»containment«*) meinen. Es ist ein bisschen wie das Aufnehmen, Verdauen und verdaut Zurückgeben, das im Rahmen einer klassisch-analytischen Psychotherapie verbal geschieht, nur dass zusätzlich eine Art nicht-verbaler, nicht-lokaler Verdauungs- und Verwandlungsprozess passiert. In diesem nimmt die Therapeutin das Belastende, Schmerzende, Traumatische intuitiv zeugenhaft und zugewandt zu sich und wandelt es in ihrem Bewusstseinsraum: durch Verstehen, durch Einordnen und auch durch das Projizieren positiver Entwicklungen. Dass dies Prozesse sind, die durchaus auch begleitet sind von ganz *»normalen«* Kommunikationsprozessen, dem Signalisieren von Verständnis und Mitgefühl, von Anteilnahme und Dasein, versteht sich von selbst.

Ich will auch in keiner Weise suggerieren, dass es sich hier um etwas *»ganz anderes«*, *»ganz neues«* und von herkömmlichen therapeutischen Prozessen Abgehobenes handelt. Im Gegenteil. Ich will eigentlich nur Raum dafür schaffen, dass das, was als *»normaler«* therapeutischer Kommunikationsprozess verhandelt wird, um diesen Bereich der nicht-lokalen Verbundenheit erweitert wird. Für gewöhnlich werden all diese Ebenen sehr eng zusammenspielen. Wer im Rahmen einer nicht-lokalen Verbundenheit eine tiefere Intuition für das Leiden seiner Patientin gewinnt, wird dies vielleicht auf eine besonders hilfreiche Weise verbal und nicht-verbal kommunizieren, was der Patientin wiederum den Zugang erleichtert, das Vertrauen stärkt, sodass sie sich über sehr gut verstandene klassisch-psychologische Prozesse diesem Material nähert. All diese Prozesse gehen Hand in Hand und ineinander über. Sie sind idealerweise so moduliert, dass der Wechsel oft rasch erfolgen kann.

Wenn man aber ein Verständnis für die Möglichkeit einer nicht-lokalen Verbundenheit gewinnt und diese auch konstruktiv zu nutzen weiß, dann erweitert man ganz einfach sein therapeutisches Repertoire. Diese tiefe innere Verbundenheit ist das Ergebnis eigener meditativer Arbeit und liegt am Grunde jeder spirituellen Erfahrung und Praxis.

Wir haben am Fall 10-3 gesehen, dass diese Art des Gesehenwerdens aufgrund einer tiefen Verbundenheit therapeutisch ist. Das bestätigen auch die Informanten von Thorsten Kleinberens. Möglicherweise war das ja das Geheimnis von Carl Rogers? Vielleicht ist dies überhaupt einer der *»Therapeutenfaktoren«* oder *»unspezifischen«* Wirkfaktoren, aufgrund derer Psychotherapieforschung Probleme hat, spezifisch-differenzielle Wirksamkeit von einzelnen Verfahren zu belegen, obwohl die Wirksamkeit an sich nicht infrage steht? Da er nicht statisch, kein »*Persönlichkeitsfaktor*« ist, von außen sehr schwer erfassbar, entgeht er natürlich den klassischen Ansätzen der Psychotherapieforschung sehr leicht. Oder ist dies ein Grund, warum Therapeuten, die selbst in sich ein vertieftes spirituelles Verbundenheitsgefühl aufgrund ihres eigenen spirituellen Erwachens kultivieren können (Meyer 2016), verstärkt die Potenz haben, diese Erfahrung auch in anderen zu bahnen? Vielleicht ist dies auch die Basis dafür, dass wir uns in der Gegenwart mancher Menschen einfach gut und ganz fühlen, oder dass andere Menschen bei »*Gurus*« oder »*Erwachten*« Zuflucht suchen? Möglicherweise erleben sie dort derartiges intuitives Gesehenwerden?

Die Gefahr des Missbrauchs ist natürlich ebenfalls offensichtlich: Wenn jemand in der Lage ist, auf diese Art und Weise in eine innere Verbindung mit jemandem zu treten, kann er oder sie natürlich diese Verbindung auch manipulativ zu eigenen, z. B. narzisstischen Zwecken benutzen (▸ Kap. 11).

Ich möchte zum Abschluss dieses Themenblocks eine eigene Fallarbeit zusammenfassen und die Klientin selbst zu Wort kommen lassen.

Fallbeispiel 10-4

Marianne – Die Heilung multipler Missbrauchserfahrung und eine Synchronizitätserfahrung als Hinweis

Eine junge Frau, nennen wir sie Marianne, kommt wegen starker Panikattacken und Suizidneigung zu mir. Die Panikattacken kommen aus dem Nichts und sind so stark, dass sie alle gewöhnlichen Arbeiten und Verrichtungen komplett unterbrechen muss. Meistens verschwinden sie auch relativ schnell wieder, aber manchmal sind sie sehr hartnäckig. Die Unberechenbarkeit dieser Attacken, die alles normale Leben extrem verunsichern, treiben die Klientin an den Rand des Suizids. Sie fühlt sich sehr stark selbstmordgefährdet. Eine erste Verdachtsdiagnose ist, neben den offensichtlichen Panikattacken, ein stress- bzw. traumabedingtes Syndrom mit einer traumatischen Erfahrung im Hintergrund, die aber nicht mehr bewusst verfügbar ist. Marianne ist ansonsten gut im Leben eingebunden, hat einen pädagogischen Beruf, der sie gut ernährt, in dem sie offenbar erfolgreich und geschätzt ist. Im Berufskontext sind diese Panikattacken nämlich nicht spürbar.

Die Arbeit, die sich über mehrere Jahre mit Pausen unter strikter Supervision hinzog, fasse ich hier in wenige, wichtige Vignetten zusammen. Klassische Versuche, der Panik beizukommen – Auslöser, Kontingenzen oder Hinweisreize zu finden, Entspannungstechniken anzuwenden – scheiterten schnell und gründlich. Die Suizidimpulse nahm ich durch kurzfristige Kontrakte an die Leine. Das war oft nur durch abendliche Telefonanrufe und manchmal durch kurze Abstände zwischen den Sitzungen möglich, aber erfolgreich.

Der Versuch, den Panikattacken durch Imaginationsarbeit auf die Spur zu kommen, führte relativ rasch dazu, dass sich bedrohliche schwarze Gestalten zeigten, die an unterschiedlichen Orten des Körpers anhafteten, im Genick, auf der Brust. Ich hielt die Klientin zum Malen und Ausdrücken dieser Gestalten an; sie malte eine Reihe dieser Bilder, die sie dann oft wieder mit in die Stunde brachte, sodass wir daran weiterarbeiten konnten. Wir verwendeten unterschiedliche Strategien darauf, mit diesen Gestalten umzugehen: ihnen Gesichter zu verleihen, sie anzusprechen, sie wegzuweisen, herauszubekommen, was sie wollen. Daraus schälte sich eine erste Schicht der Missbrauchserfahrung heraus:

In ihrer Jugend wurde sie von ihrem Jugendpfarrer sexuell verführt und stand ihm eine Weile lang des Öfteren als jugendlich-reine Geliebte zur Verfügung. Das ließ sie selbst vor sich und anderen auf der einen Seite erhöht erscheinen, auf der anderen Seite hatte es auch verheerende Folgen. Noch eine weitere Schicht eines solchen sexuellen Missbrauchs kam darunter zutage, der vergessen schien. Ein weiterer Pfarrer hatte sich bei anderer Gelegenheit an ihr vergangen. Aus einer sexuellen Begegnung war ein Kind entstanden, das sie abtreiben ließ. Wir verbrachten eine längere Zeit damit, diese Schichten abzuarbeiten. Die Trauer, die Wut, die Verzweiflung um das verlorene Kind zu bearbeiten.
Dabei zeigte sich für mich immer wieder phänomenologisch neu: All diese Übeltäter hatten immer noch *»Anklammerungsreste«* an der Klientin hinterlassen. Sie zeigten sich in Imaginationen in unterschiedlichen Gestalten. Sie saßen irgendwo fest, auf der Schulter, ins Ohr flüsternd, auf der Brust, Energie saugend, im Nacken, Angst einflößend (Abb. 1). Jedes Mal verwendeten wir eine ganze Reihe von Sitzungen darauf, diese bildlich zu vergegenständlichen – meistens in Imaginationen und dann in gemalten Bildern, manchmal auch in der Analyse von Traumbildern – und anschließend mit imaginierten Ritualen aus dem Lebensbezirk von Marianne zu verweisen. Oft war es auch nötig, diese Gestalten zuerst zur Rückgabe von Seelenteilen zu bewegen oder diese Rückgabe mit ihnen auszuhandeln, bevor sie das Weite suchten.
An dieser Stelle ist es interessant zu sehen, dass Ursula Wirtz, die sehr viel Erfahrung in der Arbeit mit sexuell und anderweitig traumatisierten Menschen hat, davon spricht, dass durch den Missbrauch ein *»Seelenmord«* geschieht, der dazu führt, dass Teile der Lebendigkeit beim Missbraucher verbleiben, sodass man diese Teile zurückholen muss (Wirtz 1989). Dies hat viel Ähnlichkeit mit der schamanischen Konzeption: Dort geht es regelmäßig darum, dass *»Seelenteile«*, die geraubt oder entwichen sind, zurückgeholt werden müssen. Allerdings nimmt in diesem Fall – und das ist der wichtige Unterschied – der Schamane die Rückholung stellvertretend für den Patienten vor (Ingerman 1991). In unserer Arbeit machten wir das gemeinsam: durch Imaginationen und in der Imagination vollzogenes Suchen, Gespräche und Verhandlungen.
Nachdem wir diese ersten Schichten von Trauma und Missbrauch, Verlust und Erleiden durchschritten und konstruktiv bearbeitet hatten, legten sich die Panikattacken etwas, die Suizidgedanken hatten ihren eisigen Griff etwas gelockert, aber die Probleme waren noch nicht weg. Ich hatte das deutliche Gefühl, dass die in der Pubertät und frühen Adoleszenz erlebten Missbrauchserfahrungen nur Wiederholungen früherer Erfahrungen waren. Das zeigte sich auch in Bildern und Träumen, aber nie sehr vollständig, eher vage und dunkel drohend.
Eines Tages, als ich mit dem Rad zu dem Ort fuhr, an dem ich für gewöhnlich meine Sitzungen abhielt, und auf meine Uhr schaute, war ich komplett perplex. Zeiger und Zifferblatt hatten sich irgendwie verschoben: Alles war um einige Stunden zurückgedreht. Ich war zunächst verwirrt. Denn so etwas hatte ich bei dieser Uhr – einer robusten mechanischen Uhr japanischer Bauart – noch nie erlebt und auch später nie wieder. Als ich sie zum Uhrmacher brachte, konnte er keine Fehler feststellen. Er richtete sie einfach wieder ein. Auf dem restlichen Weg zur Stunde sann ich über diese merkwürdige Sache nach, ohne daraus schlau zu werden. Als wir in der Sitzung waren, zeigte sich plötzlich der Sinn: Es stellte sich heraus, dass Marianne vollen Ernstes entschlossen war, ihrer Vergangenheit ins Gesicht zu sehen, ohne dass ich sie in irgendeiner Weise dazu animiert hätte. Sie wollte *»nur klar sehen«*, wie sie formulierte. Diese Stunde war aus meiner Sicht eine der Schlüsselsitzungen und plötzlich war mir dieser aus der Fassung geratene Zeitrahmen meiner Uhr völlig klar: Marianne war bereit, in die Vergangenheit zu gehen. Das taten wir in dieser Stunde mithilfe einer hypnoiden Art der Imagination, in der sie, wie sie es wünschte, nur sehen, nicht fühlen

wollte. Wir holten gewissermaßen das Sehen und Wissen um das nach, was die Ursache der Panikanfälle war. Darin zeigte sich der Onkel als sexueller Missbraucher, der durch den Missbrauchsakt das Kind beinahe erstickt hatte. Dieses Sehen dessen, was ihrer Panik zugrunde lag, war für Marianne eine wichtige, befreiende Einsicht. Noch schlimmer war, dass die Mutter offenbar keinerlei Hilfe für das Kind hatte. Das scheint übrigens häufig so zu sein: Der primäre Missbrauch ist schlimm genug. Oft noch schlimmer ist die sekundäre Verlassenheitserfahrung, dass nämlich wichtige Bezugspersonen, hier die Mutter, nicht emotional erreichbar waren.

Mit dieser Einsicht änderte sich vieles, aber nicht alles. Zwar waren die Panikattacken weg. Aber Überflutungen mit Gefühlen der Traurigkeit waren immer noch möglich. Am Ende zentral für eine Heilung und ein dauerhaftes Verschwinden der Symptome war das Annehmen der Geschichte: dass sie so verlaufen ist; dass Marianne allenfalls dafür Verantwortung übernehmen konnte, dass sie jetzt und in Zukunft selbst gut für sich sorgen würde müssen und wollen.

Ich habe jetzt, für dieses Buch, wieder Kontakt mit der Klientin aufgenommen, weil ich hören wollte, wie es ihr ergangen ist. Mittlerweile sind ungefähr 25 Jahre vergangen, seit wir diese Arbeit beendet haben. Hier ist ihre Sicht.

Sicht der Klientin

Ohne es allzu pathetisch klingen lassen zu wollen: Ohne dich gäbe es mich vermutlich nicht mehr. Und ich bin immer noch unendlich dankbar für […] unsere gemeinsame Arbeit. Du hast mich durch *»die dunkle Nacht der Seele«* geführt, warst immer, wirklich immer für mich da. Auch wenn ich zum dritten Mal in einer Woche angerufen habe. Und ich kann dir sagen,

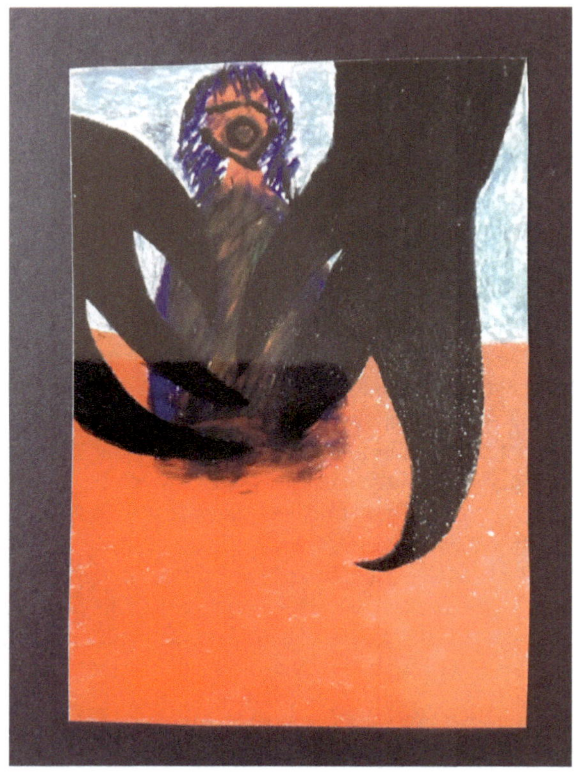

Abb. 1

ich bin so froh, dass es mich noch gibt! Was war das Hilfreiche an unserer Arbeit, außer deiner unerschütterlichen Konstanz, deinem Da-sein und deinem Glaube an mich?
Wir waren nie nur zu zweit. Durch die spirituelle Dimension waren wir immer angebunden an etwas Höheres. Die Visualisierungsübungen, diese Arbeit mit den inneren Bildern, waren überaus wichtig, bedeutsam, hilfreich und nachhaltig. Damit hast du mir einen Zugang zu mir selbst und zum Göttlichen in mir eröffnet, der das Wertvollste überhaupt ist. Diese Quelle ist nie mehr versiegt. Sie nährt meine spirituelle Entwicklung seither. Ich fühle mich unendlich reich, weil ich einen so großen Zugang zu inneren Bildern habe. Auch die Arbeit mit den Träumen gehört zu diesem Nachhaltigen. Ich schaue immer noch meine Träume so an, wie du es mich gelehrt hast. Obwohl ich nicht mehr so intensiv träume wie damals [...] Meine verloren gegangenen Seelenanteile zurückzuholen war etwas ganz Zentrales in unserer Arbeit. Und ich bin noch viele Male ins All gereist, um wieder einen Teil zu mir zurückzuholen.
Jetzt bin ich 53 und liebe mein Leben sehr. [...] Die Beziehung mit meinem Mann war und ist heilsam, beglückend, herausfordernd und einfach gut. Unsere gemeinsamen Kinder das Schönste für mich. Mein Beruf immer noch erfüllend (ich habe noch eine Zusatzausbildung gemacht ...). Zeit und Raum, um alleine zu sein, zu meditieren und beten ist lebenswichtig.

10.3.3 Therapeutische Rituale gestalten

Wir haben gesehen: Die grundlegende Basis für ein mögliches Verschränkungsgeschehen, das zu einer nicht-lokalen Verbundenheit führt, ist die Grenze, die ein System von außen abgrenzt und ein *»Innen«* definiert. Im therapeutischen Kontext sind das die einfachen therapeutischen Rituale wie allgemeiner Kontrakt: Was sollen wir gemeinsam tun? Wohin geht die Reise? Was soll am Ende dabei herauskommen? Welche Methoden wollen wir verwenden? Was kann und soll Thema sein, was nicht? Aber auch die alltäglichen Rituale: feste Zeiten und Orte, klarer Anfang und klares Ende, Abmachungen über Bezahlung, Dokumentation, Supervision. Vielleicht sogar kleine Rituale innerhalb der Therapie: ein paar Minuten Durchatmen zum Ankommen, gewohnte Standardfragen zum Anfangen (*»Was ist heute unser Thema?« »Wie geht's?«* ...). All dies sind Rituale, die die Verbindung innerhalb der therapeutischen Beziehung stärken und gestalten und gegen außen abgrenzen.

Nun finden wir aber im psychotherapeutischen Prozess sehr häufig das Phänomen vor, dass Patienten an ihre üblen Lebensumstände beinahe rituell angekettet sind. Das ist nach allem, was ich gesagt habe, nicht verwunderlich. Denn rituelle Bindungen sind sehr stark durch ihre nicht-lokalen Kopplungen. Sie reichen über Raum und Zeit hinweg, genauer gesagt, Raum und Zeit sind dafür völlig irrelevant. Daher kann ein bereits verstorbener Vater noch immer Macht ausüben und ein geschiedener Ehemann, obwohl er in Australien lebt, noch immer schmerzhaft präsent sein.

Wenn wir es recht bedenken, gibt es eine Fülle ritueller Bindungen: Eltern haben solche mit ihren Kindern, ganz einfach aufgrund der Biologie und der gemeinsamen Vergangenheit. Paare haben nicht nur aufgrund der gemeinsamen sexuellen Erfahrung, die über die wiederholte Oxytocin-Ausschüttung biologisch gut verstanden, soziale Bindung erzeugt, sondern auch aufgrund der nicht-lokalen rituellen Verbundenheit starke Bindungen aneinander. Das ist auch der Grund, weswegen Scheidungen in aller Regel nicht einfach nur eine Sache der rationalen und zivilisierten Trennung von Raum und Eigentum sind, sondern oft sehr viel tiefer reichen. Ich kenne so manche Menschen, die, obwohl sie ihre Scheidung bewusst und absichtlich vollzogen haben, noch lange an den Resten ihrer Verbundenheit laboriert haben. Deswegen müssten die Kirchen aus meiner Sicht auch Scheidungsrituale einführen. Manche haben das bereits getan und in manchen Religionen gibt es sie.

Es gibt aber auch eine sehr dunkle Form der rituellen Bindung: nämlich die Bindung des Opfers an den oder die Täter. Wir haben im Fallbeispiel 10.3 von Manuela Pietza gesehen, wie die Therapeutin ein Ritual gestaltet und die Klientin angeleitet hat, ihre Hassgefühle, ihre Wut und Enttäuschung, ihren Schmerz und was auch immer sie an inneren Resten in sich trug, in einen Brief zu packen und diesen zu verbrennen. Dies ist ein sehr hilfreiches Ritual. Ich habe in meinem eigenen kleinen Fallbeispiel 10.1 gezeigt, wie man unter Umständen eine rituelle Bindung lösen kann und manchmal auch muss, wenn sie destruktiv ist. Ich gebe später im Praxistipp 10-2 ein paar allgemeine Hinweise dafür.

Rituale ziehen und lösen Grenzen, Systemgrenzen meistens, zwischen Menschen oder Menschen und Ereignissen, manchmal sogar zwischen Menschen und Dingen. Die Grenzen führen zur Schaffung eines neuen Systems. Systeme enthalten immer ein Element der Verbundenheit, eben das System selbst, und sie enthalten ein Element der Trennung, nämlich die unterschiedlichen Systemelemente, die verbunden sind, oder anders gesagt, sie sind gekennzeichnet durch Ganzheit und Teile. Daher erfüllen sie rein formal die Bedingung für *Verschränkung* (Stillfried & Walach 2006). Denn »*Verbundenheit*« und »*Individualität*« sind inkompatible Beschreibungen oder Observablen. Und daher ist innerhalb dieses Systems mit Verschränkung zu rechnen.

Man kann deshalb davon ausgehen, dass durch das Einführen einer rituellen Grenze nach außen innerhalb eines Systems nicht-lokale Verbundenheit geschaffen wird. Will man sie lösen, benötigt man ebenfalls ein Ritual, um die alte Grenze zu eliminieren oder eine neue zu ziehen. Im therapeutischen Kontext geht es sehr häufig um die rituelle Los- und Auflösung ritueller nicht-lokaler Verbundenheit.

Am besten funktionieren Rituale, die sich Patienten selbst ausdenken. Sie verstehen meist intuitiv sehr schnell, worum es geht. Die bekannten Elemente Feuer, Erde, Wasser, Luft spielen oft eine wichtige Rolle, aber auch Gegenstände, natürliche oder künstliche.

Bei der Aufhebung von Bindungen zu Übeltätern, etwa übergriffigen Vätern, Müttern, Erziehern, Verwandten, Lehrern, Priestern usw., ist es hilfreich, *physikalische Reste* von ihnen bildhaft-konkret zu vernichten. Oftmals besitzen missbrauchte Opfer nämlich kurioserweise Dinge von ihren Tätern, die sie hegen wie einen Schatz. Nicht immer ist ihnen das bewusst. Daher ist das sorgfältige Eruieren dieser »*Bindungselemente*« ein wichtiger erster Schritt. Wenn es solche Dinge gibt – ein Bild, eine Postkarte, ein »*Geschenk*« –, dann eignen sie sich als ritueller

Gegenstand zur Vernichtung oder zum Weggeben, natürlich immer mit Erlaubnis und als bewusster Akt der Klientin.

Es empfiehlt sich, Rituale nicht autoritär, von oben, einzuführen, sondern partnerschaftlich zu entwickeln, mit Vorschlägen, Ideen, Nachfragen, und nötigenfalls über mehrere Sitzungen zu planen. Patienten können solche Rituale nach Vorbesprechung durchaus alleine durchführen und oft ist es auch wichtig, dass sie es tun, zu ihrer Zeit an dem von ihnen gewählten Ort. Bei Trennungsritualen, z. B. Absage an einen Missbraucher, prüft man wie gesagt, ob es noch einen Überhang, einen physikalischen Rest gibt, und verwendet dieses konkrete Überbleibsel. Oft gibt es nichts. Dann muss man etwas erzeugen, z. B. ein Bild oder einen Brief. Das sollte die Klientin selbst tun, etwa alles aufschreiben, was sie dem Missbraucher sagen will und was sie ihm nie sagen konnte, oder einfach ein Bild malen oder aus Ton formen oder ein Symbol für ihn finden. Im Fallbeispiel 10.1 war es ein kleines Schmuckstück, das noch ein Überbleibsel der Bindung der Klientin an ihren verstorbenen Freund war. Dieses Symbol für die Bindung muss dann in einem zweiten Schritt symbolisch weggegeben werden. Je nachdem, worum es sich dabei handelt, eignet sich dafür das Versenken in einem Fluss, das Verbrennen oder das Eingraben. Ich finde es immer am Nützlichsten, wenn man Klientinnen fragt, was sie glauben, das damit geschehen solle. Sie haben dann oft sehr gute Ideen.

Es ist auch nützlich, solche Rituale therapeutisch zu flankieren durch Formeln, die man mit Klienten gemeinsam entwickelt, Sätze, die als Marksteine der Abgrenzung fungieren. Man könnte etwa einen Klienten, der sich von einem übermächtigen Vater abgrenzen will, der nicht mehr am Leben ist, aber immer noch im Leben des Klienten herumspukt, fragen, was ihn am meisten bedrückt und stört. Wenn dann ein Satz käme wie: *»[…] dass er mich immer so tadelnd angesehen hat«*, könnte man einen Abgrenzungssatz formulieren wie: *»Ich lasse nicht mehr zu, dass Du mich tadelnd ansiehst, und verbiete Dir diese Blicke ein für alle Mal.«* Selbstverständlich müssen diese Sätze für die Klienten stimmig sein, weswegen man bestenfalls Vorschläge machen kann, um gemeinsam einen passenden zu erarbeiten. Dann könnte man ein typisches Foto, auf dem der tadelnde Blick zu sehen ist, mit genau diesen Worten verbrennen lassen, langsam, bewusst.

Praxistipp 10-2

Rituale und wichtige Gesichtspunkte bei ihrer Gestaltung

Rituale müssen einen guten *Anfang* haben und ein *Ende*. Daher sollte man derlei Dinge nicht en passant machen, sondern Klienten einladen, sich eine gute Zeit auszusuchen. War der tadelnde Blick des Vaters z. B. immer am Sonntagvormittag, nachdem er aus der Kirche kam und sah, dass der Sohn immer noch im Bett liegt, besonders streng, dann könnte man genau diese Zeit für das Ritual wählen. Ist ein bestimmter Ort mit einer Erfahrung verbunden, könnte man den gleichen oder einen ähnlichen Ort wählen usw.

Rituale benötigen eine klare *Intention*: Klienten und Therapeuten sollten sich darüber im Klaren sein, was sie bezwecken, z. B. eine endgültige Trennung von einem Übeltäter oder von einem noch immer anklammernden geschiedenen Mann. Diese Intention sollte auch verbal formuliert sein. Sie könnte etwa zu Beginn des Rituals ausgesprochen werden, idealerweise sogar laut.

Dann folgt der *Kern* des Rituals: das Weggeben, Verbrennen, Versenken, Vergraben des *»Bindungsgegenstandes«* oder Bildes, idealerweise begleitet von einer Absage der Form:

»Ich trenne mich bewusst und für immer von Dir … [Namen einsetzen, wenn bekannt], *indem ich …* [benennen, was man tut]. *Dieser Akt der Trennung möge mir Freiheit und Dir Frieden bringen. Ich lege alle Gedanken und Gefühle, die mit Dir und …* [Art des Übergriffs benennen] *verbunden sind, endgültig ab und übergebe sie …* [man kann hier eine höhere Instanz einbauen, je nach weltanschaulicher Orientierung der Klientin: dem Universum, Gott, Jesus, Buddha, der Natur, der absoluten Wirklichkeit, der Zeit …] *zur Heilung und Verwandlung.«*

Dies hier ist natürlich eine generische Vorgabe, die man je nach Situation und Intention anpassen sollte. Sie sollte aus meiner Sicht keine negativen Wünsche oder Beschimpfungen, sondern nach Möglichkeit den Wunsch des Friedens und der Heilung für den Übeltäter enthalten oder allenfalls den Wunsch, dass Gerechtigkeit geschehe. Im Fall eines Trennungsrituals könnte sie auch den Wunsch enthalten, dass die andere Person in Frieden und Glück ein neues Leben und neue Erfüllung finden kann.

Man kann Rituale auch verwenden, um wichtige Erfolge und Zwischenstationen in einem therapeutischen Prozess zu markieren, etwa das Erreichen eines angezielten Zustandes, z. B. einen Tag ohne Angst oder die erste Nacht ohne Erwachen oder den Tag, an dem ein Klient seinem Chef die Meinung sagte. Dann kann man Klienten dazu auffordern, sich etwas zu kaufen oder selbst zu schenken, was sie an diesen Schritt erinnert, z. B. eine Musik-CD oder ein Bild oder Buch.

Das Berühren des Körpers im therapeutischen Ritual der Quantenheilung ist ebenfalls ein solcher ritueller Akt der Erinnerung.

Man kann an diesen Beispielen sehen: Rituale sind kein esoterischer Hokuspokus, sondern sie können durchaus sehr rational und therapeutisch klar gestaltet werden. Wir haben anhand einer Analyse aufgrund unseres Modells gezeigt, wie religiöse Rituale in diesem Kontext zu verstehen sind (Walach & Römer 2016). Das Gleiche gilt, mutatis mutandis, auch für psychologische Situationen: Rituale haben die Funktion der Trennung oder Eingliederung, der Bindung oder Vergegenwärtigung. Je nach Ziel und Zweck muss man sie anders gestalten.

Ein abwertender Blick auf Rituale aus einer vermeintlich aufgeklärten Position ist kontraproduktiv. Dort, wo wir Rituale bewusst ablehnen, holen sie uns unbewusst ein und sorgen für Bindungen, die wir eigentlich nicht wollen, oder für Abgrenzungen, die uns nicht lieb sind. Wenn wir etwa an das allabendliche Ritual des Fernsehens denken, das uns Bindungen beschert, die wir eigentlich vielleicht gar nicht möchten, haben wir ein gutes Beispiel für ein postmodernes Ritual par excellence. Es sorgt oft auch dafür, dass sich Menschen, die uns vielleicht nahe stehen, aber unsere Vorliebe nicht teilen, abgrenzen. Wenn wir an andere moderne Rituale denken, angefangen von sportlichen Fanclubs in Fußballstadien bis hin zu Freizeitvereinen, von wissenschaftlichen Ritualen des Peer-Reviews und der Selbstvergewisserung der Klardenker auf Kongressen bis hin zu den rituellen Verneigungen vor vermeintlichen Gutachtern in der Antragsprosa, dann sehen wir: Menschen, auch wenn sie anscheinend noch so rational sind, kommen nicht ohne Rituale aus. Und gerade dort, wo sie es am meisten betonen, dass sie sich von den alten rituellen Bräuchen losgesagt haben, sind sie besonders gut darin, sich neuen zu unterwerfen, oft ohne es zu merken. Die neuen Rituale sind meistens solche der *political correctness*, in denen man sich an eine *Ingroup* derer bindet, die es besser wissen, denn zu denen will man gehören.

In Stammeskulturen dienen Rituale und Tabus dazu, die Gemeinschaft zu stärken und diejenigen, die die Gemeinschaft gefährden, auszuschließen. Oft sind es nur Elemente, die Gruppenzugehörigkeit definieren, ohne irgendeinen offenkundigen Sinn und Zweck. Mein Kollege Volker Sommer, der lange in Nigeria eine Primatenbeobachtungsstation betrieb (Sommer 2008), erzählte mir, er habe in seiner Feldforschung zwei Schimpansengruppen beobachtet, die durch einen Fluss in zwei kulturelle Einheiten gegliedert waren, die sich voneinander auch durch ein Ritual unterschieden. Die eine Gruppe hatte es sich angewöhnt, einen bestimmten Typ von Ameisen zu fressen, die extrem bissig und dadurch auch schmerzhaft waren, wenn man sie aß. Mehrwert gegenüber anderen Typen von Kerbtieren hatten diese Ameisen nicht. Aber das Ritual »*Ich gehöre zu den Weh-tu-Ameisenessern*« war ein Gruppeneingliederungsritual, das die beiden Gruppen klar voneinander unterschied.

In diesem Sinne kommen auch wir Menschenprimaten nicht ohne Rituale aus. Daher ist es besser, wir gestalten sie bewusst, absichtsvoll und mit etwas Sinn und Verstand, statt uns dem Sog der Zeit zu überlassen. Und so sind auch Versuche, therapeutische Rituale zu gestalten (Brentrup 2015, 2019), kein Zeichen esoterisch-verwahrlosten Denkens, wie das manche meinen, sondern der Einsicht über die Bedeutung rituellen Geschehens für Bindung, Gruppendefinition und Vergegenwärtigung geschuldet. Ich habe hier das theoretische Modell geliefert, warum das so sein könnte. Dass es so ist, scheint mir evident und daher auch keines Beweises bedürftig. Ethnografen wissen das schon lange (Cannon 1942; Sax et al. 2010). Und auch die Idee von den allgemeinen Wirkfaktoren von Therapien hat das therapeutische Ritual nicht umsonst als einen der wichtigen universellen Faktoren analysiert (Frank 1981).

10.3.4 Zwangloser Umgang mit paranormalen Erlebnissen, Spuk und anderen Merkwürdigkeiten

Ich sagte schon, dass unser Modell auch sehr gut dazu dienen kann, alle paranormalen Erlebnisse – Telepathie, Hellsehen, Psychokinese und Spuk, präkognitive Träume und Erlebnisse – unaufgeregt zu verstehen und einzuordnen, ohne dass man sofort den Eindruck bekommt, die Naturordnung fällt in Ohnmacht (▶ Abschn. 10.2.2). Das tut sie überhaupt nicht, sondern vermutlich haben wir es hier einfach mit außergewöhnlichen Formen der Ordnung zu tun, die eben keiner Kausalordnung, sondern einer korrelativen Ordnung im Sinne einer Synchronizitätskorrelation folgen.

Wenn meine These stimmt, dass die spirituelle und die psychosoziale Entwicklung zwei unterschiedliche Entwicklungsstränge sind, die im Idealfall Hand in Hand gehen, dann ist davon auszugehen, dass stark verzerrte und gezwungene psychosoziale Entwicklungswege auch Verbiegungen im spirituellen Bereich nach sich ziehen. Eine einsichtige Basis dafür, dass sich dann leichter solche parapsychologischen Prozesse zeigen, dürfte die Porosität von Ich-Grenzen sein. Im Normalfall können wir diese modulieren. Menschen mit schweren traumatischen Belastungen können das oftmals nicht. Sie werden von ihren Traumata heimgesucht. Ihre Ich-Grenze ist immer noch durchlässig. Menschen mit frühen Vernachlässigungserfahrungen dürfte es ähnlich ergehen. Diese Porosität von Ich-Grenzen leistet, meine ich, solchen Ereignissen Vorschub.

Jeder kennt die Menschen, in deren Gegenwart Lampen kaputtgehen oder Computer ihren Dienst versagen. Es kommt nicht häufig vor, aber es kommt vor. Dabei handelt es sich aus meiner Sicht um *Mini-Spuk*, eine Situation, in der sich ein psychischer Zustand nicht-lokal in einem irgendwie verbundenen materiellen System spiegelt, eine Art erweiterter Psychosomatik sozusagen. Es ist vermutlich ein Hinweis auf einen Menschen mit porösen Grenzen, der vielleicht auch wenig Zugang zu heftigen Gefühlen hat, die oftmals extrem stark abgewehrt werden müssen, damit sie ihre potenziell zerstörerische Seite – z. B. eine extreme Wut – nicht offenbaren.

Ein klassisches Beispiel dafür ist der berühmte Physiker Wolfgang Pauli. In seiner Gegenwart sind immer wieder physikalische Geräte kaputtgegangen. Das war in der Physikergemeinschaft seiner Zeit wohlbekannt und als *»Pauli-Effekt«* betitelt worden (Enz 1995). Der Hamburger Physiker Stern hatte ihm sogar verboten, sein Labor zu betreten, und eine Anekdote besagt, dass in Göttingen, als ein Zug Aufenthalt hatte, in dem Pauli saß, ein wichtiges physikalisches Instrumentarium kaputtging. Das sind natürlich alles nur – möglicherweise zufällige – Korrelationen. Aber das ist ja genau die Signatur solcher Ereignisse: Die physikalischen Ereignisse sind zufällig. Aber die zeitlich-räumliche Korrelation mit der Gegenwart einer Person, die entsprechende psychische Innenzustände hat, macht sie zu synchronistisch-korrelativen Ereignissen.

Wir wissen von Pauli, dass er psychisch sehr instabil war. Eine formelle Diagnose ist mir nicht bekannt, aber nach allem, was man von ihm weiß, muss er eine sehr labile, vielleicht narzisstische Persönlichkeitsstruktur gehabt haben. Als er mit 30 alles erreicht hatte, was ein Wissenschaftler so erreichen kann – eine Professur an der ETH in Zürich, eine Entdeckung, die ihm Jahre später den Nobelpreis einbrachte, eine Reputation in seiner Gemeinschaft wie Donnerhall –, schien er an seinem Leben zu verzweifeln. Er zog randalierend und betrunken durchs Zürcher Unterdorf und begab sich schließlich in psychotherapeutische Behandlung. Das war der Anfang des Dialoges mit Jung, denn dieser verwies ihn an seine Schülerin Erna Rosenbaum, sodass für ihn selbst der Dialog-Weg frei blieb. Die Dialoge sind in Briefform erhalten (Meier 1992). Der analytische Prozess mit Paulis Träumen wurde von Jung herausgegeben als *»Traumsymbole des Individuationsprozesses«* (Jung 1987). Ob sich durch die Therapie die spukähnlichen Ereignisse verändert haben, weiß ich nicht. Tatsache ist, dass sich Synchronizitätsereignisse durch Paulis Leben bis zum Ende ziehen.

Seine letzten Lebensmonate sind dafür ein gutes Beispiel: Er wurde mit einer inoperablen Krebserkrankung im Alter von 58 Jahren ins Zürcher Kreuzspital eingewiesen und erhielt Zimmer Nummer 137 zugewiesen. Als Pauli die Zimmernummer sah, soll er gesagt haben, dass er aus diesem Zimmer nicht mehr lebendig herauskommen werde. Er hat sofort die Profundität dieser Zahl erkannt: In der jüdischen Tradition steht sie für das Wort *»Kabbalah«*: Hebräisch *»HLBQ«*, von rechts gelesen, entspricht 100 + 30 + 5 + 2 = 137, dem kabbalistischen Zahlenwert für die hebräischen Buchstaben des Wortes. Der reziproke Wert 1/137 ist die Definition der Sommerfeldschen Feinkonstante, die nach Paulis Lehrer Arnold Sommerfeld benannt ist. Sie beschreibt die Kopplung zwischen Elektron und Photon, aber sowohl Sommerfeld als auch Pauli vermuteten, dass die Konstante und ihr Zahlenwert eine wichtige Signatur des physikalischen Universums wären (Brown 2020; Enz 1995). So waren also in Paulis letzten Lebenswochen noch die Synchronizität zwischen physikalischen, an sich zufälligen Ereignissen und einer psychischen Entsprechung präsent, die die Signatur solcher Synchronizitätsereignisse sind.

Ich habe absichtlich das Beispiel des prominenten Physikers Wolfgang Pauli gewählt, weil man daran sieht, dass solche Erfahrungen nichts mit psychiatrischen Diagnosen zu tun haben müssen. Es kann sehr wohl sein, dass relativ gut im Leben verortete Menschen, die jedoch aus welchen Gründen auch immer in ihren Ich-Grenzen manchmal porös sind, solche Erfahrungen häufig haben. Bei Menschen mit traumatischen Erfahrungen und solchen mit Borderline-Störungen kommt dies vermutlich noch häufiger vor.

Dass manchmal Menschen mit psychotischer Verarbeitung ihre Erlebnisse fehlattribuieren und Geister oder externe Entitäten für ihre Gedankenintrusionen oder Halluzinationen verantwortlich machen, ist die Rückseite desselben Blattes. Was bei Jeanne d'Arc als Erscheinung der Heiligen gewertet wurde, würde heute vermutlich als psychiatrisches Symptom gewertet werden. Wer hat recht? Die Phänomenologie ist dieselbe. Vielleicht ist das halluzinatorische Erleben oder das Hören von Stimmen bei manchen Menschen in der Tat ein Zeichen für die Durchlässigkeit ihrer Grenzen? Vielleicht *»hören«* sie wirklich, was im Inneren anderer Menschen geschieht? Ich weiß, das sind sehr gewagte Überlegungen, aber ich glaube, man muss solche Fragen vorurteilsfrei und leidenschaftslos stellen, um weiterzukommen. Jedenfalls würde unser Modell eine solche Sichtweise zwanglos und relativ einfach nahelegen.

Diagnostisch hilft dies nämlich weiter und therapeutisch gibt es einen Ansatzpunkt: Diagnostisch können wir verstehen, dass Menschen, denen derlei Dinge widerfahren, höchstwahrscheinlich an allzu porösen Grenzen leiden, und therapeutisch können wir ihnen helfen, indem wir diese Grenzproblematik thematisieren. Wenn die Hypothese stimmt, dann werden die Klienten dafür dankbar sein, verstanden worden zu sein, werden relativ rasch Zustimmung signalisieren und offen sein für entsprechende Interventionen.

Das können dann je nach Fall Abgrenzungsimaginationen (Übung 10-5) sein, in denen sich Klienten vorstellen, sie würden ihre Grenzen abdichten, nicht bevor sie alles hinausgeatmet haben, was nicht zu ihnen gehört (▸ Übung 9-7, Kap. 9.5.3), Abgrenzungsrituale, wenn die Übergriffigkeit anhaltend ist, oder ein sorgfältiges Beobachten der Intrusionen im Sinne einer Achtsamkeitsübung.

Übung 10-5

Abgrenzungsimagination

Die Einleitung erfolgt wie bei anderen Imaginationsübungen: Entspannung, sicherer Ort.

[…] nun spüren Sie genau die Abgrenzung, die Grenze zwischen sich und Ihrer Umwelt. Spüren Sie sehr genau, wo sie sich befindet, wie sie sich anfühlt. Ist sie deutlich zu spüren? Ist sie nur vage spürbar? Wo spüren Sie sie klar, wo weniger klar?
[Idealerweise lassen wir uns an dieser Stelle natürlich auch Rückmeldungen geben, explorieren imaginativ weiter und passen die Übung dann entsprechend an.]
Betrachten Sie einmal ganz genau, wer oder was durch diese Grenzen zu Ihnen ungehindert Zutritt hat und wer nicht. Empfinden Sie dabei, ob Ihnen das angenehm oder unangenehm ist. Wen wollen Sie an sich heranlassen? Wen nicht?
Nun stellen Sie sich jemanden vor, den Sie ungehindert an sich heranlassen wollen, dem Sie Zutritt zu sich und ihren inneren Bereichen gewähren wollen. Das kann eine bekannte Person sein oder jemand, den Sie sich einfach vorstellen, so eine Art idealer Freund, Partner, Partnerin oder Freundin. Spüren Sie, wie sich Ihre Grenzen öffnen, wie Sie diese Person an sich heranlassen und wie sich das anfühlt. Wenn Sie mögen, können Sie sich diesen Vorgang vorstellen, wie wenn jemand durch eine große Flügeltür ein inneres Gemach eines Palastes betritt. Empfangen Sie diese Freundin, diesen Freund oder wer auch immer es ist und spüren Sie, wie es für Sie ist, wenn eine solche Person Ihre inneren Gemächer betritt […]
[Es ist an dieser Stelle wichtig, zu explorieren, ob die eingeladene Person tatsächlich unkompliziert, zugewandt und freundschaftlich verbunden ist. Nicht selten verkleiden sich ungeliebte Introjekte und suchen so Zutritt zu erlangen. Das erkennt man aber in der Regel schnell, wenn man nach der Befindlichkeit fragt und der Klientin den Tipp gibt, sehr genau hinzusehen.]
Nun begleiten Sie Ihren Freund, Ihre Freundin wieder zurück zur Tür und schließen diese oder stellen sich vor, wie er oder sie sich wieder entfernt. Nehmen Sie ein paar tiefe Atemzüge und spüren Sie nach […] Dann werfen Sie einen Blick in Ihr Leben, in Ihre Vergangenheit und Gegenwart und spüren Sie nach, welche Personen oder Dinge sich ungebeten Zutritt zu Ihnen verschafft haben oder es immer wieder tun. Wählen Sie eine aus, die Ihnen gerade in den Sinn kommt. Nun stellen Sie sich vor, wie sich diese Person ungebeten Zutritt verschaffen will, sich gleichsam einschleichen will. Spüren Sie sehr genau, wie das funktioniert, welches die Eintrittspforte ist. Und nun schließen Sie diese Eintrittspforte sehr energisch, präzise und absichtsvoll. Sie können dieses Schließen mit ein paar Worten gegenüber dieser Gestalt verbinden, z. B.: *»Ich verbiete Dir den Zutritt zu mir, ohne dass ich Dich rufe und bitte. Bleib, wo Du bist, und belästige mich nicht weiter.«* Oder wie auch immer die dafür passenden Worte sind.
[Wenn Sie in Einzelarbeit eine solche Abgrenzung vornehmen, dann können Sie in der Regel sehr gut spüren, worum es sich handelt, und dann dem Impuls folgen, der in Ihnen auftritt, und der Klientin ein paar Worte vorschlagen, die sie dann nachsprechen kann, natürlich nicht, ohne zu prüfen, ob die Worte für die Klientin stimmig sind.]
Begleiten Sie diese Imagination des Verschließens der Grenzen vielleicht auch noch damit, dass Sie sich vorstellen, dass sich um Sie und Ihre Gemächer Wachen postieren oder ein unüberwindbarer Graben oder eine Mauer aus Licht aufgezogen wird, ganz wie es in Ihrer Vorstellung stimmig ist. Betrachten Sie, wie rasch das gehen kann. Empfinden Sie, wie es sich anfühlt, jemanden, den Sie nicht bei sich haben wollen, bewusst draußen halten zu können.

Sie wissen nun, wie es sich anfühlt, wenn jemand ungebeten zu Ihnen kommen will, und auch, wie es ist, eine solche Gestalt wieder aus Ihren inneren Räumen zu verweisen und diese zu schützen. Das können Sie jederzeit wiederholen, wenn Sie es nötig haben.

Die Imagination wird dann langsam beendet und bearbeitet.

In dieser Konzeption sind außergewöhnliche Erfahrungen auch in keiner Weise außergewöhnlich oder speziell. Sie sind sogar zu erwarten. Denn je weniger modulierend Menschen mit ihren Grenzen umgehen können, umso eher werden sie von solchen Erfahrungen überrascht. Ich habe vor Zeiten einmal ein Projekt zur Beratung von Menschen mit außergewöhnlichen Erfahrungen an der Universität Freiburg initiiert, das später vom Institut für Grenzgebiete der Psychologie weitergeführt wurde. Parallel dazu führte mein Kollege Walter von Lucadou eine solche Beratungsstelle. An beiden Orten melden sich pro Jahr viele Menschen, die solche Erfahrungen haben. Sehr häufig hört man, dass sie zunächst bei professionellen Psychotherapeuten oder Psychiatern, manchmal auch Priestern, Rat suchten. In den meisten Fällen werden sie dort noch weiter verunsichert, weil man ihren Beschreibungen nicht glaubt, weil man sie als geisteskrank diagnostizieren oder mit Medikation abspeisen will.

Es wäre schon viel geholfen, wenn professionelle Therapeuten verstehen würden: Solche Erfahrungen kommen relativ häufig vor und sind alles andere als abnormal. Denn allein schon zu wissen, *ich bin mit diesen Erfahrungen nicht allein und es ist kein Zeichen für Wahnsinn, wenn in meiner Gegenwart der Computer seinen Geist aufgibt oder die Lampe zerplatzt*, ist schon eine Entlastung für sich.

In aller Regel hilft es, wenn man solche Ereignisse als erweiterte Psychosomatik begreift und mit den Patienten exploriert, was diese Situation ihnen denn zu sagen haben könnte. Wenn man nämlich die Botschaft, z. B. eines kleinen oder großen *Spuks*, begreift, hört er in aller Regel sofort auf. Richtiger Spuk ist ein seltener Extremfall.

Die Freiburger Fallsammlung enthält über 350 gut dokumentierte Fälle. Ich selbst habe einen einzigen solchen Fall in der Zeit, als ich in besagtem Projekt noch Telefonbetreuung übernommen hatte, erlebt (Fallbeispiel 10.5). Ich muss dazu sagen: Alle Informationen in diesem Fall entstammen einer Telefonkonsultation und auch die Intervention war telefonisch und wurde telefonisch durch Rückmeldung als erfolgreich gemeldet. Ich habe die Einzelheiten nicht persönlich überprüft, sehe aber keinen Grund, an der Wahrhaftigkeit der Angaben zu zweifeln. Man würde ja einer Klientin, die angibt von ihrer Mutter geschlagen worden zu sein, auch zunächst glauben und nicht Beweise für diese Aussage fordern. Im gleichen Sinne halte ich es für therapeutisch konstruktiv, Menschen, die von solchen Erfahrungen berichten, zunächst mit der gegebenen Kritikfähigkeit zu trauen, und erst dann, wenn sich klare Zeichen für Desorientierung, Störung der Wahrnehmung und der Kognition abzeichnen, davon auszugehen, dass es sich möglicherweise um halluzinatorische Wahrnehmungen handelt.

Fallbeispiel 10-5

Ein kleiner, unkomplizierter Spukfall

Eine Frau aus dem Ruhrgebiet rief mich aufgeregt an. Sie sei verzweifelt. Bei ihr in der Wohnung würden so komische Dinge passieren, dass sie sich sehr ängstige. Sie habe schon mit verschiedenen Leuten im professionellen Sektor geredet, was sie aber nur noch mehr verunsichert habe, weil man ihr eine psychiatrische Behandlung vorgeschlagen habe. Das, was jetzt das Fass zum Überlaufen gebracht habe, sei folgende Geschichte:

Die Frau lebte mit ihrem Mann und einem Säugling in einer Wohnung, die sie neu bezogen hatten, in einem Mietshaus im dritten Stock; von der Straße aus nicht ohne Leiter zugänglich. Sie hatte das Kind, wenn sie in der Küche z. B. kochte oder arbeitete, auf einer kleinen Kinderwiege neben sich auf der Anrichte stehen. Vor Kurzem sei sie kurz aus der Küche gegangen, habe das Kind dort liegengelassen, weil sie was holen wollte. Als sie zurückkam, war die Tür verschlossen, und zwar von innen; der Schlüssel steckte. Das Kind schrie wie am Spieß, sie konnte nicht zurück in die Küche. Sie holte die Feuerwehr, die die Tür öffnete. Innen lag das Kind auf der Anrichte neben dem Herd, unversehrt, aber schreiend. Der Elektroherd war mit allen vier Platten voll angeschaltet und glühte. Die Frau war erleichtert, dass dem Kind nichts passiert war, aber gleichzeitig höchst verunsichert, wie man sich vorstellen kann. Denn es war niemand außer ihr in der Wohnung. Das Kind war viel zu klein, um aufzustehen und die Tür von innen zu verschließen; es konnte noch nicht einmal krabbeln, geschweige denn aufstehen. Und das Anschalten des Herdes war bedenklich. Die Feuerwehrleute hätten auch ein bisschen merkwürdig geschaut. Man suchte noch nach einem Eindringling, aber es war nichts zu finden. Und von außen war die Wohnung, wie gesagt, nicht zugänglich.

Als die Frau ihre Geschichte erzählt hatte, wollte sie zunächst wissen, ob sie *»spinne«*. Ich versicherte ihr, dass so etwas immer mal wieder auch bei ganz normalen Leuten vorkommen könne. Das war die erste wichtige Intervention, die ihr Entlastung brachte. Ich explorierte dann, wie die Beziehung zu Mann und Kind war. Laut ihren Angaben war beides völlig in Ordnung. Sie hätten sich sehr auf das Kind gefreut, würden eine sehr gute Beziehung zueinander pflegen. Die Frau sagte auch, dass es ihr im Normalfall mit sich und dem Kind sehr gut gehen würde; die komischen Ereignisse hätten auch erst in dieser Wohnung angefangen. Ich explorierte als Nächstes, was es mit dieser Wohnung auf sich hätte. Es stellte sich heraus, dass die Wohnung sehr billig zu haben war, weil sich der Vormieter in ihr das Leben genommen habe und keiner die Wohnung wollte. Meine Empfehlung an die Frau war, die Wohnung zu wechseln und sich dann wieder bei mir zu melden. Ich ging von einem ortsgebundenen Spuk aus, der immer mal wieder vorkommt.

Einige Wochen später erhielt ich von der Frau einen Anruf. Sie sagte, sie sei so dankbar und glücklich. Sie habe meinen Rat befolgt, sei sofort weggezogen, habe auch gleich was anderes Bezahlbares gefunden. Seither sei nichts mehr passiert.

Dies ist ein Beispiel für einen relativ unkomplizierten Fall. Er wäre kompliziert geworden, wenn die Dame in falsche professionelle Hände geraten wäre, die sie pathologisiert und *»behandelt«* hätten. Natürlich: Möglicherweise war die Geschichte erstunken und erlogen und ein kleiner Test für die dummen Ghostbusters aus Freiburg. Das schien mir aber nicht der Fall gewesen zu sein. Die Frau war orientiert. Sie litt sichtlich, war verzweifelt am professionellen System und meine Vermutung, dass es sich hier um einen ortsgebundenen Spuk handelte, hatte sich durch das Funktionieren der Intervention zumindest in einem pragmatisch ausreichenden Sinne bestätigt.

Unser Modell zeigt, dass man solche Ereignisse zwanglos verstehen kann, ohne dass man irgendwelche spiritistischen Erklärungen bemühen muss – obwohl ich finde, dass man auch diese nicht ausschließen sollte, denn es gibt kaum etwas, was so abgedreht ist, dass es nicht denkbar und oft auch wirklich ist.

In der Regel haben Spukfälle oder synchronistische Reaktionen der Umwelt aber etwas mit dem Innenleben der Beteiligten zu tun. Das zeigen die Spukfälle, die Walter von Lucadou gesammelt und analysiert hat (Pohl & von Lucadou 2019; Schmied-Knittel 2003). Hier sind zwei, die er immer wieder in Vorträgen zum Besten gibt und die ich an dieser Stelle kurz zusammenfasse. Walter von Lucadou macht in solchen Fällen Begehungen, sieht sich die Situation vor Ort an, prüft zunächst klassisch-physikalische Möglichkeiten, die oft eine Rolle spielen – wechselnde Magnetfelder von Aufzügen oder Klima-Anlagen –, um dann die Spukhypothese zu verfolgen.

Fallbeispiel 10-6

Zwei etwas komplexere Spukfälle aus der Sammlung von Walter von Lucadou
(Quelle: Persönliche Mitteilung)
Es handelte sich um ein professionelles Büro, in dem eine merkwürdige Art von Feuer ausgebrochen war: Nur die Jalousie war komplett abgebrannt. Andere Gegenstände waren offenbar nicht zu Schaden gekommen. Der Brand hatte den Chef und Besitzer des Betriebes an einer wichtigen Dienstreise gehindert, die eigentlich hätte stattfinden sollen. Er hatte diese Reise schon länger geplant und die Sekretärin des Betriebes hätte mitfahren sollen. Ob er zu dieser Sekretärin möglicherweise ein Liebesverhältnis unterhielt, ist mir nicht bekannt. Auf jeden Fall verhinderte der Brand die Reise.

Weitere Explorationen ergaben, dass die Ehefrau des Chefs auf die Sekretärin extrem eifersüchtig war und diese gemeinsame Reise nicht gern sah. Diese Eifersucht war dem Ehemann nicht klar. Die Intervention führte dazu, dass diese Eifersucht auf den Tisch kam, dass die beiden Eheleute ihre Beziehung klärten und damit war der Spuk beendet. Es ist nämlich interessant zu beobachten, dass *»Jalousie«* im Französischen sowohl *»Eifersucht«* als auch *»Fensterladen«* heißen kann. Der Spuk hat oft einen gewissen Witz und auch eine semantische Bedeutung. In diesem Fall transportierte er die Eifersucht der Ehefrau.

Dass es sich eher um einen Spuk denn um etwas anderes gehandelt hat, sieht man daran, dass nichts Ernsthaftes passiert ist. Mit abgebrannten Jalousien lebt man gut weiter. Wäre das Büro zu Schaden gekommen, wäre es schlimmer gewesen. Ein gelegter Bürobrand, bei dem nur die Jalousien und nichts weiter betroffen sind, ist eher unwahrscheinlich.

Pragmatisch sieht man den Erfolg der Interpretation und Intervention daran, dass die Einsicht in die tiefere Dynamik sowohl dem Paar half, zu verstehen, was los war, als auch weiteren Spuk oder weiteres Unglück verhinderte.

Das kann man auch am nächsten Fall sehen, der damals bei mir in der Telefonberatung landete, der aber von Walter von Lucadou durch einen Besuch vor Ort geklärt wurde.

Eine Frau rief aus einem sehr abgelegenen Gasthaus an: Bei ihr spuke es. Näher befragt stellte sich heraus, dass auf völlig unerklärliche Weise plötzlich Messer durch die Luft fliegen würden. Manchmal staken sie neben einer Person im Holzpfeiler oder flogen einfach so durch die Luft. Es sei so schlimm, dass die Gäste wegblieben.

Bei der Exploration vor Ort ergab sich, dass dies tatsächlich der Fall war. Messer kamen aus den Nichts geflogen, blieben irgendwo stecken oder fielen zu Boden. Nicht oft, aber oft

genug. Verletzt wurde nie jemand dabei. Das ist übrigens ein typisches Kennzeichen: Auch wenn die Spukereignisse sehr drastisch sind, führen sie selten zu ernsthaften Verletzungen oder Problemen. Die Messer kamen immer aus einer Richtung, in die man gerade nicht schaute, und in den seltensten Fällen stand da wer, den man als den Werfer hätte ausmachen können, und wenn, dann war es nie dieselbe Person.
Weitere Explorationen ergaben: Das Gasthaus war Erbe des Mannes und sehr abgelegen; die Frau war ausgesprochen widerwillig dorthin gezogen. Sie half es führen, hasste es aber. Gleichzeitig war sie in der Zwickmühle. Das Gasthaus war ihre einzige Einkommensquelle und eine andere Lösung schien es nicht zu geben. Es war relativ rasch klar, dass der Hass der Frau auf das Gasthaus die Quelle des Spuks war, und zwar deswegen, weil er zum einen nicht sein durfte – das Gasthaus war der Lebensnerv der Familie – und weil er zum anderen in seiner Intensität unbewusst war.
Als diese Dynamik aufgeklärt war, suchte die Familie sich eine andere Form der Erwerbstätigkeit und der Spuk war vorbei.

Man sieht an diesen Fällen: Spuk ist meistens eine Art der erweiterten Psychosomatik. Stellt in der echten Psychosomatik oft, nicht immer, aber oft, die körperliche Ebene das Ventil für psychische Belastungen dar, so ist es im Spuk die erweiterte Umwelt. Es kann eine sehr hilfreiche therapeutische Haltung sein, diese Phänomenologie zu kennen, sie unaufgeregt zur Kenntnis zu nehmen, den Menschen zu versichern, dass so etwas bekannt sei und immer mal wieder vorkomme, dass dies nicht bedeute, dass sie verrückt seien – denn diese Befürchtung haben fast alle –, und dass es wichtig sei, zu verstehen, was die Ereignisse zu sagen hätten.

Ich glaube, man muss fairerweise zwei Caveats beifügen:

Caveat emptor (wörtlich: »der Käufer möge beachten«) 1 Menschen, bei denen Spukereignisse geschehen, haben in aller Regel nicht die stabilste Struktur oder den ungebrochenen Zugang zu sich selbst. Sonst müssten sie keine Spukereignisse erzeugen. Wenn dies im therapeutischen Prozess offenbar wird, kann man davon ausgehen, dass noch ein bisschen mehr Arbeit nötig ist, als nur den Spuk zu verstehen, obwohl dies meistens ausreicht, um ihn zu beenden.

Caveat 2 Es gibt auch eine ganze Reihe von tief verwurzelten psychischen Störungen – paranoide Schizophrenien, paranoid entgleisende Demenzen –, bei denen Spuk reklamiert wird für ganz banale Alltäglichkeiten. Ich kann mich an eine Patientin mit einer offenkundigen paranoiden Störung entsinnen, die ihre »Feinde« dafür verantwortlich machte, dass sie ihr schmutzige Wäsche in den Kleiderschrank getan hatten. Vermutlich hatte sie selbst in einem Anflug von Verwirrung die Behältnisse verwechselt. Ich kann mich auch an eine alte Dame erinnern, die mich einmal gebeten hatte, für sie die Verbrecher zu fotografieren, die immer in ihre Wohnung eindrangen. Sie würde das daran erkennen, dass sie wieder einen verschimmelten Joghurt in den Kühlschrank gestellt oder alle ihre Pfirsiche aufgegessen hätten. Offenkundig hatte die Dame ein beginnendes Demenzsyndrom und die mangelnde Erinnerung wurde mit irgendwelchen Einbrechern überbrückt, die das nicht mehr Erinnerte vollbracht hatten. Von dort ist es nicht weit zu Geistern und Gespenstern.

Es ist nicht immer trivial, zwischen diesen Situationen zu unterscheiden. Ich glaube aber, dass pragmatisch mehr Unheil damit angerichtet wird, Menschen, die echten Spuk erleben, zu misstrauen und sie zu pathologisieren, als einmal zu viel auf eine solche Geschichte reinzufallen.

Auf jeden Fall führt unser Modell dazu, dass man solche Erfahrungen relativ zwanglos verstehen und integrieren kann, und wenn man ein solches Verständnis an Klienten weitergibt, dann eröffnen sich oft neue Horizonte.

10.3.5 Gefahren und Heilmittel

Gerade in unserer über-rationalen Kultur, in der sich das Heilige und Ungewöhnliche in Enklaven und auf kulturelle Inseln zurückgezogen hat, ist die Gefahr sehr groß, dass sich Menschen an solche außergewöhnlichen Ereignisse klammern. Man jagt förmlich von einem Workshop zum nächsten, um die Fähigkeiten des *»remote viewing«* oder des Heilens oder der Divination mit Engelskarten, und weiß der Geier was sonst noch, zu erlernen. Dies übersieht nicht selten, dass solche Ereignisse und außergewöhnlichen Erlebnisse und Fähigkeiten nie Ziel und Zweck in sich sind. Sie werden, wenn dann vielmehr auf dem spirituellen Weg als Beigaben gefunden. Schon Paulus sprach in seinem Brief an die Korinther davon, dass man die Gaben des Geistes – Heilen, Zungenreden, Zukunftsschau usw. – nicht verachten solle, nachdem man sie gut geprüft habe. Aber wichtiger als all das sei die Liebe (1 Kor 12,1 ff.). Dies ist eine christliche Version der alten Haltung, dass man nie *wegen* der Gaben, der außerordentlichen Erfahrungen oder Fähigkeiten einen spirituellen Weg beschreiten sollte. Vielmehr sind die *»Siddhis«*, die speziellen Fähigkeiten, *Bei*gaben. Bei uns im Westen wurden dann die angeblich so magischen und außergewöhnlichen Fähigkeiten der indischen Heiligen und Fakire banalisiert, die Materialisation von Gegenständen, das Schweben in der Luft während der Meditation, das transzendentale Meditation-Fans als *»yogic flying«* angepriesen haben, die Fähigkeit, ihren Stoffwechsel so zu reduzieren, dass man tagelang in einem Beinahe-Todeszustand verharren kann, ohne tot zu sein, oder den Stoffwechsel so anzuheizen, dass man bei kalten Temperaturen nasse Tücher auf dem Körper trocknen kann – all das wurde bei uns aus dem Kontext gerissen, kommerzialisiert oder zur Selbstverbesserung angeboten.

In jeder ernsthaften spirituellen Tradition kommen solche Erfahrungen vor. Manchmal werden sie höher bewertet, weil sie dann ein Zeichen für eine gewisse innere Reife darstellen. Manchmal werden sie eher schweigsam behandelt, weil das Protzen damit von innerer Unreife zeugt. Manchmal werden sie in der Tat angezielt, weil das in dieser Tradition wichtig ist. Aber man sollte nie vergessen: Es geht immer um die Erfahrung selbst, um die Erfahrung und Verwirklichung einer tieferen Verbundenheit. Dass dabei manchmal solche *»außergewöhnlichen«* Erfahrungen auf dem Weg passieren, ist ganz normal und insofern auch nicht außergewöhnlich.

Die Gefahr besteht darin, dass man sich dadurch narzisstisch aufbläht. Das Heilmittel dagegen ist eine gewisse Form der inneren Nüchternheit. Schließlich geht es um praktisch nützliche Alltagsbewältigung, bei uns selbst und bei unseren Klienten. Das sollten wir nicht vergessen. Das Heilmittel ist in allen Fällen eine gute Erdung. Im Zweifelsfall einfach Geschirr spülen, Steuererklärung machen oder Wohnung saugen statt Tarotkarten befragen, was als Nächstes dran ist, oder einfach den nächsten Schritt tun als eine Woche drüber meditieren. Einfache Erdverbundenheit hilft. Das Alltägliche tun. Die wichtigsten nächsten Dinge erledigen, von Einkauf bis Abfallentsorgung. Denn letztlich zeigt sich in diesen einfachen Dingen das Leben selbst.

10.3.6 Aufstellungsarbeit

Aufstellungsarbeit ist in den letzten Jahren sehr populär geworden. Im Grunde hat diese Arbeit drei sehr unterschiedliche Quellen: Zum einen haben Systemiker schon sehr früh mit Aufstellungen gearbeitet, mit konkreten Menschen in konkreten Positionen. Auch das Psychodrama arbeitet damit, räumliche Beziehungen zwischen Menschen zu nutzen und zum Ausdruck zu bringen. Und Bert Hellinger hat eine eigene Form der Aufstellungsarbeit entwickelt, die viele inspiriert hat (Hellinger 1998, 1999). Seine Feinde werfen ihm vor, er habe aus seiner Zeit als Missionar in Afrika Elemente des afrikanischen Totenkults mit in die Psychologie importiert. Vermutlich stimmt das sogar. Ich würde es allerdings eher andersherum interpretieren: Vielleicht hat ihn seine Zeit als Missionar in Afrika damit in Kontakt gebracht, wie wichtig auch bei uns die Ehrung der Toten, die Bedeutung ritueller Bindung und Trennung waren.

Jedenfalls ist aus der modernen psychologischen Arbeit innerhalb von Gruppen und Firmen Aufstellungsarbeit kaum mehr wegzudenken (Gehlert 2020; Sparrer & Varga von Kibéd 1998). Sie wird mit Menschen in der Gruppe oder mit Figuren als Stellvertreter für Menschen in der Einzelarbeit durchgeführt. Es werden Familiensysteme aufgestellt, Firmen, Traumsituationen, Organisationen; Homöopathen stellen Arzneimittelbilder auf, Wirtschafter die wirtschaftliche Situation. Es ist kaum ein Kontext denkbar, den man nicht in eine Aufstellungsarbeit integrieren könnte.

Ich will hier keinen erschöpfenden Überblick über die Möglichkeiten und Varianten geben, sondern einige in diesem Kontext interessante Details und Gemeinsamkeiten herausstreichen, die diese Arbeit mit meinen Überlegungen und unserem Modell verbindet. Ich glaube nämlich, dass die Aufstellungsarbeit ein typisches Beispiel für die Konstellation verschränkter Systeme ist und sich daher auch gut zu deren Studium eignet. Möglicherweise ist es sogar das beste empirische Modell, weil die Effekte empirisch überprüft werden können, sich aber die Mechanismen nie explizieren lassen werden. Denn jede Aufstellung ist individuell. Wenn sie vorbei ist, ist sie nicht wiederholbar. Man kann ihre Wirkungen beobachten, unter Umständen auch verstehen, aber nicht kausal erklären.

Das generische Prinzip der Aufstellungsarbeit – Rituelle Grenzen und Identifikationen erzeugen

Der Clou der Aufstellungsarbeit ist das Erzeugen eines Systems durch rituelle Grenzziehung. Ein System wird definiert, indem es benannt wird, indem die Teilnehmer oder Teilsysteme ihren Platz erhalten. Der Raum wird abgezirkelt. Diejenigen, die zum System gehören, bekommen ihre Bühne oder ihren systemischen Raum. Die anderen, die Zuschauer, bleiben draußen.

Stellvertreter bieten sich an, die für bestimmte Personen oder Aspekte stehen. Die Person, für deren Anliegen eine Aufstellung durchgeführt wird, nennen wir sie die Klientin, definiert die entsprechenden Elemente, z. B. Personen oder Aspekte, die zum System gehören, und holt sich dann aus der Gruppe der aktiven Teilnehmer, die bereit sind, an der Aufstellung teilzunehmen, Repräsentanten, welche die Personen oder Aspekte des Systems vertreten. Sie werden von der Klientin in entsprechende räumliche Positionen gestellt und auch in ihrer Ausrichtung zueinander positioniert. In manchen Aufstellungen gehört auch noch die Körperhaltung dazu. Zentral dabei ist die Definition, wofür ein Stellvertreter steht.

Durch die Definition dieser Stellvertreterposition wird eine partizipative Wahrnehmung, wie ich es einmal nennen möchte, initiiert. Sie wird offensichtlich vor allem durch zwei Aspekte erzeugt: erstens durch die rituelle Systemerzeugung und zweitens durch die systemische Partizipation am Ursprungssystem. Ist das Ursprungssystem eine Familie, z. B. die Ursprungsfamilie der Klientin, dann ist die partizipatorische Stellvertreterrollenzuweisung *»Du bist jetzt mein Großvater«* offenkundig ausreichend dafür, dass eine rituelle Verbindung zum echten Großvater der Klientin entsteht. Dafür scheint eine nominelle Deklaration durch die Klientin nötig zu sein. Diese Identifikation führt nun zu einer partizipatorischen Wahrnehmung.

Partizipatorische Wahrnehmung

Jeder, der schon einmal an einer Aufstellung teilgenommen hat, kennt die Dynamik dieser partizipatorischen Wahrnehmung. Man wird von einer Klientin zum Großvater oder zu sonst irgendwem deklariert, an einen Ort im Raum gestellt und hat plötzlich Körperempfindungen, die man sonst nicht kennt, oder Gefühle, die einem ganz neu oder fremd vorkommen. Manchmal stellen sich plötzlich, wie aus dem Nichts, enorme Schmerzen ein oder eine unglaubliche Traurigkeit oder Heiterkeit oder ein unangenehmes Gefühl der Überlegenheit gegenüber einem anderen Aufstellungsteilnehmer. Alle möglichen Wahrnehmungssituationen können entstehen, die ich »partizipatorische Wahrnehmung« nennen möchte, weil sie eben keine Wahrnehmung des genuin Eigenen sind, sondern Wahrnehmung durch Teilhabe an einer anderen Entität, die durch die rituelle Verbindung entsteht. Ich sage bewusst Entität, weil es sich auch um abstrakte Dinge wie die *»Deutsche Wirtschaft«*, *»die Welt der Universität«* oder *»die Coronakrise«* handeln kann, für die jemand aufgestellt wird.

Das Modell der generalisierten Verschränkung, das ich oben skizziert habe, macht verständlich, wie so etwas geschehen kann. Es ist vor allem diese partizipatorische Wahrnehmung, die Teilnehmer an solchen Aufstellungen regelmäßig verblüfft und überrumpelt. Ich habe immer mal wieder mit Aufstellungen gearbeitet und auch an der einen oder anderen Aufstellung teilgenommen. Ich fand es erstaunlich, wie rasch sich Emotionen und Körperempfindungen einstellen, die offenkundig nicht *»zu mir«* gehören, sondern *»von dem da«* sind, für den wir aufgestellt sind. In einem klassischen signaltheoretischen Modell sind solche Erfahrungen praktisch nicht widerspruchsfrei rekonstruierbar. Denn häufig haben die Teilnehmer überhaupt keine Informationen über die wahre Befindlichkeit der Ursprungsperson oder ihre körperliche Verfasstheit; wenn Aufstellungen lege artis gemacht werden, wird über den Hintergrund wenig gesprochen. Allenfalls wird eine generische Klärung und Zielvorgabe vorgenommen wie etwa *»Ich will verstehen, warum ich immer wieder in völlig unkontrollierbare emotionale Löcher kippe und nichts dagegen tun kann«* oder *»Ich will wissen, was der nächste Schritt in unserem Unternehmen sein soll«*. Über die Befindlichkeit der Personen oder Entitäten, die aufgestellt werden, weiß die Klientin oft selbst nicht Bescheid. Daher sind ja diese stellvertretenden Wahrnehmungen so verblüffend.

Diese partizipatorischen Wahrnehmungen können auch Impulse und Wünsche enthalten. Die Stellvertreter werden nämlich in der Regel gefragt, wie sie sich an dieser Stelle fühlen, wie sie sich in Beziehung zu anderen sehen und fühlen, welche Impulse sie haben, was sie tun wollen und derlei Dinge mehr.

Es obliegt dem Aufstellungsleiter, aus dieser Situation zu erspüren, in welche Richtung sich das System bewegen will. Dies sind meist Bewegungen, die sich aus den Impulsen der Stellvertreter ergeben: Wenn jemand näher an jemand anderen herantreten will, so wird der Aufstellungsleiter dies in der Regel veranlassen und beide Stellvertreter zur Introspektion anhalten: wie sie sich fühlen, wie sich ihre Empfindungen verändern, welche neuen Impulse auftreten.

Es ist interessant, zu beobachten, dass in komplett anderen Kontexten, nämlich in Balint-Gruppen, also Supervisionsgruppen von Ärzten, die sich von Michael Balint herleiten, sehr ähnliche Phänomene beschrieben werden: Dort wird ein schwieriger Patientenfall ins Zentrum gestellt. Ein Innenkreis von Kollegen diskutiert den Fall. Ein Außenkreis beobachtet. Nicht selten wird die psychologische Dynamik, die den Fall kennzeichnet, im Verhalten der Mitglieder des Innenkreises sichtbar. Auch das ist eine Form der partizipatorischen Wahrnehmung. Unbewusst zwar, aber methodisch beabsichtigt.

Rituelle Veränderungen

Aus diesen Veränderungsimpulsen ergeben sich rituelle Veränderungen. Der Aufstellungsleiter verstellt Stellvertreter. Außerhalb des Kreises stehende, oft vergessene, verstorbene, ausgestoßene, nicht anerkannte Mitglieder einer Familie oder entsprechende Entitäten eines Systems werden hereingeholt. Übergriffige oder allzu Nahestehende werden weiter entfernt. Manchmal drängen sich rituelle Sätze auf, für die Bert Hellinger sehr bekannt und oft gescholten wurde. Aus einer

Außenseiterperspektive sind solche rituellen Sätze oft willkürlich. In meiner eigenen Erfahrung hat sich gezeigt, dass eine sensible Aufstellungsleiterin, wenn sie bei sich selbst und gleichzeitig beim Geschehen im System ist, durchaus richtige Impulse aufgreifen und daher eben die nötigen rituellen Sätze erspüren kann, auch wenn sie vielleicht von außen sehr merkwürdig klingen. Wenn dies professionell gemacht wird, so werden solche Sätze auch nicht autoritär und stereotyp aufgezwungen, sondern gemeinsam mit dem Stellvertreter überprüft. Zum Beispiel könnte dies so ablaufen, dass eine Aufstellungsleiterin anbietet, folgenden Satz zu sagen: *»Überprüfe einmal, ob Du den Großvater näher kommen lassen willst, und wenn ja, dann sag ihm z. B.: ›Großvater, bitte komm näher zu mir‹ oder so etwas Ähnliches.«* Dann besteht nämlich sowohl die Freiheit für den Stellvertreter, dieses Wort zu sprechen oder nicht oder es in einer ihm oder ihr angenehmen Weise zu sprechen.

Außer rituellen Sätzen kommen natürlich auch rituelle Handlungen in Betracht: Stellvertreter werden an die Positionen gestellt, die ihnen zukommen oder die sich richtig anfühlen. Dabei kann man durchaus auch sehr relative und systemadäquate Ontologien verfolgen. Das heißt z. B., dass im einen Fall ein verstorbener Verwandter verbal geehrt, aber dann tatsächlich an seinen Platz gestellt wird und ein anderer vielleicht mindestens für eine gewisse Zeit näher genommen wird. Auch das ergibt sich im Normalfall aus der Dynamik des Geschehens.

Wichtig und interessant ist in jedem Fall: Durch diese rituellen Grenzverschiebungen und Änderungen der Art der Präsenz im Bild verändert sich nicht immer, aber sehr oft auch etwas in der Wirklichkeit. Wir haben vor einiger Zeit einmal eine qualitative Studie bei Teilnehmern einer Aufstellungsarbeit und bei Aufstellern durchgeführt und gesehen, dass solche Veränderungen in der Wirklichkeit oftmals auf ganz eigene Art geschehen (Rieger & Stückemann 1999). Nicht immer, wie gesagt, aber immer wieder. Dann kann es etwa vorkommen, dass sich plötzlich ein Bruder, zu dem der Kontakt schon lange abgebrochen war, telefonisch aus Australien meldet oder dass eine Tante, die einem das Leben schwer gemacht hat, plötzlich freundlich gestimmt wird.

Das Prinzip hinter all diesen Prozessen ist aus meiner Sicht wiederum eine nicht-lokale Verschränkungskorrelation, die dazu dienen kann, eine nicht-lokale Veränderung zu bewirken. Das Interessante daran ist vor allem, dass sich diese Prozesse zu empirischen Untersuchungen eignen. Ich glaube nicht, dass es schon geschehen ist, aber man könnte z. B. dokumentieren, wie häufig nach solchen Aufstellungen zentrale Veränderungen vorkommen, oder man könnte retrospektiv durch Aktenstudium versuchen, zu eruieren, wie oft ungewöhnliche partizipatorische Wahrnehmungen einer Wirklichkeit entsprechen, die bis dato niemand gekannt hat. Es gibt sicher noch eine Fülle anderer Möglichkeiten.

Jedenfalls spricht die rasche Verbreitung dieser Methode vor allem im Kontext der Wirtschaft und Unternehmen dafür, dass hier etwas geschieht, das tatsächlich nützlich ist. Unternehmen sind zwar auch dafür bekannt, dass sie die je neueste Sau durchs Dorf treiben. Aber in aller Regel tun sie dies nicht lange, wenn sich das Festmahl als schal erweist. Die Aufstellungsarbeit ist wohl schon zu lange im Geschäft, als dass sie dort nur als kurzfristiger Hype gelten kann.

Wir sehen: Wiederum erweist sich das Prinzip der generalisierten Verschränkung als nützlich, um bereits existierende Formen der Therapie besser zu verstehen. Man könnte dieses Modell nun auch nutzen, um Vorhersagen abzuleiten, die man durchaus empirisch testen kann. Zum Beispiel wäre es aus der Sicht dieses Modells egal, ob der Aufstellungsleiter die Funktion der Stellvertreter kennt oder nicht. Es gibt viele Aufstellungsleiter, die *»blind«* aufstellen, also z. B. Zettel mit *»A«*, *»B«*, *»C«* verteilen, die zufällig gemischt sind und dann den Funktionen zugeordnet werden. Auf diese Weise wissen nur die Stellvertreter davon, welche Funktion sie vertreten, aber die anderen Teilnehmer und der Aufstellungsleiter wissen es nicht. Solche blinden Aufstellungen sind sehr aufschlussreich, weil dort die Möglichkeit einer *»klassischen«* Informationsübertragung, also durch Extrapolation von Alltagswissen oder ähnliche Prozesse, praktisch ausgeschlossen ist. Solche Verblindungen werden ja auch vor allem deswegen durchgeführt, um die Stellvertreter stärker in ihre unmittelbare Wahrnehmung und zu ihren spontanen Reaktionen zu führen. Wir belassen es hierbei.

Wir haben gesehen: Die ritualisierte Form der systemischen Arbeit in der Aufstellungsarbeit nutzt höchstwahrscheinlich Verschränkungsprozesse, um Veränderungen zu erzeugen, und ist damit pragmatisch gesehen offenbar erfolgreich.

Damit will ich diesen Abschnitt beschließen, der vor allem die Funktion hatte, zu zeigen, wie sich ein theoretisches Modell dazu eignet, viele Themen, die ansonsten schwierig zu integrieren sind, zwanglos in therapeutisches Handeln einfließen zu lassen. Wie sagte Einstein angeblich einmal: *»Es gibt nichts Praktischeres als eine gute Theorie.«* Das Modell bietet auch eine Möglichkeit, Spiritualität zu operationalisieren oder neu zu fassen. Sie wäre innerhalb eines solchen Modells die nicht-lokale Verbundenheit, man könnte auch sagen die optimale Koordination des je Einzelnen mit dem Ganzen. Sie wird eben genau nicht dadurch optimiert, dass sich der oder die Einzelne ganz aufgibt, aber auch nicht dadurch, dass er oder sie das Individuumsein überbetont. Sondern sie wird optimiert, indem wir gleichzeitig unverkennbares Individuum sind *und* das Ganze im Blick haben, die Getrenntheit *und* die Verbundenheit achten, das Separiertsein annehmen im Wissen um die tiefe Verbundenheit.

11 Spiritualität im therapeutischen Kontext – Vertiefende Aspekte

Ich will im Folgenden einige Aspekte vertiefen, die zum Thema gehören, nun eher rhapsodisch locker gereiht.

11.1 Narzissmus und toxische Spiritualität

Gerade in unserer westlich-christlichen Kultur hat sich eine Tradition breitgemacht, die aus einer völlig falsch verstandenen Theologie heraus das Bild eines strafenden Gottes mit pädagogisch-politisch gewollten Zielsetzungen verbunden hat: brave, folgsame, fleißige, sich selbst und ihre Bedürfnisse geflissentlich übersehende Bürger, die wenig von sich selbst halten, dafür umso mehr von ihren Oberen und Vorgesetzten. Das war die psychologische Façon, aus der der preußische und später der nationalsozialistische Militarismus erwachsen sind und heutzutage der brave Bürger, der nicht aufmuckt in einer Maschinerie der Selbstausbeutung, in der er sich auch noch einreden lässt, all das sei zu seinem Wohle.

Die Religion, vor allem eine falsch verstandene, war nicht immer, aber auch nicht selten, willfährige Gehilfin. Denn in einer bestimmten Interpretation der christlichen Religion wurden die grundlegende Sündhaftigkeit und Erlösungsbedürftigkeit des Menschen stark überbetont, woraus dann auch häufig in der Erziehung und im Umgang mit Kindern ein abwertendes Narrativ entstand. Alle aktiven Psychotherapeuten, die mit Patienten arbeiten, die noch während der Kriegsjahre oder kurz danach geboren sind, kennen dies zur Genüge. Oft hat diese toxische Mischung von schlechter Theologie und schwarzer Pädagogik zur Entwicklung einer veritablen *»ekklesiogenen Neurose«* geführt, bei der das psychische Leiden direkt und unmittelbar mit der Verinnerlichung solcher Lehren und den entsprechenden pädagogischen *»Erziehungsmitteln«* zusammenhing (Moser 1995; Ringel & Kirchmayr 1986)

Es kommt hinzu, dass in dieser Zeit häufig Väter abwesend, Mütter wenig präsent oder überfordert und solide Betreuungssysteme für Kinder lückenhaft organisiert waren. Diese Kombination ist ein Rezept für das Erzeugen psychischer Probleme, vor allem im Bereich des Narzissmus. Ja, man kann sogar sagen, dass die politisch erzeugte, kollektive Form des Narzissmus des Kaiserreichs die des grandiosen, überheblichen Narzissmus war. Der Nationalsozialismus war die kollektive Gegenbewegung auf die narzisstische Kränkung, die die Niederlage des Ersten Weltkrieges und des Versailler Vertrages dargestellt hat. Diese versuchte man durch eine Überblähung des eigenen Selbstwertes zu überwinden. Was dabei herauskam, wissen wir.

Daher halte ich Narzissmus als kollektiv-politisches und psychologisch-spirituelles Thema ohnehin für besonders bedeutsam (Maaz 2012), aber umso mehr, als sich im spirituellen Kontext besondere Gefahren verbergen.

11.1.1 Zwei Formen des Narzissmus: Der Moses- und der Guru-Komplex

Narzissmus wurde bekanntlich vor allem von den psychoanalytischen Selbst-Theoretikern, allen voran von Heinz Kohut, zum Thema gemacht (Cain et al. 2008; Kohut 1976, 1981, 1987, 1993). Unter »Narzissmus« versteht man die Entwicklung und Besetzung des Selbstbildes mit angenehmen Gefühlen. Im Idealfall führt eine gelungene Entwicklung durch frühe Interaktionsprozesse des Kindes, zunächst mit der Mutter, aber später dann auch mit dem Vater, zu einem gesunden Selbstwertbewusstsein mit realistischer Einschätzung seiner Fähigkeiten und Grenzen. Eine ganze Bibliothek von Büchern wurde dazu verfasst, was passiert, wenn diese Entwicklung entgleist. Das Verdienst von Kohut und Kollegen war es, darauf hinzuweisen, dass diese Entwicklungslinie ganz eigen und unabhängig von der Entwicklungslinie der Sexualität und der Aggression zu sehen ist. Genauso wie Brüche in der Entwicklungslinie der Sexualität oder der Aggression zu Störungen führen können, führt auch eine Verzerrung des Selbstbildes in der Entwicklung zu Störungen, nämlich zu narzisstischen Störungen.

Der Begriff Narzissmus ist im Volksmund eher negativ besetzt. Der technische Terminus Narzissmus ist anders zu sehen. Kohut wies darauf hin, dass jeder Mensch, jedes Kind, schon relativ früh das Bedürfnis hat, gesehen, akzeptiert und gespiegelt zu werden, weil wir uns als Sozialwesen vor allem und hauptsächlich in der Beziehung mit anderen finden und bestimmen. Am Anfang sind das die frühen Bezugspersonen. Sind diese frühen Beziehungen bröckelig oder gar bedrohlich, kann es zu Störungen in dieser Entwicklung kommen (Bowlby 1973, 1980, 1982 [1969]; Fonagy et al. 1995). Das Resultat ist dann entweder ein sehr brüchiges Selbst, das sich dauernd Bestätigung suchen muss, weil es sonst in seine eigene Leere implodiert, oder eines, das sich in seiner als selbstverständlich angesehenen Minderwertigkeit oder Kleinheit eingerichtet hat.

Ist die Entwicklung des Selbstbildes ideal, dann wird die ursprüngliche Grandiosität des kleinen Kindes durch Erfahrungen des alltäglichen Lebens zurechtgerückt. Das Kind erfährt Grenzen, aber innerhalb der Grenzen das Geliebtsein durch Eltern oder andere nahe Bezugspersonen. Auf der einen Seite haben in unserer Gesellschaft gewisse Formen der Wohlstandsverwahrlosung überhandgenommen. Manche Eltern haben wenig Zeit und Liebe für ihre Kinder übrig. Sie meinen dann, sich durch alle möglichen materiellen Ersatzobjekte von ihrer Verpflichtung freikaufen zu können. Kinder quittieren dies in aller Regel zunächst mit Protesten und Provokationen. Wenn Eltern diese Provokationen ignorieren, Kindern keinerlei Grenzen setzen und sie damit auch in ihrem Protest letztlich übersehen, ist die Gefahr gegeben, dass sich das instabile Selbst durch grandiose Überblähung hilft. *»Ich kann und darf alles, denn mir sind keine Grenzen gesetzt«*, ist dann die Erfahrung. Und weil das grundlegende Selbstgefühl oft von Leere bedroht wird, wird es, der eigenen Erfahrung gemäß, mit allem Möglichen, oft Materiellem, später dann anderen Ersatzbefriedigungen wie raschem Sex, Drogen, Macht oder Einfluss gefüllt. Dies ist der etwas überzeichnete Prototyp des grandiosen Narzissten. Vielleicht eine der toxischsten Gestalten dieses Typs war Adolf Hitler, dessen Biografie Alice Miller in dieser Weise recht treffend gezeichnet hat (Miller 1981). Wir finden diesen Typ auch häufig bei Wirtschaftsführern, Politikern und im akademischen Sektor. Einer meiner akademischen Mentoren sagte einmal zu mir: »*Vergessen Sie nie: die Hauptaffekte im akademischen Leben sind Angst und Neid.*« Wie recht er hatte. Neid, das wissen wir seit Kohut und Kernberg, ist der Hauptaffekt der narzisstisch strukturierten Persönlichkeit. Denn diese sieht ständig das Gute, das andere haben und das ihr selbst fehlt, aber meint, es stünde ihr zu.

Wenn sich nun eine solche grandios überblähte Persönlichkeit ins Feld der Spiritualität begibt, dann kann es sehr leicht zu einer gefährlichen Dynamik kommen. Denn tief greifende spirituelle Erfahrungen haben die Eigenschaft, die eigene innere Stärke hervorzukehren und zu betonen. Die Berührung mit einer größeren Wirklichkeit macht auch uns größer und stärker. Wenn eine solche Kontaktnahme im Rahmen einer stabilen Persönlichkeit geschieht, dann wird dies zu einer Zunahme von innerer und äußerer Kraft führen, aber gleichzeitig wird auch eine gewisse Demut einkehren angesichts der erfahrenen Fülle und der Unmöglichkeit, ihr wirklich gerecht zu werden. Trifft eine solche Erfahrung aber auf eine narzisstisch schwache Person, die außerdem kein Verständnis für diese ihre eigene Dynamik hat, dann entsteht sehr leicht das, was ich einmal den »*Guru-Komplex*« nennen will: Die betreffende Person fühlt sich zu Großem berufen, vielleicht sogar dazu, die Welt zu retten und zu bekehren. Möglicherweise hat sie auch wirklich viel zu sagen und zu bieten und beginnt damit, andere zu lehren und in Workshops oder Seminaren zu begleiten. Während es im östlichen-kulturellen Kontext klare Regeln und Vorgaben für diesen Prozess des Lehrerwerdens gibt, zu dem auch gewisse implizite Eignungsprüfungen gehören, ist dies in unserem Kontext freischwebend. Es gibt zwar eine ganze Reihe von »*Lehrern*« oder »*Meistern*«, die irgendeine offizielle Befähigung erhalten haben. Aber zum einen schützt auch das nicht vor Überhebung und zum anderen gibt es darüber hinaus auch eine große Menge selbsternannter Meister.

Der Guru benötigt aber sein Komplement: den anbetenden, ihn vergötternden Schüler und die ihn anhimmelnde Schülerin. Nicht immer, aber oft sind bei solchen Menschen gegenläufige narzisstische Strukturen am Werk. Dies ist die erniedrigte und erniedrigende Form des Narzissmus. Auch hier haben wir es mit einer Störung des Selbstwertgefühls zu tun, aber es kommt eher durch Versagung im Verein mit abwertenden Botschaften zustande. Ich nenne diese Struktur den »*Moses-Komplex*«, abgeleitet von der bekannten Episode aus dem Buch Exodus. Nachdem Moses Gott im Dornbusch begegnet ist, schickt ihn dieser aus, sein Volk Israel aus Ägypten herauszuführen (Ex 3,10 ff.). Moses sagt nicht zu. Er beginnt zu verhandeln und sagt Gott, er sei der Falsche dafür, er könne ja nicht reden. Der Kompromiss läuft dann darauf hinaus, dass sein Bruder Aron zum Sprachrohr für Moses wird. In diesem Beispiel zeigt sich, was ich meine, sehr schön: Es ist das Sich-selbst-Kleinmachen (obwohl man eigentlich im tiefsten Herzen schon davon überzeugt ist, dass man eigentlich der Welt viel mehr zu sagen hätte als dieser Guru), das sich Verweigern, aus Angst vor dem möglichen Scheitern oder Missgeschick, aus Angst, ausgelacht zu werden.

Menschen mit einem solchen *»Moses-Komplex«* finden sich sehr häufig in klerikalen Kontexten, sind oft nahe an Priestern – bei christlichen Gemeinschaften – oder in irgendwelchen Ashrams und Gemeinschaften bei ihren Gurus. Denn ohne ihre Anhänger, die die negative Komplement-Seite des Narzissmus darbieten, wäre die Grandiosität des Gurus nichts. Aber auch die Gefolgsleute sind nur etwas, weil und solange sie sich im Strahlen ihres Gurus sonnen können.

Im spirituellen Kontext findet man beide Typen, wobei der Moses-Typ häufiger durch psychische Probleme irgendwann den Weg in eine Psychotherapie findet, während der Guru dann, wenn es ihm wirklich so schlecht geht, dass er nicht mehr anders kann, extrem absturzgefährdet ist. Die historischen Beispiele von Sektenführern, die sich selbst und mit sich eine ganze Anhängerschar in den Tod rissen, zeigen dies.

Häufig finden sich starke Misshandlungs-, Missbrauchs- oder Vernachlässigungsthemen in der Vergangenheit solcher Menschen. Da spirituelle Erfahrungen gut dazu geeignet sind, das Selbstwertgefühl aufzubauen, kann es durchaus auch dazu kommen, dass solche Menschen als Workshop-Junkies einer Erfahrung nach der anderen nachrennen. Ich glaube, dass häufig auch Menschen mit einer genuinen Berufung zu einem religiös-spirituellen Leben mit solchen Strukturen versehen sind. Jedenfalls habe ich in verschiedenen religiös-spirituellen Kontexten eine Reihe solcher Menschen getroffen.

Der therapeutische Prozess ist in diesem Falle häufig langwierig und benötigt Geduld, die entsprechenden Spiegelungen vorzunehmen, die Missbrauchs- und Enttäuschungserfahrungen aufzuarbeiten. Ich zitiere hier einen sehr illustrativen Fall dieses Genres, den mir Gisela A. Cöppicus Lichtsteiner zur Verfügung gestellt hat. Sie arbeitet im Rahmen der *Katathymen Imaginären Psychotherapie (KIP)* (Leuner 1982, 1980), die sich selbst zwar nicht als spirituelle Therapie versteht, aber offen für diese Dimension ist (Einig 2005; Krippner 2001). Diese Therapieform ist gut untersucht (Bahrke & Nohr 2013) und ein traumatherapeutisches Vorgehen ist explizit beschrieben (Steiner & Krippner 2006). Gisela A. Cöppicus Lichtsteiner nennt dieses Verfahren ein *»religions-sensibles«* Therapieverfahren (Mönter et al. 2020).

Fallbeispiel 11-1

Johanna – Heilung einer Gottesbeziehung im Rahmen einer imaginativen Psychotherapie

(Fall von Gisela A. Cöppicus Lichtsteiner)

Zum Erstgespräch kommt eine gutaussehende, modisch, aber einfach gekleidete schlanke 35-jährige Lehrerin, Johanna F., die auf mich einen interessierten, wenn auch etwas distanzierten Eindruck macht. Sie berichtet von schwierigen Situationen mit der Herkunftsfamilie, mit den Kollegen am Arbeitsplatz und den Mitgliedern ihrer christlichen Lebensgemeinschaft. Sie möchte sich im Schuldienst aktiv einbringen, an der Zukunft ihrer Gemeinschaft mitarbeiten und Verantwortung übernehmen – stößt aber in allen Lebensbereichen auf Widerstand. Sie erfährt weder Anerkennung noch Wertschätzung ihrer Ideen und Wünsche, die sie zur Erneuerung ihrer Gemeinschaft einbringt. Im Gegenteil! Sie hat den Eindruck, dass man sie nicht wolle, und fühlt sich gemobbt und geistlich missbraucht, ja traumatisiert.

Ohne Zweifel ist sie eine verantwortungsbewusste und tatkräftige Person. Aber da gibt es diese Schattenseite: Dann wird sie von Schwächegefühlen überfallen und stürzt in eine ungeheure Bedürftigkeit. Das Lebensgefühl weicht ihr aus den Adern und sie droht in einem »schwarzen Loch« zu versinken. Diese Zustände haben sich verstärkt und verunsichern Frau F. enorm. Reagiert sie so auf die Mobbing-Erfahrung durch die Gemeinschaft – oder reagiert die Gemeinschaft irritiert auf die Instabilität von Johanna F.? Ihr Verbleib in der Gemeinschaft ist infrage gestellt. Sie macht sich auf die Suche nach einer Therapie und findet mich in einem Verzeichnis christlicher Fachleute für Psychotherapie.

Anamnese und erste diagnostische Einschätzung

Verantwortung zu übernehmen, das hat sie als Älteste von fünf Kindern bereits früh gelernt. In einfachen, ländlichen Verhältnissen aufgewachsen, ersetzt sie oft die schwache und von allem überforderte Mutter. Für den Vater wird sie zur Diskussionspartnerin in politischen Fragen. Durch Leistung Wertschätzung zu erhalten wird Frau F. zum Lebensmotto, zur Lebensstrategie. In der Mehrgenerationen-Familie gibt es viel Arbeit, aber kaum warmherzige Zuwendung. Frau F. durchläuft ihre vom Katholizismus geprägte Kindheit äußerlich unauffällig. Nach Schulabschluss macht sie die Ausbildung zur Lehrerin. Erst im jungen Erwachsenenalter entwickelt sie eine starke religiös-spirituelle Sehnsucht und hält Ausschau nach einer christlichen Lebensgemeinschaft, die sie im süddeutschen Raum findet. Sucht sie einen haltgebenden Raum für ihr schwankendes, ja fragiles inneres Lebensgefühl? Woraus aber resultieren diese seelischen Einbrüche, die sich auch auf ihre Gottesbeziehung auswirken? Bereits in der ersten Therapiesitzung äußert sie einen vagen Verdacht auf sexuellen Missbrauch in der Kindheit.

Frau F. hat eine starke Gottessehnsucht und fühlt sich berufen, aus und für den Glauben zu leben. In den fragilen Zuständen ist jedoch auch ihr Gottvertrauen infrage gestellt. Dann hat sie Angst, dass Gott sich von ihr abwendet, dass seine Verheißungen für alle gelten würden, nur für sie nicht. »Du bist meine geliebte Tochter!« – das möchte sie von Gott hören und erfahren – »aber gerade dies ist im Tiefsten das, woran es mir mangelt«. Das umfassende Gefühl des Ungeliebt-Seins überträgt sie auf ihre Beziehungen in Beruf und Lebensgemeinschaft: Sie fühlt sich nicht dazugehörig. »Ich bin zugelaufen, nur geduldet. Ich bringe mich ein und werde miss- und falsch verstanden. Ich bin nicht geliebt und werde nicht beachtet. Ich unterstelle der Gemeinschaft, dass sie mich nicht wollen.«

Wie ist diese Angst, dieses Misstrauen entstanden? Befindet sich Frau F. in einer spirituellen Krise? Ist ihre Glaubenssehnsucht hilfreich und als eine Ressource zu verstehen – oder ist der Glaube ein sie behindernder Teil der Krankheit? Oder beides? Wir wissen: Gottesbilder sind von biografischen Vorerfahrungen geprägt. Frau F. hat die Religiosität ihrer Herkunftsfamilie nicht als bedrückend-bedrohlich-bestrafend erlebt [...] Woher kommt aber die Angst vor einem sie verwerfenden Gott?

Die Fallgeschichte von Johanna F. zeigt, wie sich Lebenserfahrung mit Glaubensentwicklung verschränkt. Prägende frühkindliche Traumatisierungen, wie Bindungs- und Missbrauchserfahrungen, können auf das Gottesbild projiziert und übertragen werden und den Gottesglauben nachhaltig beeinträchtigen oder zerstören und zu einem »religiös gebundenen psychopathologischen Syndrom« (Demling 2020) führen. Ich vermute bei Frau F. eine Anpassungsstörung oder Posttraumatische Belastungsstörung mit vegetativen Symptomen und dissoziativen Zuständen. Des Weiteren muss an die Diagnose »Religiöses oder spirituelles Problem« (V 62.89 im DSM-4) gedacht werden. Die Patientin ist mit einem traumatherapeutischen Vorgehen unter Anwendung von Imaginationen einverstanden.

Therapieverlauf

Bedingt durch die Distanz ihres Wohnortes zu meiner Praxis, ihre Arbeitsbelastung, Weiterbildungen und weitere Verpflichtungen sind wöchentliche Therapiesitzungen nicht möglich und es vergeht erst einmal ein Monat, bis wir uns nach der Erstbegegnung wiedersehen. Es kommt auch in der Folge wiederholt zu größeren Unterbrüchen, sodass sich die Behandlung mit 88 Sitzungen à 75 bzw. 100 Minuten und 68 Imaginationen über gut fünf Jahre erstreckt. Frau F. hält mich während der Therapiepausen mit Tagebuchnotizen und den Nachbearbeitungen der Imaginationen mit Text und Bild auf dem Laufenden. Zudem nutzt sie die Möglichkeit, sich an eine ihr vertraute geistliche Begleiterin zu wenden, mit der sie auch ihr eigentliches Glaubensleben bespricht. Diese Zusammenarbeit erweist sich als Glücksfall für die Patientin.

Es gelingt mir nicht gleich, ein klares Bild von den realen Lebensbedingungen der Klientin zu erhalten; alles bleibt irgendwie vage – und mein Unverständnis irritiert mich sehr! Wie destruktiv-missbrauchend verhält sich die Lebensgemeinschaft der Patientin gegenüber? Oder andersherum: Wie offensichtlich oder verborgen ist ihre eigene psychische Beeinträchtigung und Labilität, mit der sie die Gemeinschaft verunsichert und belastet? Nach und nach erkennen wir: Sie muss die wahren, lebensgefährdenden Verletzungen der Kindheit vor sich selbst und anderen verbergen und fragt sich und mich: »Wie kommuniziere ich meine Not, dass so Existenzielles nicht sichtbar wird! Wie gut kann ich mich verstecken, versuche, tapfer und krampfhaft die äußere Hülle zu bewahren und verstecke die wahre große Verzweiflung, Dunkelheit, Leere!?«

Die therapeutische Arbeit mäandert zwischen den schwierigen Alltagserfahrungen der Patientin und dem Versuch der Erinnerung und Verknüpfung mit ihren Kindheitserlebnissen; zwischen Gespräch und Imagination; zwischen stabilisierenden-ressourcenorientierten Imaginationen und achtsamem Aufdecken früher Verletzungen aus der Kindheit. [...] Bereits in den ersten, eigentlich unverfänglichen Bild-Motiven werden wir von erschreckenden, irritierenden Szenenwechseln und emotionalen Einbrüchen überrascht und überrumpelt. Wir erleben, wie sich die schwarzen Löcher und Abgründe auch in diesen, eigentlich Sicherheit gebenden Bildern bedrohlich auftun, sodass ich einige Male suggestiv und direktiv eingreifen muss.

Sonnenblume oder Gänseblümchen?

Die initiale Imagination in der Katathymen Imaginativen Psychotherapie ist das »Motiv Blume«, das einen übenden Einstieg in diese Therapieform bietet, aber natürlich – wie alle Imaginationen – auch eine Verstehens- und Deutungshilfe darstellt. Frau F. imaginiert in der zweiten Therapiesitzung eine Sonnenblume, die drei Meter hoch allein am Rand eines Ährenfeldes steht und in vollster Blüte majestätisch und bedrohlich auf die Patientin wirkt. Bei weiterer Beobachtung verändert sie sich. »Es ist wie im Herbst, die Blätter sind verdorrt, Samen kommen schon. Sie ist alt geworden, aber wärmer, nahbarer«, schildert sie die Verwandlung. Daran teilhaben zu dürfen sei berührend. Die Sonnenblume verliere ihre Bedrohlichkeit. Im Nachgespräch fragt sich Frau F., ob sie ihre eigene Stärke und Schönheit zeigen dürfe? Oder ob sie auf andere dann bedrohlich wirke?

Wir verstehen die Größe als Symbol für die Verantwortung, die sie in der Kindheit verfrüht hatte übernehmen müssen. Den Mangel an Sicherheit, Geborgenheit und Liebe kompensierte die kleine Johanna mit Tagträumen von Selbstversorgung auf einem eigenen Hof mit einer Kuh. Mit 20 Jahren sei sie (wohl unter der Last) unnahbar und hart geworden, habe sich aber immer selbstunsicher und, wie die Eltern, minderwertig gefühlt. Ihr heutiges Grundgefühl sei das eines Gänseblümchens! Zwei Wochen später hingegen schildert sie sich als Hoffnungsträgerin, die eine Erneuerung in sich trage, und stellt die Frage in den Raum, ob sie als charismatische Alpha-Person die Gemeinschaft verändern könne? Diese Extreme zwischen Größenfantasie und Abenteuerlust auf der einen Seite und lähmender Resignation und Nichtigkeitsgefühl auf der anderen Seite ziehen sich durch ihren Alltag und durch die Imaginationen. Wir sind ständig auf der Hut. Auch der imaginierte »Sichere Ort« erweist sich als nicht sicher, sondern wird plötzlich zum Brunnenloch und Abgrund.

Eine nährende Säuglingsschwester

Während des ersten Therapiejahres gibt es weder stabile Befindlichkeiten noch sichere und haltgebende Imaginationen. Aber unsere Beziehung erweist sich als stabil. Frau F. erinnert sich jetzt daran, dass sie als Dreijährige – so die Erzählung der Mutter – das Morphium des kranken, mit im Haushalt lebenden Großonkels geschluckt hatte und notfallmäßig ins Spital eingeliefert werden musste. Wir stellen die Spitalsituation mehrmals imaginativ ein. In einer Altersregression erlebt sie sich als die kleine Johanna, die in ihrem Spitalbettchen von der Mutter nicht berührt wird und ihr herzzerreißend hinterherschreit, als jene das Zimmer verlässt. Auf meine Anregung hin erscheint eine vertrauenswürdige »Helferin« in der Gestalt einer Säuglingsschwester, die die Not des kleinen Mädchens erkennt, sie auf den Arm nimmt und mit einem Milchfläschchen füttert. »Schwester Nina« ist für Frau F. eine erste verlässliche Helfergestalt. In dieser Imagination offenbart sich ihre übermäßige Bedürftigkeit – und Frau F. zögert. Die Bilder erschrecken sie zutiefst. Will und kann sie sich weiter diesen so frühen Defiziten stellen, die kaum zu stillen sind? Sie macht sich selbst dafür verantwortlich und sagt: »Ich habe es nicht geschafft, mir ein heilsames Umfeld zu schaffen. Die letzten zehn Jahre haben mich geistlich und menschlich völlig ausgemergelt. Ich bin am Verhungern und flüchte mich in ein Loch, um zu überleben. Ich fühle mich wie ein verlorenes Schaf!« Sie beginnt darum zu beten, dass Jesus sie, das verlorene Schaf, zu suchen beginne und heimholen möge.

Das verlorene Schaf

Ich greife diese Metapher auf. Wie fühlt es sich in einer Imagination an, ein verlorenes Schaf zu sein? Sie sieht und erlebt sich als kleines Schäfchen auf einem Berg, versteckt unter einem Felsen. Weit weg unten im Tal erkennt sie die Schafherde. Frau F. schildert die Situation: »Ich liege so versteckt, dass man mich nicht sieht. Ich muss gefunden werden. [...] Wenn mich niemand findet, werde ich sterben. Ich fühle mich sehr traurig, wünsche mir, dass es schon vorbei wäre und ich einschlafen könnte. Ich kann nicht auf mich aufmerksam machen, kann nicht hervorkriechen. Die Angst, mich bedürftig zu zeigen, ist größer.« Ich erinnere meine Patientin an das, woran sie glaubt und worum sie gebetet hat, und sage: »Der Gute Hirt sucht doch seine Schafe!« Tatsächlich hört sie dann Schritte und sieht Arme – aber in dem Moment, in dem sich der Hirt dem Schäflein nähert, verliert die Imagination ihre anschauliche Bildhaftigkeit und zerspringt kaleidoskopartig in tausend Stücke. Frau F. gerät in Panik. Ihre zersprungene Gottesbeziehung wird sichtbar: Das Schäfchen fühlt sich nicht wert, vom Guten Hirten gefunden zu werden! Die Angst, sich bedürftig zu zeigen, ist übermächtig! »Um Hilfe rufen, mich bemerkbar machen und enttäuscht werden ist schlimmer als zu sterben.« Ein weiteres Gefühl kommt noch hinzu: »Ich darf nicht gesehen, nicht gefunden werden!« Ein Satz, der uns vorerst Rätsel aufgibt – aber auch den Verdacht auf einen früh erlebten Missbrauch verstärkt.

Frau F. spricht über ihre Gottesbeziehung, die sie als unentwickelt und defizitär empfindet, und beklagt ihr fragiles Glaubensleben. Sie schöpfe oft keine Kraft aus dem Gebet, könne sich nicht stärken im Gottesdienst und durch die geistlichen Weiterbildungen. Sie fühle sich von Gott ja nicht gemeint und nicht erkannt, nicht geliebt, nicht gerufen und nicht be-rufen, sondern von ihm verlassen und verworfen. Das ist der schwarze Abgrund, der sich bedrohlich-verschlingend immer wieder auftut. Wie aber ist es zu diesem bedrohlichen Gottesbild gekommen?

Einsiedler und Großvater – Repräsentanten eines guten Gottes
Eine Wandlung und Wende vollzieht sich in einer nächsten Imagination durch das spontane Erscheinen eines »Einsiedlers«, der das Schäfchen entdeckt hat, mit einigem Abstand einfach stundenlang in seiner Nähe sitzt und ihm kleine Fläschchen mit Schafmilch bringt. Das Schäfchen fasst Vertrauen und nach einiger Zeit getraut es sich in die Hütte des Einsiedlers und wohnt nun bei ihm, versteckt, sicher und geborgen unter dem Bett.
Eine zweite Wende kündigt sich an durch einen nächtlichen Traum: Frau F. träumt von einem kleinen Mädchen mit einem roten Kapuzenmäntelchen. Sie weiß, das ist sie, das ist ihr kleines inneres Kind und nimmt es in ihre Arme. Wir setzen den Traum in einer Imagination fort und Frau F. schlüpft in die Gestalt des kleinen Mädchens, das sich auf dem Weg zur Hütte des Einsiedlers befindet. Sie will das Schäfchen besuchen, verspürt aber Scheu, wie wenn Gefahr droht, wenn sie mit dem Schäfchen oder dem Einsiedler ins Gespräch kommt. Würde sie an ein Familientabu rühren, wenn sie das Schäfchen befragt, weshalb es so verletzt unter dem Felsen zurückgeblieben ist? Offensichtlich überträgt sich das gewonnene Vertrauen, welches das Schäfchen in den Einsiedler gefasst hat, auf das Mädchen, denn es sitzt nun vor der Hütte des Einsiedlers und fühlt sich rundherum wohl und geborgen. Die Überlegungen zum vermuteten Familiengeheimnis bestätigen einmal mehr, dass es etwas aufzudecken gibt, das Aufschluss geben könnte über die frühesten Verletzungen.
Erneut ist Frau F. der für sie so zentralen und ambivalenten Frage ausgesetzt: Will ich in der Gemeinschaft bleiben? Will die Gemeinschaft mich behalten? Was hindert mich, der Gemeinschaft grundsätzlich zu vertrauen? Erinnern wir uns: Sie will, ja muss gefunden werden und darf doch nicht gesehen werden! In einer weiteren Imagination hat das kleine Mädchen inzwischen in der Hütte des Einsiedlers seinen Platz gefunden: Mit dem Schäfchen am Fußende des Bettes und unter der Decke in Embryostellung versteckt, erlebt es intrauterine Geborgenheit, um gleich wieder angespannt zu erschrecken, denn was würde passieren, wenn der Einsiedler bemerkt, dass die kleine Johanna wach ist? Worin gründet dieses Misstrauen, das sie auch der Gemeinschaft gegenüber hat? In dieser Zeit – wir sind im dritten Therapiejahr – gibt es personelle und räumliche Veränderungen in der Gemeinschaft, die es Frau F. erleichtern, eine hoffnungsvollere und zuversichtlichere Perspektive einzunehmen.
Wir gehen auf Weihnachten zu und ich entschließe mich zu einer therapeutisch nicht gerade üblichen Handlung: Ich schenke meiner Patientin ein kleines Plüsch-Schäfchen. Sie schreibt: »Das Schäfli ist bei mir. Es tut mir gut. Ganz tief verborgene, zärtliche Gefühle kommen hoch, tiefste Sehnsüchte nach Geborgenheit, nach Angenommen-Sein, nach Nähe und Gehaltenwerden, nach Angeschaut-Werden.« Ein gelungenes Übergangsobjekt, können wir meinen; auch in der Therapiepause fühlt sich meine Patientin von mir gesehen und weiß, dass ich an sie denke.
In dieser Zeit, und wohl auch ausgelöst durch die kommenden Begegnungen mit der Familie, erinnert sich Frau F. an ihre Mutter und an ihr schlechtes Gewissen, weil sie die Mutter so oft abgelehnt hatte. Das Mutter-Thema ist ein weiteres Mal konstelliert: Sie imaginiert für sich allein zu Hause eine Amme mit einem großen Busen, an dem sie süße Milch trinken

darf. Es ist eine große und schöne afrikanische Frau mit einem Turban und weiten, großblumigen Gewändern, die Klavier spielt und singt und einfach da ist und lächelt. Die Amme ist ein Gegenbild zur schmächtigen verhärmten Mutter, auf die Frau F. oft nur mit Ekelgefühlen reagieren kann, wofür sie sich aber sehr schämt. Sie will sich verstehen und recherchiert im Internet: Ekel als Folge und Abwehrreaktion auf traumatisierende Übergriffe und Ohnmachts-Erfahrungen in frühester Kindheit!
Die regressiven Erfahrungen der Patientin mit Plüsch-Schäfchen und nährender Amme, die Frau F. mir schildert, halte ich für stärkende Zustände, aus denen die Patientin Sicherheit und Kraft schöpft. Während eines dreiviertel Jahres schlüpft sie in weiteren Imaginationen immer wieder in die Gestalt der kleinen Johanna, die den guten Einsiedler-Großvater in seiner Hütte auf dem Berg aufsucht. Von Mal zu Mal wird so das »Innere Kind« mutiger, fröhlicher, unbesorgter, unbefangener. Und das zeigt stabilisierende Wirkung auch in ihrem realen Alltag.

Der Januskopf des Großvaters

Wir sind im vierten Jahr der Therapie. Vieles hat sich im Leben von Frau F. heilsam zum Guten verändert. Im Gegensatz zum ersten Jahr der Therapie fällt es mir nicht mehr schwer, meine Patientin zu verstehen. Ich muss nicht mehr rätseln, um ihre früher so vagen und suchenden Gesten zu entschlüsseln. Unsere Beziehung ist unkomplizierter, klarer, wärmer und sicherer geworden und wirkt sich auch auf ihre seelische Befindlichkeit, ihr Verhalten im Alltag, ihr Gebetsleben und ihre Kommunikation beruhigend aus. Am Arbeitsplatz mit den Kindern in der Schule fühlt sie sich lockerer, entspannter und ganz befreit von den früheren psychosomatischen Spannungen im Magen-Darm-Bereich. Der Lebensgemeinschaft begegnet sie mit mehr Sicherheit und Gelassenheit. Von der Leitung wird sie mit neuen Aufgaben betraut, die sie kraftvoll und mit Begeisterung meistert.
Wir fassen das Therapieende ins Auge. Sie möchte noch einmal den Großvater auf der Alp besuchen. Um sich zu verabschieden? Wir ahnen nicht, dass sich in dieser Imagination der Großvater als Täter zeigen wird. Offensichtlich ist die Patientin aber ausreichend erstarkt, um sich mit den bisher dissoziierten Missbrauchserfahrungen zu konfrontieren. Bereits beim Aufstieg auf den Berg kommt es zu Unwohlsein. Das kleine Mädchen fühlt sich unerwünscht und als eine Zumutung für den Großvater. Eine Bedrohung liegt in der Luft. Plötzlich aber befindet es sich in der Hütte und liegt zur Wand gewendet im Bett. An der Bettkante sitzt der Großvater – oder ist es der Großonkel? Sie kann/darf ihm nicht ins Gesicht schauen, es darf keinen Augenkontakt geben. Sie möchte berührt werden – wie damals im Kinderspital von der Mutter –, hat aber zugleich Angst davor. Sie ist erstarrt und eingefroren. Wir beenden die Imagination im Wissen darum, dass Frau F. jetzt gefestigt genug ist, sich ihren ursprünglichen Traumata zu stellen.
In drei weiteren Imaginationen nähert sie sich Schritt für Schritt dem traumatischen Geschehen an; Ausgangs- und Endpunkt sind immer der »Sichere Ort«, eine Adler-Höhle in einem Berg, die von Engeln beschützt wird. Hier bleibt sie auf Beobachtungsposten. Wie mit einem Flügelschlag kann sich die kleine Johanna zum Großvater beamen, muss aber feststellen: »Meine Existenz darf nicht sein. Ich überfordere ihn!« In einer nächsten Imagination beobachtet Frau F., wie das kleine Mädchen energiegeladen auf dem Weg zum Großvater plötzlich innehält und keine Reaktion mehr zeigt. Die Patientin holt sie zu sich zurück in die sichere Höhle, wo als neuer verlässlicher Helfer für das Kind eine Jesusgestalt erscheint.
Wieder als Beobachterin sieht Frau F. in einer weiteren Imagination das kleine Mädchen gemeinsam mit Jesus auf dem Weg zur Hütte. Die Kleine hat Angst – und sie hat Wissen! Die Hütte sei eine verbotene Zone! Sie weiß, sie darf da nicht gesehen werden, sonst passiere etwas, sie werde ausgelöscht, wie vom Blitz getroffen. Jesus versichert ihr: »Mit mir

darfst du das. Ich bin stärker.« Frau F. als Beobachterin ist neugierig. Sie spürt, dass es um etwas Zentrales geht, und imaginiert das Geschehen mit noch mehr Distanz, wie in einen Film auf einen Bildschirm. Sie betet und bittet Jesus, er möge ihr die andere Seite des Großvaters zeigen und sich schützend mit der Kleinen verbinden. Plötzlich sieht die Patientin ein Bein mit »eklig-speckig-abweisenden Überhosen« und schildert das Geschehen: »Die Kleine sitzt am Tisch vor ihrem Kakao. Sie trinkt nicht. Sie sieht das Bett und ist schon erstarrt, nicht mehr lebendig. Der Großvater schreit sie an, sie solle trinken. Er drückt ihr den Becher ins Gesicht, dann packt er sie, drückt sie an sich und geht zum Bett. Unter der Decke ist das Gesicht des Großonkels erkennbar. Er reibt das kleine Mädchen an seinem Körper, hat Geifer im Mundwinkel […]« Das Gesehene genügt. Frau F. switcht und sieht die Kleine mit Jesus am See, wie sie planscht und sich ausgiebig wäscht. Wir beenden die Imagination.

Im Eigenen ankommen

Das beobachtete Missbrauchsgeschehen genügt tatsächlich und lässt keinen Zweifel zu. Frau F. ist beruhigt, dass sie nicht nur einen Verdacht hat, sondern dass er sich bestätigt. Sie meint auch zu wissen, dass es Konflikte zwischen den Erwachsenen gegeben habe, sodass das Kind aus Feigheit und bedenklicher Loyalität nicht geschützt wurde. Ein schlimmes Familiengeheimnis!

Wir gehen auf das Therapieende zu. Einige weitere und letzte Imaginationen von ganz anderer Art runden das therapeutische Geschehen ab: Das kleine Mädchen sitzt mit Jesus vergnügt und fröhlich am See. Es ist fasziniert von seinem Spiegelbild. Es erkennt aber auch die vielen Risse in seinem Körper, die sich erst wieder schließen müssen. Und es ist sehr traurig über alles, was ihm so früh widerfahren ist. Wir verstehen jetzt, warum es sich verstecken musste, warum es nicht gesehen und gefunden werden durfte. Ob sie das versteckte Schäfchen sehen könne? Die kleine Johanna geht auf meine Anregung ein, findet das Schäfchen und legt sich zu ihm. Sie spürt sein warmes Fell. Das gibt Sicherheit und Geborgenheit und verstärkt den Heilungsprozess. Es ist ja nun nur noch ein vorübergehendes Versteck, das sie jederzeit wieder verlassen kann. Wie ein Versteck in einer sicheren Burg mit einer Ziehbrücke!? Nochmals am See imaginiert sich Frau F. als das aktive kleine Mädchen, das im Sand eine Burg baut und alsbald als Burgfräulein unter vielen Leuten fröhlich am Fest teilnimmt.

Wie zeigt sich ihr neues Lebensgefühl? In einer letzten Imagination sieht sie sich als erwachsene Frau der Gegenwart inmitten eines riesigen Quellgebiets und schildert Gefühle der Weite und der Freiheit, des Staunens und des Genießens. Sie sitzt mittendrin in einer der Quellen und ist Teil vom Ganzen! Das neue Selbstgefühl heißt: Frucht bringen können, sich verströmen. Sie *ist* die Sonnenblume und der Samen! Ihre Visionen werden Wirklichkeit.

Existenzielle Wiedergutmachung

Wir benötigten fünf Jahre, um herauszufinden, dass die imaginierte Helfergestalt, ein gütiger Großvater, eine sexuell-misshandelnde Täterseite hat bzw. dass er den eigentlichen Täter, den im Haushalt der Familie lebenden Großonkel, offensichtlich deckte. Der Januskopf dieser alten Männer, die das Kind oft gehütet hatten, war für die kleine Johanna nicht begreifbar. Zudem fehlte es an Schutz und Behütung durch die eigentlich verantwortlichen Erwachsenen, die von viel Arbeit absorbiert waren – und auch nichts sehen wollten!? Die Erfahrung, dass nichts so ist, wie es scheint, nichts zuverlässig erkannt werden und man niemandem vertrauen kann, zog sich durch das 40-jährige Leben der Patientin.

Rückblickend verstehen wir die inneren Einbrüche, die »schwarzen Löcher«, die Johanna F. zu verschlingen drohten, als eine Art psychosomatische bzw. dissoziativ verdeckte Erinnerung an die existenzielle Not des Kindes. Statt Ur-Vertrauen hatte sie eine Ur-Angst, ein

Ur-Misstrauen entwickelt. Sie hatte ja von der hilflosen, immer überforderten und oft abwesenden Mutter keine Geborgenheit-spendende Körpernähe erfahren, auch nicht im Spital. Dieses Leiden am »Liebesunwert« (Wurmser 1998) und das daraus entstandene Misstrauen hatte sie auf ihr Gottesbild übertragen. Zudem fühlte sie sich immer auch schuldig. Es war ihr daher ganz unmöglich, sich von Gott gewollt und geliebt zu fühlen; sie durfte ja nicht einmal von ihm gesehen werden; sie hatte keine Existenzberechtigung, sondern war verworfen! Das war das absolute Todesurteil: das Leben im Abgrund, in der Einsamkeit, in der Gottferne!

Das Ziel der Therapie von Johanna F. war es, ihr zu einer ursprünglichen Lebensberechtigung zu verhelfen. Sie musste die Ersterfahrung des Geliebt-Seins von Gott zulassen und erfahren können, musste spüren und erkennen dürfen, dass sie ersehnt ist von Ewigkeit her. Die spirituelle Erfahrung des Geliebt-Seins von Gott trägt entscheidend zur Heilung traumatischer Prägungen in der Kindheit bei. Die Traumatisierung selbst kann ja nicht ungeschehen gemacht werden. Die Gotteserfahrung löst aber die Gebundenheit an das Trauma auf. Diese Erfahrungen habe ich in Therapien immer wieder erlebt und dafür den Begriff »Existenzielle Wiedergutmachung« geprägt (Cöppicus Lichtsteiner 2019, 2020).

Wir können an diesem Fall viele der von mir oben beschriebenen Elemente wiederfinden: der Wechsel zwischen Grandiosität und Minderwertigkeit, die narzisstischen Wunden, die in diesem Falle von Missbrauchserfahrungen, mangelnder elterlicher Fürsorge und Wärme in Kombination herrühren, und den Versuch, diese Wunden durch eine spirituelle Hinwendung zu heilen. Dies gelingt auch, aber erst im Rahmen einer gekonnt geführten und nicht gerade einfachen Psychotherapie.

Menschen mit einer solchen Struktur verführen auch durchaus andere, in diese Guru-Rolle zu verfallen, denn das erlaubt ihnen, in ihrer eigenen Position zu verharren und die Größe an andere zu delegieren.

11.1.2 Narzisstische Störungen im spirituellen Kontext erkennen und heilen

Menschen mit narzisstischen Problemen – und dazu gehören vermutlich viele unserer Zeitgenossen– sind in der Regel in Gefahr, sich entweder zu überschätzen oder zu unterschätzen, oft auch beides in regem Wechsel. Normalerweise sorgt das Leben durch seine Rückmeldungen für ein realistisches Zurechtstutzen unserer Größenfantasien, was bei einem normal gesunden Selbstwertgefühl kein Problem ist. Viele müssen sich mit Behelfen zurechtfinden, weil ihr Selbstwertgefühl gestört ist; im spirituellen Kontext trifft man relativ viele dieser Menschen.

Das Erkennen ist nicht sonderlich schwierig: Die Gruppen mit einem besonders nahen Zirkel, der nach außen loser wird, wo davon die Rede ist, dass es die Erwählten gibt, die schon länger dabei sind, die mehr wissen, die schon weiter sind – diese Gruppen sind besonders oft narzisstisch geprägt. In der Regel bemerkt man dies daran, dass man selbst durch eine Phase der Erhabenheit geht, wenn man sich als dieser Gruppe zugehörig definiert und auch von ihr akzeptiert wird. Oft folgt dann bald eine Ernüchterung. Man hat irgendein nicht erkanntes

Tabu übertreten, z. B. den Meister oder die Lehrerin kritisiert oder eine dumme Frage gestellt. Man wird dann gerne mal zur Seite genommen und belehrt oder man erhält eine noch subtilere Zurechtweisung. Kritik des Meisters ist auf jeden Fall tabu oder wenn nicht ganz tabu, dann nur in besonders ritualisierter Form möglich.

Meister und Lehrerinnen dieses Typs umgeben sich gerne mit speziellem Nimbus oder lassen es zu, dass andere es tun: Helfer, die irgendein wichtiges Buch herbeibringen oder ein Zitat aus dem Werk des Meisters herbeten usw. Wir dürfen natürlich nicht übersehen, dass es in der östlichen Tradition des Bhakti-Yoga durchaus auch einen Weg des Dienens gibt, der ein spiritueller Weg ist. Aber zum einen sind wir nicht in Indien und zum anderen sind all diese Wege für Menschen mit normal gebauter Psyche gedacht.

Die westlich-christliche Tradition kennt auch das Wort vom Dienen, aber für die Herren und Herrschenden. Das anti-narzisstische Ritual schlechthin im westlich-christlichen Kontext ist die Fußwaschung, die im Johannesevangelium beschrieben (Joh 13,1–20) und am Gründonnerstag rituell vollzogen wird: Der Vorsteher wäscht den anderen die Füße, so wie Jesus das vorgemacht hat. Dies ist ein sehr offenkundiger Akt, in dem der eigene Narzissmus absichtlich gekränkt wird.

Wo diese Form der Demut in spirituellen Kreisen nicht mehr sichtbar ist, ist meistens der narzisstische Wurm drin. Und wie gesagt: Man erkennt es an beiden Seiten. An den Jüngern, Schülern und Gefolgsleuten, die den Meister oder die Lehrerin anhimmeln, und an den Meistern, die das zulassen, manchmal einfordern, aber auf jeden Fall genießen und benötigen.

Der Fall von Frau Cöppicus Lichtsteiner (Fallbeispiel 11-1) hat gezeigt, wie ein gelungener therapeutischer Prozess in einer solchen Situation aussieht.

Man kann spirituelle Helfer-Figuren imaginativ zu Hilfe holen, denn spirituelle Erfahrungen sind Stützen, die ein sehr angekratztes Selbstwertgefühl aufbauen können, wenn es z. B. durch Vernachlässigung, mangelndes Mitgefühl oder Missbrauch gestört ist. Wenn jemand Zugang zu spiritueller Arbeit – Meditation, Kontemplation, Gebet – hat, so kann dies enorm hilfreich sein, solange die psychologisch-defizitäre Seite nicht vernachlässigt wird.

Ich erinnere nochmals an meine Metapher von der Leiter mit den zwei Holmen (▸ Einleitung und Kap. 9.4): Man kann eine Weile an einer Leiter, die ungleich lange Holme hat, nach oben gelangen, aber nicht auf Dauer. Daher ist es nötig und wichtig, bei Menschen mit spirituell-religiösem Zugang, die aber starke narzisstische Defizite aufweisen, auch diese eher dunklen, schmerzhaften, ja oft bedrohlichen Seiten nicht zu vernachlässigen und sich ihnen sorgfältig zu widmen. Die spirituelle Verankerung kann dabei sehr hilfreich sein, weil sie oft die tiefere Basis liefert, sich auf die bedrohlichen Seiten der eigenen Geschichte einzulassen, wie wir an diesem anschaulichen Fall gesehen haben.

Das verfehlte Gesehen- und Geliebtwerden in der Vergangenheit kann im therapeutischen Kontext nur in Grenzen nachgeholt werden. Therapeuten sind keine Ersatzmütter oder Ersatzväter. Aber sie können helfen, Zugang zu inneren Repräsentanzen zu schaffen, die diese verfehlten Erfahrungen bereitstellen können. Die

Beziehung zu einer transzendenten Wirklichkeit – Gott, Jesus, Maria, was auch immer – kann dabei sehr hilfreich sein, weil sie unbedingte Liebe und Akzeptanz versinnbildlicht. Daher sind imaginäre Repräsentanzen solcher Wirklichkeit psychotherapeutisch hilfreich.

Ein großes Caveat gibt es: Die Erfahrung des Unwürdig- und Vernachlässigt-Seins hat sich meist tief, über negative Introjekte, in die Persönlichkeit gebohrt. Sie hat auch die Tendenz, die besten Erfahrungen und die reinsten Instanzen zu torpedieren und zu pervertieren. Daher muss man bei diesen Übungen sehr darauf achten, dass sie nicht auf subtile Weise wieder zum Vorschein kommen, bzw. geduldig immer wieder von Neuem beginnen.

Aber möglicherweise ist eine spirituelle Erfahrung der Verbundenheit mit allem die nachhaltigste Art und Weise, wie ein narzisstisches Problem geheilt werden kann. Vielleicht ist das der Grund, warum manche mit der Meditation in Gefängnissen so gute Erfahrungen machen (Bowen et al. 2006)?

11.2 Toxische Spiritualität: Kulte, sexueller und ritueller Missbrauch

Wir nähern uns einem Tabu-Thema, das tief in unsere Gesellschaft reicht. Die kurzen Zeilen, die in den letzten Monaten in den Zeitungen zu lesen waren über Ringe von Hunderten von Tätern, die semi-professionell an Missbrauchspornografie von Kindern beteiligt waren, solche Filme produziert oder konsumiert haben, sprechen für sich. Der Berliner Gerichtsmediziner Michael Tsokos und seine Kollegen haben darauf hingewiesen, wie hoch die Rate an Kindesmisshandlungen durch Gewalt in Deutschland ist: Jeden Tag stirbt ein Kind durch Gewalteinwirkung, mindestens (Tsokos & Etzold 2014; Tsokos & Guddat 2014)! Doch diese Realität ist kaum im Bewusstsein der Menschen. Die Kinderschänderringe sind hochprofessionell organisiert. Es steckt in der Regel auch Business dahinter, das viel Geld abwirft (Becker 2008; Igney 2012). Ich habe bei einer Evaluation des Kinderschutzgesetzes für den Berliner Senat mit verschiedenen Menschen Interviews geführt. Unter anderem auch mit einer Vertreterin eines ehrenamtlichen Kinderschutzvereins. Sie erzählte mir, dass man im Darknet für ein Video, bei dem einem kleinen Mädchen mit einem Holzscheit die Scheide verletzt wird, 10 000 Euro aufwärts bezahlen müsste bzw. bekäme.

Diejenigen, die professionell auf dem Gebiet der Kindertraumatologie arbeiten, wissen, dass es weitverzweigte, sehr gut versteckte Netze sind, die solche Untaten organisieren (https://swprs.org/geopolitik-und-paedokriminalitaet; letzter Zugriff: 11.01.2021). Offenbar reichen diese Netze bis in die höheren Chargen unserer Gesellschaft (Becker 2008; Igney 2012). »*Sachsensumpf*«, jener Fall einer jungen Frau, die von zu Hause weggelaufen ist, in einen Nobelprostitutionsring gezwungen wurde und dann später bei den entsprechenden Gerichtsverfahren in ihrem Richter einem ihrer ehemaligen Kunden wiederbegegnete, dürfte kein Einzelfall sein (Kopp 2013; www.welt.de/vermischtes/article114286510/Martyrium-der-Zwangsprostituierten-Mandy-Kopp.html; letzter Zugriff: 11.01.2021).

Diese Zusammenhänge werden dann gerne von Leuten, die entweder selbst ihre Finger im Geschäft haben oder solche schützen wollen, als »Verschwörungstheorien« bezeichnet. Dass es solche Theorien gibt, die dann ganze Netzwerke von politischen Untergrundaktivisten, die die Macht an sich reißen wollen, konstruieren, ist bekannt. Es ist aber auch bekannt, dass solche Theorien vor allem deshalb konstruiert werden, um tatsächliche Untaten zu kaschieren (Anton & Schink 2019; Schink 2016). Befragungen zeigen, dass solche Missbrauchserfahrungen von Kindern vermutlich häufiger sind, als wir denken (Becker et al. 2008).

Die katholische Kirche mit ihrer Tradition schlecht gelebten Zölibats und verklemmter Schwulenkultur erwähnte ich bereits (▶ Kap. 4.3). Gerade in diesem Kontext sind sexuelle Missbrauchserfahrungen häufig. Das Schlimme daran ist nicht so sehr die sexuelle Beziehung als solche, obwohl dies allein schlimm genug sein kann, sondern vor allem die Falschheit im Umgang mit religiöser Sprache, Symbolik und Ritual. Die Einsicht, dass der für so heilig gehaltene Priester sich zu solcher Niedrigkeit herablassen kann, zerstört sehr oft jegliches Vertrauen in die Botschaft selbst. Ein Hintergehen und Missbrauchen Schutzbefohlener ist schlimm genug. Aber wenn dies noch auf dem Hintergrund des Religiösen geschieht, ist es noch schlimmer. Und wenn dann diese Institution so viel Vertuschungsarbeit leistet, wie wir das gerade erleben, dann ist es verbrecherisch.

Wir sollten nicht vergessen, dass im Hinter- und Untergrund aber auch noch professionelle Banden aktiv sind. Dort wird anscheinend mit satanistischen Symbolen und Praktiken gearbeitet. Da dies ein enormes Dunkelfeld ist, ist sehr wenig bekannt. Man kann davon ausgehen, dass die Kinderschänderringe, die derzeit aufgedeckt werden, teilweise in einem solchen rituellen Kontext stehen. Kindertherapeuten, die mit Opfern solcher Kulte arbeiten, und die besagte Informantin aus der Helferszene haben mir in Gesprächen erzählt, dass dort immer wieder mit verquerer religiöser Symbolik gearbeitet wird, um die rituelle Bindung der Opfer an den Kult zu verstärken. Nicht selten werden dabei auch Gewalt und extreme Methoden der Bewusstseinsspaltung angewandt, die eine Fragmentierung der Persönlichkeit im Sinne einer dissoziierten Persönlichkeit zum Ziel haben.

Wer sich einen phänomenologischen Einblick verschaffen will, der lese das Buch von Ulla Fröhling *»Vater unser in der Hölle«* (Fröhling 1996). Frau Fröhling ist Journalistin und hat mehrere Ex-Kultopfer interviewt und daraus ein Narrativ geformt, das nur solche Elemente enthält, die von mindestens zwei Informanten unabhängig voneinander bestätigt wurden. Ich habe sie besucht und lange mit ihr gesprochen, um einen Eindruck davon zu bekommen, ob diese Darstellungen zuverlässig sind. Sie sind es.

Konstanten dieser Szene sind die oftmals schon sehr frühzeitig einsetzende Konditionierung durch Gewalt, manchmal auch durch intrauterine Drogenflutung (Stachowske 2014), weil drogenabhängige Mütter verwendet werden, um das künftige *»Missbrauchsmaterial«*, muss man leider sagen, zu erzeugen. Durch extreme Gewalt wird das Bewusstsein fragmentiert, sodass dissoziierte Personen entstehen, die man früher multiple Persönlichkeiten genannt hat. Klinisch erkennbar ist dies daran, dass solche Menschen oft von großen Gedächtnislücken berichten, abgesehen davon, dass in der Tat viele unterschiedliche Persönlichkeitstypen zum Vorschein kommen.

In diesen verschiedenen Persönlichkeitszuständen werden dann sehr unterschiedliche Verhaltensweisen konditioniert: willfährige sexuelle Bereitschaft, um in Kinderbordellen eingesetzt zu werden. Wer dort verkehrt, macht sich strafbar. Deswegen ist die Benutzung solcher Etablissements durch höhergestellte Mitglieder unserer Gesellschaft für die Bereitsteller auch eine Art von Versicherung. Denn damit verfügen sie über einen Erpressungshebel. Einen solchen haben sie auch sehr oft gegen die Kultmitglieder selbst in der Hand, weil offenbar immer mal wieder extreme Straftaten bis hin zu Mord und Totschlag verübt werden. Weil diese Kreise bis hoch in die politische Kaste und in die Justiz reichen, ist es sehr schwer, ihnen beizukommen. Folgt man der Darstellung von Frau Fröhling, dann wird in solchen Kulten auch das kultische Abschlachten von Säuglingen eingesetzt, um die Kultmitglieder durch die Straftat zu binden und mundtot zu machen. Dies wurde mir von meiner Informantin aus der Kinderschutzszene bestätigt. Dort erhielt ich auch die Information, dass denen, denen die Flucht aus solchen Kulten gelingt, etwa ein dreiviertel Jahr lang Lebensgefahr droht. Sie werden daher gut versteckt, Mobiltelefone und SIM-Karten werden entsorgt.

Ich weiß, dies klingt wie ein schlecht gemachter Horrorfilm. Tragischerweise ist die Realität gruseliger als Horrorfilme. Ein Kindertraumatherapeut, der mit ehemaligen Kultopfern arbeitet und für seine Arbeit ein Verdienstkreuz erhalten hat, erzählte mir, dass er eines Morgens zufällig entdeckte, wie die Schrauben an einem der Räder seines Autos komplett gelockert waren. Wäre er losgefahren, wäre ein schwerer Unfall sehr wahrscheinlich gewesen. Die Missbrauchs-Szene ist organisiert kriminell. Manche setzen durch kultische, verquere Rituale und Straftaten Bindungen ein, die über die rein psychologische Ebene weit hinausreichen, hinein ins tiefere spirituelle Gewebe unserer Gesellschaft. Sie spiegelt, wenn man so will, die Nachtseite unserer anscheinend so leuchtenden Rationalität.

Das ist aus meiner Sicht einer der wichtigsten Gründe, weswegen wir diese Situation auch spirituell ernst nehmen sollten. Denn die einzige wirkliche Hilfe ist die kollektive Entwicklung einer gesunden Spiritualität oder eine Kultivierung des Bewusstseins.

Ich selbst habe keine Erfahrung in der Arbeit mit Menschen aus solchen Kontexten. Ich glaube, ich würde niemandem empfehlen, an einem solchen Fall zu arbeiten ohne solide supervisorische Rückendeckung von jemandem, der sich gut auskennt. Denn die Arbeit mit sexuellem Missbrauch ist schon schwer genug. Aber die Arbeit mit multipel traumatisierten Menschen aus einem Kult-Kontext mit dissoziativer Struktur ist sehr herausfordernd. Es gibt entsprechende Hilfsgruppen und Selbsthilferinge, bei denen man sich Hilfe holen oder an die man weiterverweisen kann, sowie spezialisierte therapeutische Hilfen (Miller 2016).

In neuerer Zeit tauchen, vor allem in freikirchlichen Kreisen, völlig unsachgemäße Exorzismen zur Vertreibung dunkler Geister und Teufel auf. Ich habe eine Frau kennengelernt, der eine solche Gruppe einreden wollte, sie sei vom Teufel besessen, und sie ein Wochenende lang in einer dunklen Kammer eingesperrt hielt, *»um den Teufel auszutreiben«*. Derartige Praktiken sind indiskutabel. Höchstwahrscheinlich ist echte Besessenheit selten und vielleicht auch kulturell geprägt.

Simon Dein, ein Psychiater am *University College* in London und Mitbegründer der *Spiritual Interest Group* des *Royal College of Psychiatrists* hat mir einmal erzählt, dass in der Gegend, in der er praktiziere, viele Muslime wohnen und darauf bestehen, dass bestimmte Krankheiten von Djinns, also Geistern, verursacht werden und auch nur von entsprechenden Imamen vertrieben werden können (Dein 2005; Dein et al. 2008). Sie seien relativ erfolgreich in ihrer exorzistischen Praxis.

Vielleicht ist auch in unserer Kultur manchmal nicht von der Hand zu weisen, dass sich satanische Kräfte breitmachen? Die Kirche ist meist sehr diskret, was diese Dinge angeht, da in der Vergangenheit durch die spektakulären, aber fehlgeleiteten Exorzismusfälle viel Schaden angerichtet wurde. Wenn ich mit einem alten Kollegen rede, der als Benediktiner sowohl Psychotherapeut ist als auch offiziell bestallter Exorzist, dann sagt er meistens: *Die wirklich Besessenen erkennt man nicht sofort. Sie sind oft entweder sehr fromm oder sehr gut in die Gesellschaft integriert. Diejenigen, die glauben, es zu sein, sind es fast nie. Und diejenigen, die es nötig hätten, kommen selten von alleine.*

Besessenheit ist ein kulturell unterschiedlich behandeltes Phänomen. In brasilianischen Kulten wie Candomblé strebt man sie sogar an und ist glücklich. In der brasilianischen *Captaçao-Therapie* werden Trance-Medien eingesetzt, die den angeblichen *»Geistern«* Sprache verleihen (Spinu & Thorau 1994). Der Therapeut redet über das Medium mit dem Geist, während der Patient daneben sitzt. Offenbar ist diese Therapie in Brasilien recht erfolgreich und beliebt. Versuche, sie bei uns einzuführen, waren eher nicht von Erfolg gekrönt. Jakob Bösch, ein Psychiater, der die Psychiatrische Ambulanz des Kantonsspitals Basel-Land geleitet hat, hat eine Weile mit solchen Trance-Medien gearbeitet (Bösch 2002). Ich habe einmal einer solchen Sitzung beigewohnt. Es ist ziemlich interessant, zu sehen, wie das Trance-Medium, ohne auch nur irgendeine Vorabinformation zu haben, in ihrem Trance-Zustand sehr präzise Informationen von der betreffenden Patientin aufgreift und zum Ausdruck bringt. Aber anders als in Brasilien sind die Symptombesserungen von kurzer Dauer. Vermutlich benötigt es dazu den gesamten kulturellen Kontext.

Auf jeden Fall zeigen solche Erfahrungen: Besessenheit als Phänomen ist durchaus denkbar. Die Frage ist vielleicht weniger, ob es Besessenheit gibt, sondern: Wovon lassen wir uns besitzen? Paulus hat in einem Epheser-Brief dazu aufgefordert, sich vom Heiligen Geist besitzen zu lassen und nicht von Alkohol-Sucht (Eph 5,18). Wir könnten hinzufügen: von Süchten anderer Art, vagen Zielen und selbstzerstörerischen Hoffnungen, von Gefühlen der Rachsucht und der Zerstörungswut, die uns selbst zerstören. Letztlich ist Besessenheit eine Metapher dafür, dass wir die Kontrolle über uns und unser Leben verloren haben. Und das beste Antidot ist spirituelle Reorientierung. Manchmal ist der Nebel allerdings so dicht, dass Menschen von selbst diese Orientierung nicht wiederfinden. Dann sind Lotsen wichtig, die keine Angst vor diesem Nebel haben. Früher waren dies Priester und Seelenführer. Die gibt es leider im religiösen Kontext nur noch sehr selten. Ob wir wollen oder nicht: In diese Rolle sind Psychotherapeuten geschlüpft. Vielleicht werden sie von der Not der Menschen sogar dorthinein gezwungen.

Das ist einer der Gründe, weswegen solide eigene spirituelle Erdung hilfreich ist. Wer eine solche Erdung nicht mitbringt, sollte aus meiner Sicht nicht mit Menschen arbeiten, die einen, wie auch immer gearteten, toxisch-spirituellen Hintergrund haben.

11.3 Spirituelle Krisen, andere Probleme und Therapieformen

In diesem Abschnitt stelle ich eine heterogene Gruppe von Themen vor, die ich alle nur anreißen kann. Vor allem das Thema »*Spirituelle Krisen*« ist in verschiedenen Fachbüchern gut vertreten, sodass ich hier nur eine kurze Einordnung gebe. Spirituelle Abkürzungen hatte ich teilweise bereits angesprochen: Dabei handelt es sich um den Versuch, nötige psychologische und psychotherapeutische Arbeit zu vermeiden, indem man sich der vermeintlich besseren oder hilfreicheren spirituellen Praxis hingibt. Ich gebe einige Hinweise, wie man dieses Problem erkennt und möglicherweise in den Griff bekommt. Weniger im Blick der Fachwelt ist, glaube ich, das Thema »*Spirituelle Verweigerung*«. Assagioli hat dies schon sehr bald als Problem erkannt und thematisiert und auch in der Jungschen Therapie wird es behandelt. Ich will hier einen eigenen Fokus legen. Und schließlich kommen wir noch auf die Arbeit mit erweiterten Bewusstseinszuständen zu sprechen.

11.3.1 Spirituelle Krisen, verfrühtes Erwachen und die Abgrenzung gegenüber psychiatrischen Problemen

Vor allem die Arbeit von Stan und Christina Grof haben das Thema »*Spirituelle Krisen*« vorangebracht (Grof & Grof 1992), aber auch deutsche Autoren wie Patrizia Heise und Liane Hofmann trugen durch ihr Sammelwerk viel Material zusammen (Hofmann & Heise 2017). Daher halte ich mich hier kurz. Das Grundproblem scheint mir zum einen ein phänomenologisch-diagnostisches zu sein: Wie können wir psychische Entgleisungen, die aus einer wie auch immer gearteten spirituellen Thematik herrühren, von genuinen psychiatrischen Erkrankungen unterscheiden? Gibt es eine solche Unterscheidung überhaupt? Und wenn ja, wie geht das? Zum anderen ist dieses Thema auch ein Austragungsfeld des impliziten Streits zwischen einer naturalistisch-materialistischen Auffassung des Menschen und einer spirituell-erweiterten Sicht. Ich halte es für wichtig, dass man diese beide Themen trennt. Da ich zum zweiten Problem der impliziten ideologischen Auseinandersetzung schon viel gesagt habe, vertiefe ich das hier nicht weiter. Ein drittes Thema, das hier zu bearbeiten wäre und sich in diesem Themenbereich manifestiert, das ich aber absichtlich nicht aufgreife, ist Psychiatriekritik und der momentane Umgang mit psychischer Erkrankung. Ist der biologisch-psychiatrische Ansatz wirklich so hilfreich? Wäre es nicht besser, solchen Menschen zumindest dann, wenn sie es wünschen, Zeit zu geben, ihre Symptome in einem geschützten Rahmen unter enger Begleitung zu durchleben, weil sich dahinter ja manchmal auch durchaus konstruktive Entwicklungen zeigen? Das war etwa Jungs Haltung, der bekanntlich alle psychiatrischen Symptome als konstruktive Leistung gesehen hat. Da uns diese Frage zu weit ab vom Hauptthema führen würde, lasse ich sie außer Acht. Aber es scheint mir wichtig zu sein, dass in der Diskussion um spirituelle Krisen auch dieser Aspekt eine zentrale Rolle spielt.

Unterscheidung zwischen spiritueller Krise und psychiatrischer Erkrankung: Geht das? Wenn ja, wie?

Ich hatte bereits unsere eigene Arbeit mit dem von uns entwickelten »Fragebogen für Außergewöhnliche Erfahrungen« (FFAE; ► Kap. 9.1) erwähnt und gezeigt, dass sich psychopathologische Symptome und entsprechende Erfahrungen sowie spirituelle Erfahrungen psychometrisch trennen lassen. Das ist aus meiner Sicht ein guter empirischer Aufweis dafür, dass die weitverbreitete Meinung, spirituelle Erfahrungen seien einfach eine etwas distinguiertere Form von psychiatrischen Symptomen wie Halluzinationen oder intrusiven Gedanken, sachlich falsch ist. Das zeigte auch eine klassische Studie: Thomas Oxman und Kollegen haben sprachliches Material von klassischen mystischen Texten und von Menschen mit spirituellen Erfahrungen mit dem von Psychotikern verglichen und klare grammatikalische und sprachliche Unterschiede gefunden (Oxman et al. 1988). David Lukoff, der selbst eine starke spirituelle Krise durchlitten hat, die psychiatrisch eingeordnet und diagnostiziert worden war, hat sich für diese Unterscheidung eingesetzt, aus der schließlich die neue DSM-Kategorie *»Psycho-Spiritual Problem«* entstanden ist (Lukoff 1985, 1988; Lukoff et al. 1992, 1998; Turner et al. 1995).

All das zeigt: Es gibt offenbar sehr wohl Unterschiede, aber es ist nicht ganz trivial, diese richtig einzuschätzen. Denn starke spirituelle Erfahrungen können manchmal Menschen die Bodenhaftung entziehen, sich nach außen ähnlich äußern wie psychotische Zustände und oft haben Psychotiker deutlich religiös-spirituelle Themen in ihrem Erfahrungsrepertoire.

Ein wichtiges Unterscheidungsmerkmal dürfte sein, dass Menschen mit genuinen spirituellen Krisen in der Regel eine relativ funktionierende Persönlichkeit und oft ein unauffälliges Leben vor der Krise hatten; anamnestisch-biografisch liegen wenige Hinweise auf die für Psychosen typischen Einbrüche in der Pubertät oder Adoleszenz vor. Außerdem kann man bei spirituellen Krisen sehr häufig einen sehr klaren Auslöser finden, der nicht immer, aber oft mit irgendeiner Form spiritueller Praxis zu tun hat. Menschen kommen häufig von Meditations- oder anderen Workshops, in denen sie solche Einbrüche erleben. Hier ist ein typischer Fall von Patrizia Heise (Fallbeispiel 11-2). Der Auslöser war eine Indienreise mit dem Besuch bei einem Wahrsager. Was genau dort geschehen ist, kann nicht mehr eruiert werden, weil der Klient die Erinnerung daran verloren hat. Diese Erfahrung – und das dürfte typisch sein – warf sein bisheriges Weltbild so durcheinander, dass es zu einer tiefen Krise kam.

Fallbeispiel 11-2

Spirituelle Krise: »Neben der Spur« nach einer Indienreise
(Fall von Patrizia Heise)
Herr M., etwa Mitte 30, wurde über ein spirituelles Netzwerk, an das er sich schließlich wegen seiner unerklärlichen Symptome gewandt hatte, zu mir verwiesen. Zunächst hatte ein Gespräch bei ihm zu Hause zusammen mit einer Kollegin, seinem Bruder und seiner Mutter stattgefunden, um zu klären, was überhaupt geschehen war. Inzwischen lebt Herr M. in einem betreuten Wohnprojekt. Ich führe regelmäßige, jedoch kurze Gespräche per Telefon mit ihm, da er nicht in der Lage ist, das Haus länger zu verlassen oder sich länger als ca. 20 Minuten auf ein Gespräch zu konzentrieren.
Es stellte sich heraus, dass Herr M. schon eine ziemliche Odyssee durch psychiatrische Praxen, Psychiatrien und Kliniken hinter sich hatte. Zuletzt lebte er zu Hause bei der Mutter. Die Eltern hatten sich getrennt, als er ca. 14 Jahre alt war. Im Rahmen einer Dissertation vor ca. drei Jahren sei er nach Indien gereist. Das sei das Land, das er am wenigsten gekannt habe, es habe ihn aber sehr neugierig gemacht. Also sei er nach Südindien geflogen. Seitdem ist alles anders. Er sei dort zu einem Wahrsager/Astrologen (genau kann er es nicht identifizieren) gegangen. Eigentlich habe er kein bestimmtes Anliegen gehabt, es sei reine Neugier gewesen, Freunde hätten ihn inspiriert. Was dieser Astrologe zu ihm gesagt hat, kann er bis heute nicht in Einzelheiten wiedergeben. Es belastet ihn nach wie vor stark und es wühlt ihn noch heute emotional sehr auf, darüber zu reden. In jeden Fall habe es ihn komplett aus den Schuhen gehauen. Es sei »wie ein Blitz eingeschlagen«, er habe ganz sicher und ohne Zweifel gewusst, dass dies die Wahrheit sei. Seither habe er keinen Boden mehr unter den Füßen, sei völlig neben der Spur und habe nicht wieder zurück in den Alltag gefunden. Weitere Besuche bei Gurus und spirituellen Anleitern mit der Empfehlung zur Meditation hätten dazu geführt, dass er sehr viel meditiert habe. Das habe das Ganze aber nur noch verschlimmert. Er möchte im Moment damit nichts mehr zu tun haben. Es folgten eine Reihe von Besuchen bei Psychiatern, Therapeuten, Aufenthalte in Psychiatrien und Medikamente. Nichts habe wirklich nachhaltig geholfen. Am besten sei ihm noch die Arbeit im Garten und mit Tieren bekommen. Jedoch sei das Projekt auf dem Bauernhof dann ausgelaufen. Er habe eine Lichtallergie entwickelt und kann erst nach draußen gehen, wenn es dämmrig geworden ist, da die Sonne und das Tageslicht für ihn unerträglich und schmerzhaft seien. Lärm und laute Geräusche machen ihm ebenfalls extrem zu schaffen, er halte es kaum aus. Es sei richtig körperlich als Schmerz spürbar. Auch mehrere Menschen in einem Raum halte er nicht gut aus. Er verliere sich völlig, fühle sich reizüberflutet und unfähig, sich abzugrenzen. Auch Gespräche hält er nicht lange aus, ist jeweils völlig erschöpft und muss sich hinlegen und ausruhen. Er wolle gern mithelfen in der Einrichtung, in der er jetzt lebt, z. B. in der Küche oder im Garten. Dabei habe er sich aber bereits ein paar Mal überfordert, sei über seine Grenzen gegangen. Es dauere dann wieder sehr lange, ein paar Tage, bis er sich wieder beruhige. Er sei dann tagelang voller Unruhe, Nervosität, könne nicht schlafen, leide an Schweißausbrüchen und Panikattacken. Dann sei er sehr schnell völlig erschöpft. Wegen Elektrosensibilität wechselte er den Raum innerhalb der Einrichtung. Die Mitarbeiter hatten Verständnis dafür, dass er in einem Raum über einem Büro mit vielen Computern und anderen Geräten nicht zur Ruhe kam. Dies ist nicht selbstverständlich und hat auch

mich erstaunt, da Elektrosensibilität bisher kein anerkanntes Krankheitsbild ist und oft nicht ernst genommen wird.
Der behandelnde Psychiater diagnostiziert eine paranoide Schizophrenie und behandelt ihn mit Antipsychotika. Herr M findet, dass diese wenig anschlagen, ohne sei es aber noch schlimmer. Er wisse nicht, ob die Diagnose stimme, habe aber keine Alternative. Er fühle sich oft innerlich leer, diese Leere mache ihm Angst, es sei ein Gefühl wie »Auflösung«. Er hat das Buch von Gopi Krishna im Gespräch mit Richard von Weizsäcker über Kundalini gelesen und kann sich sehr darin finden. Viele Symptome, die Gopi Krishna in dem Buch schildert, wie Gefühle von extremer Hitze oder Kälte in den Adern, Schmerzen im Körper, Wahrnehmungen von innerem Verbrennen, schneller Wechsel zwischen Hyperunruhe und dann wieder völlige Erschöpfung, all das kenne er auch. Das Konzept von Kundalini, einer Art »Schlangenkraft« im Körper, die ausgelöst durch spirituelle Übungen wie Yoga oder Meditation, aber auch spontan in der Wirbelsäule aufsteigen und dann zu allen möglichen körperlichen Symptomen führen kann, mache für ihn Sinn. Mehr darüber zu lesen ist jedoch im jetzigen Zustand nicht möglich, es überfordert ihn, sich lange zu konzentrieren. Dinge wie Gitarre spielen gehen. So etwas tue ihm gut.
In den Gesprächen mit Herrn M. ging es vor allem darum, mehr über seine Lebensgeschichte, innere und äußere Konflikte in seinem Leben herauszufinden. Er selbst konnte zunächst nicht verstehen, warum er so drastisch aus seinem bisherigen Leben, das doch ganz normal war, herausfallen konnte. Vor der Fahrt nach Indien habe er sich sehr angepasst, eher das gemacht, was seine Brüder machten, ohne viel nachzudenken, was er eigentlich wirklich wolle. Eigentlich habe er nie etwas groß hinterfragt, ein technisches Studium absolviert und eine Karriere auf diesem Gebiet angestrebt. Aus heutiger Sicht würde er sich jedoch als sehr ehrgeizig beschreiben. Damals habe er das normal gefunden. Die Mutter habe ihn freundlich, aber subtil unter Druck gesetzt, auch jetzt wolle sie, dass er schnell wieder »normal« würde. Er bemerkt jetzt zum ersten Mal, dass er Aggressionen gegen sie hat. Zwar bemühe sie sich und wolle das Beste, aber sie habe bestimmte Vorstellungen davon, wie er zu sein habe. Aus diesem Grund ist er auch froh, jetzt in der Einrichtung zu leben. Hier übt niemand Druck auf ihn aus, im Gegenteil, es wird sogar versucht, ihn davon abzuhalten, zu viel zu helfen. Er ist oft nicht mit seinen eigenen Bedürfnissen verbunden, kann sich schlecht abgrenzen und möchte es allen rechtmachen. Er überfordert sich dann, ohne dass er es merke. Übungen im achtsamen Wahrnehmen seines Körpers, z. B. einfach nur eines Zehs, helfen ihm sehr. Er merkt, wie er durch diese verstärkte Übung in Körperwahrnehmung inzwischen bereits viel mehr bei sich angekommen ist und dass viel von dem Gefühl von Überforderung von ihm abfällt, wenn er das schafft.
Das Erlebnis in Indien erscheint ihm in der heutigen Reflexion wie eine Initialzündung in dem Prozess der Selbstfindung. Was wohl normalerweise ein langsamer Entwicklungsprozess hin zu mehr Ganzheit sein sollte, sei hier viel zu schnell und abrupt abgelaufen. Ihm sei von einer Minute zur anderen der Boden entzogen worden. Seine ganze alte Identität war mit einem Mal weg, etwas Neues nicht in Sicht. Bis heute erlebt er starke Gefühle von Angst, Unsicherheit und Leere. Die therapeutischen Gespräche sind maximal für 20 Minuten möglich, dann benötigt er wieder eine Woche, um alles zu verarbeiten. Manchmal sagt er die Termine ab, wenn es gerade zu viel ist.
Herr M. wirkt auf mich nicht typisch psychotisch oder paranoid. Er ist sehr reflektiert, wach, offen, freundlich und fähig, sich selbst mit kritischer Distanz zu hinterfragen. Die Überempfindlichkeit gegen Licht und Geräusche ist speziell. Ich kann diese nicht einordnen, habe so etwas aber schon bei Menschen mit sogenannter Hochsensibilität erlebt oder bei Menschen mit hochgradigem Burn-out. Eine unspezifische Überempfindlichkeit gegen zu viele verschiedene Reize von außen ist bei diesen Personen nach meiner Erfahrung häufig zu beob-

achten. Herr M. leidet unter seinen Einschränkungen. Er kennt so etwas von früher nicht. Möglicherweise ist sein Nervensystem hochgradig aktiv und reagiert schon auf kleinste Reize. Es wird deutlich, dass er vor dem Indienaufenthalt sehr wenig mit sich selbst verbunden war. Er folgte dem, was sein Bruder tat, und dachte wenig darüber nach, ob das wirklich auch sein eigener Weg war. Indien scheint ein Symbol für eine andere Seite von ihm zu sein, die er bisher verdrängt hatte, die mit Gefühlen und einer ganzheitlicheren Sicht der Welt zusammenhängt. Herr M. scheint jemand zu sein, der über Leistung versucht hat, Anerkennung zu bekommen, und dafür einen gewissen Ehrgeiz an den Tag legte, der dazu führte, dass sein Leben nicht im Gleichgewicht war. Das Erlebnis mit dem Astrologen scheint sein bisheriges Weltbild vollkommen infrage gestellt zu haben. Sein bis dahin auf Leistung aufgebautes, möglicherweise bereits fragiles psychisches Gleichgewicht brach zusammen. Die einseitige Anpassung an äußere Ziele und an die Erwartung anderer, ein rein materialistisches Weltbild, in dem Gefühle und Spiritualität keine große Rolle spielten, dies war vermutlich Grund dafür, dass er das Erlebnis nicht gut integrieren konnte. Der jetzige Zustand zwingt ihn zu Langsamkeit und Introversion. Er muss seine Grenzen akzeptieren, kann keine großen Pläne machen. Gleichzeitig ist er sehr interessiert an spirituellen Wahrheiten und spürt, dass hier Antworten für ihn liegen, die sein Weltbild erweitern und in denen er neue Seiten von sich entdeckt.

Wir sehen an diesem Beispiel einige sehr typische Züge einer spirituellen Krise:

- die unauffällige Persönlichkeit vor der Krise
- Auslöser ist eine spirituelle Erfahrung, in diesem Fall die Begegnung mit dem Wahrsager im indischen Umfeld
- die Krise führt zu einem Zerbrechen bisheriger Weltbilder und Strukturen
- die Symptomatik wird von klassischen professionellen Psychiatern als psychotisch eingestuft und behandelt
- bei genauerem Hinsehen finden wir keine wirkliche psychotische Problematik
- wir sehen jedoch eine enorme Sensibilität
- und bei sehr genauem Hinsehen bemerken wir auch, dass die Persönlichkeit wohl gewisse, gut verborgene oder gut integrierte Brüche aufwies, in diesem Falle sichtbar als subtiler Druck der Mutter und Aggressionen ihr gegenüber

Ich würde die etwas ungeschützte Behauptung wagen, dass Menschen mit einer gut integrierten Persönlichkeit nicht in eine Krise stürzen, egal, wie stark die spirituelle Erfahrung ist. Wenn wir uns an die Beispiele solcher Erfahrungen erinnern, die ich im ersten Teil zitiert habe, kommen dort ganz ähnliche Elemente vor: frühere Sichtweisen zerspringen, der Bezug zur Realität geht für eine gewisse Zeit verloren, der Sinn für Zeit verschwindet, alltägliche Dinge wie z. B. Essen sind für eine Weile völlig unwichtig, es stellt sich eine enorme Sensitivität ein usw.

Eine stabile Persönlichkeit kann solche Erfahrungen integrieren, vielleicht nicht immer sofort, aber allmählich. Eine fragile Persönlichkeit benötigt länger. Und manchmal führen solche Erfahrungen erst dazu, dass die Fragilität sichtbar wird, hier die übergroße Sensitivität und die Unfähigkeit, mit dem Alltag zurechtzukommen. Ich erinnere nochmals an mein Bild von der Leiter mit zwei Holmen (▶ Einleitung und Kap. 9.4): Die psychische und die spirituelle Entwicklung gehen normalerweise Hand in Hand. Wird jemand über Gebühr in eine Richtung gezerrt oder geschleudert, hier im Bereich der spirituellen Erfahrung, dann kann rasch das psychische Gleichgewicht verloren gehen.

Spirituelle Erfahrungen haben immer das Potenzial, Gewohnheiten des Denkens und Handelns infrage zu stellen. Normalerweise geschieht dies Schritt für Schritt. Aber wenn eine solche Erfahrung das gesamte Weltbild zum Einsturz bringt, dann kann dies durchaus bedrohlich sein. Stabile Persönlichkeiten können auch hiermit umgehen und finden neue Wege, durch Kontakte, Lektüre und Reflexion diese Erfahrung zu integrieren. Aber in einzelnen Fällen gelingt dies nicht von selbst, wie in dem oben beschriebenen Fallbeispiel.

Es kann natürlich auch vorkommen, dass Menschen durch eine überstarke Stimulierung, etwa im Gefolge einer starken und schlecht supervidierten Kundalini-Yoga-Praxis, Kundalini-Erfahrungen machen, wie sie von Gopi Krishna beschrieben worden sind (Krishna 1967, 1993; Krishna & Weizsäcker 1973); das ist auch der Text, der von dem jungen Mann in unserem Fallbeispiel zu Rate gezogen wurde, weil er sich darin teilweise wiederfand. Das können unter Umständen dauerhafte und sehr starke psychophysiologische Empfindungen sein, von Licht- bis zu Hitze- und Schmerzempfindungen. Ihr Entstehen ist unklar. In der indischen Tradition werden sie der Erweckung der Kundalini-Schlange und ihrer Energie zugeschrieben. Im Normalfall soll diese Erweckung langsam und in Stufen vor sich gehen und durch langsames Aufsteigen bis hin zum obersten Chakra im Scheitel schließlich die Erleuchtung hervorrufen. Aber manchmal scheint sich die gute alte Kundalini-Schlange nicht an die Vorgaben der Bücher zu halten. Und dann haben wir die spirituelle Krise.

Umgang mit spirituellen Krisen

Das *Spiritual Emergence Network* (*SEN*; ▸ Anhang, Ressourcenverzeichnis) bietet eine Liste von Therapeuten an, die Erfahrung damit haben, Menschen in spirituellen Krisen zu begleiten. Generisch dürften die folgenden therapeutischen Elemente von Bedeutung sein, die ich im Praxistipp 11-1 zusammenstelle. Den ersten Schritt setze ich als selbstverständlich voraus, nämlich eine sorgfältige differenzialdiagnostische Abklärung gegen eine Psychose mit religiös-spirituellem Inhalt und eine hohe Wahrscheinlichkeit für eine Diagnose *»Psychospirituelles Problem«*. Manche Menschen sind hypersensitiv und für solche Krisenerfahrungen anfällig. Thilo Hinterberger und Kollegen haben einen Fragebogen entwickelt, der das versucht abzuklären; diesen kann man in solchen Fällen ergänzend einsetzen (Hinterberger et al. 2019).

Praxistipp 11-1

Wichtige Elemente in der Begleitung spiritueller Krisen

Es ist für die Betroffenen wichtig, zu wissen, dass sie nicht *»verrückt«* sind. Texte von Menschen, die solche Erfahrungen gemacht und gut überstanden haben, wie etwa der oben zitierte von Gopi Krishna (Krishna 1967, 1993; Krishna & Weizsäcker 1973) oder andere, z. B.

der von Segal (1997), der den plötzlichen Einbruch einer Ich-Auflösungserfahrung schildert, sind dann oft hilfreich.
Erdende und verhaltensstrukturierende Elemente sind solchen vorzuziehen, die auf die weitere spirituelle Vertiefung zielen. Achtsamkeit auf einfache Körperempfindungen, auf Naturereignisse und -erfahrungen, einfache, alltägliche Kontakte mit Menschen sind hilfreicher als die Vertiefung von Isolation und Abgeschiedenheit.
Zu den erdenden Elementen gehören die simplen Tätigkeiten des Alltags: Einkaufen, Kochen, Wäschewaschen, Saubermachen, im Garten oder in der Natur arbeiten. Erdende Nahrungsmittel wie Fleisch, Eier, Fisch, Milch sowie das temporäre Vermeiden oder Einschränken einer vegetarischen oder veganen Lebensweise, sofern das gesundheitlich zuträglich ist, sind ebenfalls hilfreich.
Starke Strukturierung des Alltags durch Zeitpläne und klare Vorgaben, idealerweise mit einer guten Mischung aus Arbeitstätigkeit und geplanter, vielleicht auch gemeinschaftlicher Freizeit.
Spirituelle Praxis sollte sehr vorsichtig und strukturiert eingesetzt werden. Dem Ausdruck und der Extraversion ist dabei mehr Gewicht einzuräumen: z. B. durch Ausdrucksmalen oder -tanzen, Blumenschmuck gestalten, Töpfern und künstlerische Tätigkeit, in der die Erfahrung gefasst werden kann, evtl. auch das Schreiben von Geschichten, Gedichten oder der Autobiografie. Praxis, die allenfalls hilfreich sein kann, sollte in engem Kontakt und mit vorsichtigem Ausprobieren eruiert werden. Das könnten z. B. einfache Körper- und Dehnübungen aus dem Yoga oder verwandten Techniken sein. Auf keinen Fall forcierte Pranayama- oder andere Atemübungen verwenden! Kurze Achtsamkeitsübungen, die auf den Körper fokussieren: achtsames Gehen, Wahrnehmen in der Natur, Körperempfindungen spüren, idealerweise mit offenen Augen.
Gute Schlafhygiene mit ausreichend viel und ruhigem Schlaf. Auf Sensibilitäten (wie die o. g. Elektrosensitivität) sollte man achten; sie könnten in einer solchen Situation besonders deutlich zutage treten. Wenn Elektrosensibilität wirklich ein Problem ist, dann können abschirmende Fasern in der Kleidung oder als Bettalkoven (z. B. »*Y-Shield*«) helfen.

Es gibt keine Standardentwicklung, genauso wenig wie es einen Durchschnittsmenschen gibt. Solche idealtypischen Trajektorien sind immer Abstraktionen und zeichnen sich vor allem dadurch aus, dass sie in der Praxis nie vorkommen. Daher ist es wichtig, im Individualfall genau hinzusehen. Im Idealfall gehen psychosoziale und spirituelle Entwicklung unauffällig Hand in Hand. Häufig haben wir Brüche in der psychosozialen Entwicklung, die durch spirituelle Erfahrung kompensiert und geheilt werden können, sodass die spirituelle Entwicklung die psychosoziale befördert. In der spirituellen Krise haben wir sozusagen die komplementäre Form vor uns: Ein spiritueller Erfahrungseinbruch bringt einen Bruch in der psychosozialen Entwicklung zum Vorschein oder scheint ihn zu erzeugen. Daher ist die Aufgabe in diesem Fall, das Gefäß, die Persönlichkeit, zu stabilisieren, damit sie diese Erfahrung fassen und gestalten kann.

Die mildere Form dieses Typs ist das, was ich *»verfrühtes Erwachen«* nennen will. Es ist ebenfalls gekennzeichnet durch ein heftiges Eindringen spiritueller Erfahrungen in ein noch weiches, junges Persönlichkeitsgefäß, das eigentlich noch nicht reif genug ist, es zu fassen. Die Symptome sind dann nicht immer so auffällig und Dekompensationen sind selten. Aber es kann natürlich dazu führen, dass junge Menschen dann ihre gewöhnlichen Pflichten vernachlässigen, aus der Schule oder der Universität aussteigen. Hier hilft nur sehr geduldiges und liebevolles Begleiten, das auf der einen Seite Verständnis für die Erfahrung und die Situation signalisiert und auf der anderen Seite auf die Notwendigkeit solider Erdung hinweist und die nötige Strukturierung einfordert.

Eigentlich ist das kein Fall für eine Psychotherapie, sondern eher für eine gekonnte pädagogische Begleitung, die in diesem Falle von Lehrern, Jugendarbeitern, Pädagogen oder ähnlichen Vorbildfiguren vorgenommen werden würde. Im Grunde gelten hier die gleichen Regeln wie für die spirituelle Krise, nur eben der Situation angepasst. Erdung, Strukturierung, Alltagsbewältigung sind die wichtigsten Stützen. Vor allem scheint es mir wichtig, hier die *»Entweder-oder«*-Falle zu vermeiden. In einer solche Situation ist eine *»Entweder machst Du die Schule fertig oder Du wirst in der Gosse landen«*-Predigt nicht hilfreich. Die Kunst wird darin bestehen, solchen jungen Menschen zu zeigen, dass es Wege gibt, auf denen man beides vereinen kann: *»sowohl – als auch«*. Man kann sich eben sowohl einer spirituellen Erfahrung und Wirklichkeit öffnen als auch diese in einer einfachen, pflichtbewussten Erfüllung seiner Aufgaben zum Ausdruck bringen.

Hier ist es von besonderer Bedeutung, ein Verständnis dafür zu vermitteln, dass Erfahrungen der spirituellen Dimension immer das Ziel haben, Praxis und Handeln in der Welt zu verändern. Sobald ein junger Mensch das verstanden hat, wird er sich auch dazu bereitfinden, sich eine ihm angemessene Rolle im Gesellschaftsgefüge zu suchen, in der er dieser Erfahrung, seinen Begabungen gemäß, optimal Ausdruck verleihen kann. Die Lektüre der Biografien von Menschen, die ähnlich verschlungene Wege hinter sich hatten, ist da oft eine Hilfe. Man könnte an Albert Schweitzer, Mahatma Gandhi, Swami Vivekananda, Roberto Assagioli, Carl Gustav Jung denken.

Das Schlimmste, was man solchen jungen Menschen antun kann, ist die Pathologisierung, was leider immer noch zu häufig geschieht, scheint mir. Pharmakologische oder andere Disziplinierung ist keine Antwort für einen spirituell Suchenden und auch keine nachhaltige Therapie.

11.3.2 Spirituelle Abkürzungen

Das oben geschilderte Problem des verfrühten spirituellen Erwachens, das man manchmal bei jungen Menschen beobachten kann, ist im Grunde eine andere Form des *»spiritual bypassing«* (► Einleitung), der spirituellen Abkürzung. Es kann in der Tat manchmal funktionieren, dass Menschen durch eine sehr tiefe und starke spirituelle Erfahrung Heilung von psychischen Wunden erfahren. Zumindest können solche Erfahrungen psychische Heilung beschleunigen und erleichtern, wie wir an einigen Fällen bereits gesehen haben, und manchmal mag eine solche Erfahrung sogar die Heilung darstellen. Das ist immer dann der Fall, wenn das psychische Problem sehr stark mit einer existenziellen Leere gekoppelt ist, etwa einer Depression, die aufgrund existenzieller Sinnlosigkeitserfahrung entstanden ist. Oft können spirituelle Erfahrungen auch narzisstische Wunden heilen. Denn solche Erfahrungen sind von ihrer Natur aus Erfahrungen der eigenen inneren Verbundenheit mit anderen, der Natur und dem Ganzen, Heiligen. Dies kann eine tiefe Heilung narzisstischer Isolationsgefühle sowie Leere bewirken. Daher sagte ich bereits im Abschnitt 11.1.2, dass wir im Kontext spiritueller Kreise sehr häufig mit dieser Thematik konfrontiert werden.

Sehr häufig sind aber die psychische Problematik zu komplex und die Persönlichkeit zu instabil, als dass eine spirituelle Erfahrung, auch mehrere, alleine und ohne weitere psychische Arbeit für eine Heilung und endgültige Symptombefreiung ausreichen würde. Dummerweise ist in der Regel der Widerstand gegen eine psychotherapeutische Aufarbeitung von traumatischen Erfahrungen oder frühen Entbehrungserfahrungen umso größer, je tiefer und schmerzhafter die Wunden sind. Dann ist die Gefahr der spirituellen Abkürzung am größten.

Gurus und Meditationslehrer, die zu wenig Ahnung von Psychologie und klinischer Diagnostik haben, lassen sich manchmal von solchen Menschen umgarnen. Verfügen solche Menschen über eine einigermaßen gute Orientierung in der Wirklichkeit und haben sie gelernt, mit ihren Problemen irgendwie fertigzuwerden, haben sie oftmals eine willfährige, aber manipulative Art des sozialen Kontaktes. Dann kann es schon mal vorkommen, dass sie es fertigbringen, ihren Mangel an Ich-Stabilität als spirituelle Errungenschaft der *»Ich-Losigkeit«* selbst misszuverstehen und anderen als solche zu verkaufen. In manchen buddhistischen Traditionen ist ja das *»Freiwerden vom Ich und seinen Strebungen«* das allerletzte spirituelle Ziel, das in dieser Tradition erst nach einer langen Serie von ernsthaften Bemühungen durch viele Inkarnationen hinweg möglich ist. Und daher gibt es in der Regel auch immer nur relativ wenige, von denen man sagen kann, sie hätten dieses Ziel erreicht. Wir kennen diesen Gedanken auch in der christlichen Tradition, etwa wenn es im Philipper-Hymnus von Jesus heißt: »er entäußerte sich und wurde einem Sklaven gleich« (Phil 2,7). Das griechische Wort heißt an dieser Stelle *»ekenosen heautou«*, wörtlich *»er entleerte sich seiner selbst«*. Aber wie viele Menschen seit dem historischen Jesus können das von sich sagen oder von wie vielen heute Lebenden würden wir so etwas sagen? Daher hat der amerikanische klinische Psychologe, Psychotherapeut und spirituelle Sucher Jack Engler einmal pointiert gesagt: *»You have to have an ego first, before you can lose it – Man muss erst mal ein Ich haben, bevor man es wieder verlieren kann«* (Engler 1984, 2006).

In diesem Sinne besteht manchmal die Gefahr, dass Menschen, die eigentlich eine als Borderline-Störung einzuordnende Problematik aufweisen, versuchen, diese Situation vor sich selbst und anderen zu kaschieren. Wenn sie dann von Gurus darin bestärkt werden, dass sie ja eigentlich schon den Zustand der Ich-Freiheit erreicht haben, obwohl sie vor allem ein brüchiges Ich haben, dann ist diesen Menschen damit nicht geholfen.

Einem geschulten klinischen Blick wird eine solche Situation schnell klar werden. Denn in aller Regel funktionieren solche Menschen im Alltag und im normalen Leben nicht sehr gut. Wir finden oft gebrochene Biografien und Beziehungen vor, manchmal Dekompensationen und längere Perioden von Krankheiten. Eine oberflächliche anamnestische Exploration bringt in der Regel entweder nur sehr vage Informationen zur Vorgeschichte und Kindheit zum Vorschein oder klare Hinweise auf Vernachlässigungen oder traumatische Erfahrungen. Die Gegenübertragungserfahrung ist oft von einer Leere, Vagheit oder auch einer merkwürdigen Faszination geprägt. Diese Vagheits-Empfindung finden wir im Fallbeispiel 11-1 von Frau Cöppicus Lichtsteiner sehr klar ausgedrückt.

Einem spirituellen Lehrer kann ich nur raten, in solchen Fällen sehr genau bei der eigenen Empfindung zu bleiben, in der sich die Gegenübertragungserfahrung manifestiert. Denn es werden auf jeden Fall die Brüchigkeit und die innere Not direkt kommuniziert werden, indem sich im Bewusstseinsfeld des spirituellen Begleiters Gefühle der Unzulänglichkeit, der Hilflosigkeit, oft auch der Unklarheit, der Ratlosigkeit, der Leere, wenn nicht gar der Aggression zeigen. Solche heftigen Gegenübertragungsgefühle sind ein sicheres Zeichen dafür, dass sein Gegenüber unter der Oberfläche eines vielleicht gefällig präsentierten spirituellen Interesses und einer angenehmen Person mit brodelnden Gefühlen kämpft und vielleicht besser eine Psychotherapie machen sollte.

Dass Menschen mit starken Brüchen in der Biografie und großem Leidensdruck erst einmal selbst auf die Suche gehen und Selbsthilfe anstreben, finde ich nur allzu verständlich und im Grunde auch unterstützenswert. Und daher ist aus einer rein pragmatischen Sicht gar nichts dagegen einzuwenden, dass manche es erst einmal mit Yoga-Kursen oder Meditationswochenenden probieren, bevor sie zu einer Psychotherapie finden. Wenn jedoch nach dem dritten langen Meditationsretreat der innere Friede ausbleibt und beim Telefonanruf der Mutter der Schweiß ausbricht, dann sollte man klug genug sein, diese Zeichen als einen Hinweis darauf zu werten, dass eine psychotherapeutische Aufarbeitung dieser Themen notwendig ist.

Wir haben am Fallbeispiel 11-1 von Frau Cöppicus Lichtsteiner gesehen, wie stark die psychische und die spirituelle Befreiung gekoppelt sind. Wer auf dem spirituellen Weg nicht weiterkommt, sollte daran denken, dass möglicherweise im Feld der Persönlichkeit Aufräumungsarbeiten nötig sind. In der Regel lüftet sich dann auch der Deckel, der auf der spirituellen Weiterentwicklung zu sitzen scheint. Denn häufig hinterlassen psychische Traumatisierungen nicht nur psychische Wunden, sondern verletzen auch die spirituelle Integrität eines Menschen.

Phänomenologisch beschreiben die Betroffenen das häufig *»als würde ›er‹ mir noch immer im Nacken sitzen«* oder *»mir haftet hier etwas an«*. Führt man diagnostisch orientierte Imaginationen durch, dann zeigt sich dieses *»etwas«* nicht selten als ein saugender, parasitischer Rest einer alten Verletzung (▸ Fallbeispiel 10-4, Abb. 1). Spricht man dies in einem imaginativen Dialog an, verändern solche Reste oft ihre Gestalt, werden fordernde Giganten, die ihren Tribut wollen, oder arme, vernachlässigte Kinder, die Aufmerksamkeit, Wärme und Nahrung brauchen. Die Aufarbeitung solcher Wunden gehört aus meiner Sicht nicht in die spirituelle Begleitung, sondern in die Obhut einer guten Psychotherapie. Idealerweise kann ein Begleiter beides und hat eine Doppelkompetenz. Dann wird es an dieser Stelle Zeit, den Hut zu wechseln und die Änderung der Vorgehensweise und des Zieles mit der Klientin abzuklären.

Erfahrungsgemäß sind psychische Themen, die sich trotz langer spiritueller

Praxis immer noch melden und Probleme bereiten, eher tief sitzend und in analytischer Sprache *Strukturprobleme*, die entweder Arbeit an traumatischen Erfahrungen erfordern oder längere, umstrukturierende Arbeit. Daher sollten geistliche Begleiter oder spirituelle Lehrer solche Arbeit delegieren, es sei denn, sie haben explizit die Doppelqualifikation und können dies in ihrer eigenen Praxis entsprechend verbinden.

Wir sollten nie vergessen: Spirituelle Übungswege, ob in der westlichen oder östlichen Tradition, waren traditionsgemäß immer für Menschen mit stabiler Persönlichkeitsstruktur gedacht. Vielleicht kann man auch davon ausgehen, dass in bäuerlichen oder sammelnd-jagenden Kulturen die Versorgung von Kleinkindern instinktiv so aufgebaut war, dass die bei uns häufig anzutreffenden *»frühen Störungen«*, die auf die Störung der Mutter-Kind-Bindung in frühen Jahren zurückgehen, dort sehr selten auftraten. Wir wissen aus den Jäger-Sammler-Kulturen, dass langes Stillen und enger Körperkontakt eher die Regel waren und auch bei uns scheint erst die Industrialisierung diese biologisch-psychologischen Rhythmen zerstört zu haben (Liedloff 1980). Es ist anzunehmen, dass die spirituellen Traditionen gar nie in die Lage gekommen sind, sich zu überlegen, was man mit instabilen Persönlichkeiten tun muss. Psychotherapie ist ja schließlich eine relativ neuartige, westliche Erfindung, die möglicherweise auch den speziellen Lebensumständen unserer industrialisierten Kultur geschuldet ist.

Daher können wir nicht einfach spirituelle Übungswege, die aus einem anderen kulturellen und historisch-wirtschaftlichen Kontext stammen, auf unsere moderne Situation einer kapitalistisch-individualistisch ausgerichteten Gesellschaft übertragen. Genauer gesagt sollten wir bei der Übertragung auf die geänderten psychologischen Rahmenbedingungen achten. Und zu diesen gehört, dass vermehrt Menschen mit einer schwierigen persönlichen Geschichte im Rahmen spiritueller Angebote nach Sinn und Erlösung suchen.

11.3.3 Spirituelle Verweigerung

Wenn ich recht sehe, dann gehen alle spirituellen Traditionen davon aus, dass Menschen die Freiheit haben, sich ihrer tieferen spirituellen Natur zu verschließen. Wir haben im Eingangsteil gesehen, dass die Haltung des materialistischen Naturalismus unreflektiert davon ausgeht, dass der ganze Bereich spiritueller Erfahrung und transzendenter Wirklichkeit Unfug ist bzw. keine eigene ontologische Realität darstellt. Ich habe dagegengehalten, dass Spiritualität vermutlich genauso natürlich zum Menschen gehört wie die Sexualität. Und genauso, wie manche Menschen ohne sexuelle Betätigung auskommen oder sich sogar absichtlich ihrer enthalten, können manche offenbar auch ohne spirituelle Erfahrung und Praxis leben. Außerdem steht es darüber hinaus jedem frei, sich diesem Bereich zu verschließen. Wir haben in der repräsentativen Befragung von Psychotherapeuten (Hofmann & Walach 2011) gesehen, dass etwa ein Drittel aller deutschen Psychotherapeuten zu den Menschen gehört, die keine eigene spirituelle Erfahrung haben und sich selbst als Agnostiker oder Atheisten bezeichnen (► Kap. 10 und Tab. 10-1).

Roberto Assagioli war meines Wissens der Erste, der darauf hingewiesen hat, dass aus einer Verweigerung gegenüber den eigenen spirituellen Impulsen psychologische Probleme entstehen können (Assagioli 1937, 1955). Da die kognitive Haltung in solchen Fällen häufig relativ stark naturalistisch-materialistisch geprägt ist, woraus sich gleichsam folgerichtig eine agnostische oder atheistische Haltung ableitet, haben es in solchen Fällen genuin spirituelle Erfahrungen manchmal schwer, durchzudringen und ernst genommen zu werden.

Häufig äußert sich der Bereich des Spirituellen in solchen Fällen entweder anfangs sehr zaghaft und zart, etwa in Träumen, Bildern, Sehnsüchten und Impulsen, vielleicht zufällig angeregt durch eine Begegnung oder Lektüre. Geht man diesen Impulsen nach, folgt oft ein langsames Aufblühen. Nicht selten stehen aber die dogmatischen Haltungen unseres bewussten Ichs und seiner Selbstdefinition als *»rationaler Mensch, der auf dem Boden der Tatsachen steht«* oder als *»Agnostiker, der nur wissenschaftlich belegte Befunde ernst nimmt«* und derlei Konzepte im Weg.

Mein Eindruck ist, dass vermutlich jeder Mensch irgendwie diese seine spirituelle Natur spürt, aber je nach Situation sehr unterschiedlich darauf reagiert. Die hier zu thematisierende aktive Verweigerung äußert sich meistens so, dass alle Berührung mit spirituellen Themen, Aktivitäten und sozialen Kreisen aktiv vermieden und nicht selten abgewertet wird, damit das eigene Weltbild sauber gehalten werden kann. Das geht oft erstaunlich lange gut. Manchmal tauchen dann aber Probleme auf, sehr häufig außen oder scheinbar außen: Dinge gehen schief, eine Krankheit schlägt plötzlich zu, die Arbeitsstelle bricht ein, Sinnlosigkeitsgefühle trotz oder gerade wegen beruflichen Erfolgs, Leere, obwohl die materielle Situation nicht besser sein könnte.

In der klinischen Darstellung sind solche Menschen oft depressiv oder haben vage psychosomatische Probleme, für die sich keine wirklich solide körperliche Ursache finden lässt. Nach langer Odyssee von Facharzt zu Facharzt landen sie beim psychotherapeutischen Praktiker und fragen sich, warum ausgerechnet sie, die doch beruflich so erfolgreich sind oder waren, in einer derart merkwürdigen Situation sind.

In solchen Fällen ist es nützlich, daran zu denken, dass die verweigernde Haltung gegenüber der eigenen inneren spirituellen Natur zu psychischen oder körperlichen Problemen führen kann. Solche existenziellen Leeregefühle oder von einer Vernachlässigung der spirituellen Natur herrührenden Probleme reagieren oftmals rasch auf regelmäßige Meditationspraxis, wie wir an den Fällen von Theo Fehr gesehen haben (▸ Kap. 9.3.7, Fallbeispiele 9-4 und 9-5, Kap. 9.4, Fallbeispiel 9-7). Auch die Übungen, die Menschen in Kontakt mit ihren inneren spirituellen Quellen bringen, mögen hier hilfreich sein. Wichtig scheint mir vor allem die diagnostische Einordnung. Denn Standard-Depressionsbehandlungen, ob das nun Psychopharmaka oder kognitive Strategien sind, dürften kaum dauerhaft helfen.

Einen in diesem Kontext interessanten Fall hat mir Amalia Carli geschickt. Sie ist eine aus Argentinien stammende Psychotherapeutin, die in Oslo innerhalb des staatlichen Systems arbeitet. Ich habe sie kennengelernt, als ich Gutachter bei

Ihrer Promotion war, die sie in Barcelona durchgeführt hat (Carli 2020). Sie selbst ist in einem gänzlich atheistisch-naturalistischen Familienrahmen aufgewachsen und hatte nur über ihre Großmutter eine Brücke zur alten spirituell-religiösen Tradition ihrer Familie, die sie sich dann im Laufe der Zeit über ihre eigenen Erfahrungen wieder zurückgeholt hat.

Das folgende Fallbeispiel 11-3 beschreibt eine Situation, wie eine Klientin aufgrund äußerer Umstände in eine Krise gerät und eine sehr bodenständige Intervention weiterhalf.

Fallbeispiel 11-3

Therapie bei einer Frau ohne spirituellen Hintergrund und Interesse im Rahmen einer Krise

(Fall von Amalia Carli, Oslo)

Ninne kam aus einer dysfunktionalen norwegischen Familie. Sie war in ihren Fünfzigern und litt noch immer an der schlechten Behandlung, der sie als Kind ausgesetzt war. Ninne war eine warmherzige und intelligente Frau. Sie hatte studiert, hatte aber das Gefühl, irgendwas würde fehlen, vor allem die Anerkennung und Fürsorge, die sie von ihrer Mutter nie erhalten hatte. Ninne heiratete, hatte zwei Kinder, wurde geschieden, hatte einen guten Beruf, eine Riesenhypothek, eine Wohnung … und dann verlor sie ihren Job. Alles schien auseinanderzubrechen.

Als ich Ninne zum ersten Mal sah, war sie in einer sehr schlechten wirtschaftlichen Lage. Es bestand die Gefahr, dass sie ihre Wohnung verlieren würde. Sie rauchte, trank zu viel am Abend, nahm Antidepressiva *»seit ungefähr zehn Jahren«*. Ninne schien fast alle Freude am Leben verloren zu haben. Die einzige Freude war für sie, dass es ihren Töchtern gut ging, die in einer anderen Stadt studierten und gute Freunde hatten. Ninne lächelte spontan nur dann, wenn sie über ihren Stolz und ihre Freude an ihren Kindern sprach. Aber meistens vermittelte sie Trauer und eine Art von Abgeschottetsein sich selbst gegenüber, dem weder das Trinken am Abend noch die Antidepressiva beizukommen schienen. Ninne hörte auf meine Empfehlung hin mit dem Trinken auf. Dadurch wurden ihre Augen klarer, aber sie war noch immer traurig und abwesend. Manchmal hatte sie Panikattacken und die langen Abende alleine zu Hause lasteten schwer auf ihr. Die langen dunklen Nächte im Herbst und Winter waren auch nicht gerade dazu angetan, ihre Stimmung zu heben.

Das einzige Licht im Dunkel schien das Stricken zu sein. Ninne war sehr begabt, intellektuell und praktisch. Aber sie hatte keinen Job und ihre Strickerei war nur ein Hobby. Sie fühlte sich sehr einsam und isoliert und wurde dauernd von ihrer Angst und ihren depressiven Gedanken bedrängt.

Ich hatte viele Kontakte mit den Leuten vom Sozialamt, bei denen ich ihnen vermittelte, dass ihre Drohungen, Ninne aus ihrer Wohnung zu werfen, meine Behandlung konterkarierten. Daraufhin hörten die Drohungen der Kündigung auf. Und weil Ninne aufgehört hatte zu trinken und zu rauchen, hatte sie nun mehr Geld übrig, um die Gas- und Stromrechnungen zu bezahlen, die ihr vorher Probleme bereitet hatten.

Ninne lebte in einer Gegend, in der viele Migranten wohnten, und ich kannte einige Leute, die mit dem Priester dieser Gegend gearbeitet und Projekte für Frauen organisiert hatten. Nach einigen Monaten wagte ich den Schritt und fragte Ninne, ob sie sich vorstellen könnte, ihre Strickkunst anderen beizubringen und Kurse zu geben. Sie antwortete: *»Aber wo denn? Ich kenne keinen Ort, wo ich das anbieten könnte.«* *»Nun«*, sagte ich, *»wie ist denn Deine Beziehung zur Religion?«* Sie legte die Stirn in Falten. Ihre Ablehnung war greifbar. Sie sagte: *»Wenn es etwas gab an meiner Mutter, das gut war, dann war es die Tatsache, dass sie uns nie zur Religion zwang. Ich glaube, das letzte Mal, dass ich in der Kirche war, war an meiner Konfirmation und das war, als ich 15 war. Mein ehemaliger Mann war wie ich säkular eingestellt und unsere Töchter sind nicht in der Kirche konfirmiert worden.«* Ich sagte: *»Gut, ich verstehe, und was ich jetzt vorschlage, klingt vermutlich sehr merkwürdig, vielleicht dürfte ich Dir das auch gar nicht vorschlagen, aber ich habe eben gehört, dass die Kirche, die nahe bei Deiner Wohnung ist, eine Reihe interessanter Sozialprojekte anbietet … und ich dachte, vielleicht, anstatt alleine zu Hause rumzusitzen, könntest Du dort einen Strickkurs anbieten oder Norwegisch-Kurse … vielleicht etwas, was Du weißt und das andere gerne lernen würden … das würde Dich auch ein bisschen unter die Leute bringen …«* Ninne sagte: *»Naja, ich weiß nicht, die Kirche war bislang nicht Teil meiner Überlegungen, aber ich denke mal drüber nach.«*

Um es kurz zu machen: Ninne ging schließlich in die Kirche, fragte, ob sie irgendwie helfen könne. Es gab zwar dort keine Kurse, aber sie hatte einen netten Schwatz mit dem Priester, der sie zu den Morgen-Gedicht-Lesungen in die Kirche einlud. Sie ging hin und war sehr bewegt von der Stille und den schönen Gedichten, die vorgetragen wurden. *»Das sind auch keine christlichen Gedichte«*, sagte sie, *»sondern humanistische, die alle Menschen erreichen.«* Ninne gefielen diese Gedicht-Lesungen am Morgen, wenn ihre Angst am größten war. Es war gut, freundliche Gesichter zu sehen, obwohl sie ziemlich Angst hatte, dabei ertappt zu werden, dass sie während dieser Treffen in der Stille weinte. Sie wurde von ihrem Schmerz übermannt, war aber auch tief gerührt. *»Ist das Weinen ein Problem, Ninne?«*, fragte ich sie. Sie erklärte, das sei eigentlich nur ein Problem für sie selbst, denn andere weinten auch. Sie fühlte sich so tief berührt und konnte eine liebende Atmosphäre spüren, so etwas wie eine freundliche Gegenwart, etwas, das sie noch nie vorher empfunden hatte. Diesen Gedicht-Lesungen folgten andere Aktivitäten, schöne Konzerte in der Kirche oder andere Dinge, die sie gerne tat. Sie half dabei, den Kaffee zu servieren, Stühle zu stellen und unterhielt sich mit anderen. Sie war weniger einsam in ihrer Umgebung. Parallel dazu öffnete sich Ninne auch anderen Seiten des Lebens: Sie machte eine Weiterbildung, um eine neue Stelle zu bekommen, was ihr auch gelang. Das Annehmen all dessen, was in ihrem Leben schwierig war, kam immer mal wieder als Thema in unseren Sitzungen auf, aber sie vermittelte auch, dass sie jetzt besser in Kontakt mit ihrem inneren Selbstwert war und den vielen Zielen, die sie tatsächlich auch erreicht hatte durch unsere gemeinsame Arbeit, wie etwa aufzuhören zu trinken und zu rauchen. Gerade das letzte war ihr sehr schwergefallen. Ich neckte sie ein bisschen: *»Vielleicht war es ein Wunder? Oder du hattest Hilfe von oben?«* Trotz ihrer vielen dunklen Momente hatte Ninne auch Humor und konnte sagen: *»Nun, aufhören zu rauchen war in der Tat ein Wunder! Ich habe niemals geglaubt, dass ich das könnte …«* Allmählich nahm Ninne auch keine Antidepressiva mehr, die sie nach ihrer Einschätzung viel zu überempfindlich gemacht hatten. In einer Sitzung vor Weihnachten sagte sie lachend, mit einem Schuss Selbstironie, in der sie auch innere Rührung zulassen konnte: *»Jetzt fühle ich mich so tränenreich, wenn ich dieses ›Jesus-Kind‹ sehe!«*

In meiner Arbeit mit Ninne hatte ich immer den Eindruck, ich würde mich auf einem schmalen Grat bewegen, in so vielerlei Hinsicht: Sie war sehr deprimiert, isoliert und voller Selbstvorwürfe. Gleichzeitig war ihr selbstdestruktives Trinken und Rauchen nicht dazu angetan, ihren Selbstwert zu steigern oder die Anerkennung anderer zu gewinnen. Die Antidepressiva legten eine Art emotionale Blockade über sie, gaben ihr einen eingefrorenen Gesichtsausdruck, weil sie nicht wirklich gegenwärtig war, auch nicht bei sich selbst, wie es schien. Ninne öffnete sich allmählich ihren tief sitzenden Schmerzen während unserer vielen Sitzungen. Sie war ein Mensch mit vielen Talenten, einer sozialen Ader und einem ästhetischen Auge. Die konstruktive Anteilnahme an säkularen Aktivitäten in der Kirche machten ihr

Spaß und brachten etwas Schönheit in ihr Leben. Unsere Gespräche bewegten sich langsam darauf zu, dass sie die Vergangenheit akzeptierte, aber auch das viele Gute in ihrem Leben dankbar annahm und ihre eigenen Fortschritte darin, ihre persönlichen, intellektuellen und spirituellen Ressourcen anzuerkennen. In einem unserer letzten Gespräche vertraute mir Ninne an, dass ihre Töchter ihr gesagt hätten, wie stolz sie auf sie wären.

Wir sehen an diesem Fall, dass auch das, was ich einmal *spirituelle Entfremdung* nennen will, oft in eine komplexe psychische Belastungssituation eingebettet ist, die nicht selten auch noch tiefere Wurzeln hat. Es ist fraglich, ob die Klientin die Intervention hätte annehmen können, es mal mit einem Kontakt zum lokalen Pfarrer zu probieren, wenn nicht vorher schon viel an Beziehungsarbeit, Vertrauensaufbau und konstruktiver therapeutischer Arbeit passiert wäre. Aber offenbar hat dieser anscheinend wenig spektakuläre Schritt die Klientin in Kontakt mit ihrer eigenen spirituellen Wirklichkeit gebracht, in diesem Falle vor allem über die Gedicht-Lesungen und vielleicht die gemeinschaftliche Situation in der Kirche.

Ich habe auf Workshops und Kursen des Öfteren erlebt, dass gerade Menschen, die zunächst von sich gesagt hatten, sie seien überhaupt nicht spirituell oder religiös veranlagt, von der Begegnung mit ihrer eigenen Spiritualität, z. B. in Imaginationsübungen oder bei Meditationen, sehr tief berührt waren. Solche Erfahrungen können oft einen tiefen Wandel einleiten, der das Leben bereichert und verändert.

Ich halte es daher für klug, bei Menschen, die mit einer depressiven Symptomatik oder mit dem Problem einer existenziellen Leere kommen, an das Problem einer spirituellen Verweigerung zu denken. Manchmal ist die Verweigerung gar nicht so sehr persönlich-aktiv, sondern eher gesellschaftlich-passiv, wie das offenbar bei Ninne der Fall war. Hier hat einfach eine mangelnde Familien- oder Gesellschaftstradition den Zugang zu den eigenen inneren Quellen verlegt.

11.3.4 Sucht als fehlgeleitete spirituelle Suche

Manchmal ist die Verweigerung fehlgeleitet. Das ist häufig bei Suchtproblemen der Fall und auch ein Charakteristikum in unserem Fallbeispiel 11-3, wo diese Suchtproblematik deutlich wurde. Oftmals steckt hinter der Sucht nach bestimmten Substanzen ein Suchen nach erweiternden Erfahrungen und nach spiritueller Erfüllung. Das haben die Begründer des Zwölf-Schritte-Programms der Anonymen Alkoholiker erkannt (Cook 2009). Man wirft dem Programm häufig vor, es würde eine Substanzsucht durch eine andere oder durch eine dogmatische Struktur ersetzen. Das stimmt möglicherweise: Vielleicht sind wir Menschen von Natur aus süchtig – gottessüchtig, hat es, glaube ich, ein Dichter oder Mystiker genannt.

Die Arbeit von Chris Cook, einem der Mitbegründer der *Spiritual Special Interest Group* des *Royal College of Psychiatrists*, der in Durham die Suchtberatung leitet, zeigt, wie eng verknüpft Sucht und Suche nach spiritueller Erfüllung sind (Cook 2004, 2009). Im Deutschen ist es ja schon rein sprachlich gut erkennbar.

Aber es gibt eben auch eine starke inhaltliche Verbindung. Darum ist verständlich, warum die Anonymen Alkoholiker mit ihrem Zwölf-Schritte-Programm, das mittlerweile auch auf viele andere Bereiche – Essen, Drogen, Sex, Internetsucht – ausgeweitet wurde, tatsächlich erfolgreich sind. Denn sie haben erkannt, dass der beste Weg, die Sucht zu kontrollieren, der ist, sie in die Richtung zu kanalisieren, in die sie »*eigentlich*« will, nämlich hin zu einer Transzendenz-Erfahrung. Und die empirischen Ergebnisse zeigen, dass dieser Weg erfolgreich ist.

Hinter einer Suchtproblematik stehen sehr oft massive Entbehrungserfahrungen oder Traumata, deren Schmerz anders kaum auszuhalten ist. Und eine gewöhnliche Sehnsucht nach Transzendenz entgleist nicht einfach so in eine Sucht. Daher wird auch hier solide psychotherapeutische Arbeit die Basis sein. Aber es dürfte helfen, den spirituellen Aspekt nicht zu übersehen. Daher arbeiten auch viele Suchtkliniken in Deutschland mit Konzepten, in denen Achtsamkeit oder andere Formen der spirituellen Praxis integriert sind.

Vielleicht ist das der Grund, warum manche Therapeuten im Transpersonal-spirituellen Sektor die Arbeit mit erweiterten oder veränderten Bewusstseinszuständen hilfreich finden? Denn das ist es, was Menschen häufig anstreben oder was ihnen fehlt.

11.3.5 Holotropes Atmen, Arbeiten mit veränderten Bewusstseinszuständen und psychedelische Therapie

An der Schwerpunktsetzung in diesem Buch merkt jeder relativ rasch, dass diese Gebiete nicht meine Schwerpunkte darstellen. Das ist keine Wertung, sondern persönliche Vorliebe und Ausdruck meines eigenen Weges. Meine Erfahrungen mit Drogen und bewusstseinserweiternden Substanzen sind gering, ich habe aber einen Workshop in holotropem Atmen besucht und kann daher zu diesem Thema ein paar Dinge aus eigener Erfahrung beitragen.

Ansonsten kann ich mich an einen Beratungsfall erinnern:

> Damals saß ein junger Mann in meinem Büro, der sichtlich derangiert war. Er hatte auf einer Wiese Psilocybin-haltige Pilze gesammelt und sich daraus in Eigenregie einen Trank gebraut. Er habe das schon des Öfteren getan, aber diesmal seien wohl die Dosen etwas aus dem Ruder gelaufen. Er sei in einen sehr abwegigen Trip gerutscht, der länger als 24 Stunden angehalten hätte. Ich habe ihm damals einige Tipps zur Erdung gegeben. Ich weiß nicht, wie verbreitet die Praxis ist, sich mithilfe von Psilocybin in andere Sphären zu katapultieren.

Es ist ethnografisch gut verbürgt, dass das Verwenden solcher Substanzen, ob nun Psilocybin oder Mescalin, aus Pilzen oder Pflanzen, Ayahuasca oder möglicherweise auch die Substanzen aus dem Fliegenpilz, in unseren Breiten im Rahmen von Ritualen und speziellen Anlässen verbreitet war. Vermutlich ist Teil dieser ethnografischen Realität, dass solche Anlässe speziell und selten waren und kein täglicher Bestandteil der Alltagsaktivität (Kuypers 2020; Vollenweider &

Geyer 2001). Vermutlich ist auch zu bedenken, dass die Nutzung solcher Substanzen in komplexe soziale und religiöse Rituale eingebettet war und in entsprechenden Kulturen immer noch sind. Das Ayahuasca-Ritual z. B. ist ein äußert komplexes Ritual in bestimmten Gebieten des Amazonas. Die Pflanzen, die dafür verwendet werden, wachsen weit voneinander entfernt, müssen speziell zubereitet, zerstampft und vergoren werden. Es wird normalerweise von den Schamanen dafür verwendet, wichtige Informationen über die Heilung von Krankheit oder andere bedeutsame Themen zu erhalten. Sie begleiten dabei in der Regel diejenigen, die Heilung suchen (Ferrer 2013; Krippner & Sulla 2000; Shanon 2002).

Ein Kollege von mir, emeritierter Professor, der wegen einer prognostisch nicht sonderlich günstigen Prostatakarzinom-Erkrankung einen solchen Schamanen im Amazonas aufgesucht hat, hat mir ausführlich davon erzählt und offenbar mit diesem Ritual eine dauerhafte Remission erreicht. Das Ritual selbst war zwar wichtig, aber wichtiger war die Information über eine Heilpflanze, die der Schamane von seinem »*Pflanzengeist*« erhielt und die der Betroffene einnehmen musste. Er hat zwar sehr wohl die oft beschriebenen psychedelischen Zustände erlebt, die mit diesem Ritual in Verbindung gebracht werden, aber auch die Übelkeit. Das ist pharmakologisch gut zu verstehen. Denn im Gebräu von Ayahuasca sind zwei sehr unterschiedliche Pflanzen verarbeitet. Die eine hat eine serotonerge Wirkung, wirkt also zentralnervös wie Serotonin. Die andere Pflanze enthält einen Monoaminooxidase(MAO)-Hemmer, also eine Substanz, die das Enzym hemmt, das das Serotonin im Organismus wieder abbaut. Dadurch bleibt der Wirkstoff länger bio-verfügbar. Es ist aus meiner Sicht ein interessantes wissenschaftliches Rätsel, wie die Amazonasbewohner überhaupt darauf gekommen sind, zwei so unterschiedliche Pflanzen zu kombinieren, die an so verschiedenen Orten, oft Hunderte von Kilometern voneinander entfernt, wachsen. Fragt man die Schamanen, sagen sie: Die Pflanzengeister haben es uns gesagt.

Ich habe auch Ethnologen getroffen, die dieses Ritual vor Ort ausprobiert haben und nichts empfunden haben außer Übelkeit. Es scheint sich also nicht nur um einen pharmakologischen Automatismus zu handeln, der sich hier abspielt, sondern es dürfte eine kulturell-pharmakologisch-rituelle Einheit sein. Daher ist es fraglich, ob eine simple Übertragung auf unsere Verhältnisse, wie das derzeit immer wieder praktiziert wird – »Ayahuasca-Wochenende« auf einem holländischen Hausboot –, sinnvoll ist und die erwünschte Wirkung zeigt.

Stan Grof war ursprünglich einer der Ersten, der noch in Prag Versuche mit LSD machte. Nach seiner Übersiedlung in die USA und der Kriminalisierung von LSD im Zuge des Drogenkrieges in diesem Land wechselte er das Register. Er stellte fest, dass man mit kontrollierter Hyperventilation ganz ähnliche Effekte erzielen kann, nämlich veränderte Bewusstseinszustände, die sich manchmal in den transpersonal-spirituellen Raum weiten.

Ich wähle hier bewusst diesen Begriff, weil in diesen Sitzungen alles Mögliche erlebt wird. Manchmal sind es in der Tat sehr spirituelle Erfahrungen: Kontaktnahmen mit etwas Heiligem, Transzendentem z. B., das heilend und befreiend wirkt. Manchmal sind die Erfahrungen so, als würde man in eine andere Zeit, manche interpretieren es als ein anderes Leben, katapultiert. Die Betroffenen sehen dann z. B. ganze Szenen, in denen sie sich selbst in anderen Kontexten erleben, z. B. einem vergangenen Krieg, in der Nazizeit als Opfer oder Täter und derlei Dinge. Durch die Nachbearbeitung kann diesen Szenen oft ein sinnvolles Narrativ abgewonnen werden, das den Betreffenden hilft, ihre momentane Situation besser zu verstehen und zu verarbeiten. Auch Kontaktnahmen mit *»Außerirdischen«* kommen vor, mit Verstorbenen und Geistern aller Art, freundlichen und weniger freundlichen.

Diejenigen, die solche Workshops regelmäßig anbieten und auch therapeutisch damit arbeiten, berichten, dass die Erfahrungen in diesen besonderen Bewusstseinszuständen therapeutisch sein können, wenn sie anschließend gut integriert und verarbeitet werden (Grof 1988; Jahrsetz 1999, 2002). Empirische Daten zeigen, dass sich dadurch auch Veränderungen ergeben können, etwa was Angst oder kognitive Prozesse angeht (Holmes et al. 1996; Spivak et al. 1994).

Man kann auch bei dieser Methode durch gezielte *Manipulation* den Bewusstseinszustand verändern. Man kann die Hyperventilation und damit die Übersäuerung des Blutes kontrollieren. Man kann durch Begleitmusik, die bei solchen Sitzungen immer abgespielt wird, die Stimmung beeinflussen. Aber den Inhalt der Erlebnisse kann man nicht steuern. Dieser scheint durch eine sehr eigene Dynamik beeinflusst zu werden, bei der die persönliche Situation eine große Rolle spielt. Ich vermute, dass es sehr an der therapeutischen Kompetenz der Workshopleiter bzw. derer hängt, die die Nachbearbeitung durchführen, ob und inwiefern eine solche Erfahrung therapeutisch ist oder einfach ein solitärer Moment in einer unverbundenen Landschaft von Erlebnissen bleibt.

In jüngster Zeit hat die Erforschung von drogeninduzierten therapeutischen Effekten wieder an Fahrt gewonnen (De Gregorio et al. 2021; Goldberg et al. 2020; Kuypers 2020; Mertens et al. 2020). Es gibt eine Reihe von Studien, die zeigen, dass man mit Therapien unter LSD- oder Psilocybin-Gabe und guter therapeutischer Begleitung Suchtzustände, psychotische und Depressionszustände heilen kann (Davis et al. 2020; Griffiths et al. 2008; Johnson & Griffiths 2017; Schartner et al. 2017). Das liegt offenbar daran, dass durch Psychedelika spirituelle Erfahrungen induziert werden können. Stilbildend dafür war das berühmte *Karfreitagsexperiment* von Walter Norman Pahnke: Dort erhielten Theologiestudenten eines reformierten Seminars am Karfreitag doppelblind Psilocybin oder Nikotinsäure als Placebo (Pahnke 1963). Sie erlebten den Karfreitagsgottesdienst wesentlich intensiver, viele hatten mystische Erlebnisse. In einer Nachbefragung nach 20 Jahren sagten viele der Betroffenen, dass diese Erfahrung die wichtigste in ihrem Leben war und immer noch anhalte (Doblin 1991). Diese Daten sprechen dafür, dass offenbar unter Einfluss von Psilocybin Erfahrungen möglich sind, die den typischen spirituellen Erfahrungen, die man während meditativer Praxis machen kann, sehr ähnlich sind. Wer weiß, vielleicht wird man ja irgendwann einmal die gemeinsamen Prinzipien entdecken. Die Frage ist dann immer noch: Wie stabil und nachhaltig wird die Arbeit mit Drogen im Vergleich zu traditionellen Methoden der spirituellen Praxis sein? Meines Wissens ist das noch nicht untersucht. Ein Überblick über die Wirkweisen psychedelischer Drogen im Vergleich mit meditativer Praxis kommt zu dem Schluss, dass dabei durchaus unterschiedliche Prozesse ablaufen. Offenbar rekrutieren meditative Praktiken eher Aufmerksamkeitsnetzwerke, die dann die Emotionsregulation und das soziale Verhalten verändern, während Psychedelika eher auf emotionale Flexibilität und Offenheit durch Disinhibition wirken (Heuschkel & Kuypers 2020).

Man sollte vielleicht bedenken, dass innerhalb der spirituellen Traditionen die außergewöhnlichen Erfahrungen von Erleuchtung oder Entrückung zwar durchaus geachtet und angezielt werden. Sie sind aber nicht das endgültige Ziel. Es gibt sogar die Warnung davor, zu viel Wert auf Erlebnisse und Erfahrungen zu legen. Vielmehr ist das Ziel die Wandlung der Person. Im christlichen Kontext die Heiligung, in anderen Kontexten die Befreiung, Erleuchtung oder wie die Begriffe sonst noch heißen. Insofern wäre das isolierte Anstreben von Erfahrungen nicht ausreichend.

Auf einem anderen Blatt steht, dass dies vielleicht für therapeutische Ziele wie Depressions- oder Psychosentherapie durchaus ausreichend ist. Und möglicherweise ergibt sich ja sogar eine Schnittmenge, weil Menschen, die auf diesem pharmakologischen Wege eine spirituelle Öffnung erfahren haben, diesen Weg dann weiter gehen wollen.

Dass die Arbeit mit LSD und Psilocybin so lange medizinisch-wissenschaftlich bzw. politisch geächtet war, finde ich nachgerade interessant. Denn es zeigt, wie sehr offenbar das wissenschaftlich-politische Establishment Sorge hat, dass sich durch solche Erfahrungen möglicherweise Protestpotenzial ausbreitet. Denn eine ernsthafte medizinische Sorge ist eher unberechtigt. LSD und Psilocybin haben kein Abhängigkeitspotenzial und eine körperliche Sucht ist meines Wissens nicht bekannt (De Gregorio et al. 2021). Allerdings sind natürlich Leute, die sich auf diese Weise aus dem Alltag katapultieren, nicht die idealen Buchhalter und Betriebsameisen. Und möglicherweise würde eine auf solche Art etablierte psychiatrische Therapie das Geschäftsmodell der biologischen Therapie infrage stellen? Denn wenn die Daten aus den ersten Studien stimmen und zuverlässig sind, dann kann man in vielen Fällen mit nachhaltigen Besserungen, ja sogar Heilungen rechnen.

Daher wäre eine sorgfältige und breitflächige Untersuchung dieser Interventionsmethoden aus meiner Sicht angebracht. Auch hier stellt sich die Generalfrage, die überhaupt durch die Idee der Verbreiterung der Basis spiritueller Praxis aufgeworfen wird: Ist unsere Gesellschaft überhaupt bereit für (noch) mehr Menschen, die aus einer Erfahrung der inneren Verbundenheit heraus handeln und ihr Leben gestalten? Würde eine solche Situation möglicherweise liebgewordene Denk- und politische Handlungsgewohnheiten infrage stellen?

11.3.6 Reinkarnationserfahrungen und entsprechende Therapien

Nicht selten werden Vorbehalte gegenüber transpersonalen oder spirituellen Therapieansätzen damit begründet, dass sie einer unkritischen Ontologie Vorschub leisten. So viele Jeanne d'Arcs, wie in irgendwelchen Reinkarnationstherapien von unterschiedlichen Leuten als ihre frühere Reinkarnation ausgemacht werden, gab es nicht einmal in Wirklichkeit (Schulthess 2017), wo sich in der Tat nach dem Tod der Jungfrau von Orleans mindestens noch drei weitere als die wiederauferstandene Jungfrau von Orleans feiern ließen. Manche Therapeuten, und ich würde Stan Grof hier nicht ausnehmen, gehen oft sehr unkritisch mit den Zuschreibungen um, die Klienten aus irgendwelchen Sitzungen oder Erfahrungen mitbringen. Sieht sich einer mit einer mittelalterlichen Kluft bekleidet in einer Imagination, wird das oft als Beleg für ein *»früheres Leben«* interpretiert. Ich weiß auch nicht, ob es gut für eine solide Psychotherapie narzisstischer Probleme ist, wenn die narzisstischen Größenfantasien in die Geschichte verlagert werden, indem sich jemand eben als ehemaliger Kaiser von Rom und anschließend als Papst dreihundert Jahre später und schließlich noch als Heinrich VIII. zum Drüberstreuen fantasiert. Ich übertreibe und karikiere, absichtlich. Denn die Gefahr besteht, dass mit einem möglicherweise ernsthaften Konzept fahrlässig umgegangen wird, und zwar von beiden Seiten: von deren Verfechtern und von den Kritikern.

Ich persönlich glaube, dass Reinkarnationserfahrungen real sein können. Dafür gibt es sehr viele gute empirische Belege, die ich kurz im ersten Teil erwähnt und in meinem Galileo-Bericht diskutiert habe (Walach 2019a). Das spricht dafür, dass Bewusstsein manchmal, unter bestimmten Umständen Inhalte entweder früherer Lebensphasen oder anderer Menschen transportieren kann. Aber wenn jemand eine Reinkarnationserfahrung hat, heißt dies ja noch lange nicht, dass diese hier und jetzt vor uns sitzende Person identisch mit einer historisch vergangenen ist. Es heißt, dass die hier und jetzt vorhandene Person offenbar die eine oder andere Verbindung zu Inhalten eines anderen Bewusstseins vorgenommen hat, aus welchen Gründen und über welche Wege auch immer.

Menschen, die solche Erfahrungen machen, haben es in unserer Kultur nicht leicht. Die christliche Kultur kann mit solchen Erfahrungen nichts anfangen, weil sie nicht in ihrem Kodex vorkommen. Erfahrungen halten sich aber nicht an Kodizes. Da hilft es manchmal, wenn man darauf hinweist, dass es durchaus ernsthafte christliche Denker, wie z. B. Origines, gab, die eine reinkarnatorische Interpretation der christlichen Botschaft durchaus erwogen haben, was sich aber im damaligen hellenistisch-römisch geprägten Denken nicht durchgesetzt hat (Schmidt-Leukel 1996).

Jedenfalls zählt letztlich die Erfahrung und nicht die Theorie. Das heißt aber nicht, dass man jede leichtfertige Interpretation übernehmen und jede Imagination, jeden Traum, der auf eine andere Zeit oder eine andere Kultur hinweist, als einen Beleg für Reinkarnation deuten sollte. Ich persönlich wäre mit solchen Zuschreibungen sehr sparsam, aber gleichzeitig offen für die Möglichkeit. Denn Menschen, die solche Erfahrungen haben, ist nicht geholfen, wenn man ihnen mit der Unmöglichkeit von Wiedergeburt kommt. Möglicherweise wird ihnen aber geholfen, wenn sie Probleme, die sie im jetzigen Leben haben, im Lichte vergangener Komplikationen sehen. Ob und inwiefern das sinnvoll ist, das muss im Einzelkontext geklärt werden.

Ich kenne sehr ernsthafte Personen, die sich viel Mühe gegeben haben, ihren Träumen, Erfahrungen und Imaginationen auf den Grund zu gehen. Das Buch von Heinke Sudhoff, *»Ewiges Bewusstsein: Vierzig Zeitreisen durch Urgeschichte* *und Unendlichkeit*«, ist ein gutes Beispiel (Sudhoff 2005). Sie gibt darin die Erfahrungen wieder, die sie unter Anleitung eines kompetenten Hypno- und Regressionstherapeuten gemacht hat. Darunter sind solche, die sich schwer überprüfen lassen. Aber auch solche, die sie minutiös anhand von Archivmaterial geprüft hat und die daher durchaus glaubhaft sind. Der Skeptiker wird sich nie davon überzeugen lassen. Denn ob eine Information dadurch zustande kam, dass man »*selbst da war*«, wie dies in einer Reinkarnationserinnerung der Fall wäre, oder weil man durch »*Super-PSI*«, also generelle Telepathie und Hellsehen, auf Informationen zugreift, die stimmig sind, lässt sich auf diese Weise nicht klären. Frau Sudhoff hat diese Reisen aus reinem Interesse und privat-wissenschaftlicher Neugier, könnte man sagen, unternommen und nicht, weil sie therapeutische Hilfe suchte. Insofern sind das interessante Zeugnisse, die zeigen: Manchmal ist es offenbar möglich, über entsprechende Regressionstechniken in Erinnerungsreservoires abzutauchen, die sachlich stimmige Information zutage fördern. Das wundert mich persönlich nicht. Denn ich halte die allgemeine Haltung, die Vergangenheit sei vergangen und die Zukunft noch nicht geboren, sowieso für einen postmodernen Aberglauben. Denn die Vergangenheit wirkt noch immer und über unser individuelles Leben hinaus und die Zukunft wurde schon lange gestaltet, durch die Wünsche und Taten von uns und vielen vergangenen Generationen.

Daher kann auch eine Reinkarnationstherapie, wenn sie gut geführt wird, durchaus hilfreich sein (Demarmels 2007). Immerhin gehen viele Kulturen davon aus, dass sich »*Karma*«, also die Wirkung von Taten und Gedanken, über das eigene Leben hinaus fortpflanzt. Wir akzeptieren dies kulturell durchaus, indem wir anerkennen, wie das Denken und Handeln früherer Denker und Schriftsteller, Künstler und Politiker unsere heutige Wirklichkeit prägt. Daher ist es auch nicht so abwegig, davon auszugehen, dass dies, was wir Heutige erleben, nicht nur das Resultat unserer kurzen individuellen Geschichte ist.

Jeder, der Kinder hat, weiß, wie verschieden sie von Anfang an sind, wie bestimmt und wie stark ihre Persönlichkeit schon bald nach der Geburt in Erscheinung tritt. Daher scheint mir die psychologische Haltung ein Vorurteil zu sein, dass Kinder im Wesentlichen unbeschriebene psychologische Blätter sind, und die Probleme, die Menschen so mitbringen, aus der kurzen Lerngeschichte in der Interaktion mit genetischer Konstitution herrühren. Dass unsere Genetik in Verbindung mit unserer Lerngeschichte vor allem dazu dienen sollte, psychologische Probleme zu verstehen und zu behandeln, halte ich für selbstverständlich. Dass dies ausschließlich so ist und sein muss, halte ich für ein unbewiesenes Dogma. Daher würde ich an dieser Stelle für Offenheit plädieren. Letztlich entscheiden die Phänomene und der pragmatische Erfolg über die Richtigkeit eines Modells.

Ich habe in der Arbeit mit Patienten oft erlebt, dass Imaginationen plötzlich in sehr tief liegende Bereiche führen, die ich für mich am besten mit der Rekonzeptualisierung des Erlebten, als aus anderen historischen Bereichen stammend, verstehen konnte. Ich würde nie im Leben eine solche Möglichkeit von mir aus einem Patienten vorlegen, außer er würde eine solche Vermutung von sich aus äußern. Dann würde ich die Bedeutung dieser Interpretation explorieren. Ich würde sehr darauf achten, ob wir es hier nicht nur mit der Verlagerung einer narzisstischen Größenfantasie zu tun haben. Aber ich glaube, dass kompetente Therapeuten, die sich auf einem solchen Gebiet bewegen, dafür ein Auge haben. Kritik ist immer gut, Selbstkritik bei Therapeuten noch besser. Aber man kann durch dogmatische Voreingenommenheit und durch zu viel Kritik wichtige Zugänge blockieren. Auch hier gilt die Maxime: Am Ende hat immer die Klientin recht. Wenn sie etwas so erfährt, wenn eine Erfahrung auf diesem Hintergrund Sinn gibt, dann ist es richtig. Nicht notwendigerweise objektiv wahr, aber subjektiv richtig. Denn man muss bedenken: Oftmals können solche Narrative dabei helfen, Sinn zu erzeugen.

Ich kann mich noch gut an eine Kollegin aus meiner Ausbildungszeit erinnern, die bereits erwachsene Kinder hatte und mir erzählte, sie habe dauernd Konflikte mit einem der Kinder gehabt, die durch nichts aufzulösen waren. Sie habe bei einer kompetenten Person eine solche Reinkarnationsrückführung gemacht und dort gesehen, wie sie und dieses Kind in einer Situation verstrickt waren, die die Zwiste erklärte. Seither seien die Konflikte wie weggeblasen. Für sie selbst war das Verständnis entscheidend, das sie aus dieser Rückführung gewonnen hatte. War das, was sie gesehen hat, sachlich richtig? Man wird es nie wissen. Jedenfalls hat es pragmatisch funktioniert. Entsprechende Bücher, in denen Reinkarnationstherapeuten ihr Vorgehen beschreiben und Fälle präsentieren, sind voll von Fällen, bei denen durch Einsicht in Zusammenhänge aus vermeintlich früheren Leben Symptome verschwunden sind. Ist das ein Beweis für die Richtigkeit der Geschichte? Sicher nicht. Aber es ist ein Beleg dafür, dass das Vorgehen manchmal hilfreich sein kann. Man kann mit dem Erfolg einer Methode nie die Richtigkeit der zugrunde liegenden Theorie beweisen, weil alles Handeln und alle Methoden theoretisch überdeterminiert sind. Es gibt immer eine Fülle von Erklärungsmöglichkeiten für die gleichen Handlungs- und Erfahrungselemente. Aber man kann aus dem Erfolg einer Methode ableiten, dass das Vorgehen hilfreich sein kann.

Ist aus dem Erfolg einer Psilocybin-Therapie bei Depression abzuleiten, dass Depressiven Psilocybin im Gehirn fehlt? Nein. Ist daraus abzuleiten, dass man Psilocybin braucht, um glücklich zu sein? Nein. Ist daraus abzuleiten, dass die Erfahrungen, die Psilocybin erzeugt, Depressionen heilen können? Das offenbar schon. Aber warum das so ist, ist wieder eine andere Frage. Genauso hier: Ist aus der Tatsache, dass jemand in einer Reinkarnationstherapie sich selbst auf dem Enthauptungsblock sieht und anschließend seine Kopf- und Nackenschmerzen weg sind, abzuleiten, dass er in einem früheren Leben enthauptet wurde? Nein. Ist daraus abzuleiten, dass überhaupt Imaginationsinhalte als wahrheitsgemäße Repräsentationen vergangener Ereignisse gelten können, egal, ob aus diesem oder einem anderen Leben? Nein. Ist daraus abzuleiten, dass ein solches therapeutisches Vorgehen in diesem Falle, und vielleicht auch in anderen Fällen, hilfreich war? Das offenbar schon.

Der Fehler besteht meistens darin, so scheint mir, dass man allzu rasche und allzu vereinfachte Schlüsse zieht. Daher wäre mein Plädoyer an dieser Stelle: erfahrungsbezogen und phänomenologisch sauber zu arbeiten, zu beobachten, mit Theorien sehr sparsam umzugehen und sich des Übergangs bewusst zu sein, an dem man von einer Erfahrung und Beobachtung in eine theoretische Rekonstruktion und Interpretation wechselt. Ich sagte schon: Über Erfahrungen kann man nicht gut streiten. Über Theorien sehr wohl.

12 Abschließende Bemerkungen und ein selbstkritisches Nachsinnen

Dieser Text ist in gewisser Weise gewagt, andererseits aber auch sehr konventionell. Er ist sehr gewagt, wenn man ihn auf dem Hintergrund dessen betrachtet, was derzeit wissenschaftlich belegt ist, was diskutiert und verhandelt und wie in der Praxis, zumindest in der offiziell bekannten und akzeptierten Praxis, Psychotherapie verstanden wird. Er ist eher bieder und konventionell, wenn man noch weiter nach vorne denkt und z. B. Psychotherapie in Verbindung mit anderen spirituellen Traditionen des Heilens sieht und eine Vision einer nicht mehr an rein kausalen Prozessen orientierten, übergreifenden Therapie vor Augen hat.

Ich habe versucht in meinen Gedanken eine Naturalisierung des Bereichs der Spiritualität vorzunehmen, die aber natürlich gleichzeitig eine Spiritualisierung des derzeitigen Konzeptes von Wissenschaft zur Folge hat. Dazu habe ich mich an bekannte und bewährte Konzepte – z. B. an das Konzept der Verschränkung – angelehnt und mich mit ihnen so weit aus dem Fenster gelehnt, wie es diese Konzepte zulassen, und das ist, wie ich hoffentlich gezeigt habe, eine ganz schöne Strecke. Ich habe mich in der Ontologie auf eine Art transzendenten Monismus gestützt, der durch zwei komplementäre Erscheinungsweisen, Geist und Materie, phänomenal greifbar wird. Das tue ich deswegen, weil ich es für die im Moment gerade noch vermittelbare Position halte, mit der man im Dialog mit reduktionistischen Forschern und Denkern bleiben kann. Ich bin mir der Tatsache bewusst, dass man vielleicht noch radikaler denken und schreiben muss. Denn viele Phänomene lassen sich auch so nicht gut verstehen. Möglicherweise haben es diejenigen leichter, die einem idealistischen Konzept verpflichtet sind. Theoretisch und sachlich vielleicht durchaus, aber pragmatisch halte ich dies nicht für richtig, weil dadurch die Kurve, die man einem Kollegen abverlangt, der vielleicht durchaus offen ist, aber noch auf dem Boden der herrschenden Ontologie steht, zu scharf wird.

Aber vielleicht wäre es nötig gewesen, und wird es zu einem späteren Zeitpunkt auch als Möglichkeit tatsächlich sein, noch deutlicher ausgerichtete Positionen zu skizzieren, in denen z. B. zusätzlich zur Körper-Geist-Einheit, die ich als komplementäre Erscheinungsform einer transzendent monistischen Wirklichkeit fasse, weitere Seelenentitäten vorkommen, mit denen dann phänomenologische Erfahrungen, wie die soeben kurz angedeuteten reinkarnatorischen, auch konzeptionell gefasst werden können oder die Phänomene wie Sekundenheilungen oder Geist-Erscheinungen noch besser fassen können. Der Schiedsrichter ist letztlich die Wirklichkeit mit der Fülle von Phänomenen. Der aus meiner Sicht schlechteste wissenschaftliche Zugang ist jener, welcher von einer fixen Ontologie oder Theorie aus dogmatisch dekretiert, was sein kann und was nicht. Es ist die Haltung von Galileos Mathematiker-Kollegen, der sich weigerte, durchs

Fernrohr zu sehen, weil er aus Aristoteles bereits ableiten konnte, dass es dort nichts zu sehen gab.

Aber der Blick durchs Fern- oder Nahrohr lohnt immer. Wissenschaft dient der Rettung der Phänomene, nicht ihrer Ausgrenzung. Um zu illustrieren, was ich meine, möchte ich zum Schluss noch einen Fall präsentieren, der mir von Frau Andrea Behrentroth geschickt wurde. Sie ist Jungsche Therapeutin und Lehranalytikerin am C. G. Jung-Institut Zürich in Küsnacht in der Schweiz.

Fallbeispiel 12-1

Eine Erscheinung und andere spirituelle Erfahrungen in der Psychotherapie
(Fall von Andrea Behrentroth)
Im Erstkontakt wird eine bodenständige, verlässliche Frau, Mitte fünfzig, mit großer Existenzangst, Erschöpfung und inneren Leeregefühlen für mich spürbar, die voller Verzweiflung und fassungslos darüber ist, dass sie sich nach einer langen Mobbinggeschichte am Arbeitsort nicht mehr imstande fühlt, ihre Arbeit als Reinigungskraft in einer Institution zu verrichten. Als sie diese Stelle ganz verlor, konzentriert sich ihre Arbeit auf drei seit Langem vertraute Haushalte, die sie auch in den schlimmsten Krankheitsphasen regelmäßig reinigt. Sie habe nie Hilfe in Anspruch nehmen müssen, sagt sie, und sei, seit sie mit 14 Jahren aus dem elterlichen Haus ausgezogen sei, immer für sich allein aufgekommen. Beide Eltern hätten ihr Leben lang gekrampft, die streng katholische Mutter habe sich dem Vater immer untergeordnet, bis zu seinem Tod vor einigen Jahren. Als Vatertochter habe sie als Einzige der sechs Kinder bewiesen, dass sie es allein schaffe, trotz Legasthenie. Nach der nicht bestandenen Aufnahmeprüfung für die Sekundarschule habe der Vater sie geschlagen und beschimpft, sie sei ein »Fabrikidiot«, sie werde »nie arbeiten können und ohne ihn nichts werden«.
Jetzt fühle sie sich wie das alte Bügeleisen aus ihrem Traum (Initialtraum), das kaputt sei, aber gebraucht werde und darum einfach nicht kaputt sein dürfe. Das lasse sie im Traum wie in der Realität mit massivem Druck und Panikgefühl ohnmächtig zurück.
Frau P. reagiert mit Unverständnis, Zwang und Selbstaggression auf ihre depressive Symptomatik, ein Muster, das sie als Kind von den überforderten und belasteten Eltern übernommen und das sich ihr tief eingefleischt hat.

Dem Leidensdruck der Patientin entsprechend lassen sich verschiedene Diagnosen nach ICD-10 formulieren:

- schwere depressive Störung (F32.2) ohne psychotische Symptome
- Agoraphobie mit Panikstörung (F40.01)
- Anankastische und ängstliche Persönlichkeitsstörung (F60.5, F60.6)
- Probleme wegen sexuellen Missbrauchs (Z61.5)
- emotionale Vernachlässigung (Z62.4)

Zur medikamentösen Behandlung der Depression erhält Frau P. vom delegierenden Psychiater Antidepressiva, für ihre stärksten Angstzustände Temesta in Reserve. Seit zwei Jahren ist sie in einem Invalidenrentenverfahren, in dem sie mehrere Gespräche mit IV-Ärzten führen musste, die sie als sehr belastend empfand. Gegen einen ersten ablehnenden Entscheid rekurrierte sie mit einem uns bekannten Anwalt.

In der Ahnengeschichte von Frau P. gibt es eine positive Figur, den Großvater väterlicherseits, dem sie sich mit Stolz verbunden fühlt. Dieser wurde nach dem frühen Tod seines

Vaters von seiner Mutter als Verdingbub auf einen Hof gegeben. Seine Mutter verschwand danach spurlos und er sah sie nie wieder. Er erlitt dort Hunger, Not und Gewalt und floh 14-jährig ins Ausland. Dort wurde er von einem großzügigen Menschen aufgenommen, der ihm ermöglichte, eine Lehre als Schreiner zu machen.
Die emotionale und materielle Kargheit in der achtköpfigen Familie, in der Frau P. aufwuchs, ließ keinen Raum für Spiel und Erholung. Zuckerbrot und Peitsche waren die Erziehungsmittel. Verständlich, dass sie lange einnässte, aber dafür wurde sie gedemütigt und bestraft. Die Eltern hätten es nicht besser gewusst, meinte Frau P., das habe sie schon lange realisiert. Eine gute Beelterung innerseelisch aufzubauen, war bisher für Frau P. nicht möglich, bis heute bleiben massive Täterintrojekte in ihr aktiv und quälen sie bei Leistungsversagen und Demütigungen zusätzlich.
Ein zweiter Traum, den sie zwei Jahre später träumt, nachdem sie arbeitslos geworden ist und ihre Existenznot sich weiter verschärft hat, deutet – in großer Ambivalenz mit dem satanischen Schatten eng verbunden – die von der Mutter übernommene Religiosität als zarte Ressource an: »Der Satan will mich holen. Ich habe unvorstellbare Ängste. Kurz bevor er mich holt, ist die Mutter Gottes da. Ich spüre ganz leicht Wärme und bete ›Gegrüßest seist Du Maria‹«.
Während diese Ressource der Mutter Gottes erst ahnbar aufkeimt, willigt Frau P. nach langem Zögern ein, einen achtwöchigen Klinikaufenthalt zu versuchen. Doch beim Austritt fühlt sie sich weiter geschwächt und noch weniger leistungsfähig. Trotzdem hält sie mit äußerster Kraftanstrengung die drei privaten Haushalte sauber, als existenzielle Notwendigkeit. In der Klinik entdeckt sie aber eine neue Begabung, das Malen, das sich abwechselnd zwanghaft in Bildern entlädt oder blockiert ist.
Weil sich Suizidalität und Depression weiter verstärken, ziehe ich mithilfe des delegierenden Psychiaters, der zwischenzeitlich die antidepressive Medikation erhöht und mit Temesta (in Reserve) ergänzt hat, eine Fachfrau für psychiatrische Spitex, Frau B., hinzu. Frau B. wird Begleitperson in den angstmachenden und demütigenden Ämterläufen und eine wichtige alltagsnahe Bezugsperson, der sich Frau P. anvertrauen kann. Allerdings fühlt auch Frau B. sich in dieser Begleitung oft ohnmächtig.
Im Frühjahr, während des Lockdowns der Coronazeit, geschieht in einer Therapiesitzung etwas für uns beide Eindrückliches und Furchterregendes, das bis heute nachhaltig seine Wirkung hinterlässt:
Meine wiederholten Versuche, Frau P. zum Malen eines Marienbildes zu bewegen, begannen in dieser Zeit zu fruchten und sie bringt das erste einer Reihe Marienbilder, das sie in dieser Stunde zwischen uns auf den Boden legt (Abb. 1).
Sie spricht darüber, wie überrascht sie sei, dass es so ungegenständlich herausgekommen wäre. Es wirke etwas jenseitig, aber es sei ja auch so, dass das Licht erst nach dem Tod erscheine. Im Leben sei alles dunkel und schwer. Das Bild wirke wie ein Kokon auf sie, wie eine andere Welt, die Schutz vor dem Dunkel der Welt gebe.
Dann berichtet sie zum ersten Mal, dass ihr Vater heilerische Fähigkeiten gehabt habe, er habe von den Menschen die Schwere wegnehmen können. Er habe ihr aber erst kurz vor seinem Tod davon erzählt: Das sei nichts für sie, habe er vorher immer gemeint.
Da bricht sie mit weit aufgerissenen Augen ab, kreideweiß im Gesicht. Ich springe erschrocken von meinem Stuhl auf und sehe direkt hinter mir die furchtbare Erscheinung eines völlig heruntergekommenen, skeletthaft wirkenden Mannes mit einer massiven Eisenkette um den Hals, ausgehöhltem Gesicht, kaputten Kleidern und zombiehaft leerem Blick. Lautlos, von mir unbemerkt, muss er in unseren geschützten Raum hineingekommen sein.
Er wirkt leer und transparent, weder leiblich noch Erscheinung, fast zahnlos, dabei absolut gewaltlos und zerbrechlich, wie wenn er jeden Moment zerfallen könnte. »Ist ein Arzt da?«,

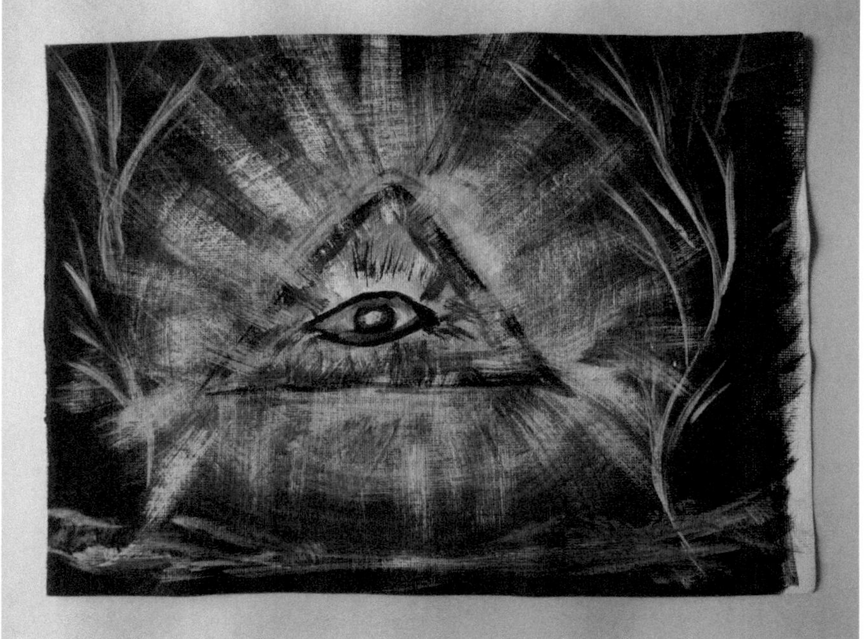

Abb. 1

fragt er mich leise, fast ausdruckslos. Da sehe ich, dass er einen »Demeter«-Joghurt mit Sanddorngeschmack in der Hand hält und er kommt mir damit eigenartig nahe. Bei ihm wirkt es wie ein Fremdkörper, so wunderbar nahrhaft im Gegensatz zu seiner Erscheinung. Völlig irritiert fühle ich da Verbindung zu ihm, da ich am Vorabend zum allerersten Mal diesen gleiche »Demeter«-Joghurt mit Sanddorngeschmack in einem Hofladen nahe meinem Haus kaufte, der mir beim Verzehr sehr mundete.

Ich reagiere irgendwie, um meinen und der Patientin Raum zu schützen, und mache nach hervorgeholter Notfallnummer und der Bitte an die Patientin, im Raum zu warten, die Tür hinter mir zu, um diese leidvolle Gestalt auf dem Gang weiterweisen zu können. Aber sie ist bereits wieder spurlos verschwunden. Auch beim Gang rund um das Praxisgebäude finde ich diesen geisterhaften Menschen nicht, sodass ich zurück zu Frau P. in meinen Praxisraum gehe. Wir beide sind noch immer fassungslos. Frau P. fragt wiederholt, ob ich die Leere im Blick dieses Mannes gesehen habe. Es sei die gleiche furchtbare Leere gewesen, die sie in den Augen ihrer Mutter gesehen habe, als ihre älteste Tochter Petra an Krebs verstorben sei. In den folgenden Stunden malt Frau P. weitere Marienbilder, dabei erinnert sie die eigene Leere, die sie selbst bei einer Vergewaltigung mit 17 erlebt hat. Das Dunkle ihrer Vergewaltigung bringt sie zusammen mit der Erinnerung dreier von ihr schuldhaft verarbeiteter Angehörigensuizide in einem düsteren, schwarz-weißen Bild zum Ausdruck (Abb. 2).

In der nächsten Stunde berichtet sie, dass sie das Bild, wie besprochen, in einem Ritual gemeinsam mit Frau B. verbrannt habe. Es habe zunächst einfach nicht brennen wollen, sei dann aber am Ende ganz weiss geworden. Das sei für sie eindrücklich und befreiend gewesen.

Im nächsten Bild malt sie Maria in goldenem Kleid das erste Mal etwas figürlicher. Die drei Toten bekommen einen Platz an den Wurzeln des Baumes. Zart darf vor dem blau-schwarzen Hintergrund nun auch das Grün der Vegetation erscheinen und das Gold der himmli-

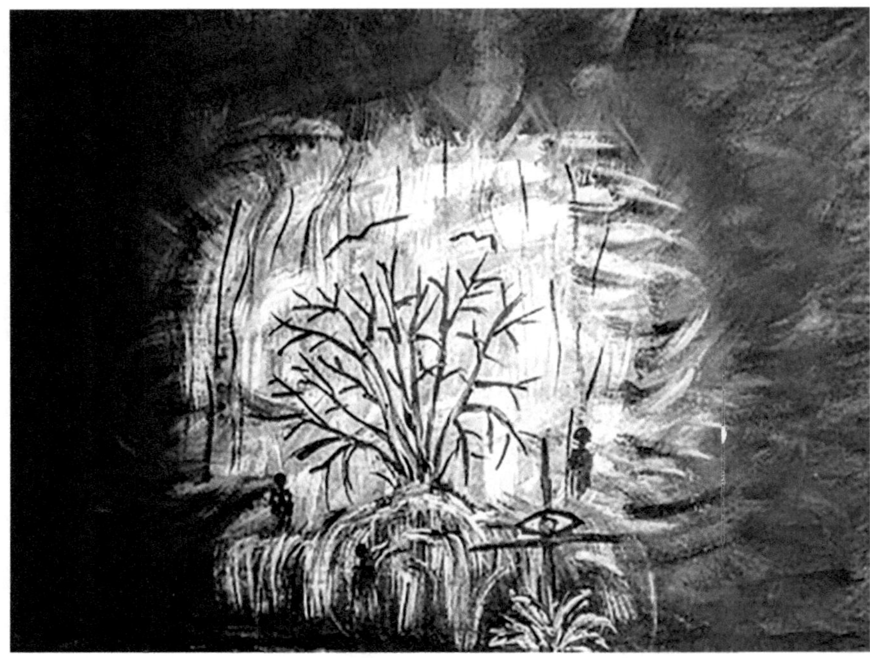

Abb. 2

schen Erscheinung berührt Gras, Treppe, das Grab und eine ihm symmetrisch zugeordnete Blume (Abb. 3).

Frau P. fühlt neues Leben in sich und ist sehr erleichtert, wieder mit Kraft und Elan arbeiten zu können. Dabei überfordert sie sich allerdings so maßlos, dass es ihr bald »den Rücken bricht« und ein Bandscheibenvorfall sie wieder 100 % arbeitsunfähig macht.

Die Erscheinung mit leerem Blick wirkt bei uns beiden nach und nimmt in mir als Theologin Raum ein, da ich in der Karwoche von dem Leidens- und Auferstehungsweg Jesu jeweils tief berührt bin.

Eine Erscheinung Jesu in der Karwoche während der Coronazeit?, fragt es in meinem Herzen. Dabei klingt in mir mit dem so wunderbaren Geschmack des Sanddornjoghurts eine nahe Beziehung aus meiner eigenen Familien- und Ahnengeschichte an, die mich lehrte, tiefstes Leid, Zorn und Angst mit dem Zärtlichen und Schönen zu verbinden.

Ein eigener Traum in einer folgenden Nacht weist mich auf die Zärtlichkeit hin, die im Teilen von Ohnmacht spürbar werden kann: »Ich halte meine Patientin ganz fein seitlich, ohne direkte Berührung ihren Energiekörper spürend, und nehme zärtlichen Zwischenraum zwischen uns wahr und weibliche Verbundenheit von uns beiden, während ich meine Ohnmacht bekunde: ›Ich weiss nicht weiter‹.«

Mir fallen dazu die Rilke-Worte ein (Rilke 1956 [1920], S. 242):

»Letztes ist nicht, dass man sich überwinde,
nur dass man still aus solcher Mitte liebt,
dass man auch noch in Angst und Not, das Linde,
Zärtliche fühlt, das uns zuletzt umgibt.«

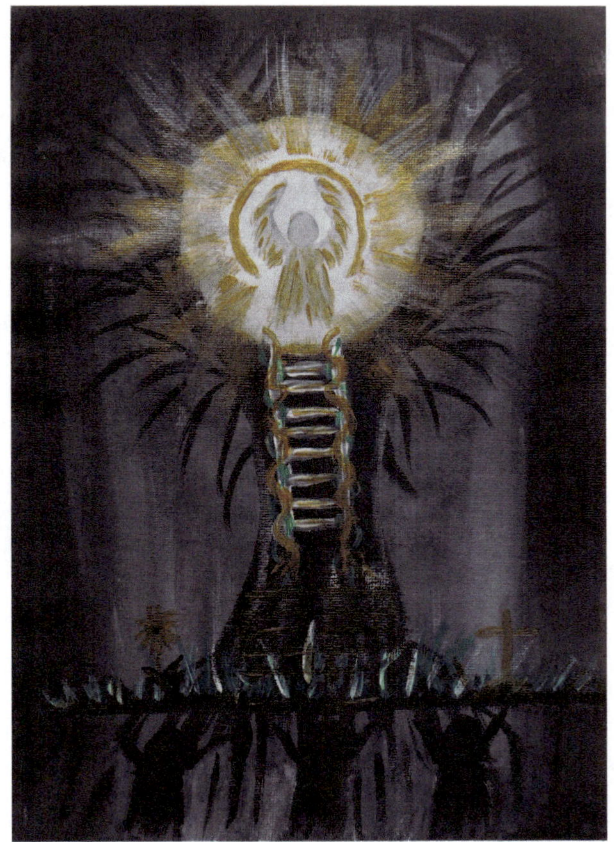

Abb. 3

Dieses eindrückliche Leere-Erlebnis mit dem unerwarteten Besucher hat mich tief berührt und begleitet mich auch jenseits des Praxisraumes. Ich erzähle davon einer Freundin, die lange schon auf einem spirituellen Weg ist. Dabei erlebe ich eine erschütternde Erfahrung von unglaublichem Leid und zugleich scheint sich in unserem Blickkontakt eine unendliche Weite des »Einfach das« auszudehnen.
Eine Momenterahnung des Bewusstseins von All-Eins: Leere ist Fülle.
Wenn wir den berührenden Blick, den Schock des Leides im Mitgefühl, durchtragen können, gibt es eine Wahrheit dahinter des »Einfach das«.

Von der Erfahrung des All-Eins schreibt meine Zen-Meisterin Sylvia Ostertag, krebserkrankt, in ihrem letzten Teisho 2010 vor ihrem Tod:
»Nun lasst mich etwas sagen zu meinem sehr persönlichen und aktuellen Koan, also natürlich zu meinem Krebs. Vor etwa einem Jahr eröffnete mir nach einer Untersuchung ein Arzt, dass ich von einem sehr aggressiven Krebs mit Metastasen in allen möglichen Organen befallen sei. Überrascht hat es mich nicht, aber es ist doch etwas anderes, ob man eine solche Sache ahnt oder das Faktum zu hören bekommt. Einen Augenblick lang empfand ich eine Art Schock. Als ob Krebs und Schock und Katastrophe immer zusammengehören müssten. Vielleicht ist das so etwas wie ein kollektiver Reflex, den wir von Geburt an übernehmen oder den wir uns in unserer Kindheit durch das Verhaltensmuster unserer Umgebung einprägen. Nun, während der Arzt wieder auf die Bilder mit dem schlimmen Befund schaute,

nahm ich mir Zeit, in mich hineinzuschauen, und ich konnte keinerlei Katastrophe finden. Was ich zu meinem Erstaunen fand, war: nur dies. Dieser Augenblick; diese Diagnose; dies. Dies vollständige und vollkommene Dies!
Der Arzt hatte sich umgewandt und sagte: ›Es tut mir so leid. Wie ist dies denn für Sie?‹ Ich antwortete: ›Es ist in Ordnung. Es ist vollkommen in Ordnung.‹ ›Aber wie können Sie so etwas sagen?!‹, meinte der Arzt beinahe empört. ›Sie sind krank, Sie sind unheilbar krank, krebskrank sind Sie!‹ ›Nein‹, sagte ich. ›Nein, das bin ich nicht. Es gibt keinen Krebs, der mich krankmachen könnte. Dieser Krebs ist nichts anderes als ich, ich selbst bin das.‹ Und indem ich das aussprach, fühlte ich: dieses Ich, dieses Krebs-Ich, war vollkommen heil, wie es immer war. Von Kopf bis Fuß. Ganz und gar unversehrt – weit und breit. Grenzenlos. Natürlich wissen wir das alle. Natürlich wusste ich das. Aber in jenem Augenblick wusste ich es wirklich. Und hätte da nicht der Arzt gestanden, so hätte ich mich tief verneigt vor lauter Glück und Dankbarkeit.« (Ostertag, Teisho, Holland 2010)

Nach diesen kühnen Worten von Sylvia Ostertag möchte ich zu Frau P. zurückkehren. Ihr nächstes Bild sehe ich ausgespannt zwischen den Polaritäten von Geborgenheit und verlorenen Wurzeln, zwischen Leichtigkeit und Schwere, Sammlung und Weite (Abb. 4).

Frau P. sehnt sich nach dem Licht, das sie jenseits des großen Tores glaubt, und zugleich mobilisiert sie immer wieder große Lebenskraft, z. B. aus der Verbundenheit mit ihrer alten

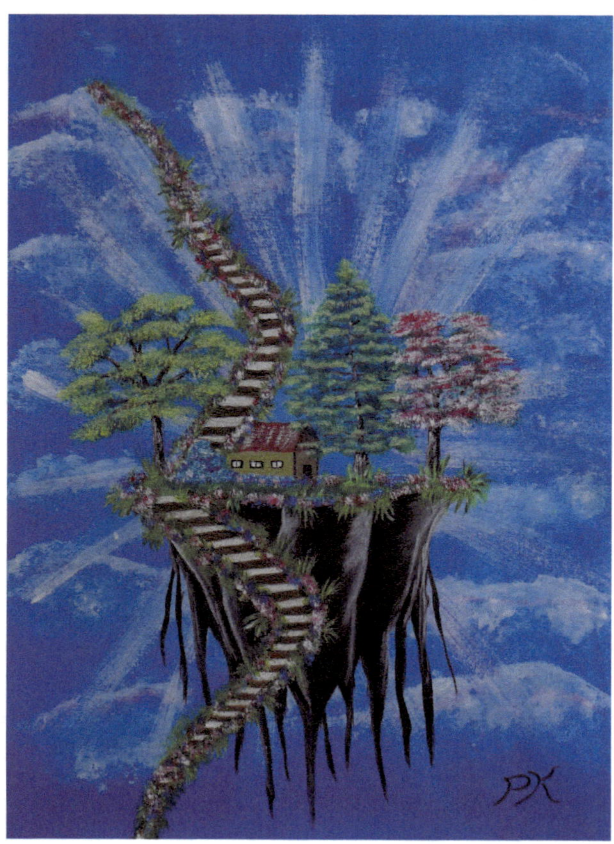

Abb. 4

Mutter. Sie möchte ihr einen weiteren Tod eines Kindes nicht zumuten, vor allem aus Liebe zu ihr möchte sie hierbleiben. Diese Liebe hilft ihr, all das Leid zu überstehen.

Mit welcher Haltung ich sie darin als Therapeutin begleiten kann, davon spricht ein Gedicht von Hilde Domin, »Nur eine Rose als Stütze« (Domin 1994 [1959]), das in eigener Weise das Bild der Patientin zu kommentieren scheint:

Ich richte mir ein Zimmer ein in der Luft
unter den Akrobaten und Vögeln:
mein Bett auf dem Trapez des Gefühls
wie ein Nest im Wind
auf der äußersten Spitze des Zweigs.

Ich kaufe mir eine Decke aus der zartesten Wolle
der sanftgescheitelten Schafe die
im Mondlicht
wie schimmernde Wolken
über die feste Erde ziehen.

Ich schließe die Augen und hülle mich ein
in das Vlies der verlässlichen Tiere.
Ich will den Sand unter den kleinen Hufen spüren
und das Klicken des Riegels hören,
der die Stalltür am Abend schließt.

Aber ich liege in Vogelfedern, hoch ins Leere gewiegt.
Mir schwindelt. Ich schlafe nicht ein.
meine Hand
greift nach einem Halt und findet
nur eine Rose als Stütze.

Nachklang mit Weihnachtsgeschenk

Das Lesen meines Berichts hat für Frau P. therapeutische Wirkung. Zum ersten Mal taucht in einem neuen Bild ihr Inneres Kind auf, das sie vorher immer vehement abwehren musste (Abb. 5). Ob es uns gelingen wird, dieses Kind von der destruktiven schwarzen Hand, auf der es steht, herunterzuführen in einen sicheren, geborgenen Raum, in die Arme Marias diesseits der Todesgrenze, wo es genährt wird und leben darf?

Gibt es eine Möglichkeit, dass das Licht, das Frau P. jenseits glaubt, das Dunkel im Diesseits durchdringt und erleuchtet, wie Sylvia Ostertag es so eindrücklich beschreibt?

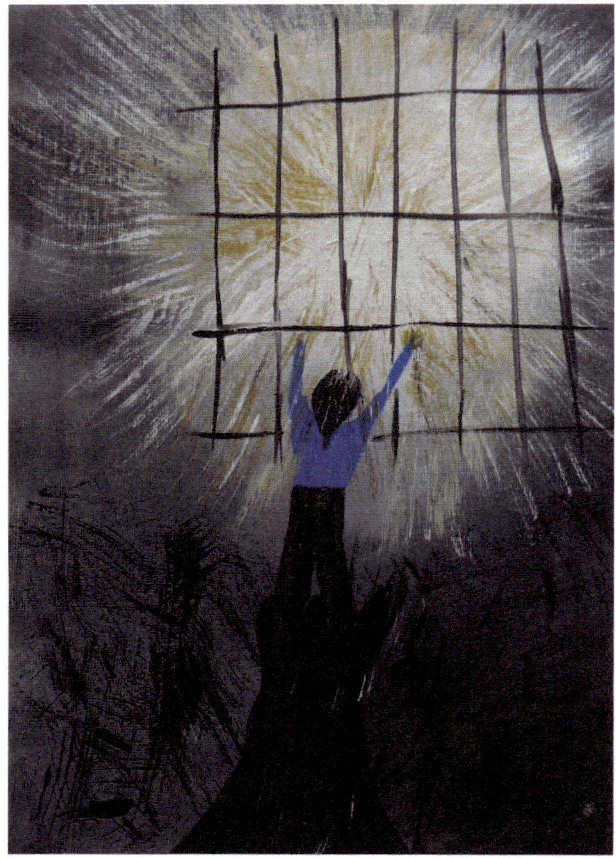

Abb. 5

In der Woche vor Weihnachten kommt die erlösende Mitteilung wie als Weihnachtsgeschenk: Die Invalidenversicherung hat ihr eine 100 %ige Rente zugesprochen. Die Erleichterung, von der existenziellen Not erlöst zu sein, erlaubt ihr, sich etwas zu entspannen und loszulassen.
Davon spricht ihr weihnachtlich wirkendes Bild (Abb. 6).

Um den grünen Kreis, der Maria und dem Kind unter einem japanischen Kirschblütenbaum Geborgenheit gibt, malt sie viel Wasser und kommentiert:
»Es muss fließen, fließen, fließen …«
Als seltsamen Rückfall in ihre kindliche Not erlebte sie kurz vorher ein nächtliches Bettnässen, das erste Mal als Erwachsene und ohne dafür bestraft und gedemütigt zu werden. Zwar schämte sie sich, es mir zu gestehen, aber sie konnte diesen Zwischenfall als Chance zu einer korrigierenden emotionalen Erfahrung sehen. Dies drückt sich in ihrem Weihnachtsbild aus, in dem das Fließen zu einer positiven Bedeutung findet.
Diese unbewusste Regression in ein Symptom, das ihr damals etwas Geborgenheit und reale Wärme gab (man erinnere sich an den zweiten Traum von Frau P., in dem Maria etwas Wärme spendete), konnte sie begrüßen mit dem Bild des fließenden Wassers als All-Eins.
Möge die Weite der Verbundenheit im All-Eins meine Patientin diesseits wie jenseits der Räume in die Arme schließen.

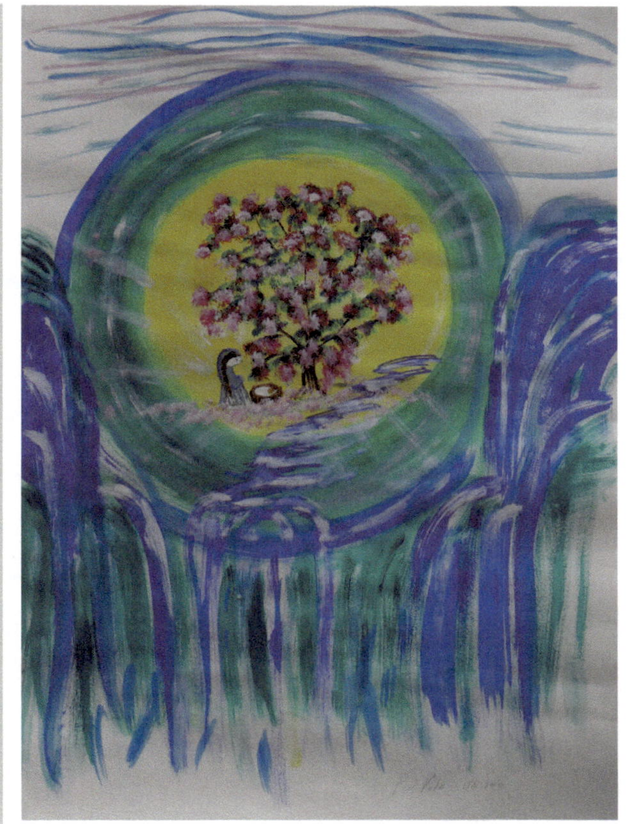

Abb. 6

Dies ist ein Fall, der noch immer läuft. Ich glaube, die dort erwähnten Erfahrungen sprechen für sich. Natürlich kann man sie versuchen »wegzuerklären«. Das werden all diejenigen tun, für die es bei der Konfrontation mit derlei Dingen und Themen zu allzu großer kognitiver Dissonanz mit herrschenden Weltbildern kommt. Bleibt man bei den Phänomenen und nur bei ihnen, dann geht es einem, finde ich, wie es William Harvey gegangen sein muss, als er merkte, dass irgendetwas an der aristotelisch-galenischen Physiologie faul war. Dann steht man kurz vor einer epochemachenden Einsicht, so ähnlich wie die Entdeckung des Herzschlags durch Harvey. Vielleicht ist es die Entdeckung des Seelenpulses der Welt?

Anhang

Abkürzungen

(nach der Einheitsübersetzung der Heiligen Schrift, Bischöfe Deutschlands & Evangelisches Bibelwerk 1979)

Apg	Die Apostelgeschichte
Dtn	Das Buch Deuteronomium
Eph	Der Brief an die Epheser
Ex	Das Buch Exodus
Jer	Das Buch Jeremia
Joh	Das Evangelium nach Johannes
Kor	Briefe an die Korinther
Lev	Das Buch Levitikus
Lk	Das Evangelium nach Lukas
Mt	Das Evangelium nach Matthäus
Phil	Der Brief an die Philipper
Thess	Briefe an die Thessalonicher

Fallbeispiele und Übungen

Fallbeispiele

Fallbeispiel-Nr.	Titel	Kapitel-Nr.
9-1	Carol: Versagensangst	9.3.2
9-2	Ellen: Agoraphobie	9.3.2
9-3	Freiheit	9.3.6
9-4	Neurodermitis und vedische (TMi) Meditation (Fall von Dipl. Psych. Theo Fehr)	9.3.7
9-5	Hyperkinetisches Syndrom und Schlaflosigkeit und Therapie durch vedische Meditation (TMi) (Fall von Dipl. Psych. Theo Fehr und Anke Beumann, Meditationslehrerin)	9.3.7
9-6	Yoga und spirituelle Übungen als Teil eines integrierten psychiatrischen Behandlungskonzeptes in einer stationären Einrichtung der Diakonie Kliniken Zschadraß (Fall von Holger C. Bringmann, Stefan Brunnhuber und Oliver Somburg: Meditationsbasierte Lebensstilmodifikation bei rezidivierender Depression komplexer Genese)	9.4
9-7	Eigenbericht eines Patienten (Fall von Dipl. Psych. Theo Fehr)	9.4
10-1	Wiltrud – Eine nachgeholte rituelle Abgrenzung gegenüber einem Toten	10.2.2
10-2	Imagination eines Zukunftszustandes	10.2.2
10-3	Therapie einer komplexen depressiven Störung mit Missbrauchserfahrungen in der Entwicklungsgeschichte und Anwendung verschiedener therapeutischer Methoden, u. a. Quantenheilung (Fall von Manuela Pietza)	10.3.1
10-4	Marianne – Die Heilung multipler Missbrauchserfahrung und eine Synchronizitätserfahrung als Hinweis	10.3.2
10-5	Ein kleiner, unkomplizierter Spukfall	10.3.4
10-6	Zwei etwas komplexere Spukfälle aus der Sammlung von Walter von Lucadou (Quelle: Persönliche Mitteilung)	10.3.4

Fallbeispiel-Nr.	Titel	Kapitel-Nr.
11-1	Johanna – Heilung einer Gottesbeziehung im Rahmen einer imaginativen Psychotherapie (Fall von Gisela A. Cöppicus Lichtsteiner)	11.1.1
11-2	Spirituelle Krise: »Neben der Spur« nach einer Indienreise (Fall von Patrizia Heise)	11.3.1
11-3	Therapie bei einer Frau ohne spirituellen Hintergrund und Interesse im Rahmen einer Krise (Fall von Amalia Carli, Oslo)	11.3.3
12-1	Eine Erscheinung und andere spirituelle Erfahrungen in der Psychotherapie (Fall von Andrea Behrentroth)	12

Übungen

Übung-Nr.	Titel	Kapitel-Nr.
9-1	Ressourcentagebuch mit positiven und spirituellen Erfahrungen	9.1
9-2	Imaginationsübung zur Kontaktnahme mit inneren Ressourcen	9.1
9-3	Skript für einen Bodyscan	9.3.3
9-4	Achtsames Spülen	9.3.3
9-5	Sich achtsam ärgern	9.3.3
9-6	Mitgefühls- bzw. Metta-Meditation	9.5.1
9-7	Erlangung von Dankbarkeit und Liebe	9.5.1
9-8	Verwandlungsübung, angelehnt an das tibetische Tonglen	9.5.3
9-9	Licht- und Heilmeditation	9.5.3
10-1	Licht als Symbol für spirituelle Ressourcen	10.1
10-2	Probleme ins Licht stellen	10.1
10-3	Der Weg zur Quelle	10.1
10-4	Begegnung mit dem alten Weisen/der alten weisen Frau	10.1
10-5	Abgrenzungsimagination	10.3.4

Ressourcenverzeichnis

Personen, die in diesem Buch Fälle beigesteuert haben und die auch therapeutisch tätig sind

Andrea Behrentroth, lic.phil. dipl.theol.
Bergstr. 2
8712 Stäfa
SCHWEIZ
www.praxisamzug.ch

HP Anke Beumann & Dipl. Psych. Theo Fehr
Institut für Persönlichkeitspsychologie und Meditation – IPPM
Bislicherstr. 3
46499 Hamminkeln
a.beumann@i-p-p-m.de
t.fehr@i-p-p-m.de
www.tm-independent.de
www.anke-beumann.de
https://i-p-p-m.de/body_index.html

Dr. med. Holger C. Bringmann
Oberarzt, FA für Psychiatrie und Psychotherapie
Charité – Universitätsmedizin Berlin
Institut für Sozialmedizin, Epidemiologie und Gesundheitsökonomie
Projektbereich Komplementäre und Integrative Medizin |
Klinische Naturheilkunde
holger.bringmann@charite.de
https://epidemiologie.charite.de/
Klinik für Psychiatrie, Psychosomatik und Psychotherapie
Diakoniewerk Zschadraß gemeinnützige GmbH
www.diakoniezschadrass.de

Gisela A. Cöppicus Lichtsteiner, lic. phil.
Fröbelstr. 27
8032 Zürich
SCHWEIZ
www.psychotherapie-coeppicus.ch

Dipl. Psych. MA. Patrizia Heise
Praxis für analytische Psychotherapie
Mozartstr. 64, 79104 Freiburg
Hauptstr. 13, 77756 Hausach
PatriziaHeise@gmail.com
www.senev.de/author/patrizia-heise

Dipl.-Psych. Gerd Metz
ZEB Zentrum für Entwicklung und Bewusstsein Nürnberg
Psychologische Praxisgemeinschaft Rosenau
Rosenaustr. 5
90429 Nürnberg
metz@gerdmetz.de
www.mbsr-coaching-nuernberg.de
www.zeb-nuernberg.de

Dr. phil. Manuela Pietza
Meyerskamp 4
28857 Syke

Andere nützliche Anlaufstellen und Kontaktmöglichkeiten

Dies ist eine sehr persönliche und dadurch auch sicherlich einseitige Auswahl (ich erhebe weder Anspruch auf Vollständigkeit noch bin ich für die Güte der Angebote verantwortlich). Ich nehme gerne Rückmeldungen entgegen: über wichtige fehlende Adressen und über gute oder auch schlechte Erfahrungen mit den hier angegebenen Kontakten.

Gesellschaft für Bewusstseinswissenschaften und Bewusstseinskultur e. V.
(ehemals Deutsches Kollegium für Transpersonale Psychologie und Psychotherapie)
www.verein-gbb.de/

Spiritual Emergence Network
mit Therapeutenliste
www.senev.de
www.senev.de/branchenverzeichnis/wpbdp_category/therapeutinnen

Psychosynthese
Deutsche Gesellschaft für Psychosynthese
mit Therapeuten- und Beraterliste
www.psychosynthese.de/

Psychosynthesehaus
mit Therapeutengruppe
www.psychosynthesehaus.de/
www.institut-tipp.de/

Holotropes Atmen und Transpersonale Psychotherapie Deutschland
www.therapeuten.de/therapien/transpersonale_psychologie.htm

Kliniken
www.transpersonal.com/index.htm
www.diakoniezschadrass.de
www.sonnenhalde.ch/

Internationales Institut für Holotropes Atmen und Transpersonale Psychotherapie, Österreich
www.transpersonal.at/

Initiatische Therapie
https://duerckheim-ruette.de

Meditation, spirituelle Weiterbildungen, Seminarzentren
MBSR-Verband mit Navigator zu Kursen in der Nähe
www.mbsr-verband.de/

Zen, christliche Kontemplation, Spiritualität, Tagungen
www.lassalle-haus.org/de/
www.benediktushof-holzkirchen.de/
www.europakloster.com/
www.meditation-essen.de/
www.gaestehaus.abtei-muensterschwarzach.de/
https://viaintegralis.ch/
https://christliche-meditation.net/
www.kamaldulenseroblaten.de/

Kloster auf Zeit, Klosterurlaub
in Bayerischen Klöstern
https://kloster-auf-zeit.de/
in evangelischen Gemeinschaften
www.ekd.de/kloster-auf-zeit-18755.htm

Buddhismus-Gruppen und Meditationszentren
https://buddhismus-deutschland.de/

Hamburg
www.buddhistisches-stadt-zentrum-hamburg.de/de/

Nützliche Sammelseite mit Tipps und Links zu vielen Seminarzentren in Bayern und noch exotischeren Ländern
https://ich-will-meditieren.de/

Berlin
www.zeitundraum.org/cms5/zeit-und-raum.html

Zen
www.tao-chan.de/zen-meister-zensho.html
https://zen-kloster.de/

Yoga
www.yoga.de/

Qi Gong
https://qigong-gesellschaft.de/

Literatur

Acevedo, B. P., Pospos, S. & Lavretsky, H. (2016). The Neural Mechanisms of Meditative Practices: Novel Approaches for Healthy Aging. Curr Behav Neurosci Rep 3(4): 328–339. doi: 10.1007/s40473-016-0098-x.

Adorno, T. W. (1995). Studien zum autoritären Charakter. Frankfurt a. M.: Suhrkamp.

Al-Khazraji, B. K. & Shoemaker, J. K. (2018). The human cortical autonomic network and volitional exercise in health and disease. Appl Physiol Nutr Metab 43(11): 1122–1130. doi: 10.1139/apnm-2018-0305.

Albani, C., Bailer, H., Blaser, G., Geyer, M., Brähler, E. & Grulke, N. (2002). Erfassung religiöser und spiritueller Einstellungen – Anwendung der deutschen Version des »Systems of Belief Inventory« (SBI-15R-D) von Holland et al. in einer repräsentativen Bevölkerungsstichprobe. Psychother Psychosom Med Psychol 52: 306–313.

Albani, C., Bailer, H., Blaser, G., Geyer, M., Brähler, E. & Grulke, N. (2003). Psychometrische Ueberprüfung der Skala »Transpersonales Vertrauen« (TPV) in einer repräsentativen Bevölkerungsstichprobe. Transpers Psychol Psychother 9(1): 86–98.

Albert, K. (1974). Die ontologische Erfahrung. Ratingen/Kastellaun: Henn.

Albert, K. (1976). Meister Eckharts These vom Sein. Untersuchungen zur Metaphysik des Opus Tripartitum. Ratingen, Kastellaun: Henn.

Alexander, C. N., Rainforth, M. V. & Gelderloos, P. (1991). Transcendental meditation, self-actualization, and psychological health: a conceptual overview and statistical meta-analysis. J Soc Behav Pers 6: 189–247.

Alexander, C. N., Robinson, P., Orme-Johnson, D., Schneider, R. H. & Walton, K. G. (1994). The effects of transcendental meditation compared to other methods of relaxation and meditation in reducing risk factors, morbidity, and mortality. Homeostasis 35: 243–263.

Alexander, C. N., Walton, K. G., Orme-Johnson, D., Goodman, R. S. & Pallone, N. J. (eds). (2003). Transcendental Meditation in Criminal Rehabilitation and Crime Prevention. New York: Haworth Press.

Allemani, C., Matsuda, T., Di Carlo, V., Harewood, R., Matz, M., Nikšić, M., Bonaventure, A., Valkov, M., Johnson, C. J., Estève, J., Ogunbiyi, O. J., Silva, A. E. G., Chen, W. Q., Eser, S., Engholm, G., Stiller, C. A., Mennereau, A., Woods, R. R., Visser, O., Lim, G. H., Aitken, J., Weir, H. K. & Coleman, M. P.; CONCORD Working Group (2018). Global surveillance of trends in cancer survival 2000-14 (CONCORD-3): analysis of individual records for 37 513 025 patients diagnosed with one of 18 cancers from 322 population-based registries in 71 countries. Lancet 391(10125): 1023–1075. doi: 10.1016/S0140-6736(17)33326-3.

Allport, G. W. & Ross, J. M. (1967). Personal religious orientation and prejudice. J Pers Soc Psychol 5: 432–443.

Ammann, A. (1986). Die Gottesschau im palamitischen Hesychasmus. Ein Handbuch der Spätbyznatinischen Mystik. Würzburg: Augustinus Verlag.

Anderson, J. W., Liu, C. & Kryscio, J. (2008). Blood pressure response to transcendental meditation: A meta-analysis. Am J Hypertens 21: 310–316.

Anonymus (o. J.). Tipitaka (Dreikorb) – Der Palikanon des Theravada Buddhismus. Retrieved from http://palikanon.com/index.html.

Anton, A. & Schink, A. (2019). Essay Review: Verschwörungstheorien zwischen Schein und Sein. Z Anomalistik 19: 471–486.

Aquin, T. v. (1980). S. Thomae Aquinatis Opera omnia. Bd. 2 Summa contra gentiles; Summa theologiae. Stuttgart: frommann-holzboog.

Aquin, T. v. (1988). De ente et essentia – Über Seiendes und Wesenheit; mit Einleitung. Übers. & Kommentar von H. Seidl. Hamburg: Meiner.

Ardelt, M. (2004). Wisdom as expert knowledge system: A critical review of a contemporary operationalization of an ancient concept. Human Dev 47: 257–285.

Aristoteles (1968). Parts of Animals, Movement of Animals, Progression of Animals. Cambridge, London: Cambridge University Press.

Aristoteles (1983). Vom Himmel. Von der Seele. Von der Dichtkunst. Übers. & hrsg. v. O. Gigon. München: DTV.

Aspect, A., Dalibard, J. & Roger, G. (1982a). Experimental test of Bell's inequalities using time varying analyzers. Phys Rev Lett 49: 1804–1807.

Aspect, A., Grangier, P. & Roger, G. (1982b). Experimental realization of Einstein-Podolsky-Rosen-Bohm-Gedankenexperiment: A new violation of Bell's inequalities. Phys Rev Lett 49: 91–94.

Assagioli, R. (1937). Spiritual development and its attendant maladies. Hibbert J 36: 69–88.

Assagioli, R. (1955). Krisen der geistig-religiösen Entwicklung. Wege zum Menschen, Monatsschr Seelsorge Psychother Erzieh 7: 129–138.

Assagioli, R. (1986). Die Schulung des Willens. Methoden der Psychotherapie und der Selbsttherapie. Paderborn: Junfermann.

Assagioli, R. (1988). Psychosynthese. Prinzipien, Methoden und Techniken. Adliswil/Zürich: Verlag Astrologisch-Psychologisches Institut.

Assagioli, R. (1991). Transpersonal Development. The Dimension beyond Psychosynthesis. London: Harper Collins.

Assagioli, R. (2004). Handbuch der Psychosynthee. Rümlang: Nawo.

Assagioli, R. (2008). Psychosynthese und transpersonale Entwicklung. Rümlang: Nawo.

Assagioli, R. (2010). Psychosynthese: Harmonie des Lebens. Rümlang: Nawo.

Atmanspacher, H. (2003). Mind and matter as asymptotically disjoint, inequivalent representations with broken time-reversal symmetry. Biosyst 68: 19–30.

Atmanspacher, H. & Filk, T. (2010). A proposed test of temporal nonlocality in bistable perception. J Math Psychol 54: 314–321.

Atmanspacher, H. & Filk, T. (2011). Options for Testing Temporal Bell Inequalities for Mental Systems. In: Song, D., Melucci, M., Frommholz, I., Zhang, P., Wang, L. & Arafat, S. (eds). Quantum Interaction. QI 2011. Heidelberg: Springer; 128–137.

Atmanspacher, H. & Römer, H. (2012). Order effects in sequential measurements of non-commuting psychological observables. J Math Psychol 56: 274–280.

Atmanspacher, H., Primas, H. & Wertenschlag-Birkhäuser, E. (eds) (1995). Der Pauli-Jung-Dialog und seine Bedeutung für die moderne Wissenschaft. Berlin, Heidelberg: Springer.

Atmanspacher, H., Römer, H. & Walach, H. (2002). Weak quantum theory: Complementarity and entanglement in physics and beyond. Found Phys 32: 379–406.

Atmanspacher, H., Filk, T. & Römer, H. (2004). Quantum Zeno features of bistable perception. Biol Cyber 90: 33–40.

Atmanspacher, H., Bach, M., Filk, T., Kornmeier, J. & Römer, H. (2008). Cognitive time scales in a Necker-Zeno-model for bistable perception. Open Cyber Syst J 2: 234–251.

Baer, R. A., Fischer, S. & Huss, D. B. (2005). Mindfulness and Acceptance in the Treatment of Disordered Eating. J Rat Emot Cogn Behav Ther 23(4): 281–300. doi: 10.1007/s10942-005-0015-9.

Bahrke, U. & Nohr, K. (2013). Katathym Imaginative Psychotherapie. Lehrbuch der Arbeit mit Imaginationen in psychodynamischen Psychotherapien. Berlin: Springer.

Bai, Z., Chang, J., Chen, C., Li, P., Yang, K. & Chi, I. (2015). Investigating the effect of transcendental meditation on blood pressure: a systematic review and meta-analysis. J Human Hypertens 29(11): 653–662. doi: 10.1038/jhh.2015.6.

Baier, W. (1977). Untersuchungen zu den Passionsbetrachtungen in der Vita Christi des Ludolf von Sachsen: Ein quellenkritischer Beitrag zu Leben und Werk Ludolfs und zur Geschichte der Passionstheologie. Salzburg: Institut für Englische Sprache und Literatur.

Ballantine, B. & Ballantine, I. (eds) (2001). The Native Americans. An Illustrated History. North Dighton, MA: World Publications.

Balzer, C., Huesmann, R., Neuhauser, W. & Toschek, P.E. (2000). The quantum Zeno effect – evolution of an atom impeded by measurement. Opt Commun 180: 115–120.

Bankart, C.P. (2003). Five manifestations of the Buddha in the West: A brief history. In: Docket, K.H., Dudley-Grant, G.R. & C. Bankart, P. (eds). Psychology and Buddhism: From Individual to Global Community. New York, Boston, Dordrecht: Kluwer Academic/Plenum Press; 45–69.

Banzhaf, H. & Schmidt, S. (2015). Meditieren heilt: Vorbeugen und gesund werden durch Achtsamkeit. Stuttgart: Kreuz.

Barbour, I. (1969). Teilhard's process metaphysics. J Religion 49: 136–159.

Barnes, V.A. & Orme-Johnson, D. (2006). Clinical and pre-clinical applications of the Transcendental Meditation Program in the prevention and treatment of essential hypertension and cardiovascular disease in youth and adults. Curr Hypertens Rev 2: 207–218.

Barnhofer, T., Crane, C., Brennan, K., Duggan, D.S., Crane, R.S., Eames, C., Radford, S., Siverton, S., Fennell, M.J.V. & Williams, J.M. (2015). Mindfulness-based cognitive therapy (MBCT) reduces the association between depressive symptoms and suicidal cognitions in patients with a history of suicidal depression. J Consult Clin Psychol 83(6): 1013–1020. doi: 10.1037/ccp0000027.

Barrow, J. & Tipler, F. (1986). The Anthropic Cosmological Principle. Oxford: Clarendon.

Basios, V. & Bouratinos, E. (2006). Gödel's other legacy and the imperative of a self-reflective science. Kurt Goedel Society, Collegium Logicum IX: 1–5.

Baskin, T.W., Tierney, S.C., Minami, T. & Wampold, B.E. (2003). Establishing specificity in psychotherapy: A meta-analysis of structural equivalence of placebo controls. J Consult Clin Psychol 71: 973–979.

Batchelor, S. (2019). Buddhas langer Weg nach Europa: 2500 Jahre der Begegnung von Buddhismus und europäischer Kultur. Heidelberg: Mittlerer Weg.

Beauregard, M. & Paquette, V. (2006). Neural correlates of a mystical experience in Carmelite nuns. Neurosci Lett 405(3): 186–190.

Beauregard, M., Courtemanche, J. & Paquette, V. (2009). Brain activity in near-death experiencers during a meditative state. Resuscitation 80(9): 1006–1010. doi: 10.1016/j.resuscitation.2009.05.006.

Beck, A. (1992). Der Untergang der Templer. Größter Justizmord des Mittelalters. Freiburg: Herder.

Becker, T. (2008). Organisierte und rituelle Gewalt. In: Fliß, C. & Igney, C. (Hrsg). Handbuch Trauma und Dissoziation. Lengerich: Pabst Science Publishers; 23–37.

Becker, T., Karriker, W., Overkamp, B. & Rutz, C. (2008). The Extreme Abuse Survey: Preliminary findings regarding dissociative identity disorders. In: Sachs, A. & Galton, G. (eds). Forensic Aspects of Dissociative Identity Disorder. London: Karnac; 32–49.

Beierwaltes, W. (1965). Proklos. Grundzüge seiner Metaphysik. Frankfurt a.M.: Klostermann.

Beissner, F., Meissner, K., Bär, K.J. & Napadow, V. (2013). The autonomic brain: an activation likelihood estimation meta-analysis for central processing of autonomic function. J Neurosci 33(25): 10503–10511. doi: 10.1523/jneurosci.1103-13.2013.

Bell, J.S. (1987). Speakable and Unspeakable in Quantum Mechanics. Cambridge: Cambridge University Press.

Belschner, W. (1998). Die Skala Transpersonales Vertrauen. Manual. Transpersonale Arbeitspapiere 3 (unveröffentliche Arbeit).

Belschner, W. (2002). Die vergessene Dimension in Grawes Allgemeiner Psychotherapie. In: Belschner, W., Galuska, J., Walach, H. & Zundel, E. (Hrsg). Transpersonale Forschung im Kontext. Oldenburg: BIS; 167–216.

Belschner, W. (2005). Bewusstseinszustände im professionellen Handeln (Vol. 2). Münster: LIT Verlag.

Belschner, W. (2008). Die Skala Transpersonales Vertrauen. Prävention 31: 40–41.

Belz-Merk, M. & Fach, W. (2005). Beratung und Hilfe für Menschen mit außergewöhnlichen Erfahrungen. Psychother Psychosom Med Psychol 55: 1–10.

Belz, M. & Fach, W. (2015). Exceptional experiencec (ExE) in clinical psychology. In: Cardeña, E., Palmer, J. & Marcusson-Clavertz, D. (eds). Parapsychology: A Handbook for the 21st Century. Jefferson, NC: McFarland; 364–379.

Bendig, E., Erb, B., Schulze-Thuesing, L. & Baumeister, H. (2019). Die nächste Generation: Chatbots in der klinischen Psychologie und Psychotherapie zur Förderung mentaler Gesundheit – Ein Scoping-Review. Verhaltensther 29: 266–280.

Benedikter, R. (2017). Homo deus? Das Zusammenwachsen von Mensch und Maschine. Analysen und Argumente – Konrad Adenauer Stiftung (270), 1–13.

Benedikter, R. (2020). Religion in the Era of Reglobalization – A Short Introduction to 20 Trends. Basingtoke: Palgrave-Macmillan.

Benish, S. G., Imel, Z. E. & Wampold, B. E. (2008). The relative efficacy of bona fide psychotherapies for treating post-traumatic stress disorder: A meta-analysis of direct comparisons. Clin Psychol Rev 28(5): 746–758. doi: 10.1016/j.cpr.2007.10.005.

Benson, H. (1975). The Relaxation Response. New York: Morrow.

Bertalanffy, L. v. (1975). Perspectives on General Systems Theory: Scientific-Philosophical Studies. Ed. by E. Taschdjian. New York: Braziller.

Bischöfe Deutschlands & Evangelisches Bibelwerk (Hrsg) (1979). Die Einheitsübersetzung der Heiligen Schrift. Stuttgart: Katholisches Bibelwerk.

Bishop, J. P. (2010). Transhumanism, metaphysics, and the posthuman god. J Med Philos 35: 700–720.

Bitbol, M. & Petitmengin, C. (2013). A defense of introspection from within. Construct Found 8(3): 269–279.

Blaser, K. (2008). So bin ich – und du bist anders. Achtsam Grenzen setzen in der Partnerschaft. Freiburg: Herder.

Blaser, K. (2011). Boundary based Awareness und transgenerationale Traumaweitergabe. ZPPM 9(3): 75–81.

Blaser, K. (2012). Aufmerksamkeit und Begegnung. Zwischenmenschliches Aufmerksamkeitsrepertoire, Ich-Grenzen und die Kunst des Zusammenseins. Kröning: Asanger.

Blaser, K. (2014). No mindfulness without self-boundaries. In: Murata-Soraci, K. (ed). Psychology of Mindfulness. Hauppauge: Nova Science Publishers; 23–34.

Blaser, K., Zlabinger, M., Hautzinger, M. & Hinterberger, T. (2014a). The relationship between mindfulness and the mental self-boundary: validation of the Boundary Protection Scale-14 (BPS-14) and its correlation with the Freiburg Mindfulness Inventory (FMI). J Educ Dev Psychol 4: 155–162.

Blaser, K., Zlabinger, M. & Hinterberger, T. (2014b). Das Interpersonelle Aufmerksamkeitsmanagement-Inventar: Ein neues Instrument zur Erfassung unterschiedlicher Selbst- und Fremdwahrnehmungsfähigkeiten. Forsch Komplementmed 21(1): 34–41.

Blease, C., Trachsel, M. & Grosse Holftforth, M. (2016). Paternalismus und Placebos: Die Herausforderung der ethischen Aufklärung in der Psychotherapie. Verhaltensther 26: 22–30.

Bleistein, R. (1994). Begegnung mit Alfred Delp. Frankfurt a. M.: Josef Knecht.

Boadella, D. (2017). Boundaries to the transpersonal: a response to Peter Schulthess. Int J Psychother 21(1): 54–58.

Boeree, C. G. (2018). Personality Theories. From Freud to Frankl. Tampa, FL: Open Knowledge Books.
Boethius, A. M. S. (2002). Trost der Philosophie – consolatione philosophiae, lateinisch-deutsch; hrsg. v. E. Gegenschatz und O. Gigon. Düsseldorf: Artemis & Winkler.
Bohlmeijer, E., Prenger, R., Taal, E. & Cuijpers, P. (2010). The effects of mindfulness-based stress reduction therapy on mental health of adults with a chronic medical disease: A meta-analysis. J Psychosom Res 68(6): 539–544. doi: 10.1016/j.jpsychores.2009.10.005.
Bohr, N. (1937). Causality and complementarity. Philos Sci 4: 289–298.
Bohr, N. (1958). Atomphysik und menschliche Erkenntnis. Braunschweig: Vieweg.
Bohus, M., Haaf, B., Stiglmayr, C., Pohl, U., Böhme, R. & Linehan, M. (2000). Evaluation of inpatient dialectical-behavioral therapy for borderline personality disorder – a prospective study. Behav Res Ther 38(9): 875–887. doi: 10.1016/s0005-7967(99)00103-5.
Bohus, M., Haaf, B., Simms, T., Limberger, M. F., Schmahl, C., Unckel, C., Lieb, K. & Linehan, M. M. (2004). Effectiveness of inpatient dialectical behavioral therapy for borderline personality disorder: a controlled trial. Behav Res Ther 42: 487–499.
Bonaventura (1966). Breviloquium. Texte latin de Quaracchi et traduction francaise. Introduction générale. Prologue. Partie I–VII. Ed. J. G. Bougerol, L. Matheiu, T. Mouiren, P. Delhaye, L. Hamelin, B. Carra de Vaux, J. P. Rezette, L. Prunières. Paris: Editions franciscaines.
Bone, J. (2008). Creating relational spaces: everyday spirituality in early childhood settings. Eur Early Childh Educ Res J 16(3): 343–356. doi: 10.1080/13502930802292122.
Boring, E. G. (1953). A history of introspection. Psychol Bull 50(3): 169–189.
Bösch, J. (2002). Spirituelles Heilen und Schulmedizin : eine Wissenschaft am Neuanfang. Bern: Lokwort.
Bostrom, N. (2012a). Informational hazards: A typology of potential harms from knowledge. Rev Contemp Philos 10: 44–79.
Bostrom, N. (2012b). The superintelligent will: Motivation and rationality in advanced artificial agents. Mind Machines 22(2): 71–85.
Bostrom, N. (2014). Superintelligence. Paths, Dangers, Strategies. Oxford: Oxford University Press.
Bostrom, N. & Yudkowsky, E. (2014). The ethics of artificial intelligence. In: Ramsey, W. & Frankish, K. (eds). Cambridge Handbook of Artificial Intelligence. Cambrdige: Cambridge University Press; 316–334.
Bowen, S., Witkiewitz, K., Dillworth, T. M., Chawla, N., Simpson, T. L., Ostafin, B. D., Larimer, M. E., Blume, A. W., Parks, G. A. & Marlatt, G. A. (2006). Mindfulness meditation and substance use in an incarcerated population. Psychol Addict Behav 20(3): 343–347.
Bowlby, J. (1973). Separation: Anxiety and Anger. Attachment and Loss, Volume 2. New York: Basic Books.
Bowlby, J. (1980). Loss, Sadness and Depression. New York: Basic Books.
Bowlby, J. (1982 [1969]). Attachment. Attachment and Loss, Vol. 1. London: Hogarth Press.
Braun, S., Kessemeier, F., Balint, E., Schwarz, E., Hölzer, M., Gündel, H. & Rothermund, E. (2019). Psychische Erkrankungen im Arbeitskontext – eine Verortung im Versorgungssystem. Psychother Psychosom Med Psychol 69(12): 505–516. doi: 10.1055/a-1021-8209.
Brentano, F. (1982). Deskriptive Psychologie. Aus dem Nachlass herausgegeben und eingel. v. R. M.Chisholm und W. Baumgartner. Hamburg: Meiner.
Brentrup, M. (2015). Rituale und Spiritualität in der Psychotherapie. Göttingen: Vandenhoeck & Ruprecht.
Brentrup, M. (2019). Wie passen Spiritualität und (Richtlinien-)Psychotherapie zusammen? Bewusstseinswiss Transpers Psychol Psychother 25(1): 22–34.
Brian, D. (1996). Einstein – A Life. New York: Wiley.
Brier, S. (2008). A Peircean panentheist scientific mysticism. Int J Transpers Stud 27: 20–45.

Bringmann, H., Bringmann, N., Jeitler, M., Brunnhuber, S., Michalsen, A. & Sedlmeier, P. (2020). Meditation-Based Lifestyle Modification (MBLM) – Development of an Integrative Mind-Body Program for Mental Health and Human Flourishing. Researchgate. doi: 10.13140/RG.2.2.31824.74241/2.

Brown, D. A. (2007 [1970]). Bury my Heart at Wounded Knee: An Indian History of the American West. New York: Holt.

Brown, N. J. L., Sokal, A. D. & Friedman, H. L. (2013). The complex dynamics of wishful thinking: The critical positivity ratio. Am Psychol 68: 801–813. doi: 10.1037/a0032850.

Brown, P. R. (2020). Mysticism and the fine structure constant. J Sci Explor 34: 455–492.

Bruce, A. & Davies, B. (2005). Mindfulness in hospice care: Practicing meditation-in-action. Qual Health Res 15: 1329–1344.

Buber, M. (1983). Ich und Du. 11. Aufl. Heidelberg: Lambert Schneider.

Buchheld, N. & Walach, H. (2002). Achtsamkeit in Vipassana-Meditation und Psychotherapie. Die Entwicklung des »Freiburger Fragebogens zur Achtsamkeit«. Z Klin Psychol Psychiatr Psychother 50: 153–172.

Buchheld, N. & Walach, H. (2004). Die historischen Wurzeln der Achtsamkeitsmeditation – Ein Exkurs in Buddhismus und christliche Mystik. In: Heidenreich, T. & Michalak, J. (Hrsg). Achtsamkeit und Akzeptanz in der Psychotherapie. Ein Handbuch. Tübungen: dgvt; 25–46.

Buckley, M. J. (1987). At the Origins of Modern Atheism. New Haven: Yale University Press.

Bühler, C. (1973). Humanistic psychology as a personal experience. Interpers Dev 4: 197–214.

Bundesministerium für Gesundheit Österreich (2014). Richtlinie für Psychotherapeutinnen und Psychotherapeuten zur Frage der Abgrenzung der Psychotherapie von esoterischen, spirituellen und religiösen Methoden auf Grundlage eines Gutachtens des Psychotherapiebeirates vom 17. 06. 2014. Retrieved from www.sozialministerium.at/dam/jcr:14f29365-606a-41d5-84eb-a5f7a6e142ed/Abgrenzung_der_Psychotherapie_von_esotereischen,_spirituellen,_religi%C3%B6sen_und_weltanschaulichen_Angeboten_sowie_Hinweise_f%C3%BCr_PatientInnen_bzw._KlientI.pdf (letzter Zugriff: 04. 03. 2021).

Burisch, M. (2006). Das Burnout Syndrom. Theorie der inneren Erschöpfung. 3., überarb. Aufl. Heidelberg: Springer.

Burtt, E. A. (1932). The Metaphysical Foundations of Modern Physical Science: A Historical and Critical Essay. London: Routledge & Kegan Paul.

Busemeyer, J. R. & Bruza, P. D. (2012). Quantum Models of Cognition and Decision. Cambridge: Cambridge University Press.

Büssing, A., Ostermann, T. & Matthiessen, P. F. (2005). Role of religion and spirituality in medical patients: Confirmatory results with the SpREUK questionnaire. Health Qual Life Outcomes 3: 10.

Büssing, A., Ostermann, T. & Matthiessen, P. F. (2007a). Adaptive copig and spirituality as a resource in cancer patients. Breast Care 2: 195–202.

Büssing, A., Ostermann, T. & Matthiessen, P. F. (2007b). Distinct Expressions of Vital Spirituality. J Religion Health 46(2): 267–286. doi: 10.1007/s10943-006-9068-z.

Büssing, A., Rodrigues Recchia, D., Surzykiewicz, J. & Baumann, K. (2016). Ausdrucksformen der Spiritualität bei Schülern und jungen Erwachsenen: Aspects of spirituality among students and young adults. Spiritual Care 5(4): 261–272. doi: 10.1515/spircare-2016-0126.

Cain, N. M., Pincus, A. L. & Ansell, E. B. (2008). Narcissism at the crossroads: Phenotypic description of pathological narcissims across clinical theory, social/personality psychology, and psychiatric diagnosis. Clin Psychol Rev 28: 638–656.

Calhoon, G. G. & Tye, K. M. (2015). Resolving the neural circuits of anxiety. Nat Neurosci 18: 1394–1404. doi: 10.1038/nn.4101.

Calvert, E. L., Houghton, L. A., Cooper, P., Morris, J. & Whorwell, P. J. (2002). Long-term improvement in functional dyspepsia using hypnotherapy. Gastroenterology 123: 1778–1785.

Cannon, W. B. (1942). »Voodoo death«. Am Anthropol 44: 169–181.

Capelle, W. (Ed.) (1955). Hippokrates. Fünf auserwählte Schriften. Zürich: Artemis.
Caplan, M., Portillo, A. & Seely, L. (2013). Yoga psychotherapy: The integratio of Western psychological theory and ancient yogic wiseom. J Transpers Psychol 45(2): 139–158.
Capra, F. & Luisi, P. L. (2014). The Systems View of Life. A Unifying Vision. Cambridge: Cambridge University Press.
Cardeña, E. (2018). The experimental evidence for parapsychological phenomena: A review. Am Psychol 73(5): 663–677. doi: 10.1037/amp0000236.
Carli, A. E. M. (2020). Spirituality in Psychotherapy: How do Psychotherapists Understand, Navigate, Experience, and Integrate Spirituality in Their Professional Encounters with Clients. Leiden: Sidestone Press.
Carrington, P., Collings, G. H., Benson, H., Robinson, H., Wood, L. W., Lehrer, P. M., Woolfolk, R. L. & Cole, J. W. (1980). The use of meditation-relaxation techniques for the management of stress in a working population. J Occup Med 22: 221–231.
Casey, J. (2009). After Lives: A Guide to Heaven, Hell, and Purgatory. Oxford: Oxford University Press.
Ceming, K. & Werlitz, J. (2004). Die verbotenen Evangelien: Apokryphe Schriften. Wiesbaden: Matrix.
Chadwick, P. (2014). Mindfulness for psychosis. Br J Psychiatry 204(5): 333–334. doi: 10.1192/bjp.bp.113.136044.
Chadwick, P. K. (2001). Sanity to supersanity to insanity: a personal journey. In: Clarke, I. (ed). Psychosis and Spirituality: Exploring the New Frontier. London: Whurr; 75–89.
Chadwick, P. K., Taylor, K. N. & Abba, N. (2005). Mindfulness groups for people with psychosis. Behav Cogn Psychother 33: 351–359.
Chalmers, D. J. (1996). The Conscious Mind. In Search of a Fundamental Theory. New York, Oxford: Oxford University Press.
Chalmers, D. J. (2010). The singularity: A philosophical analysis. J Conscious Stud 7(8–10): 7–65.
Channon, L. D. (1986). Self hypnosis with a rapid imagery technique for coping with pain. Austr J Clin Exp Hypn 14: 172–173.
Chatters, L. M., Levin, J. S. & Taylor, R. J. (1992). Antecedents and dimensions of religous involvement among older black adults. J Gerontol Soc Sci 47: 269–278.
Chesin, M., Interian, A., Kline, A., Benjamin-Phillips, C., Latorre, M. & Stanley, B. (2016). Reviewing Mindfulness-Based Interventions for Suicidal Behavior. Arch Suicide Res 20(4): 507–527. doi: 10.1080/13811118.2016.1162244.
Chisholm, D., Sanderson, K., Ayuso-Mateos, J. L. & Saxena, S. (2004). Reducing the global burden of depression: population-level analysis of intervention cost-effectiveness in 14 world regions. Br J Psychiatry 184: 393–403.
Chittapala, A. (2016). Pure Inspiration: Der Ehrwürdige Nanavimala Mahathera: Erinnerungen an sein Leben, seine Praxis und Lehren; hrsg. v. d. Buddhistischen Gesellschaft München, übersetzt v. Bikkhu Sujata. München: Buddhistische Gesellschaft.
Clévenot, M. (1989). Das Auftauchen des Islam. Geschichte des Christentums im VI.–VII. Jahrhundert. Brig: Exodus.
Collingwood, R. G. (1998 [1940]). An Essay on Metaphysics. Revised ed. Oxford: Clarendon Press.
Collini, E., Wong, C. Y., Wilk, K. E., Curmi, P. M. G., Brumer, P. & Scholes, G. D. (2010). Coherently wired light-harvesting in photosynthetic marine algae at ambient temperature. Nature 463(7281): 644–647.
Collins, H. (2007). Case Studies of Expertise and Experience. Stud History Philos Sci 38(4 Special Issue).
Cook, C. C. H. (2004). Addiction and spirituality. Addiction 99: 539–551.
Cook, C. C. H. (2009). Substance abuse. In: Cook, C., Powell, A. & Sims, A. (eds). Spirituality and Psychiatry. London: Royal College of Psychiatrists; 139–168.

Cöppicus Lichtsteiner, G. A. (2019). Wenn der Lebensfaden brennt: Spirituell-religiöse Erfahrungen Traumatisierter in der Kaththym Imaginativen Psychotherapie. Göttingen: Vandenhoeck & Ruprecht.
Cöppicus Lichtsteiner, G. A. (2020). Existenzielle Wiedergutmachung in der Bewältigung von Traumata. Spiritual Care 9(4): 356–360.
Craig, A. D. (2009). How do you feel – now? The anterior insula and human awareness. Nat Rev Neurosci 10: 59–70.
Craigie, M. A., Rees, C. S., Marsh, A. & Nathan, P. (2008). Mindfulness-based Cognitive Therapy for Generalized Anxiety Disorder: A Preliminary Evaluation. Behav Cogn Psychother 36(5): 553–568. doi: 10.1017/S135246580800458X.
Cramer, H. (2019). Meditation in Deutschland: Eine national repräsentative Umfrage. Complement Med Res 26(6): 382–389. doi: 10.1159/000499900.
Cramer, H., Anheyer, D., Lauche, R. & Dobos, G. (2017). A systematic review of yoga for major depressive disorder. J Affect Disord 213: 70–77. doi: 10.1016/j.jad.2017.02.006.
Dahl, C. J., Lutz, A. & Davidson, R. J. (2015). Reconstructing and deconstructing the self: cognitive mechanisms in meditation practice. Trends Cogn Sci 19(9): 515–523. doi: 10.1016/j.tics.2015.07.001.
Daniels, M. (ed) (2005). Shadow, Self, Spirit: Essays in Transpersonal Psychology. Charlottesville, VA: Imprint Academic.
Daubenmier, J., Lin, J., Blackburn, E., Hecht, F. M., Kristeller, J., Maninger, N., Kuwata, M., Bacchetti, P., Havel, P. J. & Epel, E. (2012). Changes in stress, eating, and metabolic factors are related to changes in telormerase activity in a randomized mindfulness intervention pilot study. Psychoneuroendocrinology 37: 917–928.
Davidson, R. J., Jackson, D. C. & Kalin, N. H. (2000). Emotion, plasticity, context and regulation: perspectives from affective neuroscience. Psychol Bull 126: 890–909.
Davidson, R. J., Kabat-Zinn, J., Schumacher, J., Rosenkranz, M., Muller, D., Santorelli, S. F., Urbanowski, F., Harrington, A., Bonus, K. & Sheridan, J. F. (2003). Alterations in brain and immune function produced by mindfulness meditation. Psychosom Med 65: 564–570.
Davis, A. K., Barrett, F. S., May, D. G., Cosimano, M. P., Sepeda, N. D., Johnson, M. W., Finan, P. H. & Griffiths, R. R. (2020). Effects of Psilocybin-Assisted Therapy on Major Depressive Disorder: A Randomized Clinical Trial. JAMA Psychiatry e203285. doi: 10.1001/jamapsychiatry.2020.3285.
Dawkins, R. (1986). The Blind Watchmaker. London: Longmans.
Dawkins, R. (2006). The God Delusion. London: Bantam Press.
de Balma, H. (2017). Die Wege nach Sion trauern: Viae Sion lugent, auch überliefert unter dem Titel »Mystische Theologie«. Übersetzt, eingeleitet und erläutert von Harald Walach. Münsterschwarzach: Vier Türme.
de Blic, J. (1949). Syndérèse ou conscience. Revue d'ascétique et de mystique 25: 146–167.
De Gregorio, D., Aguilar-Valles, A., Preller, K. H., Heifets, B. D., Hibicke, M., Mitchell, J. & Gobbi, G. (2021). Hallucinogens in Mental Health: Preclinical and Clinical Studies on LSD, Psilocybin, MDMA, and Ketamine. J Neurosci 41(5): 891–900. doi: 10.1523/jneurosci.1659-20.2020.
de Manincor, M., Bensoussan, A., Smith, C., Fahey, P. & Bourchier, S. (2015). Establishing key components of yoga interventions for reducing depression and anxiety, and improving well-being: a Delphi method study. BMC Complement Altern Med 15(1): 85. doi: 10.1186/s12906-015-0614-7.
de Shazer, S. (1994). Words Were Originally Magic. New York & London: W. W. Norton.
Deacon, G., Kettle, C., Hayes, D., Dennis, C. & Tucci, J. (2017). Omega 3 polyunsaturated fatty acids and the treatment of depression. Crit Rev Food Sci Nutr 57(1): 212–223. doi: 10.1080/10408398.2013.876959.
Dein, S. (2005). Spirituality, psychiatry and participation: A cultural analysis. Transcult Psychiatry 42: 526–544.

Dein, S., Alexander, M. & Napier, A. D. (2008). Jinn, psychiatry, and contested notions of misfortune among East London Bangladeshis. Transcult Psychiatry 45: 31–55.
Del Re, A. C., Flückiger, C., Horvath, A. O., Symonds, D. & Wampold, B. E. (2012). Therapist effects in the therapeutic alliance–outcome relationship: A restricted-maximum likelihood meta-analysis. Clin Psychol Rev 32(7): 642–649. doi: 10.1016/j.cpr.2012.07.002.
Delp, A. (2007 [1958]). Im Angesicht des Todes. Würzburg: Echter.
Demarmels, U. (2007). Wer war ich im Vorleben? Die positive Wirkung spiritueller Rückführungen. München: Südwest.
Demling, J. H. (2020). Religiös gebundene psychopathologische Syndrome in christlichen Gesellschaften. In: Mönter, N., Heinz, A. & Utsch, M. (Hrsg). Religionssensible Psychotherapie und Psychiatrie. Basiswissen und Praxis-Erfahrungen. Stuttgart: Kohlhammer; 148–155.
Demurger, A. (1991). Die Templer. Aufstieg und Untergang 1118–1314. München: Beck.
Dennett, D. C. (1995). Darwin's Dangerous Idea: Evolution and the Meaning of Life. New York: Simon & Schuster.
des Vaux-de-Cernay, P. (1996). Kreuzzug gegen die Albigenser. Die »Historia Albigensis« ins Deutsche übertragen, hrsg. und mit einem Nachwort versehen von G. E. Sollbach. Zürich: Manesse.
Descartes, R. (2003 [1664]). Treatise of Man (Traité de l'Homme). Transl. and comment. by Thomas S. Hall. Amherst, NY: Prometheus Books.
Devlin, K. (2002). Kurt Gödel – Separating truth from proof in mathematics. Science 298: 1899–1900.
Didymus, J. (2013). Google's Ray Kurzweil: ›Mind upload‹ digital immortality by 2045. Digital Journal. Retrieved from www.digitaljournal.com/article/352787 (letzter Zugriff: 04. 03. 2021).
Doblin, R. (1991). Pahnke's »Good Friday experiment«: A long-term follow-up and methodological critique. J Transpers Psychol 23: 1–28.
Dobzhansky, T. (1968). Teilhard de Chardin and the Orientation of Evolution. Zygon 3: 242–258.
Domin, H. (1994 [1959]). Nur eine Rose als Stütze. Gedichte. Frankfurt a. M.: S. Fischer.
Doshi, P. (2009). Neuraminidase inhibitors: the story behind the Cochrane review. Br Med J 339: b5164.
Du Bois-Reymond, E. (1918). Jugendbriefe von Emile DuBois-Reymond an Eduard Hallmann. Berlin: Dietrich Reiner.
Dunn, A. G., Gallego, B. & Coiera, E. (2012). Industry influenced evidence production in collaborative research communities: A network analysis. J Clin Epidemiol 65(5): 535–543. doi: 10.1016/j.jclinepi.2011.10.010.
Dupré, J. & Nicholson, D. J. (2018). Towards a processual philosophy of biology. In: Nicholson, D. J. & Dupré, J. (eds). A Manifesto for a Processual Philosophy of Biology. Oxford: Oxford University Press.
Dupré, L. (2004). The Enlightenment and the Intellectual Foundations of Modern Culture. New Haven: Yale University Press.
Easlea, B. (1980). Witch hunting, Magic and the New Philosophy: An Introduction to the Debates of the Scientific Revolution 1450–1750. Brighton: Harvester Press.
Eckhart, M. (1964). Die deutschen und lateinischen Werke. Bd. 1: Prologi. Expositio Libri Genesis. Libri parabolorum (Ed. K. Weiss) (1 ed.). Stuttgart: Kohlhammer.
Edwards, M. A. & Roy, S. (2017). Academic Research in the 21st Century: Maintaining Scientific Integrity in a Climate of Perverse Incentives and Hypercompetition. Environ Eng Sci 34(1): 51–61. doi: 10.1089/ees.2016.0223.
Einig, E.-M. (2005). Sinnsuche und Imagination – Illusion oder legitimer Ansatz. In: Kottje-Birnbacher, L., Wilke, E., Krippner, K. & Dieter, W. (Hrsg). Mit Imaginationen therapieren. Neue Erkenntnisse zur Katathym-imaginativen Psychotherapie. Lengerich: Pabst Science Publishers; 239–248.

Einstein, A., Podolsky, B. & Rosen, N. (1935). Can quantum-mechanical description of reality be considered complete? Physical Rev 47: 777–780.

Eisenstein, C. (2018). Our happy new life? The ideology of development. Tikkun. Retrieved from www.tikkun.org/nextgen/our-new-happy-life-by-charles-eisenstein (letzter Zugriff: 04.03.2021).

El Dib, R.P., Atallah, A.N. & Andriolo, R.B. (2007). Mapping the Cochrane evidence for decision making in health care. J Eval Clin Pract 13: 689–692.

Eliade, M. (1959). The Sacred and the Profane. The Nature of Religion: The Significance of Religious Myth, Symbolism, and Ritual within Life and Culture. New York: Harcourt Brace.

Engler, J. (1984). Therapeutic aims in psychotherapy and meditation: developmental stages in the representation of self. J Transpers Psychol 16: 25–61.

Engler, J. (2006). Promises and perils of the spiritual path. In: Unno, M. (ed). Buddhism and Psychotherapy Across Cultures. Boston: Wisdom Publications; 17–30.

Enomiya-Lassalle, H.M. (1986 [1966]). Zen und Christliche Mystik. Freiburg: Aurum.

Enomiya-Lassalle, H.M. (1987). Zen und christliche Spiritualität. München: Kösel.

Enomiya-Lassalle, H.M. (1990). Der Ochs und sein Hirte. Zen-Augenblicke. München: Kösel.

Enz, C.P. (1995). Rationales und Irrationales im Leben Wolfgang Paulis. In: Atmanspacher, H., Primas, H. & Wertenschlag-Birkhäuser, E. (Hrsg). Der Pauli-Jung-Dialog und seine Bedeutung für die moderne Wissenschaft. Berlin, Heidelberg: Springer; 21–32.

Epperson, M. (2009). Relational realism: the evolution of ontology to praxiology in the philosophy of nature. World Futures 65: 19–41.

Eppley, K., Abrams, A.I. & Shear, J. (1989). The differential effects of relaxation techniques on trait anxiety: A meta-analysis. J Clin Psychol 45: 957–974.

Ertel, S. (1972). Erkenntnis und Dogmatismus. Psychol Rundsch 23: 241–269.

Ertel, S. (1976). Überzeugung, Dogmatismus, Wahn. Georgia Augusta 24: 32–39.

Ertel, S. (1978). Liberale und autoritäre Denkstile. Ein sprachstatistisch-psychologischer Ansatz. In: Thadden, R. v. (Hrsg). Die Krise des Liberalismus zwischen den Weltkriegen. Göttingen: Vandenhoeck & Rupprecht; 234–255.

Ertel, S. (1981). Nazi leaders' intolerance of entropy. Polit Vierteljahresschr 22(Special Issue 12): 326–356.

Esch, T. (2012). Die Neurobiologie des Glücks. Wie die positive Psychologie die Medizin verändert. Stuttgart: Thieme.

European Association for Psychotherapy (2018). EAP Guideline on the issue of psychotherapy and religion, spiritual practice and esoteric methods. Int J Psychother 22(2): 56.

Fahrenberg, J. (1979). Das Komplementaritätsprinzip in der psychosomatischen Forschung und psychosomatischen Medizin. Z Klin Psychol Psychopathol Psychother 27: 151–167.

Fanelli, D. (2009). How many scientists fabricate and alsify research? A systematic review and meta-analysis of survey data. PLoS One 4(5): e5738. doi: 10.1371/journal.pone.0005738.

Fava, G.A. (2006). The intellectual crisis of psychiatric research. Psychother Psychosom 75: 202–208.

Fava, G.A., Tomba, E. & Grandi, S. (2007). The road to recovery from depression – don't drive today with yesterday's map. Psychother Psychosom 76: 260–265.

Feigenbaum, J.D., Fonagy, P., Pilling, S., Jones, A., Wildgoose, A. & Bebbington, P.E. (2012). A real-world study of the effectiveness of DBT in the UK National Health Service. Br J Clin Psychol 51(2): 121–141. doi: 10.1111/j.2044-8260.2011.02017.x.

Ferenczi, S. (1988). Ohne Sympathie keine Heilung: Das klinische Tagebuch von 1932. Frankfurt a.M.: Fischer.

Ferrer, J.N. (2000). The perennial philosophy revisited. J Transpers Psychol 32: 7–30.

Ferrer, J.N. (2002). Revisioning Transpersonal Theory: A Participatory Vision of Human Spirituality. Albany: SUNY Press.

Ferrer, J. N. (2013). Faith in ayahuasca: An interview with Shipibo shaman Guillermo Arévalo. Hoop (80): 14–19. doi: www.sacredhoop.org.

Ferrer, J. N. (2018). Participation and the Mystery. Albany, NY: State University of New York Press.

Feyerabend, P. (1980). Against Method : Outline of an Anarchistic Theory of Knowledge. 3rd ed. London: Verso.

Feyerabend, P. (2011). The Tyranny of Science. Cambridge: Polity Press.

Fibert, P., Peasgood, T. & Relton, C. (2019). Rethinking ADHD intervention trials: feasibility testing of two treatments and a methodology. Eur J Pediatr 178(7): 983–993. doi: 10.1007/s00431-019-03374-z.

Finocchiaro, M. A. (2009). That Galileo was imprisoned and tortured for advocating Copernicanism. In: Numbers, R. L. (ed). Galileo Goes to Jail and Other Myths about Science and Religion. Cambridge, MA: Harvard UP; 68–78.

Fischer, K. (2006a). Aussenseiter der Wissenschaft: Besichtigung einer Lebenslüge kollektiv organisierter Wissenschaft. Forschung & Lehre 10: 560–563.

Fischer, K. (2006b). Wahrheit, Konsens, Macht. Systemische Codes und das prekäre Verhältnis zwischen Wissenschaft und Politik in der Demokratie. In: Fischer, K. & Parthey, H. (Hrsg). Gesellschaftliche Integrität der Forschung. Berlin: Gesellschaft für Wissenschaftsforschung.

Fischer, K. (2007). Fehlfunktionen der Wissenschaft. Erwägen Wissen Ethik 18: 1–16.

Fischer, K. (2015). Galileo Galieo. Biographie seines Denkens. Stuttgart: Kohlhammer.

Fisher, J. W. (2015). A critique of quantitative measures for assessing spirituality and spiritual well-being. In: Roberts, E. C. (ed). Spirituality: Global Practices, Societal Attitudes and Effects on Health. New York: Nova Science Publishers; 91–131.

Flasch, K. (1986). Das philosophische Denken im Mittelalter. Von Augustin zu Machiavelli. Stuttgart: Reclam.

Flasch, K. (1987). Einführung in die Philosophie des Mittelalters. Darmstadt: Wissenschaftliche Buchgesellschaft.

Flasch, K. (1989). Aufklärung im Mittelalter? Die Verurteilung von 1277. Das Dokument des Bischofs von Paris, eingel., übers. und erkl. v. K. Flasch. Mainz: Dieterich.

Flückiger, C., Del Re, A. C., Wampold, B. E., Symonds, D. & Horvath, A. O. (2012). How centrail is the alliance in psychotherapy? A multilevel longitudinal meta-analysis. J Couns Psychol 59: 10–17. doi: 0.1037/a0025749.

Fonagy, P., Steele, M., Steele, H., Leigh, T., Kennedy, R., Mattoon, G. & Target, M. (1995). Attachment, the reflective self, and borderline states. The predictive specificity of the Adult Attachment Interview and pathological emotional development. In: Goldberg, S., Muir, R. & Kerr, J. (eds). Attachment Theory. Social, Developmental, and Clinical Perspectives. Hillsdale, NJ: Analytic Press; 233–278.

Forman, R. K. C. (ed) (1998). The Innate Capacity: Mysticism, Psychology, and Philosophy. Oxford: Oxford University Press.

Forman, R. K. C. (1999). Mysticism, Mind, Consciousness. Albany: State University of New York Press.

Foucault, M. (1991). Die Ordnung des Diskurses. Inauguralvorlesung am Collège de France, 2. Dezember 1970. 11. Aufl. Frankfurt a. M.: Fischer.

Fox, K. C. R., Nijeboer, S., Dixon, M. L., Floman, J. L., Ellamil, M., Rumak, S. P., Sedlmeier, P. & Christoff, K. (2014). Is meditation associated with altered brain structure? A systematic review and meta-analysis of morphometric neuroimaging in meditation practitioners. Neurosci Biobehav Rev 43: 48–73. doi: 10.1016/j.neubiorev.2014.03.016.

Fox, K. C. R., Dixon, M. L., Nijeboer, S., Girn, M., Floman, J. L., Lifshitz, M., Ellamil, M., Sedlmeier, P. & Christoff, K. (2016). Functional neuroanatomy of meditation: A review and meta-analysis of 78 functional neuroimaging investigations. Neurosci Biobehav Rev 65: 208–228. doi: 10.1016/j.neubiorev.2016.03.021.

Frambach, L. (1993). Identität und Befreiung in Gestalttherapie, Zen und christlicher Spiritualität. Petersberg: Via Nova.
Frambach, L. (1995). Gestalttherapie und Spiritualität: Der gestalttherapeutische Ansatz im transpersonalen Kontext. Transpers Psychol Psychother 1(2): 22–39.
Frank, J. D. (1981). Die Heiler: Wirkungsweisen psychotherapeutischer Beeinflussung; vom Schamanismus bis zu den modernen Therapien. Stuttgart: Klett-Cotta.
Franke, G. H. (1992). Eine weitere Überprüfung der Symptom-Check-Liste (SCL-90-R) als Forschungsinstrument. Diagnostica 38: 160–167.
Franke, G. H. (1995). Die Symptom-Checklist von Derogatis (SCL-90-R). Weinheim: Beltz.
Franke, G. H. (2000). Brief Symptom Inventory von L. R. Derogatis (Kurzform der SCL-90-R) – Deutsche Version. Göttingen: Beltz Test GmbH.
Frankl, V. E. (1971). Ärztliche Seelsorge. Grundlagen der Logotherapie und Existenzanalyse. Wien: Deuticke.
Frankl, V. E. (1972). Der Wille zum Sinn. Bern: Huber.
Frankl, V. E. (1973). Der Mensch auf der Suche nach Sinn. Freiburg: Herder.
Frankl, V. E. (1974). Der unbewußte Gott. Psychotherapie und Religion. München: Kösel.
Frankl, V. E. (1975a). Anthropologische Grundlagen der Psychotherapie. Bern: Huber.
Frankl, V. E. (1975b). Theorie und Therapie der Neurosen. Einführung in Logotherapie und Existenzanalyse. München: Reinhardt.
Frei, H., Everts, R., von Ammon, K., Kaufmann, F., Walther, D., Hsu-Schmitz, S.-F., Collenberg, M., Fuhrer, K., Hassink, R., Steinlin, M. & Thurneysen, A. (2005). Homeopathic treatment of children with attention deficit disorder: a randomised, double-blind, placebo controlled crossover trial. Eur J Pediatr 164: 758–767.
Friedman, H. (2009). Xenophilia as a cultural trap: Bridging the gap between transpersonal psychology and religious/spiritual traditions. Int J Transpers Stud 28: 107–111.
Friedman, H. & Brown, N. (2018). Implications of debunking the »Critical Positivity Ratio« for Humanistic Psychology. J Humanist Psychol 58(3): 239–261.
Frobell, R. B., Roos, H. P., Roos, E. M., Roemer, F. W., Ranstam, J. & Lohmander, L. S. (2013). Treatment for anterior crucate ligament tear: five year outcome of randomised trial. Br Med J 346: f232. doi: 10.1136/bmj.f232.
Fröhling, U. (1996). Vater unser in der Hölle. Ein Tatsachenbericht. Seelze-Velber: Kallmeyersche Verlagsbuchhandlung.
Full, G. E., Walach, H. & Trautwein, M. (2013). Meditation-induced changes in perception: An interveiw study with expert meditators (Sotapannas) in Burma. Mindfulness 4: 55–63.
Gabbay, J. & le May, A. (2004). Evidence based guidelines or collectively constructed »mindlines«? Ethnographic study of knowledge management in primary care. Br Med J 329: 1013–1017.
Galle, M. & Walach, H. (2018). Klassische Bioresonanzmethode. In: Walach, H., Michael, S. & Schlett, S. (Hrsg). Das große Komplementärhandbuch für Apotheker und Ärzte. Stuttgart: Wissenschaftliche Verlagsgesellschaft; 334–355.
Galsworthy, M. J., Palumbo, L. & McKee, M. (2014). Has big pharma hijacked the European health research budget? Lancet 383: 1210. doi: 10.1016/S0140-6736(14)60232-4.
Gamma, A. (2005). Lichtheilung als Weg zum Frieden. Meditationen, Übungen, Rituale. München: Kösel.
Gamma, A. (2008). Ruhig im Sturm. Zen-Weisheiten für Menschen, die Verantwortung tragen. München: Kösel.
Gard, T., Noggle, J. J., Park, C. L., Vago, D. R. & Wilson, A. (2014a). Potential self-regulatory mechanisms of yoga for psychological health. Front Hum Neurosci 8: 770. doi: 10.3389/fnhum.2014.00770.
Gard, T., Taquet, M., Dixit, R., Hölzel, B. K., de Montjoye, Y.-A., Brach, N., Salat, D. H., Dickerson, B. C., Gray, J. R. & Lazar, S. W. (2014b). Fluid intelligence and brain functional organization in

aging yoga and meditation practitioners. Front Aging Neurosci 6: 76. doi: 10.3389/fnagi.2014.00076.

Garve, R. (2012). Ritueller Massensuizid bei den isoliert lebenden Suruahá-Indianern in Brasilien [Ritual Mass Suicide in Isolated Living Suruahá Indians in Brazil). Lüneburg: Nordlanddruck.

Gathright, E.C., Salmoirago-Blotcher, E., DeCosta, J., Balletto, B.L., Donahue, M.L., Feulner, M.M., Cruess, D.G., Wing, R.R., Carey, M.P. & Scott-Sheldon, L.A.J. (2019). The impact of transcendental meditation on depressive symptoms and blood pressure in adults with cardiovascular disease: A systematic review and meta-analysis. Complement Ther Med 46: 172–179. doi: 10.1016/j.ctim.2019.08.009.

Gebser, J. (1949). Ursprung und Gegenwart. Erster Band: Die Fundamente der aperspektivischen Welt. Beitrag zu einer Geschichte der Bewusstwerdung. Stuttgart: Deutsche Verlagsanstalt.

Gebser, J. (1953). Ursprung und Gegenwart. Zweiter Band: Die Manifestationen der aperspektivischen Welt. Versuch einer Konkretion des Geistigen. Stuttgart: Deutsche Verlagsanstalt.

Gehlert, T. (2020). System-Aufstellungen und ihre naturwissenschaftliche Begründung: Grundlage für eine innovative Methode zur Entscheidungsfindung in der Unternehmensführung. Wiesbaden: Springer-Gabler.

Gendlin, E.T. (1981). Focusing. Technik der Selbsthilfe bei der Lösung persönlicher Probleme. Salzburg: Otto Müller.

Gendlin, E.T. (1997). Experiencing and the Creation of Meaning: A Philosophical and Psychological Approach to the Subjective. Evanston, Ill: Northwestern University Press.

George, L.K., Larson, D.B., Koenig, H.G. & McCullough, M.E. (2000). Spirituality and health: what we know, what we need to know. J Soc Clin Psychol 19: 102–116.

Genia, V. (1991). The Spiritual Experience Index: A measure of spiritual maturity. J Religion Health 30(4): 337–347.

Germann, C. (2019). A psychophysical investigation of quantum cognition: An interdisciplinary synthesis. University of Plymouth, Plymouth. Retrieved from https://pearl.plymouth.ac.uk/handle/10026.1/13713 (letzter Zugriff: 04.03.2021).

Gieler, U., Stangier, U. & Brähler, E. (eds) (1993). Hauterkrankungen in psychologischer Sicht. Jahrbuch der Medizinischen Psychologie 9. Göttingen: Hogrefe.

Giluk, T.L. (2009). Mindfulness, big five personality, and affect: A meta-analysis. Personal Individual Diff 47: 805–811.

Ginzburg, C. (1961). Hexenwesen und Volksfrömmigkeit. Anmerkung zu einem Prozeß in Modena im Jahre 1519. In: Spurensicherungen. Über verborgene Geschichte, Kunst und soziales Gedächtnis. München: dtv; 29–58.

Ginzburg, C. (1980). Die Benandanti. Feldkulte und Hexenwesen im 16. und 17. Jahrhundert. Frankfurt a.M.: Syndikat.

Gödel, K. (1931). Ueber formal unentscheidbare Sätze der Principia Mathematica und verwandter Systeme I. Monatsh Math Phys 38: 173–198.

Goertzel, B. (2013). Artificial general intelligence and the future of humanity. In: More, M. & Vita-More, N. (eds). The Transhumanist Reader. Classical and Contemprorary Essays on the Science, Technology, and Philosophy of the Human Future. Chichester: Wiley-Blackwell; 128–137.

Goldberg, S.B., Pace, B.T., Nicholas, C.R., Raison, C.L. & Hutson, P.R. (2020). The experimental effects of psilocybin on symptoms of anxiety and depression: A meta-analysis. Psychiatry Res 284: 112749. doi: 10.1016/j.psychres.2020.112749.

Goncharov, M. (2012). Operationalisation of countertransference in positive psychology. Int J Psychother 16(3): 27–43.

Gotink, R.A., Chu, P., Busschbach, J.V.A., Benson, H., Fricchione, G.L. & Hunink, M.G.M. (2014). Standardised mindfulness-based interventions in healthcare: An overview of systematic reviews and meta-analyses of RCTSs. PLoS One 10(4): e0124344. doi: 10.1371/journal.pone.0124344.

Gøtzsche, P. C. (2013). Deadly Medicines and Organised Crime: How Big Pharma Has Corrupted Health Care. London: Radcliff.
Gøtzsche, P. C. (2015). Deadly Psychiatry and Organised Denial. Copenhagen: People's Press.
Goyal, M., Singh, S., Sibinga, E. M., Gould, N. F., Rowland-Seymour, A., Sharma, R., Berger, Z., Sleicher, D., Maron, D. D., Shihab, H. M., Ranasinghe, P. D., Linn, S., Saha, S., Bass, E. B. & Haythornthwaite, J. A. (2014). Meditation programs for psychological stress and well-being: A systematic review and meta-analysis. JAMA Intern Med 174: 357–368. doi: 10.1001/jamainternmed.2013.13018.
Grawe, K. (1998). Psychologische Therapie. Göttingen: Hogrefe.
Grawe, K. & Grawe-Gerber, M. (1999). Ressourcenaktivieriung: Ein primäres Wirkprinzip der Psychotherapie. Psychotherapeut 44: 63–73.
Gray, J. A. (1991). Neural systems, emotion and personality. In: Madden, J. (ed). Neurobiology of Learning, Emotion and Affect. New York: Raven; 273–306.
Green, T. J. (2016). Religion for a Secular Age: Max Müller, Svami Vivekananda, and Vedanta. London: Routledge.
Greenberg, S. A. (2009). How citation distortions create unfounded authority: analysis of a citation network. Br Med J 339: b2680. doi: 10.1136/bmj.b2680.
Grepmair, L. & Nickel, M. (2008). Achtsamkeit des Psychotherapeuten. Heidelberg, Wien: Springer.
Grepmair, L., Mitterlehner, F., Loew, T., Bachler, E., Rother, W. & Nickel, M. (2007). Promoting mindfulness in psychotherapists in training influences the treatment results of their patients: A randomized, double-blind, controlled study. Psychother Psychosom 76: 332–338. doi: 10.1159/000107560.
Griffin, D. R. (1989). God and Religion in the Postmodern World: Essays in Postmodern Theology. Albany: State University of New York Press.
Griffin, D. R. (ed) (1996). Spirituality and Society: Postmodern Visions. Albany: State University of New York Press.
Griffiths, R. R., Richards, W., Johnson, M. W., McCann, U. D. & Jesse, R. (2008). Mystical-type experiences occasioned by psilocybin mediate the attribution of personal meaning and spiritual significance 14 months later. J Psychopharmacol 22(6): 621–632.
Grof, C. & Grof, S. (1992). Die stürmische Suche nach dem Selbst. Praktische Hilfe für spirituelle Krisen. München: Kösel.
Grof, S. (1988). The Adventure of Self-Discovery Albany, NY: State University of New York Press.
Grossman, P. & van Dam, N. T. (2011). Mindfulness by any other name …: trials and tribulations of sati in western psychology and science. Contemporary Buddhism 12: 219–229.
Grossman, P., Schmidt, S., Niemann, L. & Walach, H. (2004). Mindfulness based stress reduction and health: A meta-analysis. J Psychosom Res 37: 35–43.
Grossman, P., Tiefenthaler-Gilmer, U., Raysz, A. & Kesper, U. (2007). Mindfulness training as intervention for fibromyalgia: Evidence of post-intervention and three-year follow-up benefits in well-being. Psychother Psychosom 76: 226–233.
Grote, H. (2018). Gravitationswellen. Geschichte einer Jahrhundertentdeckung [Gravitation Waves. History of a Once-in-a-Century Discovery]. München: Beck.
Grundmann, H. (1977). Religiöse Bewegungen im Mittelalter. Darmstadt: Wissenschaftliche Buchgesellschaft.
Gu, Q., Hou, J.-C. & Fang, X.-M. (2018). Mindfulness Meditation for Primary Headache Pain: A Meta-Analysis. Chin Med J (Engl) 131(7): 829–838. doi: 10.4103/0366-6999.228242.
Haggard, P. & Eimer, M. (1999). On the relation between brain potentials and the awareness of voluntary movements. Exp Brain Res 126: 128–133.
Hakuin, E. (1997). Authentisches Zen (Übers. von Sokko-roku Kaien-fusetsu). Frankfurt a. M.: Fischer.

Halewitsch, B. (2017). Moderne Bewusstseinspioniere mit Wurzeln in west-östlichen Traditionen: Sri Aurobindo – C. G. Jung. Bewusstseinswiss Transpers Psychol Psychother 23(2): 45–59.

Haley, J. L. (1997 [1981]). Apaches: A History and Cultural Portrait. Norman: University of Oklahoma Press.

Haller, H., Winkler, M. M., Klose, P., Dobos, G., Kümmel, S. & Cramer, H. (2017). Mindfulness-based interventions for women with breast cancer: an updated systematic review and meta-analysis. Acta Oncol 56(12): 1665–1676. doi: 10.1080/0284186X.2017.1342862.

Hameroff, S. & Penrose, R. (2014). Consciousness i n the universe: A review of the ›Orch OR‹ theory. Phys Life Rev 11: 39–78.

Hands, J. (2015). Cosmo Sapiens. Human Evolution from the Origin of the Universe. London: Duckworth.

Hankey, A. (2015). A complexity basis for phenomenology: How information states at criticality offer a new approach to understanding experience of self, being and time. Prog Biophys Mol Biol 119(3): 288–302. doi: 10.1016/j.pbiomolbio.2015.07.010.

Haraldsson, E. & Matlock, J. G. (2016). I Saw a Light and Came Here: Children's Experiences of Reincarnation. Hove, UK: White Crow Books.

Harari, Y. N. (2014). Sapiens. A Brief History of Humankind. London: Vintage.

Harari, Y. N. (2017). Homo Deus. A Brief History of Tomorrow. London: Vintage.

Harper, K. (2017). The Fate of Rome: Climate, Disease, and the End of an Empire. Princeton: Princeton University Press.

Harris, R. B. (ed) (1982). Neoplatonism and Indian Thought. Norfolk, VA: International Society for Neoplatonic Studies.

Hasler, F. (2015). Neuromythologie: eine Streitschrift gegen die Deutungsmacht der Hirnforschung. 5., unveränd. Aufl. Bielefeld: transcript.

Hauschild, T. (2002). Magie und Macht in Italien. Gifkendorf: Merlin.

Hayes, J. (2004). Therapist know thyself: Recent research on countertransference. Psychother Bull 39(4): 6–10.

Healy, D. (2015). Serotonin and depression. Br Med J 350: h1771. doi: 10.1136/bmj.h1771.

Heimann, P. (1950). On countertransference. Int J Psychoanal 31: 81–84.

Heinke, W., Dunkel, P., Brähler, E., Nübling, M., Riedel-Heller, S. & Kaisers, U. X. (2011). Burn-out in der Anästhesie und Intensivmedizin. Anaesthesist 60: 1109–1118.

Hellinger, B. (1998). Psychotherapie und Religion. In: Weber G. (Hrsg). Praxis des Familien-Stellens. Beiträge zu systemischen Lösungen nach Bert Hellinger. Heidelberg: Carl-Auer-Systeme; 15–27.

Hellinger, B. (1999). Acknowledging what is: Conversations with Bert Hellinger. Phoenix, Az: Zeig, Tucker.

Hemminger, H. (1987). Die Rückkehr der Zauberer: New Age – eine Kritik. Reinbek: Rowohlt.

Hemminger, H. (2001). Transzendentale Meditation: Ein aktueller Blick auf Ideologie und Politik. Materialdienst EZW 64(9): 299–306.

Henrich, J., Boyd, R. & Richerson, P. J. (2012). The puzzle of monogamous marriage. Philos Trans R Soc Lond B Biol Sci 367: 657–669.

Heuschkel, K. & Kuypers, K. P. C. (2020). Depression, Mindfulness, and Psilocybin: Possible Complementary Effects of Mindfulness Meditation and Psilocybin in the Treatment of Depression. A Review. Front Psychiatry 11: 224. doi: 10.3389/fpsyt.2020.00224.

Hill, P. C. & Hood, R. W. (1999). Measures of Religiosity. Birmingham, AL: Religious Education Press.

Hilton, L., Hempel, S., Ewing, B. A., Apaydin, E., Xenakis, L., Newberry, S., Colaiaco, B., Maher, A. R., Shanman, R. M., Sorbero, M. E. & Maglione, M. A. (2016). Mindfulness Meditation for Chronic Pain: Systematic Review and Meta-analysis. Ann Behav Med 51(2): 199–213. doi: 10.1007/s12160-016-9844-2.

Hilton, L., Maher, A. R., Colaiaco, B., Apaydin, E., Sorbero, M. E., Booth, M., Shanman, R. M. & Hempel, S. (2017). Meditation for posttraumatic stress: Systematic review and meta-analysis. Psychol Trauma 9(4): 453–460. doi: 10.1037/tra0000180.

Hinterberger, T., Schmidt, S., Kamei, T. & Walach, H. (2014). Decreased electrophsiological activity represents the conscious state of emptiness in meditation. Front Psychol 5: 99. doi: 10.3389/fpsyg.2014.00099.

Hinterberger, T., Galuska, D. & Galuska, J. (2019). Der SV12: Entwicklung eines klinischen Inventars zur Erfassung von Sensibilität und deren Verarbeitungsproblematiken. Complement Med Res 26(4): 240–249. doi: 10.1159/000497283.

Hoche, H.-U. (2008). Anthropological Complementarism. Linguistic, Logical, and Phenomenological Studies in Support of a Third Way Beyond Dualism and Monism. Paderborn: Mentis.

Hof, H. (1952). Scintilla animae. Bonn: Peter Hanstein.

Hofmann, L. & Heise, P. (Hrsg) (2017). Spiritualität und spirituelle Krisen. Handbuch zu Theorie, Forschung und Praxis. Stuttgart: Schattauer.

Hofmann, L. & Walach, H. (2011). Spirituality and religiosity in psychotherapy – A representative survey among German psychotherapists. Psychother Res 21: 179–192. doi: 10.1080/10503307.2010.536595.

Holmes, S. W., Morris, R., Clance, P. R. & Putney, R. T. (1996). Holotropic breathwork: an experiential appraoch to psychotherapy. Psychother 33: 114–120.

Holton, G. (1973). Thematic Origins of Scientific Thought: Kepler to Einstein. Cambridge: Harvard University Press.

Horan, M. (2007). Spirituality in children – A qualitative study. (MSc) Northampton, UK: University of Northampton.

Hornborg, A.-C. (2012). Are we all spiritual? A comparative perspective on the appropriation of a new concept of spirituality. J Study Spritual 1(2): 249–268.

Höschel, K. (2006). Dialektisch-Behaviorale Therapie der Borderline-Persönlichkeitsstörung in der Regelversorgung – das Saarbrücker Modell. Verhaltensther 16: 17–24.

Howick, J., Koletsi, D., Pandis, N., Fleming, P. S., Loef, M., Walach, H., Schmidt, S. & Ioannidis, J. P. A. (2020). The quality of evidence for medical interventions does not improve or worsen: a metaepidemiological study of Cochrane reviews. J Clin Epidemiol 126: 154–159. doi: 10.1016/j.jclinepi.2020.08.005.

Huber, S. (2003). Zentralität und Inhalt: Ein neues multidimensionales Messmodell der Religiosität. Wiesbaden: Springer.

Huber, S. (2008). Der Religiositäts-Struktur-Test (R-S-T). Prävention 32: 38–39.

Hulswit, M. (2000). A Semeiotic Account of Causation. The ›Cement of the Universe‹ from a Peircean Perspective. Nijmegen: PhD Thesis.

Hyland, M. E. (2011). The Origins of Health and Disease. Cambridge: Cambridge University Press.

Hyland, M. E., Hinton, C., Hill, C., Whalley, B., Jones, R. C. & Davies, A. F. (2016). Explaining unexplained pain to fibromyalgia patients: finding a narrative that is acceptable to patients and provides a rationale for evidence based interventions. Br J Pain 10(3): 156–161. doi: 10.1177/2049463716642601.

Idel, M. (1988). Studies in Exstatic Kabbalah. Albany: State University of New York Press.

Igney, C. (2012). Rituelle Gewalt – im Spannungsfeld von Parallelwelten, gesellschaftlicher (Ab-)Spaltung und psychosozialem Arbeitsalltag. ZPPM 10(4): 11–26.

Imel, Z., Baldwin, S., Bonus, K. & MacCoon, D. (2008a). Beyond the individual: Group effects in mindfulness-based stress reduction. Psychother Res 18(6): 735–742. doi: 10.1080/10503300802326038.

Imel, Z., Wampold, B. E., Miller, S. D. & Fleming, R. R. (2008b). Distinctions without a difference: Direct comparisons of psychotherapies for alcohol disorders. Psychol Addict Behav 22: 533–543.

Ingerman, S. (1991). Soul Retrieval. Mending the Fragmented Self. San Francisco: Harper.

Ivanka, E. v. (1955). Zur Problematik der aristotelischen Seelenlehre Autour d'Aristote. Offert à M. A. Mansion. Louvain: Press Universitaires; 245–253.

Ivanka, E. v. (1964). Plato Christianus. Übernahme und Umgestaltung des Platonismus durch die Väter. Einsiedeln: Johannes Verlag.

Jahrsetz, I. (2002). Das Holotrope Atmen: Zur therapeutischen Arbeit mit Zuständen Veränderten Bewusstseins. In: Belschner, W., Galuska, J., Walach, H. & Zundel, E. (Hrsg). Transpersonale Forschung im Kontext. Oldenburg: BIS-Verlag; 217–233.

Jahrsetz, I. B. (1999). Holotropes Atmen – Psychotherapie und Spiritualität. Stuttgart: Pfeiffer bei Klett-Cotta.

James, W. (1979). Die Vielfalt religiöser Erfahrung. Eine Studie über die menschliche Natur. Freiburg, Olten: Walter Verlag.

James, W. (1985). The Works of William James. The Varieties of Religious Experience. Cambridge, MA: Harvard University Press.

Jankowski, P. J., Sandage, S. J., Bell, C. A., Davis, D. E., Porter, E., Jessen, M., Motzny, C. L., Ross, K. V. & Owen, J. (2020). Virtue, flourishing, and positive psychology in psychotherapy: An overview and research prospectus. Psychotherapy (Chic) 57(3): 291–309. doi: 10.1037/pst0000285.

Jansen, P. L. (Hrsg) (1990). Psychoanalytische Therapie der Borderlinestrukturen. Berlin: Springer.

Jensen, P. S., Arnold, L. E., Swanson, J. M., Vitiello, B., Abikoff, H. B., Greenhill, L. L., Hechtman, L., Hinshaw, S. P., Pelham, W. E., Wells, K. C., Conners, C. K., Elliott, G. R. Epstein, J. N., Hoza, B., March, J. S., Molina, B. S. G., Newcorn, J. H., Severe, J. B., Wigal, T., Gibbons, R. D. & Hur, K. (2007). 3-year follow-up of the NIMH MTA study. J Am Acad Child Adolesc Psychiatry 46: 989–1002.

Jim, H. S. L., Pustejovsky, J., Park, C. L., Danhauer, S. C., Sherman, A. C., Fitchett, G., Merluzzi, T. V., Nunoz, A. R., George, L., Snyder, M. A. & Salsman, J. M. (2015). Religion, spirituality, and physical health in cancer patients: A meta-analysis. Cancer 121(21): 3760–3768. doi: 10.1002/cncr.29353.

Jo, H.-G., Hinterberger, T., Wittmann, M., Lhündrup Borghardt, T. & Schmidt, S. (2013). Spontaneous EEG fluctuations determine the readiness potential: Is preconcsious brain activation a preparation process to move? Exp Brain Res 231(4): 495–500. doi: 10.1007/s00221-013-3713-z.

Jo, H.-G., Wittmann, M., Borghard, T. L., Hinterberger, T. & Schmidt, S. (2014). First-person approaches in neuroscience of consciousness: Brain dynamics correlate with the intention to act. Conscious Cogn 26: 105–116.

Jo, H.-G., Hinterberger, T., Wittmann, M. & Schmidt, S. (2015). Do meditators have higher awareness of their intentions to act? Cortex 65: 149–158.

Johnson, M. W. & Griffiths, R. R. (2017). Potential Therapeutic Effects of Psilocybin. Neurotherapeutics 14(3): 734–740. doi: 10.1007/s13311-017-0542-y.

Jones, D. (2017). The Templars: The Rise and Fall of God's Holy Warriors. London: Head of Zeus.

Jung, C. G. (1952). Synchronizität als ein Prinzip akausaler Zusammenhänge. In: Jung C. G. & Pauli W. (Hrsg). Naturerklärung und Psyche. Zürich: Rascher; 1–107.

Jung, C. G. (1987). Traumsymbole des Indidviduationsprozesses. Grundwerk, Bd. 5. Olten: Walter.

Jung, C. G. (2009). The Red Book – Liber Novus. Edited by S. Shamdasani. New York: Horton.

Jung-Beeman, M., Bowden, E. M., Haberman, J., Frymiare, J. L., Arambel-Liu, S., Greenblatt, R., Reber, P. J. & Kounios, J. (2004). Neural activity when people solve verbal problems with insight. PLoS Biol 2(4): E97. doi: 10.1371/journal.pbio.0020097.

Kabat-Zinn, J. (1982). An outpatient program in behavioural medicine for chronic pain patients based on the practice of mindfulness meditation: theoretical considerations and preliminary results. Gen Hosp Psychiatry 4: 33–47.

Kabat-Zinn, J. (1990). Full Catastrophe Living: Using the Wisdom of Your Body and Mind to Face Stress, Pain, and Illness. New York: Delacorte.

Kabat-Zinn, J. (2002). Commentary on Majumdar et al.: Mindfulness meditation for health. J Altern Complement Med 8: 731–735.

Kabat-Zinn, J. (2003). Mindfulness-based interventions in context: Past, present, and future. Clin Psychol Sci Pract 10: 144–158.

Kabat-Zinn, J. & Burney, R. (1981). The clinical use of awareness meditation in the self-regulaton of chronic pain. Pain 11(Suppl 1): S273.

Kabat-Zinn, J., Lipworth, L. & Barney, R. (1985). The clinical use of mindfulness meditation for the self-regulation of chronic pain. Abstract. J Behav Med 8: 163–190.

Kabat-Zinn, J., Lipworth, L. & Barney, R. (1986). Four-year follow-up of a meditation-based program for the self-regulation of chronic pain: Treatment outcomes and compliance. Clin J Pain 2(3): 159–774.

Kabat-Zinn, J., Massion, A.O., Kristeller, J., Peterson, L.G., Fletcher, K.E., Pbert, L., Lenderking, W.R. & Santorelli, S.F. (1992). Effectiveness of a meditation-based stress reduction program in the treatment of anxiety disorders. Am J Psychiatry 149: 936–943.

Kabat-Zinn, J., Wheeler, E., Light, T., Skillings, A., Scharf, M.J., Cropley, T.G., Hosmer, D. & Bernhard, J.D. (1998). Influence of a mindfulness meditation-based stress reduction intervention on rates of skin clearing in patients with moderate to severe psoriasis undergoing phototherapy (UVB) and photochemotherapy (PUVA). Psychosom Med 60: 625–632.

Kaliman, P. (2019). Epigenetics and meditation. Curr Opin Psychol 28: 76–80. doi: 10.1016/j.copsyc.2018.11.010.

Kanherkar, R.R., Stair, S.E., Bhatia-Dey, N., Mills, P.J., Chopra, D. & Csoka, A.B. (2017). Epigenetic Mechanisms of Integrative Medicine. Evid Based Complement Alternat Med 2017: 4365429. doi: 10.1155/2017/4365429.

Kanitschneider, B. (1993). Von der mechanistischen Welt zum kreativen Universum. Zu einem neuen philosophischen Verständnis der Natur. Darmstadt: Wissenschaftliche Buchgesellschaft.

Kant, I. (1983). Kants Werke. Studienausgabe. Darmstadt: Wissenchaftliche Buchgesellschaft.

Kantorowicz, E. (1980). Kaiser Friedrich der Zweite. Stuttgart: Cotta.

Kapleau, P. (1969). The Three Pillars of Zen: Teaching, Practice, Enlightenment. New York: Harper.

Kapleau, P. (1981). Die drei Pfeiler des Zen: Lehre, Übung, Erleuchtung. München: Barth.

Katz, S.T. (ed) (1978). Mysticism and Philosophical Analysis. New York: Oxford University Press.

Katz, S.T. (ed) (1983). Mysticism and Religious Traditions. Oxford, New York: Oxford University Press.

Katz, S.T. (ed) (1992). Mysticism and Language. New York: Oxford University Press.

Kealy, D., Halli, P., Ogrodniczuk, J.S. & Hadjipavlou, G. (2016). Burnout among Canadian Psychiatry Residents: A National Survey. Can J Psychiatry 61(11): 732–736. doi: 10.1177/0706743716645286.

Kernberg, O.F. (1978). Borderline-Störungen und pathologischer Narzißmus. Frankfurt a.M.: Suhrkamp.

Kernberg, O.F. (1992). Schwere Persönlichkeitsstörungen. Theorie, Diagnose, Behandlungsstrategien. Stuttgart: Klett-Cotta.

Kernberg, O.F. (1993). Psychodynamische Therapie bei Borderline-Patienten. Bern: Huber.

Kersemaekers, W., Rupprecht, S., Wittmann, M., Tamdjidi, C., Falke, P., Donders, R., Speckens, A. & Kohls, N. (2018). A Workplace Mindfulness Intervention May Be Associated With Improved Psychological Well-Being and Productivity. A Preliminary Field Study in a Company Setting. Front Psychol 9: 195. doi: 10.3389/fpsyg.2018.00195.

Kershaw, I. (2015). To Hell and Back. Europe 1914–1949. London: Allen Lane.

Kersig, S. (2014). Im Dialog mit dem Körper: Wie Sie mit Achtsamkeit Krankheitssymptome entschlüsseln und heilen. München: Kösel.

Khoury, B., Lecomte, T., Fortin, G., Masse, M., Therien, P., Bouchard, V., Chapleau, M.A., Paquin, K. & Hofmann, S.G. (2013). Mindfulness-based therapy: A comprehensive meta-analysis. Clin Psychol Rev 33: 763–771. doi: 10.1016/j.cpr.2013.05.005.

Khoury, B., Sharma, M., Rush, S.E. & Fournier, C. (2015). Mindfulness-based stress reduction for healthy individuals: A meta-analysis. J Psychosom Res 78: 519–528. doi: 10.1016/j.jpsychores.2015.03.009.

Kim, D.-M., Wampold, B.E. & Bolt, D.M. (2006). Therapist effects in psychotherapy: A random-effects modeling of the National Institute of Mental Health Treatment of Depression Collaborative Research Program data. Psychother Res 16: 161–172.

King, M.B. & Koenig, H.G. (2009). Conceptualising spirituality for medical research and health service provision. BMC Health Serv Res 9(1): 116. doi: 10.1186/1472-6963-9-116.

Kirsch, I. (2016). Der Placeboeffekt in der antidepressiven Behandlung. Verhaltensther 26: 55–61.

Kirsch, I., Wampold, B.E. & Kelley, J.M. (2016). Controlling for the placebo effect in psychotherapy: Noble quest or tilting at windmills? Psychol Conscious 3: 121–131.

Kirsch, I., Huedo-Medina, T.B., Pigott, H.E. & Johnson, B.T. (2018). Do outcomes of clinical trials resemble those »real world« patients? A reanalysis of the STAR*D antidepressant data set. Psychol Conscious 5(4): 339–345. doi: 10.1037/cns0000164.

Kishida, M., Mama, S.K., Larkey, L.K. & Elavsky, S. (2018). »Yoga resets my inner peace barometer«: A qualitative study illuminating the pathways of how yoga impacts one's relationship to oneself and to others. Complement Ther Med 40: 215–221. doi: 10.1016/j.ctim.2017.10.002.

Klatte, R., Papst, S., Beelmann, A. & Rosendahl, J. (2016). Wirksamkeit von körperorientiertem Yoga bei psychischen Störungen. Dtsch Arztebl Int 113: 195–202. doi: 10.3238/arztebl.2016.0195.

Kleinberens, T. (2007). Gegenübertragung als Nonlokale Korrelatioon (Diplom Psychologie). Oldenburg: Carl-von Ossietzky-Universität.

Klimecki, O.M., Leiberg, S., Lamm, C. & Singer, T. (2013). Functional neural plasticity and associated changes in positive affect after compassion training. Cereb Cortex 23: 1552–1561.

Koenig, H.G. (2015). Religion, spirituality, and health: a review and update. Adv Mind Body Med 29(3): 19–26.

Koestler, A. (1964). The Sleepwalkers. A History of Man's Changing Vision of the Universe. Harmondsworth: Penguin Books.

Kohls, N. (2004). Aussergewöhnliche Erfahrungen – Blinder Fleck der Psychologie? Eine Auseinandersetzung mit aussergewöhnlichen Erfahrungen und ihrem Zusammenhang mit geistiger Gesundheit. Münster: LIT Verlag.

Kohls, N. & Walach, H. (2006). Exceptional experiences and spiritual practice: A new measurement approach. Spirituality Health Int 7: 125–150.

Kohls, N., Hack, A. & Walach, H. (2008). Measuring the unmeasurable by ticking boxes and opening Pandora's Box? Mixed Methods Research as a useful tool for investigating exceptional and epiritual experiences. Arch Psychol Religion 30: 155–187.

Kohls, N., Walach, H. & Wirtz, M. (2009). The relationship between spiritual experiences, transpersonal trust, social support, and sense of coherence – a comparison between spiritually practising and non-practising samples. Mental Health Religion Culture 12: 1–23.

Kohut, H. (1976). Narzißmus: Eine Theorie der psychoanalytischen Behandlung narzißtischer Persönlichkeitsstörungen. Frankfurt a.M.: Suhrkamp.

Kohut, H. (1981). Die Heilung des Selbst. Frankfurt a.M.: Suhrkamp.

Kohut, H. (1987). Wie heilt die Psychoanalyse? Frankfurt a.M.: Suhrkamp.

Kohut, H. (1993). Auf der Suche nach dem Selbst: Kohuts Seminare zur Selbstpsychologie und Psychotherapie mit jungen Erwachsenen. München: Pfeiffer.

Koivumaa-Honkanen, H., Honkanen, R., Koskenvuo, M., Viinamaki, H. & Kaprio, J. (2002). Life dissatisfaction as a predictor of fatal injury in a 20-year follow-up. Acta Psychiatr Scand 105(6): 444–450.

Koivumaa-Honkanen, H., Honkanen, R., Koskenvuo, M. & Kaprio, J. (2003). Self-reported happiness in life and suicide in ensuing 20 years. Soc Psychiatry Psychiatr Epidemiol 38(5): 244–248. doi: 10.1007/s00127-003-0625-4.

Koivumaa-Honkanen, H., Kaprio, J., Honkanen, R., Viinamäki, H. & Koskenvuo, M. (2004). Life satisfaction and depression in a 15-year follow-up of healthy adults. Soc Psychiatry Psychiatr Epidemiol 39(12): 994–999. doi: 10.1007/s00127-004-0833-6.

Kolmer, L. (1982). Ad Capiendas Vulpes. Die Ketzerbekämpfung in Südfrankreich in der ersten Hälfte des 13. Jahrhunderts und die Ausbildung des Inquisitionsverfahrens. Pariser Historische Studien, Band 19. Bonn: Ludwig Röhrscheid.

Kopp, M. (2013). Die Zeit des Schweigens ist vorbei. Berlin: Ullstein.

Korones, D. N. (2010). Living in the moment. J Clin Oncol 28(31): 4778–4779. doi: 10.1200/JCO.2010.30.7835.

Kossak, H.-C. (1989). Hypnose. Ein Lehrbuch. München: Psychologie Verlags Union.

Koszycki, D., Benger, M., Shlik, J. & Bradwejn, J. (2007). Randomized trial of a meditation-based stress reduction program and cognitive behavior therapy in generalized social anxiety disorder. Behav Res Ther 45: 2518–2526.

Krampen, G. (2002). Stundenbogen für die Allgemeine und Differentielle Einzel-Psychotherapie (STEP). Handanweisung und Verbrauchsmaterialien. Göttingen: Hogrefe.

Krasner, M. S., Epstein, R. M., Beckman, H., Suchman, A. L., Chapman, B., Mooney, C. J. & Quill, T. E. (2009). Association of an educational program in mindfulness communication with burnout, empathy, and attitudes among primary care physicians. J Am Med Assoc 302: 1284–1293.

Kress, U. (1986). Heilende Hände: Der Heilmagnetismus. Hennef: Uta Halft.

Kress, U. (2001). Heilmagnetismus. Die Wahrheit über das Geistige Heilen. Ein Leben für die spirituelle Medizin. Selbstverlag.

Krippner, K. (2001). Der geistig-spirituelle Aspekt in der Traumatherapie mit der KIP. In: Bahrke, U. & Rosendahl, W. (Hrsg). Psychotraumatologie und Katathym-imaginative Psychotherapie. Lengerich: Pabst Science Publishers; 100–107.

Krippner, S. & Sulla, J. (2000). Identifying spiritual content in reports from Ayahuasca sessions. Int J Transpers Stud 19: 59–76.

Krishna, G. (1967). The Kundalini: The Evolutionary Energy in Man. New Delhi, Zürich: Ramadhar & Hopman.

Krishna, G. (1993). Living with Kundalini. The Autobiography of Gopi Krishna. Boston: Shambala.

Krishna, G. & Weizsäcker, C. F. v. (1973). Biologische Basis der Glaubenserfahrung. 2. Aufl. München: Otto Wilhelm Barth.

Krohn, M. (2018). Ärztliche Resilienz durch Achtsamkeit. Gruppe. Interaktion. Organisation. Z Angew Orgpsychol 49: 149–155.

Kuckenburg, M. (2019). Die Kelten. Stuttgart: Theiss.

Kuhl, J. (1996). Who controls whom when »I control myself«? Psychol Inqu 7: 61–68.

Kuhl, J. (1998). Wille und Persönlichkeit: Funktionsanalyse der Selbststeuerung. Psychol Rundsch 49: 61–77.

Kuhl, J. (2001). Motivation und Persönlichkeit: Interaktionen psychischer Systeme. Göttingen, Bern: Hogrefe.

Kuhl, J. & Kazén, M. (2003). Handlungs- und Lageorientierung: Wie lernt man, seine Gefühle zu steuern? In: Stiensmeier-Pelster, J. & Rheinberg, F. (Hrsg). Diagnostik von Motivation und Selbstkonzept. Göttingen: Hogrefe; 201–220.

Kuhn, T. S. (1967). Die Struktur wissenschaftlicher Revolutionen. Frankfurt a. M.: Suhrkamp.

Kuhn, T. S. (1977). Die Entstehung des Neuen – Studien zur Struktur der Wissenschaftsgeschichte. Frankfurt a. M.: Suhrkamp.

Kuyken, W., Warren, F.C., Taylor, R.S., Whalley, B., Crane, C., Bondolfi, G., Hayes, R., Huijbers, M., Ma, H., Schweizer, S., Segal, Z., Speckens, A., Teasdale, J.D., van Heeringen, K., Williams, M., Byford, S., Byng, R. & Dalgleish, T. (2016). Efficacy of mindfulness-based cognitive therapy in prevention of depressive relapse: An individual patient data meta-analysis from randomized trials. JAMA Psychiatry 73: 565–574. doi: 10.1001/jamapsychiatry.2016.0076.

Kuypers, K.P.C. (2020). The therapeutic potential of microdosing psychedelics in depression. Ther Adv Psychopharmacol 10: 1–15. doi: 10.1177/2045125320950567.

LaChance, L., McKenzie, K., Taylor, V.H. & Vigod, S.N. (2016). Omega-6 to omega-3 fatty acid ratio in patients with ADHD: A meta-analysis. J Can Acad Child Adolesc Psychiatry 25(2): 87–96.

Lancaster, B.L. (2004). Approaches to Consciousness: The Marriage of Science and Mysticism. Basingstoke: Palgrave Macmillan.

Lancaster, B.L. (2005). The Essence of Kabbalah. London: Arcturus.

Larson, E.J. & Witham, L. (1997). Scientists are still keeping the faith. Nature 386: 435–436. doi: 10.1038/386435a0.

Larson, E.J. & Witham, L. (1998). Leading scientists still reject god. Nature 394: 313.

Latour, B. (2000). Die Hoffnung der Pandora: Untersuchungen zur Wirklichkeit der Wissenschaften. Frankfurt a.M.: Suhrkamp.

Lauche, R., Cramer, H., Dobos, G., Langhorst, J. & Schmidt, S. (2013). A systematic review and meta-analysis of mindfulness-based stress reduction for the fibromyalgia syndrome. J Psychosom Res 75: 500–510. doi: 10.1016/j.jpsychores.2013.10.010.

Laudan, L. (1977). Progress and its Problems: Towards a Theory of Scientific Growth. Berkeley: University of California Press.

Ledesma, D. & Kumano, H. (2009). Mindfulness-based stress reduction and cancer: a meta-analysis. Psychooncology 18: 571–579.

Leff, G. (1968). Paris and Oxford Universities in the Thirteenth and Fourteenth Centuries. An Institutional and Intellectual History. New York, London: Wiley.

Lehrhaupt, L. & Meibert, P. (2010). Stress bewältigen mit Achtsamkeit: zu innerer Ruhe kommen durch MBSR; Mindfulness-Based Stress Reduction. München: Kösel.

Leskin, G.A. & Kaloupek, D.G. (1998). Treatment for traumatic memories: review and recommendations. Clin Psychol Rev 18: 983–1002.

Leuba, J. (1916). The Belief in God and Immortality: A Psychological Anthropoligcal and Statistical Study. Boston: Sherman, French & Co.

Leuner, H. (1982). Katathymes Bilderleben. Grundstufe. Einführung in die Psychotherapie mit der Tagtraumtechnik. Stuttgart: Thieme.

Leuner, H. (1987). Lehrbuch des Katathymen Bilderlebens. Bern: Huber.

Leuner, H. (Ed.) (1980). Katathymes Bilderleben – Ergebnisse in Theorie und Praxis. Bern: Huber.

Lewin, K. (1951). Field Theory in Social Science: Selected Theoretical Papers. New York: Harper & Row.

Li, W., Howard, M.O., Garland, E.L., McGovern, P. & Lazar, M. (2017). Mindfulness treatment for substance misuse: A systematic review and meta-analysis. J Subst Abuse Treat 75: 62–96. doi: 10.1016/j.jsat.2017.01.008.

Libet, B. (1984). Subjective antedating of a sensory experience and mind-brain theories: Reply to Honderich (1984). J Theor Biol 114: 563.

Libet, B. (1985). Unconscious cerebral initiative and the role of conscious will in voluntary action. Behav Brain Sci 8: 529–566.

Liedloff, J. (1980). Auf der Suche nach dem verlorenen Glück. München: Beck.

Lightman, A. (2018). Searching for Stars on an Island in Maine. London: Corsair.

Linde, K., Clausius, N., Ramirez, G., Melchart, D., Eitel, F., Hedges, L.V. & Jonas, W.B. (1997). Are the clinical effects of homoeopathy placebo effects? A meta-analysis of placebo controlled trials. Lancet 350: 834–843.

Linderkamp, F. & Lauth, G. (2011). Zur Wirksamkeit pharmakologischer und psychotherapeutischer Therapien bei Aufmerksamkeitsdefizit-/Hyperaktivitätsstörung (ADHS) im Erwachsenenalter: Eine empirische Metaanalyse. Verhaltenstherapie 21: 229–238.

Linehan, M. M. (1993). Cognitive Behavioral Treatment of Borderline Personality Disorder. New York: Guilford Press.

Linehan, M. M. (1994). Dialektische Verhaltenstherapie bei Borderline-Persönlichkeitsstörungen. In: Zielke, M. & Sturm, J. (Hrsg). Handbuch stationärer Verhaltenstherapie. Weinheim: Psychologie Verlags Union; 796–804.

Linehan, M. M. (2014). DBT Skills Training Manual. New York: Guilford Press.

Linehan, M. M., Comtois, K. A., Muray, A. M., Brown, M. Z., Gallop, R. J., Heard, H. L., Korslund, K. E., Tutek, D. A., Reynolds, S. K. & Lindenboim, N. (2006). Two-year randomized conrolled trial and follow-up of dialectical behaviour therapy vs. therapy by expert for suicidal behaviours and borderline personality disorder. Arch Gen Psychiatry 63: 757–766.

Locher, C., Hasler, S. & Gaab, J. (2016). Placebos in der Psychotherapieforschung – eine systematische Analyse am Beispiel der systematischen Desensibilisierung. Verhaltenstherapie 26: 9–20.

Lomas, T., Medina, J. C., Ivtzan, I., Rupprecht, S. & Eiroa-Orosa, F. J. (2019). Mindfulness-based interventions in the workplace: An inclusive systematic review and meta-analysis of their impact upon wellbeing. J Pos Psychol 14(5): 625–640. doi: 10.1080/17439760.2018.1519588.

Lottin, O. (1942). Psychologie et morale aux XIIe et XIIIe siècles. Tome I: Problèmes de psychologie. Louvain: Abbaye du Mont César.

Lottin, O. (1948). Psychologie et morale aux XIIe et XIII siècles. Tome II: Problèmes de morale, Première Partie. Louvain: Abbaye du Mont César.

Loyola, I. v. (1967). Geistliche Übungen. Übertragung und Erklärung von Adolf Haas. Freiburg: Herder.

Loyola, I. v. (1977). Der Bericht des Pilgers. Übersetzt und erläutert von Burkhart Schneider. Freiburg: Herder.

Lucadou, W. v. & Poser, M. (1997). Geister sind auch nur Menschen. Was steckt hinter okkulten Erlebnissen. Ein Aufklärungsbuch. Freiburg: Herder.

Lucchetti, G., Lucchetti, A. L. G. & Koenig, H. G. (2011). Impact of spirituality/religiosity on mortality: comparison with other health interventions. Explore (NY) 7(4): 234–238. doi: 10.1016/j.explore.2011.04.005.

Lukoff, D. (1985). The diagnosis of mystical experiences with psychotic features. J Transpers Psychol 17: 155–181.

Lukoff, D. (1988). Transpersonal perspectives on manic psychosis: creative, visionary, and mystical states. J Transpers Psychol 20: 111–139.

Lukoff, D., Lu, F. & Turner, R. (1992). Toward a more culturally sensitive DSM-IV. Psychoreligious and psychospiritual problems. J Nerv Mental Dis 180: 673–682.

Lukoff, D., Lu, F. & Turner, R. (1998). From spiritual emergency to spiritual problem: The transpersonal roots of the new DSM IV category. J Humanist Psychol 38: 21–50.

Lundh, A., Barbateskovic, M., Hrobjartsson, A. & Gøtzsche, P. C. (2010). Conflicts of interest at medical journals: The influence of industry-supported randomised trials on journal impact factors and revenue – cohort study. PLoS Med 7(10): e1000354. doi: 10.1371/journal.pmed.1000354.

Lutz, A., Slagter, H. A., Dunne, J. D. & Davidson, R. J. (2008). Attention regulation and monitoring in meditation. Trends Cogn Sci 12: 163–169.

Lutz, A., Jha, A. P., Dunne, J. D. & Saron, C. D. (2015). Investigating the phenomenological matrix of mindfulness-related practices from a neurocognitive perspective. Am Psychol 70: 632–658. doi: 10.1037/a0039585.

Lynch, S., Gander, M. L., Kohls, N., Kudielka, B. & Walach, H. (2011). Mindfulness-based Coping with University Life: A non-randomized wait-list controlled pilot evaluation. Stress Health 27: 365–375. doi: DOI: 10.1002/smi.1382.

Lynch, S., Gander, M. L., Nahar, A., Kohls, N. & Walach, H. (2018). Mindfulness-Based Coping With University Life: A Randomized Wait-List Controlled Study. Sage Open 8(1): 2158244018758379. doi: 10.1177/2158244018758379.

Lyons, W. (1986). The Disappearance of Introspection. Cambridge, MA: MIT Press.

Maaz, H.-J. (2012). Die narzisstische Gesellschaft. Ein Psychogramm. München: C. H. Beck.

Mäckler, A. (Ed.) (2020). Schwarzbuch Wikipedia: Mobbing, Diffamierung und Falschinformation in der Online-Enzyklopädie und was jetzt dagegen getan werden muss. Höhr-Grenzhausen: Zeitgeist.

MacPhail, J. (2013). Learning in Depth: A Case Study in Twin 5x5 Matrices of Consciousness (PhD). Frankfurt(Oder): Europa-Universität Viadrina.

MacPhail, J. (2017). Vertical hierarchy and the invariance principle in four models of consciousness/spirituality. J Study Spritual 7: 99–113. doi: 10.1080/20440243.2017.1370906.

MacPhail, J. (ed) (2020). Swami Vivekananda's History of Universal Religion and Its Potential for Global Conciliation. Compiled and edited from the Works of and on Swami Vivekananda by Sister Gayatripana. Elgin, IL: Cook Communications.

Majumdar, M. (2000). Achtsamkeitsmeditation und Gesundheit.Eine Beobachtungsstudie. Essen: KVC-Verlag.

Majumdar, M., Grossman, P., Dietz-Waschkowski, B., Kersig, S. & Walach, H. (2002). Does mindfulness meditation contribute to health? Outcome evaluation of a German sample. J Altern Complement Med 8: 719–730.

Maly, W. (2012). Die Maly-Meditation. München: Droemer-Knaur.

Maske, U. E., Riedel-Heller, S. G., Seiffert, I., Jacobi, F. & Hapke, U. (2016). Häufigkeit und psychiatrische Komorbiditäten von selbstberichtetem diagnostiziertem Burnout-Syndrom. [Prevalence and Comorbidity of Self-Reported Diagnosis of Burnout Syndrome in the General Population]. Psychiatr Prax 43(01): 18–24. doi: 10.1055/s-0034-1387201.

Maslow, A. H. (1978). Motivation und Persönlichkeit. Olten: Walter.

Massion, A. O., Teas, J., Herbert, J. R., Wertheimer, M. D. & Kabat-Zinn, J. (1995). Meditation, melatonin and breast/prostate cancer: Hypothesis and preliminary data. Med Hypotheses 44: 39–46.

Masterson, J. F. (1980). Psychotherapie bei Borderline-Patienten. Stuttgart: Klett-Cotta.

Mathie, R. T., Lloyd, S. M., Legg, L. A., Clausen, J., Moss, S., Davidson, J. R. & Ford, I. (2014). Randomised placebo-controlled trials of individualised homoeopathic treatment: sytematic review and meta-analysis. Syst Rev 3: 142. doi: 10.1186/2046-4053-3-142.

Mausfeld, R. (2018). Warum schweigen die Lämmer? Wie Elitendemokratie und Neoliberalismus unsere Demokratie und unsere Lebensgrundlagen zerstören. Frankfurt a. M.: Westend.

Maxwell, N. (1984). From Knowledge to Wisdom: A Revolution in the Aims and Methods of Science. Oxford: Blackwell.

Maxwell, N. (1998). The Comprehensibility of the Universe: A New Conception of Science. Oxford: Oxford University Press.

Maxwell, N. (2004). Is Science Neurotic? London: Imperial College Press.

Maxwell, N. (2009). How can life of vlaue bet flourish in the real world? In: McHenry L. (ed). Science and the Pursuit of Wisdom: Studies in the Philosophy of Nicholas Maxwell. Frankfurt a. M.: Ontos; 1–56.

Maxwell, N. (2017). In Praise of Natural Philosophy. A Revolution for Thought and Life. Montreal: McGill-Queen's University Press.

McGilchrist, I. (2009). The Master and His Emissary: The Divided Brain and the Making of the Western World. New Haven: Yale University Press.

McKeown, T. (1976). The Role of Medicine: Dream, Mirage, or Nemesis? London: The Nuffield Trust.

McKeown, T. (1982). Die Bedeutung der Medizin: Traum, Trugbild oder Nemesis? Frankfurt a. M.: Suhrkamp.

Meerpohl, F. (1926). Meister Eckharts Lehre vom Seelenfünklein. Abhandlungen zur Philosophie & Psychologie der Religion, 10. Würzburg: C. J. Becker.

Mehnert, A. & Koch, U. (2001). Religiosität und psychische Befindlichkeit – Ueberprüfung von Instrumenten zur Erfassung von Religiosität. Z Med Psychol 10(4): 171–182.

Meichenbaum, D. (1986). Warum führt die Anwendung der Imagination in der Psychotherapie zu Veränderung? In: Singer, J. L. & Pope, K. S. (Hrsg). Imaginative Verfahren in der Psychotherapie. Paderborn: Junfermann; 453–468.

Meier, C. A. (Hrsg) (1992). Wolfgang Pauli und C. G. Jung. Ein Briefwechsel 1932–1958. Heidelberg: Springer.

Meinlschmidt, G. & Tegethoff, M. (2017). Aktuelle Entwicklungen in der Psychotherapie: Zeit für eine neue Welle? PSYCH up2date 11(02): 167–182.

Merlan, P. (1963). Monopsychism Mysticism Metaconsciousness. Problems of the Soul in the Neoaristotelian and Neoplatonic Tradition. The Hague: Martinus Nijhoff.

Mertens, L. J., Wall, M. B., Roseman, L., Demetriou, L., Nutt, D. J. & Carhart-Harris, R. L. (2020). Therapeutic mechanisms of psilocybin: Changes in amygdala and prefrontal functional connectivity during emotional processing after psilocybin for treatment-resistant depression. J Psychopharmacol 34(2): 167–180. doi: 10.1177/0269881119895520.

Messer, S. B. & Wampold, B. E. (2002). Let's face the facts: Common factors are more potent than specific therapy ingredients. Clin Psychol Sci Pract 9: 21–25.

Metzinger, T. (2003). Being no one: the self-model theory of subjectivity. Cambridge, Mass.: MIT Press.

Metzinger, T. (2006). Der Begriff einer »Bewusstseinskultur«. e-Journal Philosophie der Psychologie (Jan).

Metzinger, T. (2008). The Ego Tunnel. The Science of the Mind and the Myth of the Self. New York: Basic Books.

Meyer-Abich, K. M. (2010). Was es bedeutet, gesund zu sein. Philosophie der Medizin. München: Hanser.

Meyer, C. (2016). Ein Kurs in wahrem Loslassen. München: Arkana.

Michalak, J. & Heidenreich, T. (2018). Dissemination before evidence? What are the driving forces behind the dissemination of mindfulness-based interventions? Clin Psychol Sci Pract 25(3): e12254. doi: 10.1111/cpsp.12254.

Michalak, J., Schultze, M., Heidenreich, T. & Schramm, E. (2015). A randomized controlled trial on the efficaccy of mindfulness-based cognitive therapy and a group verison of cognitive behavioral analysis system of psychotherapy for chronically depressed patients. J Consult Clin Psychol 83: 951–963.

Milgrom, L. R. (2012). Homeopathy UK: The sick man of Europe? Forsch Komplementmed 19: 120–122.

Miller, A. (1981). Du sollst nicht merken: Variationen über das Paradies-Thema. Frankfurt a. M.: Suhrkamp.

Miller, A. (2016). Werde, wer Du wirklich bist. Mind-Control und Rituelle Gewalt überwinden. Kröning: Asanger.

Minsky, M. (2013). Why Freud was the first good AI theorist. In: More, M. & Vita-More, N. (eds). The Transhumanist Reader. Classical and Contemprorary Essays on the Science, Technology, and Philosophy of the Human Future. Chichester: Wiley-Blackwell; 167–176.

Mönter, N., Heinz, A. & Utsch, M. (eds). (2020). Religionssensible Psychotherapie und Psychiatrie. Basiswissen und Praxis-Erfahrungen. Stuttgart: Kohlhammer.

More, M. (2013). The philosophy of transhumanism. In: More, M. & Vita-More, N. (eds). The Transhumanist Reader. Classical and Contemprorary Essays on the Science, Technology, and Philosophy of the Human Future. Chichester: Wiley-Blackwell; 3–17.

More, M. & Vita-More, N. (eds). (2013). The Transhumanist Reader. Classical and Contemprorary Essays on the Science, Technology, and Philosophy of the Human Future. Chichester: Wiley-Blackwell.

Morone, N. E., Greco, C. M., Moore, C. G., Rollman, B. L., Lane, B., Morrow, L. A., Glynn, N. W. & Weiner, D. K. (2016). A mind-body program for older adults with chronic low back pain: a randomized clinical trial. JAMA Intern Med 176(3): 329–337. doi: 10.1001/jamainternmed.2015.8033.

Moser, T. (1995). Gottesvergiftung. Frankfurt a. M.: Suhrkamp.

Moussavi, S., Chatterji, S., Verdes, E., Tandon, A., Patel, V. & Ustun, B. (2007). Depression, chronic diseases, and decrements in health: results from the World Health Survey. Lancet 370: 851–858.

Müller, A. (2020). Die Revolution ist fällig. Aber sie ist verboten. Frankfurt a. M.: Westend.

Mulligan, R. W. (1955). Ratio superior and ratio inferior: the historical background. New Scholasticism 29: 1–32.

Munkholm, K., Paludan-Müller, A. S. & Boesen, K. (2019). Considering the methodological limitations in the evidence base of antidepressants for depression: a reanalysis of a network meta-analysis. BMJ Open 9(6): e024886. doi: 10.1136/bmjopen-2018-024886.

Nahm, M., Greyson, B., Kelly, E. W. & Haraldsson, E. (2012). Terminal lucidity: A review and case collection. Arch Gerontol Geriatr 55: 138–142.

Nicolis, G. & Prigogine, I. (1977). Self-Organization in Nonequilibrium Systems. New York: Wiley.

Noë, A. (2009). Out of Our Heads: Why You are Not your Brain, and Other Lessons from the Biology of Consciousness. New York: Hill & Wang.

Norcross, J. C. & Lambert, M. J. (2011). Psychotherapy relationships that work II. Psychotherapy 49(1): 4–8. doi: 10.1037/a0022180.

Norcross, J. C. & Wampold, B. E. (2011). Evidence-based therapy relationships: Research conclusions and clinical practices. Psychotherapy 48(1): 98–102.

Numbers, R. L. (ed) (2009). Galileo Goes to Jail and Other Myths about Science and Religion. Cambridge, MA: Harvard University Press.

Oeser, E. (1988). Das Abenteuer der kollektiven Vernunft. Evolution und Involution der Wissenschaft. Berlin, Hamburg: Parey.

Ofner, M. & Walach, H. (2020). The Vegetative Receptor-Vascular Reflex (VRVR) – A New Key to Regeneration. Front Physiol 11: 547526. doi: 10.3389/fphys.2020.547526.

Ofner, M., Kastner, A., Wallenboeck, E., Pehn, R., Schneider, F., Groell, R., Szolar, D., Walach, H., Litscher, G. & Sandner-Kiesling, A. (2014). Manual khalifa therapy improves functional and morphological outcome of patients with anterior cruciate ligament rupturein the knee: a randomized controlled trial. Evid Based Complement Alternat Med 2014: 462840. doi: 10.1155/2014/462840.

Ofner, M., Strutzenberger, G., Alexander, N., Kastner, A. & Schwameder, H. (2017). RegentK improves the gait mechanics of patients with acute anterior cruciate ligament rupture immediately after application: clinical trial. Complement Med Res 24(2): 90–96. doi: 10.1159/000464414.

Ofner, M., Kastner, A., Schwarzl, G., Schwameder, H., Alexander, N., Strutzenberger, G. & Walach, H. (2018). RegentK and physiotherapy support knee function after anterior cruciate ligament rupture without surgery after 1 YEAR: a randomized controlled trial. Complement Med Res 25: 30–37. doi: 10.1159/000479152.

Orellana Rios, C. L. (2020). Achtsamkeit, Selbstfürsorge und Mitgefühl: Entwicklung und Evaluation einer Fortbildung zur Integration von Achtsamkeits- und Mitgefühlspraktiken in den Arbeitsalltag von Krankenhausteams. Frankfurt (Oder): Europa Universität Viadrina.

Oreskes, N. & Conway, E. M. (2012). Merchants of Doubt: How a Handful of Scientists Obscured the Truth on Issues from Tobacco Smoke to Global Warming. London: Bloomsbury.

Orme-Johnson, D. W. (1977). EEG coherence during transcendental concsiousness. Electroencephal Clin Neurophysiol 4: 581–582.

Orme-Johnson, D. W. (1987). Medical care utilization and the Transcendental Meditation program. Psychosom Med 49: 493–507.

Orme-Johnson, D. W. (2006). Evidence that the Transcendental Meditation program prevents or decreases diseases of the nervous system and is specifically beneficial for epilepsy. Med Hypotheses 67: 240–246.

Orme-Johnson, D. W. (2008). Commentary on the AHRQ Report on Research on meditation Practices in Health. J Altern Complement Med 10: 1215–1221.

Orme-Johnson, D. W. & Barnes, V. A. (2014). Effects of the transcendental meditation technique on trait anxiety: a meta-analysis of randomized controlled trials. J Altern Complement Med 20(5): 330–341. doi: 10.1089/acm.2013.0204.

Orme-Johnson, D. W. & Walton, K. G. (1998). All approaches to preventing or reversing effects of stress are not the same. Am J Health Promot 12: 297–299.

Orme-Johnson, D. W., Dillbeck, M. C., Wallace, R. K. & Landrith, G. S. (1982). Intersubject EEG coherence: Is consciousness a field. Int J Neurosci 16: 203–209.

Ostermann, T., Büssing, A. & Matthiessen, P. (2004). Pilotstudie zur Entwicklung eines Fragebogens zur Erfassung der spirituellen und religiösen Einstellung und des Umgangs mit Krankheit (SpREUK). Complement Med Res 11(6): 346–353. doi: 10.1159/000082816.

Ott, U. (2013). Yoga für Skeptikter. München: Barth.

Oursel, R. (1996). Das christliche Abendland zur Zeit des Franz von Assisi Franz von Assisi. Darmstadt: Wissenschaftliche Buchgesellschaft; 9–43.

Oxman, T. E., Rosenberg, S. D., Schnurr, P. P., Tucker, G. J. & Gala, G. (1988). The language of altered states. J Nerv Mental Dis 176: 401–408.

Pahnke, W. N. (1963). Drugs and Mysticism: An Analysis of the Relationship Between Psychedelic Drugs and the Mystical Consciousness. Boston, MA: Harvard University.

Paloutzian, R. F. & Ellison, C. W. (1982). Loneliness, spiritual well-being, and the quality of life. In: Peplau, L. A. & Perlman, D. (eds). Loneliness. A Sourcebook of Current Theory, Research, and Therapy. New York: Wiley; 224–237.

Panagioti, M., Panagopoulou, E., Bower, P., Lewith, G., Kontopantelis, E., Chew-Graham, C., Dawson, S., van Marwijk, H., Geraghty, K. & Esmail, A. (2017). Controlled interventions to reduce burnout in physicians: A systematic review and meta-analysis. JAMA Intern Med 177(2): 195–205. doi: 10.1001/jamainternmed.2016.7674.

Pargament, K. I. (2007). Spiritually Integrated Psychotherapy: Understanding and Addressing the Sacred. New York: Guilford Press.

Pargament, K. I., Kennel, J., Hathaway, W., G Revengoed, N., Newman, J. & Jones, W. (1988). Religion and the Problem-Solving Process: Three Styles of Coping. J Sci Study Religion 27: 90–104.

Parisano, E. (1647). Recentiorum disceptationes de motu cordis, sanguinis et chyli. Leiden: Ioannis Maire.

Parsons, C. E., Crane, C., Parsons, L. J., Fjorback, L. O. & Kuyken, W. (2017). Home practice in Mindfulness-Based Cognitive Therapy and Mindfulness-Based Stress Reduction: A systematic review and meta-analysis of participants' mindfulness practice and its association with outcomes. Behav Res Ther 95: 29–41. doi: 10.1016/j.brat.2017.05.004.

Pascoe, M. C., Thompson, D. R. & Ski, C. F. (2017). Yoga, mindfulness-based stress reduction and stress-related physiological measures: A meta-analysis. Psychoneuroendocrinology 86: 152–168. doi: 10.1016/j.psyneuen.2017.08.008.

Paterson, C. (1996). Measuring outcomes in primary care: a patient generated measure, MYMOP, compared with the SF-36 health survey. Br Med J 312: 1016–1020.

Paterson, C. (2004). Seeking the patient's perspective: a qualitative assessment of EuroQol, COOP-WONCA Charts and MYMOP2. Qual Life Res 13: 871–881.

Paterson, C. & Britten, N. (2000). In pursuit of patient-centred outcomes: a qualitative evaluation of the »Measure Yourself Medical Outcome Profile«. J Health Serv Res Policy 5(1): 27–36.
Pauli, W. (1952). Der Einfluss archetypischer Vorstellungen auf die Bildung naturwissenschaftlicher Theorien bei Kepler. In: Jung, C. G. & Pauli, W. (Hrsg). Naturerklärung und Psyche. Zürich: Rascher; 109–167.
Payne, R. K. (2006). Individuation and awakening. Romantic narrative and the psychological interpretation of Buddhism. In: Unno, M. (ed). Buddhism and Psychotherapy Across Cultures. Essays on Theories and Practice. Boston, MA: Wisdom Publications; 31–51.
Penrose, R. (1989). The Emperor's New Mind. Oxford: Oxford University Press.
Penrose, R. (1994). Shadows of the Mind. Oxford: Oxford University Press.
Peprah, K. & Argáez, C. (2017). Dialectical Behavioral Therapy for Adults with Mental Illness: A Review of Clinical Effectiveness and Guidelines. Ottawa (ON): Canadian Agency for Drugs and Technologies in Health.
Perls, F. S., Hefferline, R. F. & Goodman, P. (1979). Gestalt Therapy. Excitement and Growth in the Human Personality. Harmondsworth: Penguin.
Petitmengin, C. (2006). Describing one's subjective experience in the second person. An interview method for the science of consciousness. Phenomenol Cogn Sci 5(3-4): 229–269.
Petitmengin, C. (2007). Towards the source of thought: The gestural and transmodel dimension of lived experience. J Conscious Stud 14(3): 54–82.
Petitmengin, C. & Bitbol, M. (2009). The validity of first-person descriptions as authenticity and coherence. J Conscious Stud 16(10-12): 363–404.
Petitmengin, C., Navarro, V. & Le Van Quyen, M. (2007). Anticipating seizure: Pre-reflective experience at the center of neuro-phenomenology. Conscious Cogn 16(3): 746–764. doi: 10.1016/j.concog.2007.05.006.
Pezzulo, G. & Levin, M. (2015). Re-membering the body: applicatoins of computational neuroscience to the top-down control of regeneration of limbs and other complex organs. Integr Biol (Camb) 7: 1487–1517.
Piet, J., Würtzen, H. & Zachariae, R. (2012). The effect of mindfulness-based therapy on symptoms of anxiety and depression in adult cancer patients and survivors: A systematic review and meta-analysis. J Consult Clin Psychol 80: 1007–1020. doi: 10.1037/a0028329.
Pietza, M., Walach, H. & Schmidt, S. (2018). Quantum Healing – A super-placebo? A randomised controlled study in patients with affective problems. Int J Psychother 22: 5–20.
Pigott, H. E., Leventhal, A. M., Alter, G. S. & Boren, J. J. (2010). Efficacy and effectiveness of antidepressants: current status of research. Psychother Psychosom 79: 267–279.
Pinker, S. (2018). Enlightenment Now: The Case for Reason, Science, Humanism, and Progress. London: Penguin.
Piron, H. (2020). Meditationstiefe: Grundlagen, Forschung, Training, Psychotherapie. Heidelberg: Springer.
Plantinga, A. (2011). Where the Conflict Really Lies: Science, Religion, and Naturalism. New York: Oxford University Press.
Plotin (1967). Über Ewigkeit und Zeit (Enneade III,7). Übersetzt, eingeleitet und kommentiert von W. Beierwaltes. Frankfurt a. M.: Klostermann.
Pohl, S. & von Ludacou, W. (2019). RSPK 4.0: When ghosts get out of line. Z Anomalistik 19: 300–325. doi: 10.23793/zfa.2019.300.
Poraj, A. (2020). Optimist, Pessimist oder Possibilist? Bewusstseinswiss Transpers Psychol Psychother 26(2): 5–20.
Porphyrius (1989). The life of Plotinos and the order of his books. In: Armstrong, A. H. (ed). Plotinus in Seven Volumes. Vol 1. Loeb Classical Library 440. Cambdrige, MA: Harvard University Press; 1–90.
Pothos, E. M. & Busemeyer, J. R. (2013). Can quantum probability provide a new direction for cognitive modeling. Behav Brain Sci 36: 255–327.

Powell, A. (1991). Matrix, mind and matter: from the internal to the eternal. Group Analysis 24: 299–315.
Power, A. (2012). Roger Bacon and the Defence of Christendom. Cambridge: Cambride University Press.
Powers, M.B., zum Vörde Sive Vörding, M.B. & Emmelkamp, P.M.G. (2009). Acceptance and commitment therapy: A meta-analytic review. Psychother Psychosom 78: 73–80.
Prajapati, A. (2014). Pharmacotherapy vs. psychotherapy in the management of depressoin and anxiety disorders. Int J Psychother 18(2): 50–61.
Probst, T., O'Rourke, T., Decker, V., Kießling, E., Meyer, S., Bofinger, C., Niklewski, G., Mühlberger, A. & Pieh, C. (2019). Effectiveness of a 5-Week Inpatient Dialectical Behavior Therapy for Borderline Personality Disorder. J Psychiatr Pract 25(3), 192–198. doi: 10.1097/pra.0000000000000383.
Proctor, C. (2018). Virtue Ethics in Psychotherapy: A Systematic Review of the Literature. Int J Exist Pos Psychol 8(1): 1–22.
Proklos (1953). Proclus the Neoplatonic Philosopher: »Ten Doubts Concerning Providence and a Solution of those Doubts« and »On the Subsistence of Evil«, transl. by T. Taylor (reprint ed.). Chicago: Ares.
Puchalski, C. & Romer, A. (2000). Taking a spiritual history allows clinicians to understand patients more fully. J Palliat Med 73: 129–137.
Puig, A., Yoon, E., Callueng, C., An, S. & Lee, S.M. (2014). Burnout syndrome in psychotherapists: a comparative analysis of five nations. Psychol Serv 11(1): 87–96. doi: 10.1037/a0035285.
Rahner, H. (1964). Ignatius von Loyola als Mensch und Theologe. Freiburg: Herder.
Raichle, M.E. (2006). The brain's dark energy. Science 314: 1249–1250.
Raitz von Frentz, E. (1949). Ludolphe le Chartreux et les Exercises de saint Ignace de Loyola. Revue d'ascétique et de mystique 25: 376–388.
Randall, H. (1895). The Universities of Europe in the Middle Ages. Volume 1: Salerno, Bologna, Paris. Cambridge: Cambridge University Press.
Reefschläger, G. (2018). Synchronizität in der Psychotherapie; Eine quantitativ-qualitative Untersuchung der strukturellen Beschaffenheit synchronistischer Phänomene im psychotherapeutischen Prozess. Synchronicity in Psychotherapy. Frankfurt (Oder): Europa-Universität Viadrina. Retrieved from https://opus4.kobv.de/opus4-euv/frontdoor/index/index/docId/385, https://nbn-resolving.org/urn:nbn:de:kobv:521-opus4-3858 (letzter Zugriff: 04.03.2021).
Regel, Y.U. (2016). Mitgefühl für sich, andere und die Welt. Mit der Tonglen-Meditation Leid überwinden. Stuttgart: Nymphenburger.
Regel, Y.U. (2017). Die Tonglen-Praxis aus dem Tibetischen Buddhismus. Eine univeerselle Methode zur meditativen Kultivierung von Mitgefühl. Bewusstseinswiss Transpers Psychol Psychother 23(1): 46–57.
Reich, K.H. (2003). Developing the Horizons of the Mind: Relational and Contextual Reasoning and the Resolution of Cognitive Conflict. Cambridge: Cambridge University Press.
Reichenbach, H. (1957). The Philosophy of Space and Time. New York: Dover.
Reitz, D. (2005). Die Kreuzzüge Ludwigs IX. von Frankreich 1248/1270. Münster: LIT Verlag.
Richter, C., Heinemann, B., Kehn, M. & Steinacher, B. (2014). Effektivität der Dialektisch-Behavioralen Therapie (DBT) in der tagesklinischen Behandlung der Borderline-Persönlichkeitsstörung – Bedeutung von Medikation und Behandlungskosten. [Effectiveness of Dialectical Behavior Therapy (DBT) in an Outpatient Clinic for Borderline Personality Disorders; Impact of Medication Use and Treatment Costs]. Psychiatr Prax 41(03): 148–152.
Riedl, R. (1977). A systems-analytical approach to macro-evolutionary phenomena. Quart Rev Biol 52: 351–370.
Rief, W. & Gaab, J. (2016). Die dunkle Seite der Intervention – was hat Placebo mit Psychotherapie zu tun? Verhaltenstherapie 26: 6–7.

Rieger, D. & Stückemann, I. (1999). »Finden was wirkt« – Eine explorative Untersuchung zur Wirkungsweise der systemischen Familienaufstellung nach Bert Hellinger. Freiburg: Psychologisches Institut der Albert-Ludwigs-Universität.

Rilke, R. M. (1956 [1920]). Sämtliche Werke. Zweiter Band: Gedichte, zweiter Teil. Frankfurt a. M.: Insel.

Rilke, R. M. (1974 [1923]). Duineser Elegien. Frankfurt a. M.: Insel.

Ringel, E. & Kirchmayr, A. (1986). Religionsverlust durch religiöse Erziehung. Tiefenpsychologische Ursachen und Folgerungen. Wien: Herder.

Rivas, T., Dirven, A. & Smit, R. H. (2016). The Self Does Not Die. Verified Paranormal Phenomena from Near-Death Experiences. Durham, NC: International Association of Near Death Studies.

Rodriguez Vega, B., Melero-Llorente, J., Bayon Perez, C., Cebolla, S., Mira, J., Valverde, C. & Fernández-Liria, A. (2014). Impact of mindfulness training on attentional control and anger regulation processes for psychotherapists in training. Psychother Res 24(2): 202–213. doi: 10.1080/10503307.2013.838651.

Roesler, C. & van Uffelen, T. (2018). Complexes and the unconcsious: from the association experiment to recent fMRI studies. In: Roesler, C. (ed). Research in Analytical Psychology: Empirical Research. Abingdon: Routledge; 29–40.

Rohde-Dachser, C. (1991). Das Borderline-Syndrom. Bern, Stuttgart: Huber.

Römer, H. & Walach, H. (2011). Complementarity of phenomenal and physiological observables: A primer on generalised quantum theory and its scope for neuroscience and consciousness studies. In: Walach, H., Schmidt, S. & Jonas, W. B. (eds). Neuroscience, Consciousness and Spirituality. Dordrecht: Springer; 97–107.

Rösel, M. (2013). Wenn lieben weh tut: Ein Kommunikationsratgeber für Partner in der Borderline-Störung. München: Starks-Sture.

Rosen, R. (1972). Some Systems Theoretical Problems in Biology. In: Facets of Systems Science. International Federation for Systems Research International Series on Systems Science and Engineering, vol 7. Boston, MA: Springer. https://doi.org/10.1007/978-1-4899-0718-9_44.

Rosenbaum, P. R. & Rubin, D. B. (1983). The central role of the propensity score in observational studies for causal effects. Biometrika 70: 41–55.

Rosenberg, A. (1956). Michael und der Drache. Olten: Walter.

Rosenberg, A. (1967). Engel und Dämonen. Gestaltwandel eines Urbildes. München: Prestel.

Rosenfeld, L. (1961). Nils Bohr. Amsterdam: North Holland.

Rosenfeld, L. (1963). Niels Bohr's contribution to epistemology. Physics Today 16: 47–54.

Rosenzweig, S. (1936). Some implicit common factors in diverse methods in psychotherapy. Am J Orthopsychiatry 6: 412–415.

Roth, G. (1997). Das Gehirn und seine Wirklichkeit. Kognitive Neurobiologie und ihre philosophischen Konsequenzen [The Brain and Reaity. Cognitive Neurobiology and its Philosophical Consequences]. Frankfurt a. M.: Suhrkamp.

Rubin, D. B. (1998). Estimation from nonrandomized treatment comparisons using subclassificatoin on propensity scores. In: Abel, U. & Koch, A. (eds). Nonrandomized Comparative Clinical Studies. Düsseldorf: Symposion Publishing; 85–100.

Ruffin, C. B. (2018). Padre Pio: The True Story. Huntington, Ind: Sundy Visitor.

Ruini, C. (2017). Positive Psychology in the Clinical Domains. Research and Practice. Basel: Springer International Publishing.

Rupprecht, S., Paulus, P. & Walach, H. (2017). Mind the teachers! The impact of mindfulness training on self-regulation and classroom performance in a sample of German school teachers. Eur J Educ Res 6(4): 565–581. doi: 10.12973/eu-jer.6.4.565.

Rupprecht, S., Falke, P., Kohls, N., Tamdjidi, C., Wittmann, M. & Kersemaekers, W. (2019). Mindful Leader Development: How Leaders Experience the Effects of Mindfulness Training on Leader Capabilities. Front Psychol 10: 1081. doi: 10.3389/fpsyg.2019.01081.

Rusch, H.L., Rosario, M., Levison, L.M., Olivera, A., Livingston, W.S., Wu, T. & Gill, J.M. (2019). The effect of mindfulness meditation on sleep quality: a systematic review and meta-analysis of randomized controlled trials. Ann N Y Acad Sci 1445(1): 5–16. doi: 10.1111/nyas.13996.

Ryan, A., Safran, J.D., Doran, J.M. & Muran, J.C. (2012). Therapist mindfulness, alliance and treatment outcome. Psychother Res 22(3): 289–297. doi: 10.1080/10503307.2011.650653.

Safran, J.D. & Reading, R. (2008). Mindfulness, metacommunication, and affect regulation in psychoanalytic treatment. In: Hick, S.F. & Bien, T. (eds). Mindfulness and the Therapeutic Relationship. New York, London: Guilford Press; 122–140.

Sarovar, M., Ishizaki, A., Fleming, G.R. & Whaley, K.B. (2010). Quantum entanglement in photosynthetic light-harvesting complexes. Nat Phys 6(6): 462–467. doi: 10.1038/nphys1652.

Sauer, S., Lemke, J., Wittmann, M., Kohls, N., Mochty, U. & Walach, H. (2012). How long is now for mindfulness meditators? Personal Individual Diff 52: 750–754. doi: 10.1016/j.paid.2011.12.026.

Sax, W.S., Quack, J. & Weinhold, J. (eds). (2010). The Problem of Ritual Efficacy. Oxford: Oxford University Press.

Schartner, M.M., Carhart-Harris, R.L., Barrett, A.B., Seth, A.K. & Muthukumaraswamy, S.D. (2017). Increased spontaneous MEG signal diversity for psychoactive doses of ketamine, LSD and psilocybin. Sci Rep 7(1): 46421. doi: 10.1038/srep46421.

Schink, A. (2016). Verschwörung, Praxis, Theorie: Bausteine einer Konspirologie. Z Anomalistik 16: 370–418.

Schmidt-Leukel, P. (Hrsg) (1996). Der Reinkarnationsgedanke – Eine Herausforderung an die christliche Theologie. In: Die Idee der Reinkarnation in Ost und West. München: Diederichs; 177–204.

Schmied-Knittel, I. (2003). Todeswissen und Todesbegegnungen. Ahnungen, Erscheinungen und Spukerlebnisse. In: Bauer, E. & Schetsche, M. (Hrsg). Alltägliche Wunder. Erfahrungen mit dem Übersinnlichen. Wissenschaftliche Befunde. Würzburg: Ergon; 93–120.

Schmitz, N., Hartkamp, N., Kruse, J., Franke, G.H., Reister, G. & Tress, W. (2000). The Symptom Check-List-90-R (SCL-90-R): A German validation study. Qual Life Res 9: 185–193.

Schneider, R.H., Alexander, C.N., Staggers, F., Orme-Johnson, D.W., Rainforth, M., Salerno, J.W., Sheppard, W., Castillo-Richmond, A., Barnes, V.A. & Nidich, S.I. (2005a). A randomized controlled trial of stress reduction in African Americans treated for hypertension for over one year. Am J Hypertens 18(1): 88–98.

Schneider, R.H., Alexander, C.N., Staggers, F., Rainforth, M., Salerno, J.W., Hartz, A., Arndt, S., Barnes V.A. & Nidich, S.I. (2005b). Long-term effects of stress reduction on mortality in persons › or = 55 years of age with systemic hypertension. Am J Cardiol 95(9): 1060–1064.

Scholem, G. (1980). Die jüdische Mystik in ihren Haupströmungen. Frankfurt a.M.: Suhrkamp.

Schrödinger, E. (1935). Discussion of probability relations between separated systems. Proceedings of the Cambridge Philosophical Society 31: 555–563.

Schulthess, P. (2015). Die Transpersonale Therapie transzendiert die Grenzen des Gebietes der Psychotherapie. Gestaltther 29(1): 202–124.

Schulthess, P. (2017). Psychotherapy should be differentiated from transpersonal psychology and esotericism. Int J Psychother 21(1): 12–20.

Schwartz, G.E. (1981). A systems analysis of psychobiology and behavior therapy: Implications for behavioral medicine. Psychother Psychosom 36: 159–184.

Schwartz, J.M., Stapp, H.P. & Beauregard, M. (2005). Quantum physics in neuroscience and psychology: a neurophysiological model of mind-brain interaction. Philos Trans R Soc Lond B Biol Sci 1458: 1309–1328.

Sedlmeier, P. (2016). Die Kraft der Meditation. Reinbek: Rowohlt.

Sedlmeier, P. & Renkewitz, F. (2013). Forschungsmethoden und Statistik: Ein Lehrbuch für Psychologen und Sozialwissenschaftler. 2. überarb., erw. Aufl. München: Pearson.

Sedlmeier, P. & Srinivas, K. (2016). How do theories of cognition and consciousness in ancient Indian thought systems relate to current Western theorizing and research? Front Psychol 7: 343. doi: 10.3389/fpsyg.2016.00343.

Sedlmeier, P., Eberth, J., Schwarz, M., Zimmermann, D., Haarig, F., Jaeger, S. & Kunze, S. (2012). The psychological effects of meditation: A meta-analysis. Psychol Bull 138(6): 1139–1171. doi: 10.1037/a0028168.

Segal, S. (1997). Kollision mit der Unendlichkeit. Ein Leben jenseits des persönlichen Selbst. Bielefeld: Context.

Segal, Z. V., Williams, J. M. G. & Teasdale, J. D. (2002). Mindfulness-based cognitive therapy for depression: a new approach to preventive relapse. New York: Guilford Press.

Seiffert, H. (2001). Einführung in die Wissenschaftstheorie 3: Handlungstheorie, Modallogik, Ethik, Systemtheorie. 3. Aufl. München: Beck.

Seligman, M. E. P. & Csikszentmihalyi, M. (2000). Positive psychology: An introduction. Am Psychol 55: 5–14. doi: 10.1037/0003-066X.55.1.5.

Shaftesbury, A. E. o. (1800 [1699]). Treatise 4: An inquiry concerning virtue and merit. In: Robertson, J. M. (ed). Characteristics of Men, Manners, Opinions, Times (Vol. 1). London: Grant Richards; 237–338.

Shaftesbury, A. E. o. (1800 [1709]). Treatise V: The Moralists. A Philosophical Rhapsody Being A Recital of certain conversations on Natural and Moral Subjects. In: Robertson, J. M. (ed). Characteristics of Men, Manners, Opinions, Times (Vol. 2). London: Grant Richards; 60–84.

Shanafelt, T. D. (2009). Enhancing meaning in work: A prescription for preventing physician burnout and promoting patient-centered care. J Am Med Assoc 302: 1338–1340.

Shanafelt, T. D., Boone, S., Tan, L., Dyrbye, L. N., Sotile, W., Satele, D., West, C. P., Sloan, J. & Oreskovich, M. R. (2012). Burnout and satisfaction with work-life balance among US physicians relative to the general US population. Arch Intern Med 172: 1377–1385. doi: 10.1001/archinternmed.2012.3199.

Shanon, B. (2002). Ayahuasca visualizations: A structured typology. J Conscious Stud 9(2): 3–30.

Sheinman, N., Hadar, L. L., Gafni, D. & Milman, M. (2018). Preliminary investigation of whole-school mindfulness in education programs and children's mindfulness-based coping strategies. J Child Fam Stud 27: 3316–3328. doi: 10.1007/s10826-018-1156-7.

Sheriff, J. K. (1994). Charles Peirce's Guess at the Riddle. Grounds for Human Significance. Bloomington: Indiana University Press.

Shi, L., Zhang, D., Wang, L., Zhuang, J., Cook, R. & Chen, L. (2017). Meditation and blood pressure: a meta-analysis of randomized clinical trials. J Hypertens 35(4): 696–706. doi: 10.1097/hjh.0000000000001217.

Silberer, H. (1909). Bericht über die Methode, gewisse symbolische Halluzinationserscheiungen hervorzurufen und zu beobachten. Jahrbuch für psychoanalytische und psychopathologische Forschung 1: 1.

Simionato, G., Simpson, S. & Reid, C. (2019). Burnout as an ethical issue in psychotherapy. Psychotherapy 56(4): 470–482. doi: 10.1037/pst0000261.

Simionato, G. K. & Simpson, S. (2018). Personal risk factors associated with burnout among psychotherapists: A systematic review of the literature. J Clin Psychol 74(9): 1431–1456. doi: 10.1002/jclp.22615.

Simpson, S., Simionato, G., Smout, M., Vreeswijk, M. F., Hayes, C., Sougleris, C. & Reid, C. (2019). Burnout amongst clinical and counselling psychologist: The role of early maladaptive schemas and coping modes as vulnerability factors. Clin Psychol Psychother 26(1): 35–46. doi: 10.1002/cpp.2328.

Sims, A. & Cook, C. (2009). Spirituality in psychiatry. In: Cook, C., Powell, A. & Sims, A. (eds). Spirituality and Psychiatry. London: Royal College of Psychiatrists; 1–15.

Singer, T. & Klimecki, O. M. (2014). Empathy and compassion. Curr Biol 24(18): R875–878.

Slunecko, T. (1996). Wissenschaftstheorie und Psychotherapie. Ein konstruktiv-realistischer Dialog (F. G. Wallner Ed.). Wien: WUV – Wiener Universitätsverlag.

Smith, D. P. & Orlinsky, D. E. (2004). Religious and spiritual experience among psychotherapists. Psychother 41: 144–151.

Sommer, V. (2008). Darwinisch denken. Horizonte der Evolutionsbiologie [Darwinist Thinking. Horizons of Evolutionary Biology]. 2. Aufl. Stuttgart: Hirzel.

Sonuga-Barke, E. J. S., Brandeis, D., Cortese, S., Daley, D., Ferrin, M., Holtmann, M., Stevenson, J., Danckaerts, M., van der Oord, S., Döpfner, M., Dittmann, R. W., Simonoff, E., Zuddas, Al, Banaschewski, T., Buitelaar, J., Coghill, D., Hollis, C., Konofal, E., Lecendreux, M., Wong, I. C. K., Sergeant, J.; European ADHD Guidelines Group (2013). Nonpharmacological Interventions for ADHD: Systematic Review and Meta-Analyses of Randomized Controlled Trials of Dietary and Psychological Treatments. Am J Psychiatry 170(3): 275–289. doi: 10.1176/appi.ajp.2012.12070991.

Sorgner, S. L. (2010). Beyond Humanism: Reflections on Trans- and Posthumanism. J Evol Technol 21(2): 1–9. doi: http://jetpress.org/v21/sorgner.htm.

Sorgner, S. L. (2019). Übermensch: Plädoyer für einen Nietzscheanischen Transhumanismus. Basel: Schwabe.

Sparrer, I. & Varga von Kibéd, M. (1998). Vom Familienstellen zur systemischen Strukturaufstellungsarbeit. In: Weber, G. (Hrsg). Praxis des Familien-Stellens. Beiträge zu systemischen Lösungen nach Bert Hellinger. Heidelberg: Carl-Auer-Systeme; 394–404.

Spinu, M. & Thorau, H. (1994). Captacao – Trancetherapie in Brasilien: Eine ethnopsychologische Studie über Heilung durch telepathische Übertragung. Berlin: Dietrich Reimer.

Spivak, L. I., Kropotov, Y. D., Spival, D. L. & Sevostyanov, A. V. (1994). Evoked potentials in holotropic breathing. Human Physiol 20: 17–19.

Stachowske, R. (2014). Kindesmisshandlungen vor und nach der Schwangerschaft: »Contergan-Katastrophe Nr. 2«. Trauma 12(3): 4–11.

Stangier, U., Gieler, U. & Ehlers, A. (1996). Neurodermitis bewältigen: Verhaltenstherapie, Dermatologische Schulung, Autogenes Training. Berlin, Heidelberg: Springer.

Steiner, B. & Krippner, K. (2006). Psychotraumatherapie. Tiefenpsychologisch-imaginative Behandlung von traumatisierten Patienten. Stuttgart: Schattauer.

Steins, G. & Wicklund, R. A. (1996). Perspective-taking, conflict, and press: Drawing an E on your forehead. Basic Appl Soc Psychol 18: 319–346.

Stevenson, I. (1975). Cases of the Reincarnation Type. Vol I–IV. Charlottesville: University Press Virginia.

Stevenson, I. (1997). Reincarnation and Biology: A Contribution to the Etiology of Birthmarks and Birth Defects. Wesport, CT: Praeger.

Stillfried, N. v. & Walach, H. (2006). The whole and its parts: Are complementariy and non-locality intrinsic to closed systems? Int J Comput Anticip Syst 17: 137–146.

Storebø, O. J., Pedersen, N., Ramstad, E., Kielsholm, M. L., Nielsen, S. S., Krogh, H. B., Moreira-Maia, C. R., Magnusson, F. L., Holmskov, M., Gerner, T., Skoog, M., Rosendal, S., Groth, C., Dillies, D., Rasmussen, K. B., Gauci, D., Zwi, M., Kirubakaran, R., Håkonsen, S. J., Aagaard, L., Simonsen, E. & Gluud, C. (2018). Methylphenidate for attention deficit hyperactivity disorder (ADHD) in children and adolescents – assessment of adverse events in non-randomised studies. Cochrane Database Syst Rev 5(5): CD012069.

Sturlese, L. (1984). Proclo ed Ermete in Germania da Alberto Magno a Bertoldo di Moosburg. per una prsopettiva di recerca sulla cultura filosofica tedesca nel secolo delle sue origini (1250–1350). In: Flasch, K. (Hrsg). Von Meister Dietrich zu Meister Eckhart. Hamburg: Meiner; 22–33.

Sudhoff, H. (2005). Ewiges Bewusstsein: Vierzig Zeitreisen durch Urgeschichte und Unendlichkeit. München: Universitas.

Suzuki, S. (1970). Zen Mind, Beginners Mind. New York, Tokyo: Weatherhill.

Suzuki, S. (2000). Zen-Geist, Anfänger-Geist. Berlin: Theseus.
Swinton, J., Bain, V., Ingram, S. & Heys, S. D. (2011). Moving inwards, moving outwards, moving upwards: the role of spirituality during the early stages of breast cancer. Eur J Cancer Care 20: 640–652. doi: 10.1111/j.1365-2354.2001.01260.x.
Swoboda, W. (2013). Das Hummel-Syndrom. Oder: Die Irrtümer der Experten! NET J 17(9/10): 41–47.
Szent-Gyoergyi, A. (1941). Towords a new biochemistry? Science 93: 606–611.
Szent-Gyoergyi, A. (1974). Drive in living matter to perfect itself. Synthesis 1(1): 14–26.
Szent-Gyoergyi, A. (1988). To see what everyone has seen, to think what no one has thought. Biol Bull 175: 191–240.
Tabor, J. D. (2006). The Jesus Dynasty. Stunning New Evidence About the Hidden History of Jesus. London: Harper.
Tabor, J. D. (2012). Paul & Jesus. How the Apostle Transformed Christianity. New York: Simon & Schuster.
Tang, Y.-Y., Holzel, B. K. & Posner, M. I. (2015). The neuroscience of mindfulness meditation. Nat Rev Neurosci 16(4): 213–225. doi: 10.1038/nrn3916.
Tanner, N. P. (ed) (1990). Decrees of the Ecumenical Councils. Vol 1: Nicaea I to Lateran V; Vol 2: Trent to Vatican II. London: Sheed & Ward.
Taylor, C. (2007). A Secular Age. Cambdrige, Ma: Harvard University Press.
Teasdale, J. D., Segal, Z. & Williams, M. G. (1995). How does cognitive therapy prevent depressive relapse and why should attentional control (mindfulness) training help? Behav Res Ther 33: 25–39.
Tegmark, M. (2000). Importance of quantum decoherence in brain processes. Phys Rev E Stat Phys Plasmas Fluids Relat Interdiscip Topics 61: 4194–4206.
Teilhard de Chardin, P. (1964). Werke. Band 3: Das Auftreten des Menschen. Olten: Walter.
Teske, H. M. S. (2015). Warum scheißen die Vögel auf Buddhas Kopf? Mumonkan und Hegikan Roku – Zwei Klassiker des Zen, neu übersetzt, erklärt und kommentiert. München: Komplett Media.
Thayer, J. F. & Friedman, B. H. (2002). Stop that! Inhibition, sensitization, and their neurovisceral concomitants. Scand J Psychol 43: 123–130.
Thurston, H. (1956). Die körperlichen Begleiterscheinungen der Mystik. Luzern: Räber.
Tomba, E. & Fava, G. A. (2012). Treatment Selection in Depression: The Role of Clinical Judgment. Psychiatr Clin North Am 35(1): 87–98. doi: 10.1016/j.psc.2011.11.003.
Travis, F. T. & Orme-Johnson, D. W. (1989). Field model of consciousness: EEG, coherence changes as indicators of field effects. Int J Neurosci 49: 203–211.
Tschuschke, V., Bänninger-Huber, E., Faller, H., Fikentscher, E., Fischer, G., Frohburg, I., Hager, W., Schiffler, A., Lamprecht, F., Leichsenring, F., Leuzinger-Bohleber, M., Rudolph, G. & Kächele, H. (1998). Psychotherapieforschung – wie man es (nicht) machen sollte. Eine Experten/innen-Reanalyse von Vergleichsstudien bei Grawe et al. (1994). Psychother Psychosom Med Psychol 48: 430–444.
Tschuschke, V., von Wyl, A., Crameri, A., Koemeda-Lutz, M. & Schulthess, P. (2018). Towards a differentiated understanding of treatment outcome in psychotherapy: A qualitatie-quantitative multiple single-case study. Int J Psychother 22(3): 36–62.
Tsokos, M. & Etzold, S. S. (2014). Das institutionelle Versagen des Kinderschutzes in Deutschland. Trauma 12(3): 12–24.
Tsokos, M. & Guddat, S. (2014). Deutschland misshandelt seine Kinder. München: Droemer.
Turner, R. P., Lukoff, D., Barnhouse, R. T. & Lu, F. G. (1995). Religious or spiritual problem. A culturally sensitive diagnostic category in the DSM-IV. J Nerv Mental Dis 183: 435–444.
Uehlein, F. A. (1996). Kosmos und Subjektivität. Das philosophische Regimen Shaftesburys [Cosmos and Subjectivity. Shaftesbury's Philosophical Regimen]. Freiburg: Alber.

Uexküll, T. v. & Wesiack, W. (1988). Theorie der Humanmedizin. Grundlagen ärztlichen Denkens und Handelns [Theory of Medicine. Foundations of Medical Thinking and Action]. München: Urban & Schwarzenberg.

Unterbrink, T., Hack, A., Pfeifer, R., Buhl-Griesshaber, V., Müller, U., Wesche, H., Frommhold, M., Scheuch, K., Seibt, R., Wirsching, M. & Bauer, J. (2007). Burnout and effort-reward-imbalance in a sample of 949 German teachers. Int Arch Occup Environ Health 80: 433–441.

Utsch, M. (1998). Religionspsychologie zwischen Wissenschaft und Weltanschauung. In: Henning, C. & Nestler, E. (Hrsg). Religion und Religiosität zwischen Theologie und Psychologie. Frankfurt a.M.: Peter Lang; 117–129.

Utsch, M. (Hrsg) (2005). Religiöse Frage in der Psychotherapie: Psychologische Zugänge zu Religiosität und Spiritualität. Stuttgart: Kohlhammer.

Utsch, M. (2014). Psychologie der Spiritualität? Grenzen, Anwendungen und eine herausfordernde Gratwanderung. Geist Leben 87(3): 261–274.

Utsch, M. & Fischer, J. (Hrsg) (2003). Im Dialog über die Seele – Transpersonale Psychologie und christlicher Glaube. Münster: LIT Verlag.

Utsch, M., Anderssen-Reuster, U., Frick, E., Gross, W., Murken, S., Schouler-Ocak, M. & Stotz-Ingenlatz, G. (2017). Empfehlungen zum Umgang mit Religiosität und Spiritualität in Psychiatrie und Psychotherapie. Spirit Care 6(1): 141–146. doi: 10.1515/spircare-2016-0220.

van der Greef, J., Martin, S., Juhasz, P., Adourian, A., Plasterer, T., Verheij, E.R. & McBurney, R.N. (2007). The Art and Practice of Systems Biology in Medicine: Mapping Patterns of Relationships. J Proteom Res 6(4): 1540–1559. doi: 10.1021/pr0606530.

van der Greef, J., van Wietmarschen, H.A., Schroen, Y., Wang, M., Hankemeier, T. & Xu, G. (2010). Systems biology-based diagnostic principles as pillars of the bridge between Chinese and Western medicine. Planta Medica 76: 2036–2047.

van der Oord, S., Bögels, S.M. & Peijnenburg, D. (2012). The effectiveness of mindfulness training for children with ADHD and mindful parenting for their parents. J Child Fam Stud 21(1): 139–147. doi: 10.1007/s10826-011-9457-0.

van Fraassen, B. (2016). Naturalism in epistemology. In: Williams, R.N. & Robinson, D.N. (eds). Scientism: The New Orthodoxy. London: Bloomsbury; 64–95.

van Gordon, W. & Shonin, E. (2020). Second-Generation Mindfulness-Based Interventions: Toward More Authentic Mindfulness Practice and Teaching. Mindfulness 11(1): 1–4. doi: 10.1007/s12671-019-01252-1.

van Lommel, P., van Wees, R., Meyers, V. & Elfferich, I. (2001). Near death experience in survivors of cardiac arrest: a prospective study in the Netherlands. Lancet 358: 2039–2045.

van Praag, H.M., de Kloet, R. & van Os, J. (2004). Stress, the Brain, and Depression. Cambridge: Cambridge University Press.

Vattimo, G. (1988). The End of Modernity. Nihilism and Hermeneutics in Post-modern Culture. Cambridge: Polity Press.

Virchow, R. (2006 [1848]). Mittheilungen über die in Oberschlesien herrschende Typhus-Epidemie. In: Andree, C.A. (Hrsg). Rudolf Virchow. Sämtliche Werke. Gesammelte Abhandlungen aus dem Gebiete der Öffentlichen Medicin und der Seuchenlehre (Vol. Bd. 28.1, Abt. I, Medizin). Hildesheim: Olms; 314.

Vollenweider, F.X. & Geyer, M.A. (2001). A systems model of altered consciousness: Integrating natural and drug-induced psychoses. Brain Res Bull 56: 495–507.

Vollmer, A. & Keil, L.-B. (2013). Stauffenbergs Gefährten. Das Schicksal der unbekannten Verschwörer. München: Hanser.

Voltaire, F.M.A. d. (1830 [1732]). Correspondance Tome 1 (Vol. 51). Paris: Lefèvre.

Walach, H. (1994). Notitia experimentalis Dei – Erfahrungserkenntnis Gottes. Studien zu Hugo de Balmas Text »Viae Sion lugent« und deutsche Übersetzung (J. Hogg Ed.). Salzburg: Institut für Anglistik und Amerikanistik der Universität Salzburg.

Walach, H. (2003). Entanglement model of homeopathy as an example of generalizsed entanglement predicted by Weak Quantum Theory. Forsch Komplementarmed Klass Naturheilkd 10(4): 192–200.
Walach, H. (2005). The higher self – spark of the soul, summit of the mind. History of an important concept of transpersonal psychology in the West. Int J Transpers Stud 24: 16–28.
Walach, H. (2007a). Generalisierte Verschränkung – Ein theoretisches Modell zum Verständnis von Übertragungsphänomenen. ZPPM 5: 9–23.
Walach, H. (2007b). Mind – body – spirituality. Mind Matter 5: 215–240.
Walach, H. (2007c). Religion, »religion«, and spirituality (Editorial). Spirituality Health Int 8: 59–63.
Walach, H. (2009a). Hurra – wir haben eine neue Religion! Über Qualitätssicherung. In: Glanzlichter der Wissenschaft. Ein Almanach. Saarwellingen: Lucius; 167–171.
Walach, H. (2009b). Hurra – wir haben eine neue Religion. Über Qualitätssicherung. Forsch Lehre 16: 342–345.
Walach, H. (2009c). Innere Erfahrung – eine wissenschaftstheoretische Spurensuche. In: Yousefi, H. R. & Dick, C. (Hrsg). Das Wagnis des Neuen. Kontexte und Restriktionen der Wissenschaft. Festschrift für Klaus Fischer zum 60. Geburtstag. Nordhausen: Traugott Bautz; 415–436.
Walach, H. (2009d). A medieval Carthusian monk's recipe to multiple kensho: Hugh of Balma's approach to mystical union and some striking similarities to modern Zen teaching. Stud Spiritual 19: 199–225.
Walach, H. (2010). Notitia Experimentalis Dei – Experiential Knowledge of God: Hugh of Balma's Mystical Epistemology of Inner Experience – A Hermeneutic Reconstruction. Salzburg: Institut für Anglistik.
Walach, H. (2012a). Komplementarität: Rahmen für eine Wissenschaftstheorie der Psychologie. In: Gödde, G. & Buchholz, M. B. (Hrsg). Der Besen, mit dem die Hexe fliegt. Wissenschaft und Therapeutik des Unbewussten. Bd. 1: Psychologie als Wissenschaft der Komplementarität. Gießen: Psychosozial-Verlag; 301–326.
Walach, H. (2012b). Rezeptivität und Streben – Die mystische Epistemologie Hugo de Balmas. In: Niederkorn-Bruck, M. (Hrsg). Kartäusisches Denken und daraus resultierende Netzwerke vom Mittelalter bis zur Neuzeit. Salzburg: Institut für Anglistik; 233–276.
Walach, H. (2015). Spiritualität: Warum wir die Aufklärung weiterführen müssen. 2. Neuausg. Klein Jasedow: Drachen Verlag.
Walach, H. (2017a). Der Minderwertigkeitskomplex der Psychotherapie oder die Frage nach dem Placebo: Einige Gedanken zur derzeitigen Diskussion. Verhaltenstherapie 27: 53–56. doi: 10.1159/000453050.
Walach, H. (2017b). Phänomenologie mystischer Erfahrungen aus psychologischer Sicht [Phenomenology of mystical experiences from a psychological perspective]. In: Achtner, W. (Hrsg). Mystik als Kern der Weltreligionen? Eine protestantische Sicht. Freiburg, Stuttgart: Academic Press, Kohlhammer; 19–42.
Walach, H. (2017c). Secular spirituality – what it is. Why we need it. How to proceed. J Study Spiritual 7(1): 7–20.
Walach, H. (2019a). Beyond a Materialist Worldview: Towards an Expanded Science. London: Scientific and Medical Network.
Walach, H. (2019b). Schöne neue Welt? Ein Essay über Steven Pinker (2018) Enlightenment Now. Aufklärung Kritik 26(2): 196–208.
Walach, H. (2020a). Inner experience – direct access to reality: A complementarist ontology and a dual aspect monism support a broader epistemology. Front Psychol 11: 640. doi: 10.3389/fpsyg.2020.00640.
Walach, H. (2020b). Naturalising religion, spiritualising science: The role of consciousness research. J Conscious Stud 27(7-8): 165–194.

Walach, H. (2020c). Sozialer Mord – »ein Mord, den jeder begeht«? Ein Schelmenstück in fünf Akten. In: Mäckler, A. (Hrsg). Schwarzbuch Wikipedia. Mobbing, Diffamierung und Falschinformation in der Online-Enzyklopädie und was jetzt dagegen getan werden muss. Höhr-Grenzhausen: zeitgeist; 77–107.

Walach, H. (2020d, orig. 2005). Psychologie: Wissenschaftstheorie, philosophische Grundlagen und Geschichte (5. überarb. Aufl. ed.). Stuttgart: Kohlhammer.

Walach, H. & Römer, H. (2000). Complementarity is a useful concept for consciousness studies. A reminder. Neuroendocrinol Lett 21: 221–232.

Walach, H. & Römer, H. (2011). Generalized entanglement – A nonreductive option for a phenomenologically dualist and ontologically monist view of consciousness. In: Walach, H., Schmidt, S. & Jonas, W. B. (eds). Neuroscience, Consciousness and Spirituality. Dordrecht: Springer; 81–95.

Walach, H. & Römer, H. (2016). Generalisierte Nichtlokalität – Ein neues Denkmodell zum Verständnis von »Fernwirkung« durch sakrale und säkulare Rituale. Theologie Glaube 106: 316–335.

Walach, H. & Runehov, A. L. C. (2010). The epistemological status of transpersonal psychology: The data-base argument revisited. J Conscious Stud 17(1-2): 145–165.

Walach, H. & Stillfried, N. v. (2011). Generalised Quantum Theory – Basic idea and general intuition: A background story and overview. Axiomathes 21: 185–209. doi: 10.1007/s10516-010-9145-5.

Walach, H., Buchheld, N., Buttenmüller, V., Kleinknecht, N. & Schmidt, S. (2006). Measuring mindfulness – The Freiburg Mindfulness Inventory (FMI). Personal Individual Diff 40: 1543–1555.

Walach, H., Schmidt, S. & Jonas, W. B. (eds) (2011). Neuroscience, Consciousness and Spirituality. Dordrecht: Springer.

Walach, H., Lucadou, W. v. & Römer, H. (2014). Parapsychological phenomena as examples of generalized non-local correlations – A theoretical framework. J Sci Explor 28: 605–631.

Waldron, W. S. (2006). On selves and self-less discourse. In: Unno M. (ed). Buddhism and Psychotherapy Across Cultures. Essays on Theories and Practices. Boston: Wisdom Publications; 87–104.

Wallace, B. A. & Shapiro, S. L. (2006). Mental Balance and Well-Being: Building Bridges Between Buddhism and Western Psychology. Am Psychol 61(7): 690–701.

Wampold, B. E. & Imel, Z. E. (2015). The Great Psychotherapy Debate: The Evidence for What Makes Psychotherapy Work. London: Routledge.

Wampold, B. E., Mondin, G. W., Moody, M., Stich, F., Benson, K. & Ahn, H. (1997). A meta-analysis of outcome studies comparing bonafide psychotherapies: Empirically, »All must have prizes«. Psychol Bull 122: 203–215.

Wampold, B. E., Minami, T., Tierney, S. C., Baskin, T. W. & Bhati, K. (2005). The placebo is powerful: Estimating placebo effects in medicine and psychotherapy from randomized clinical trials. J Clin Psychol 61: 835–854.

Wampold, B. E., Budge, S. L., Laska, K. M., Del Re, A. C., Baardseth, T. P., Flückiger, C., Minami, T., Kivlighan, D. M. 2nd & Gunn, W. (2011). Evidence-based treatments for depression and anxiety versus treatment-as-usual: A meta-analysis of direct comparisons. Clin Psychol Rev 31(8): 1304–1312. doi: 10.1016/j.cpr.2011.07.012.

Wampold, B. E., Frost, N. D. & Yulish, N. E. (2016). Placebo effects in psychotherapy: A flawed concept and a contorted history. Psychol Conscious 3(2): 108–120.

Weger, U. & Wagemann, J. (2015a). The behavioral, experiential and conceptual dimensions of psychological phenomena: Body, soul and spirit. New Ideas Psychol 39: 23–33.

Weger, U. & Wagemann, J. (2015b). The challenges and opportunities of first-person inquiry in experimental psychology. New Ideas Psychol 36: 38–49. doi: 10.1016/j.newideapsych.2014.09.001.

Wegner, D. M. (2018). The Illusion of Conscious Will (New Edition ed.). Cambridge, MA: MIT Press.

Wehr, G. (1988). Die deutsche Mystik. Mystische Erfahrung und teosophische Weltsicht – eine Einführung in Leben und Werk der großen deutschen Sucher nach Gott. Bern, München, Wien: Barth.

Wernery, J., Atmanspacher, H., Kornmeier, J., Candia, V., Folkers, G. & Wittmann, M. (2015). Temporal processing in bistable perception of the Necker Cube. Perception 44(2): 157–168. doi: 10.1068/p7780.

Wernicke, J. (2017). Lügen die Medien? Propaganda, Rudeljournalismus und der Kampf um die öffentliche Meinung. Frankfurt a. M.: Westend.

West, W. (2018). Addressing spiritual and religious issues in counselling and psychotherapy. Int J Psychother 22(2): 57–62.

Whitehead, A. N. (1932). Science and the Modern World. London: Cambridge University Press.

Whitehead, A. N. (1978). Process and Reality. Corrected Edition by D. R. Griffin & D. W. Sherburne. First Ed. 1929. New York: Free Press.

Whyte, L. L. (1961). Essay on Atomism. From Democritus to 1960. Middletown: Wesleyan University Press.

Wieland, W. (1975). Diagnose. Überlegungen zur Medizintheorie. Berlin: de Gruyter.

Wilber, K. (1985). Zwei Weisen des Erkennens. In: Walsh, R. N. & Vaughan, F. (Hrsg). Psychologie in der Wende. Bern: Scherz; 267–275.

Wilber, K. (1998). The Marriage of Sense and Soul: Integrating Science and Religion. New York: Random House.

Wilber, K. (2000a). Integral Psychology: Consciousness, Spirit, Psychology, Therapy. Boston: Shambala.

Wilber, K. (2000b). Spiritualität und Entwicklungslinien: Gibt es Stufen? Transpers Psychol Psychother 6(1): 37–48.

Will, H. (2009). Religiös absolut »unmusikalisch« – Max Weber und der Bruch im modernen Subjekt. Psyche 63(9-10): 1029–1055.

Williams, M., Teasdale, J., Segal, Z. & Kabat-Zinn, J. (2007). The Mindful Way Through Depression: Freeing Yourself from Chronic Unhappiness. New York: Guilford Press.

Williams, R. N. & Robinson, D. N. (eds) (2016). Scientism: The New Orthodoxy. London: Bloomsbury.

Wirtz, U. (1989). Seelenmord. Inzest und Therapie. Zürich: Kreuz.

Wirtz, U. (2018). Stirb und Werde. Die Wandlungskraft traumatischer Erfahrungen. Ostfildern: Patmos.

Witte, K. H. (2010). Zwischen Psychoanalyse und Mystik. Psychologisch-phänomenologische Analysen. Freiburg: Alber.

Wittmann, M. (2015). Wenn die Zeit stehen bleibt. Kleine Psychologie der Grenzerfahrungen. München: Beck.

Wittmann, M., Jo, H.-G., Hinterberger, T. & Schmidt, S. (2015a). Wille und Hirn: Eine Neuinterpretation des frühen Bereitschaftspotentials im Libet-Experiment. Z Anomalistik 15: 7–20.

Wittmann, M., Otten, S., Schötz, E., Sarikaya, A., Lehnen, H., Jo, H.-G., Kohls, N., Schmidt, S. & Meissner, K. (2015b). Subjective expansion of extended time-spans in experienced meditators. Front Psychol 5: 1586. doi: 10.3389/fpsyg.2014.01586.

World Medical Association (2008). Declaration of Helsinki: Ethical Principles for Medical Research Involving Human Subjects. Retrieved from www.wma.net/en/30publications/10policies/b3/index.html (letzter Zugriff: 04. 03. 2021).

Wurmser, L. (1998). Die Maske der Scham. Die Psychoanalyse von Schamaffekten und Schamkonflikten. 3. Aufl. Berlin: Springer.

Young, C. (2018). Psychotherapy vs. spirituality. Int J Psychother 22(2): 46–55.

Zainal, N. Z., Booth, S. & Huppert, F. A. (2013). The efficacy of mindfulness-based stress reduction on mental health of breast cancer patients: a meta-analysis. Psychooncology 22: 1457–1465.

Zarbock, G., Lynch, S., Amann, A. & Ringer, S. (2015). Mindfulness for Therapists: Understanding Mindfulness for Professional Effectiveness and Personal Well-Being. Chichester: Wiley-Blackwell.

Zeilinger, A. (1999). A foundational principle for quantum mechanics. Found Phys 29: 631–643.

Zenner, C. (2016). ABC fürs Leben – Sind Achtsamkeitsprogramme im Schulkontext ein wirksamer Ansatz? Frankfurt (Oder): Europa-Universität Viadrina. Retrieved from https://opus4.kobv.de/opus4-euv/frontdoor/index/index/docId/215 (letzter Zugriff: 04. 03. 2021).

Zenner, C., Herrnleben-Kurz, S. & Walach, H. (2014). Mindfulness-based interventions in schools – a systematic review and meta-analysis. Front Psychol 5: 603. doi: 10.3389/fpsyg.2014.00603.

Zwiebel, R. (1992). Der Schlaf des Analytikers. Die Müdigkeitsreaktion in der Gegenübertragung. Suttgart: Verlag Internationale Psychoanalyse.

Zwiebel, R. (2011). Präsenz und Einsicht – zum Dialog von Psychoanalyse und Buddhismus. Transpers Psychol Psychother 17(1): 8–18.

Zwingmann, C. & Moosbrugger, H. (Hrsg) (2004). Religiosität: Messverfahren und Studien zu Gesundheit und Lebensbewältigung. Münster: Waxmann.

Sachverzeichnis

S

T